KB071614

공감
기초에서 임상까지

Jean Decety 편저 | **현지원 · 김양태** 공역

EMPATHY

학지사

역자 서문

　정신건강의학과를 지원한 인턴 선생님을 면접하는 자리에서 정신건강의학과에 지원한 이유를 물으니, 모두 환자와 의사소통을 많이 할 수 있어서라고 답하였다. 이어서 의사소통을 하는 데 있어 무엇이 의사에게 가장 필요한 덕목인지 물으니 한결같이 공감이라고 하였다. 면접을 마치고 집으로 돌아가는 전철 안에서 문득 '공감이 뭐지? 나는 대화를 할 때 공감을 잘 하나?'라는 화두가 파도처럼 밀려왔다.

　정신건강의학과에 있으면서 전공의 시절부터 가장 많이 들은 단어는 단연 공감일 것이다. 하루에 한 번이라도 듣지 않은 날이 없었고, 정신치료 수업시간이면 귀에 못이 박히도록 들어야 했다. 늘 내 주위를 겉돌기만 했던 공감에 대해 깊이 생각해 보게 된 것은 전공의 3년차 때였다. 정신치료 수업시간에 교수님께서 나를 보시더니, "공감이 생각으로 되는 거야? 아니면 그냥 느껴지는 거야?"라고 물으셨다. "예, 그냥 느껴진다고 생각합니다."라고 하자, "그럼 뇌과학적으로 공감이 설명될 수 있나?"라고 다시 물으셨다. 머리를 긁적이며 "공감은 그냥 몸으로 느껴지는 거니까 아마 뇌과학적으로 설명하기가 어려울 것 같습니다."라고 대답하였다. 수업을 마치고 나오면서 고민에 빠졌다. '공감이 생각보다는 느낌으로, 머리보다는 몸으로 느껴지는 건 맞나? 그래, 그건 맞는 것 같아, 하지만 뇌과학적으로 정말 설명이 안 되는 것일까? 될수도 있지 않을까?'라는 의문이 생겼다. 하지만 이런 의문은 바쁜 전공의 생활에 파묻혀 아련한 기억 속으로 사라졌다.

이 의문이 다시 살아난 것은 전문의가 되어 사회신경과학을 공부하면서부터였다. 처음에는 공감에 대한 기능적 뇌영상 연구에 관한 논문들을 주로 읽었다. 손이 못이나 유리에 찔리거나 문틈에 끼이는 장면을 보여 주는 동안 시행한 기능적 뇌영상 연구에서 전측섬피질(anterior insula)과 전측대상피질(anterior cingulate cortex)이 가장 많이 활성화되었다. '그렇구나. 공감이 뇌과학적으로도 설명이 될 수 있구나. 그럼, 공감은 타고 나는 것일까? 길러지는 것일까?'라는 새로운 의문이 들었다. 이어서 개체발생적 관점에서 신생아기, 소아기 과정을 거치면서 공감이 어떻게 발달하는가에 대해서 공부하였다. 연구 결과에 의하면, 자동적이고 반사적인 형태의 공감은 태생적인 반면, 감정전염과 모방은 신생아 때부터 보이기 시작한다. 만 1~2세를 지나면서 자신과 타인에 대한 인식이 발달하면 공감은 좀 더 의식적인 형태로 변하고, 만 3~4세를 거치면서 마음 이론, 감정조절, 언어 등이 발달하면 공감이 인지적인 형태로 발전한다고 하였다. '아이도 공감을 할 줄 아는데, 그렇다면 동물도 공감하는 능력이 있을까?'라는 다른 의문이 생겼다. 그래서 계통발생학적 관점의 영장류 연구에 관한 문헌들을 뒤졌다. 인간을 비롯한 모든 포유류가 추구(seeking), 분노(rage), 공포(fear), 성욕(lust), 양육(care), 공황(panic), 놀이(play) 등과 같은 기본적인 감정회로(basic emotional circuits)를 공유하는데 이중 양육회로가 공감의 토대가 된다고 하였다. 나아가 양육 과정 중에 발달한 공감이 타인을 돕는 이타적 행위의 토대가 된다고 주장하였다.

시간이 지날수록 공감과 연관된 뇌영상 연구, 소아발달 연구, 영장류 연구를 모두 읽고 체계적으로 정리하는 것이 생각보다 힘에 버거웠다. '누군가 이

방대한 연구를 정리한 사람이 없을까?' 하고 생각하던 중 발견한 것이 이 책, 'Empathy: From Bench to Bedside'였다. 차례를 보니 다학제적 관점에서 공감을 다양한 측면으로 기술하고 있어서 당장 책을 주문하였다. 이 책을 일독하는 동안 '공감이 뭐지?'라는 첫 번째 화두는 서서히 풀리는 것 같았다. 그러나 '대화를 할 때 공감을 잘 하고 있나?'라는 두 번째 화두는 여전히 남아 있다. 물론 이 책과 같은 이론적인 서적을 읽었다고 바로 실천을 잘 할 수 있다고 생각하지는 않는다. 하지만 공감하는 태도가 자연스럽게 몸에 녹아들도록 하는 데 이 책이 큰 도움이 될 것이라고 믿는다. 정신치료 및 상담과 관련된 분야에 종사하는 분이 이 책을 통해 공감에 대한 다양한 지식을 습득하고, 나아가 환자 및 내담자에게 공감하는 데 있어 좋은 길잡이가 되었으면 좋겠다.

2018. 1. 10.
청라 언덕에서

저자 서문

왜 공감 능력이 그렇게 중요한가?

Jean Decety

공감력이란, 타인의 정서 상태를 조심스럽게 함께 나누고 이해하며, 반응하는 천연적인 능력이다. 인간이 태어나서 죽을 때까지 많은 사회적 상호작용 가운데서 공감력은 결정적인 역할을 한다. 친사회적 행동(prosocial behavior)을 촉진하거나, 공격심을 억제하거나, 도덕성을 발달시키는 정서와 의욕을 북돋우는 근거로서, 공감력이 주된 역할을 하는 것으로 인정된다. 공감력은 심리치료에서 결정적이며 내담자와 치료자 간 상호작용에 필수적 요소이다. 바로 이런 이유로 인해 공감력이 관심을 끄는 것이다.

이 책은 공감 이론과 연구의 광범위한 주제를 아우르고 있으며, 다음과 같은 응용 주제의 통합을 돕는다. 포유동물의 뇌에서 공감력은 어떻게 진화되어 왔는가? 어린 유아와 아동에게서 공감력은 어떻게 발달되는가? 공감, 친사회적 행동(prosocial behavior), 동정심(compassion) 그리고 이타심(altruism) 등은 무슨 관계가 있는가? 집단 과정은 공감 경험에 어떤 영향을 미치는가? 의학적 치료에서 순수한 인지적 공감이 정서적 공감에 비해 더 나은 것인가? 공감의 대가는 무엇인가?

이 책의 처음 두 장(제1부)은 철학적 그리고 인류학적 조망과 함께 시작하고 있다. 현상학적 기술을 통해 Dan Zahavi와 Soren Overgaard는 공감이라는 개념이 무엇을 내포하는가에 대해 서로 상당히 달라 보이는 내용을 요약하였고, 공감에 대한 현대 철학적 설명과 함께 그들의 관점을 비판적으로 비교하고 있다. 인류학자인 Allan Young은 인간 본성이 진화해 온 역사 가운데서 공감의 자리 매김을 살펴보았다.

이 책의 다음 부분(제2부)은 사회심리학이 기여한 세 가지에 대해 다루고 있는데, C. Daniel Batson이 제안한 그 유명한 공감−이타주의 가설(empathy-altruism hypothesis)부터 시작한다. 이 가설의 타당성을 검증할 전략을 제시하기 위해 Batson은 지난 삼십 년간 축적되어 온 경험적 증거를 검토하고, 공감−이타주의 가설의 중요하고 실제적인 사회적 의미에 대해 논한다. 어려움에 처한 사람에 대한 지각에서부터 돕는 행동을 실행하는 데까지, 공감적 경험이 표현되는 데 집단 구성원이 어떻게 영향을 미치는가를 보여 주기 위해서 Stephanie Echols와 Joshua Correll은 타인의 감정을 이해하는 것과 그들의 안녕(well-being)에 대해 염려하는 것이 다르다는 것을 기반으로 설명한다. 이 부분의 마지막 장에서 Karyn Lewis와 Sara Hodges는 공감적 정확성을 획득하는 과정을 탐색한 후, 사람들이 생각하는 것처럼 공감이라는 것이 항상 사적인 것만은 아니라는 점을 논한다.

공감이란 인간에게만 한정된 것이 아니어서 그 기저의 많은 기능은 다른 사회적 동물에게서도 볼 수 있다. Frans De Waal은 감정전염, 염려, 다른 종 사이에서의 조망 수용(perspective-taking) 등과 같은 다양한 공감적 측면을 개괄했다. 그리고 타인에게 일어난 일과 그에 대한 반응을 우리가 평생에 걸쳐 내면화해 왔기 때문에, 인간에게서 가장 진화된 형태의 공감이라 할지라도 결코 이런 단순 과정과 완전히 독립적일 수 없다는 점을 명확히 했다(제3부).

제4부에서는 유아와 아동의 공감 발달을 다루고 있다. 먼저 Sharee Light와 Carolyn Zahn은 공감의 다양한 측면을 구축하는 기초 재료가 되는 것으로 보이는 생애 첫 일 년간의 놀이 과정을 검토하고, 초기 공감의 신경학적 토대를 측정하는 방법에 대해 기술한다. Amrisha Vaish와 Felix Warneken이 논한 것처럼 공감적 반응은 복합적이고 다면적인 과정으로, 이들은 유아

와 어린 아동에 있어 공감과 친사회적 행동 간의 초기 관계성에 대해 상당히 흥미로운 새 과제를 탐색한다. Nancy Eisenberg, Snjezana Huerta와 Alison Edwards는 공감-관련 반응이 우정, 사회적 지위 그리고 또래 간의 인기도 등과 같은 사회적 유능 행동 함양에 관한 정보를 제공한다고 주장한다. 공감, 동정심, 혹은 둘 다 높은 아동은 사회적으로 적절하며 또래가 좋아하고, 더구나 질 높은 우정 관계를 가지며 집단 괴롭힘으로부터 친구를 보호하는 경향이 있다고 한다.

제5부에서는 정서적·인지적 신경과학 분야의 놀라운 진전으로 인해 어떻게 신경과학자들이 아동이나 어른 모두에게서 공감적 배려뿐만 아니라 감정 지각, 감정 이해 등과 관련된 신경생물학적 회로를 연구할 수 있게 되었는가를 보여 준다. 5부의 첫 부분에서 Jean Decety와 Kalina Michalska는 공감과 타인에 대한 배려의 기저에 있는 신경학적 작용 원리를 포괄적으로 분석하고, 발달 연구와 신경과학이 어떻게 서로에게 혜택을 줄 수 있는가를 입증한다. 다음으로 Abigail Marsh가 고통스러워하는 타인을 돕고자 하는 의욕과 공감에 관련된 신경학적 그리고 심리학적 압력에 대해 논한다. 특히, 공감과 타인의 고통을 찾아내고 반응하는 능력 간의 관계성을 강조한 최근 인지 신경과학 연구에 초점을 맞춘다. 마지막 부분에서는 Jamil Zaki와 Kwvin Ochsner가 최근의 인지 정서 분야 신경과학 연구를 검토하고 감정 이해와 감정 공유의 신경학적 근거를 살펴보는 통합적 연구를 제안하고 있다.

이 책의 마지막, 제6부에서는, 임상적 치료 장면에서 공감의 역할에 중요한 공헌을 한 다섯 가지를 논한다. 모든 환자-치료자 관계에서 공감이 필수 요소라는 점에는 누구나 동의하는 반면, 그것이 심리학적 장애든 혹은 정신과적 질병이든 모든 의학적 치료자는 항상 적절한 공감과 임상적 거리 유지 간의 균형을 위해 분투하고 있다. 먼저 Jodi Halpern이 어려운 질문을 던지고 있다. 만약 종류가 있다고 가정한다면, 의사는 자기 환자에게 어떤 공감을 제공해야 하는 걸까? 이어서, 그녀는 중요하게 고려해야 하는 몇 가지 상호지지적 목적 측면에서 임상적 공감 관련 모형을 제시한다. 다음 장에서 Ezequiel Gleichgerrcht와 Jean Decety는 과도한 공감적 각성 수준과 감정 통제 부족이 일으킬 수 있는 전문적인 고통과 동정 피로증에 대해 탐색하고 그런 부정적이고 파괴적인 결과를 피하고 공감을 조절하는 방법을 몇 가지 제시한다. 그리고 환자와 성공적인 상호작용을 위해서 건강 전문가에겐 균형 잡힌 수준의 공감 반응이 중요하다고 강조하면서 결론을 맺는다. Charles Figley는 정신건강 전문가에게 있어 공감적 반응의 중요성에 초점을 맞추고 있다. 그리고 치료자에게 부담이 되는 대리적 트라우마(vicarious trauma)와 동정 피로(compassion fatigue)에 대해 언급하고, 임상적 치료를 준비하는 치료자의 목표가 되는 공감과 회복탄력성(resilience)에 대해 논한다. 또한 지속 가능한 회복탄력성의 중요성을 아는 환자를 돕고, 치료자나 의사의 회복탄력성을 위한 도구 개발을 돕는 사람—다른 치료자와 환자—을 돕는 목표에 대해서도 논의한다. Johanna Shapiro는 임상적 훈련과 치료에서 공감에 관한 무수한 언급에도 불구하고 그것이 지속적이고 효과적인 태도나 행동으로 잘 옮겨지지 않는다는 점에 주목하고 있다. 그녀는 이 모순점을 분석하고 그 이유를 파악한 후에 잠정적인 교육학적 대안을 제시했다. 이 책의 마지막 장에서는 정서 관련 신경과학의 새 업적과 지식, 그리고 정신분석에서의 공감 사용을 연결시키려는 시도를 하고 있다. David Terman은 신경과학자와 정신분석학자 모두 상호 존중과 통합의 정신으로 서로에게서 배우는 것이 매우 중요하다고 보았다.

전반적으로 이 책에서는 여러 다양한 분야에서의 공감에 대한 관심을 통해 학제 간 연구의 시야를 확실히 넓힐 수 있는 기회를 제공하고 있다. 독자는 공감의 진화적, 사회적, 발달적, 인지적, 그리고 신경생물학적 측면의 현존 지식을 좀 더 깊이 이해하게 되고, 이런 역량이 임상적 치료와 의학적 교육을 포함한 인간의 의사소통의 핵심 측면에 어떻게 영향을 미치는가를 더 잘 알게 된다. 이처럼 공감에 대한 다학제 간 조망은 공감의 기제, 표현, 사회적 기능 그리고 문화적 중요성에 대한 보다 풍부하고 실감 나는 그림을 제공한다.

차례

제2부 사회 심리학의 기여

제3부 공감의 진화적 뿌리

제4부 공감의 발달

제 **1** 부

철학적 그리고
인류학적 관점에서의 공감

제**1**장

동형이 없는 공감: 현상학적 견해

Dan Zahavi and Søren Overgaard

🎏 공감(empathy)의 개념은 굉장히 애매모호하다. '공감'이라는 단어의 의미는 분야별로 다양하며 한 분야 내에서도 차이를 보이기도 한다. 철학자들과 심리학자들이 한결같이 공감의 개념에 대해 관심을 가져 온 이유 중 하나는 이것이 도덕 이론과 관련(우리가 타인에게 민감하게 반응하고 고통을 겪는 이들을 보살피도록 이끄는 것이 공감이라는 개념)이 있기 때문이라는 의견이 많다. 그러나 이와 동시에 최근 사회인지에 관한 연구에 따르면 공감은 대인 관계에서 타인에 대한 이해에 매우 중요하고 기초를 이루는 핵심이라는 점이 반복해서 강조되고 있다(Goldman 1995a; Goldie 1999; Decety and Ickes, 2009). 여기에서는 후자에 초점을 맞추어 사회인지의 본질에 대한 논의에서 공감과의 연관성에 대해 이야기할 것이다.

최근 수십 년간 이러한 논의는 마음 이론(Theory of Mind: ToM)이라는 테두리 안에서 지속되어 왔다. 그중 하나는 이론─마음 이론(theory-theory of mind)과 시뮬레이션―마음 이론(simulation theory of mind)이다. 이론―마음 이론가들은 마음을 읽는 장치가 초기 유아기에 형성되어 점차 수정 및 변형되든(Gopnik and Wellman, 1995), 또는 태어날 때부터 가지고 있다가 성숙되든(Baron-Cohen, 1995) 간에 우리의 정신 상태는 마음 이론을 기본으로 타인에 기인한다고 주장한다. 반면에 시뮬레이션―마음 이론가들은 우리가 타인을 이해하는 것이 주로 이론적 성질을 가진다는 이런 의견을 부인하고 타인을 이해할 때 우리는 우리 자신의 마음을 모델로 이용한다고 주장한다. 일부에서는 논쟁 중인 시뮬레이션―마음 이론이 의식적으로 상상하고 깊이 추론하는 연습을 포함하는 것이라 주장한다(Goldman, 1995b). 다른 일부에서는 시뮬레이션―마음 이론이 명백하다고 하더라도 사실상 추론에 의한 것은 아니라고 주장한다(Gordon, 1986). 마지막으로 시뮬레이션은 명백하고 의식적인 것이 아니라 함축적이고 내적인 것이라고 주장하기도 한다(Gallese, 2003).

특히 시뮬레이션―마음 이론 지지자들 사이에서 공감의 개념은 중심적 범주로 재부상하였다. 예를 들어, 최근에 발간된 Goldman의 저서인『시뮬레이션하는 마음(Simulating Minds)』의 시작 부분에서 그는 마음 읽기를 공감의 확장된 형태로 생각한다고 기술하였다(Goldman, 2006, 4). Gallese의 경우 여러 저서에서 공감을 내적 모방(inner imitation)이라고 하였고(2003, 519) 이것이 우리가 타인의 행동뿐만 아니라 타인이 보이는 느낌과 감각을 이해하게 해준다고 주장하였다(2001, 45). Gallese는 공감이 "우리가 타인과 우리 자신을 의미 있게 연결 짓는 것을 가능하게 하는 모든 행동과 연관이 있다."라고 하였다(2001, 43). 결과적으로 일부는 시뮬레이션―마음 이론가들이 오늘날의 공감 이론가와 상응한다는 것은 그리 놀랍지 않다(Stueber, 2006, ix).

Goldman과 Gallese 사이에서 한 가지 주목할 만한 차이점은 공감의 개념에 대하여 이야기할 때 후자는 역사적 기원에 훨씬 더 관심을 가진다는 점이다. Goldman는 현상학적 전통에서 보여 온 공감과 사회인지에 대한 대규모 논의에 대해 유의한 언급을 하지 않았던(Goldman, 2006, 18) 반면 Gallese

는 Lipps의 내적 모방에 관한 논의뿐만 아니라 Stein의 공감에 대한 견해와 Husserl, Merleau-Ponty의 상호주관성에 대해서도 호의적으로 언급하였다(Gallese, 2001). 거울 공명 메커니즘(mirror-resonance mechanism)과 유사한 것에 기반한 체화된(embodied) 시뮬레이션에 대한 그의 관념과 현상학적 제안의 추가적인 발달을 고려할 때에 Gallese는 아주 분명하였다(2004, 397; Iacoboni, 2008 참조).

Roman Ingarden은 후에 폴란드어로 번역된 1918년 자신의 박사논문—Husserl이 지도한—에 추가한 각주에서 다음과 같은 논평을 하였다.

> 이 논문을 썼던 당시에는 Theodor Lipps와 같은 독일 심미가들의 심리학적 고찰에 의해 제시된 개념인 공감에 관하여 많은 논의가 있었다. M.Geiger, Max Scheler, Edith Stein, 그리고 후기에는 Husserl 등과 같은 다수의 현상학자가 이 논의에 참여하였고 공감이 자신의 정신 상태를 다른 것에 투사하는 것의 일종이라는 고전적인 이론에서 표현에 의해 나타나는 정신 상태에 대한 특수한 형태의 지각이라는 쪽으로 바뀌어야 한다는 것이 점차 분명해졌다(Ingarden, 1994, 170-171).

Ingarden의 이러한 언급은 공감을 내적 모방이라고 한 Lipps의 의견과 현상학적으로 찾은 결과를 구분할 필요가 있다는 점을 강조할 뿐만 아니라 고전적인 현상학적 견해는 미러링(mirroring), 흉내 내기, 모방, 감정의 전염, 상상적 투사 또는 추론적 속성 등과 같은 용어로 공감을 설명하려는 최근의 시도와는 많은 차이가 있을 수 있다는 점을 시사한다.

이 장의 첫 번째 절에서는 공감에 대한 다른 현상학적 견해들의 변별적 특징을 개략적으로 살펴보고자 한다. 두 번째 절에서는 현상학적 견해와 de Vignemont와 동료들이(de vignemont and Singer, 2006, de Vignemont and Jacob, 2010/under review) 최근에 제시한 모델을 비교해 볼 것이다. 우리는 후자의 모델이 이전의 견해에서는 나타나지 않았던 몇 가지 문제점을 가지고 있다고 생각한다.

공감과 서로 마주 볼 때의 상호작용

먼저, 정도는 다르지만 모든 현상학자들이 거리를 두고 개입하지 않으려 하였던 Lipps의 견해를 간단히 살펴보자. 1907년 「Das Wissen von fremden Ichen」이라는 글에서 Lipps는 우리는 낯선 제스처를 보았을 때 그것을 재현하려는 경향이 있는데 이러한 경향은 그 표현과 연관된 감정을 불러일으킨다고 주장하였다. 그는 이러한 과정이 본능적인 성질을 띤다고 이야기한다. 그는 모방에 대한 욕구와 표현에 대한 욕구, 두 가지로 구성되는 공감의 본능이라는 개념을 주장하였다(Lipps, 1907, 713). 표현에 의해 내부에서 생긴 감정은 투사를 통해 타인에 의한 것이라 여기게 된다. 타인의 제스처를 통해 투사되고 대인 관계에서 이해를 가능하게 한다(Lipps, 1907, 717-719). 왜 투사가 개입하는가? Lipps의 견해에 따르면 우리는 분노, 기쁨 등과 같은 것을 자신의 경험에 의해서만 안다고 보기 때문이다. 우리가 경험적으로 접근할 수 있는 정신 상태는 우리 자신의 것뿐이다.

최근에 제시되는 견해와 Lipps의 견해에서 유사한 점을 찾는 것은 그리 어렵지 않다. 예를 들어, Hatfield와 동료들은 최근 자동적으로 타인의 얼굴 표정, 목소리, 자세, 움직임 등을 모방하고 동조화하려는 경향은 인간 상호작용에 기본적인 것으로, 이는 한 개인이 타인의 감정 생활에 들어간다는 느낌을 갖게 해 준다는 입장을 지지하였다(Hatfield, Rapson, and Le, 2009).

그러나 Lipps의 견해에 대해 현상학에서 지속적으로 반대하는 것 중 하나는 내적 모방이 공감의 기초를 구성한다는 그의 의견을 주로 대상으로 한다. Lipps에 따르면 내가 놀라거나 아프거나 행복해하는 사람을 보면 어떤 기전

(방법)을 통해 내가 놀라거나 아프거나 행복해져야 한다. 모방이 조금이라도 이에 설명력을 가지려면 내가 느낀 고통이나 기쁨의 감정이 두려움, 고통, 또는 기쁨의 의식적인 인지 후에 나타나는 것이 아니라 그에 선행되어야 한다. 그러나 Scheler가 기술하였듯이 우리는 강아지가 꼬리를 흔드는 것을 보고 우리를 반갑게 여긴다고 이해할 수 있지만 이를 이해하기 위해 우리가 반드시 그 행동을 따라 할 필요는 없다(Scheler, 1954, 11). 게다가 내 아이가 무서워하는 것을 이해하기 위해 내 스스로가 무서워해야 한다거나 나를 공격하는 사람의 분노를 인식하기 위해 내 스스로가 분노해야 한다는 주장이 과연 그럴듯하게 들리겠는가(Husserl, 1973, 188)? Stein은 Lipps가 실제로 설명하는 것과 그가 설명하고자 하는 현상에는 차이가 있다고 지적하였다(Stein, 1989, 23). Lipps의 이론은 왜 내 안에서 이런 경험이 일어나는가는 설명할 수 있겠지만 내가 어떻게 타인을 이해하게 되는지는 설명하지 못한다. Lipps의 견해는 타인의 감정을 이해하는 경험으로서의 공감에 대해 설명한다기보다 운동모방(motor mimicry)이나 감정전염과 같은 현상을 설명하는 데 더 적합한 것으로 보인다.

　감정전염(emotional contagion)이라고 알려진 현상의 독특한 특성은 우리로 하여금 말 그대로 감정 그 자체가 무엇인가 하는 의문에 빠지게 한다(Scheler, 1954, 15). 감정은 당신에게 전달된다. 그리고 당신 자신의 감정이 된다. 타인의 감정이라 인지하지 못하는 상태에서도 당신은 타인의 흥분이나 분노에 전염될 수 있다. 정확히 말하면 이것이 감정전염과 공감이 다른 점이다. 공감에서 우리가 공감적으로 이해하는 경험은 타인의 감정이다. 초점이 다른 것이며 나와 타인과의 거리는 유지, 보존된다. 감정전염의 또 다른 독특한 특성은 감정의 대상보다 감정의 질과 주로 관계가 있다는 점이다. 우리는 무엇에 관한 것인지 잘 모르더라도 유쾌하고 즐거운 분위기에 전염될 수 있다. 이것은 Scheler가 말한 감정공유(emotional sharing)와 감정전염이 서로 다른 점이다. 같이 영화를 보는 한 커플을 생각해 보자. Scheler에게는 감정과 감정의 대상을 모두 공유하는 예로 보일 것이다. 그러나 감정공유는 공감과 구분될 필요가 있다. 예를 들어, 이 커플이 영화를 보는데 다른 친구가 와서 상호작용하는 상황을 생각해 보자. 그 친구는 비록 스스로는 즐겁지 않더라도 (영화가 재미없거나 그냥 자신의 기분이 좋지 않아서) 다른 이들의 즐거움은 인지할 수 있다. 이 경우에 친구는 커플의 즐거움에 공감하지만 스스로는 즐거움을 느끼지 않는 것이다. 그들의 즐거움과 이 친구의 공감적 이해는 명백하고 질적으로 다르며 독특한 것이다. 친구에게 이들의 즐거움은 공감의 의도적인 대상이다(Scheler, 1954, 12-13 참조).

공감과 동정의 관계는 어떤가? Scheler가 논의한 다음의 사례들을 비교해 보자. 첫 번째 상황으로, 당신이 우는 아이의 얼굴을 보고 있다고 하자. 우는 아이를 볼 때 그 표정을 불편하거나 고통스러운 것으로 보지 않고 단지 얼굴 근육이 일그러진 것만으로 본다면 당신은 이를 감정적 표현으로 보지 않는 것이다. 같은 상황에서 감정적인 표현을 인식하지만 아무 감정, 동정심을 느끼지 않고 무관심한 상황과 비교해 보자. 마지막으로 동정심이나 아이에 대한 걱정까지 느끼는 것을 생각해 보자. Scheler는 마지막 상황을 도덕적인 행동과 관련이 있는 동정의 사례로 보았다. 그러나 동정심을 느끼기 위해서는 타인의 고통을 볼 때 그들이 고통스러워한다는 사실을 이해해야 하는데(Batson, 2009, 10 참조), 이는 공감에 의해 이루어질 수 있다.[1] 요약하면 공감이 타인의 표현을 이해하는 기초인 것에 비하여 동정은 타인에 대한 걱정과 돌봄을 포함한다고 보았다.

공감과 동정의 차이점을 강조하는 것과는 별개로 Scheler의 예가 보여 주는 핵심은 우리는 동정을 느끼지 않으면서도 누군가를 공감할 수 있다는 점이다(Scheler, 1954, 8-9). 심문관이나 사디스트를 생각해 보라. 누군가에게 잔인한 고통을 가하고자 할 때 높은 강도의 공감적 민감성이 이용될 수 있다.

지금까지 우리는 현상학자들이 주장하는 감정전염, 공감, 그리고 동정에 대해 살펴보았다. 이들은 모방, 감정전염, 흉내 내기 등은 공감의 패러다임

에서 제외한다. 게다가 이들은 공감의 투사 이론, 그리고 타인의 경험을 상
상적 변환으로 생각하는 시도도 거부한다. 현상학적 입장에서 공감은 독특
하거나 특정한 구체적인 감정(당황함, 부끄러움, 자신감 있는 등과 같은)이 아니
다. 오히려 기본적이고 독자적인 것으로 타인이 경험하는 것에 의도적으로
주의를 기울이는 형태이다(Stein, 1989, 6). 간단히 말해 다른 사람과 공감한
다는 것은 그 사람의 정신적 세계를 경험해 본다는 것이다. 그러나 현상학적
입장에서 볼 때 타인의 경험이 말 그대로 당신에게 전해져야 한다는 것은 아
니다. 기본적으로 공감에서 중요한 점은 '내가 저 입장이라면 어땠을까' 하고
그 입장에서 생각해 보거나 나에게 초점을 두지 않고 그 사람의 생각과 감정
이 어떤가를 느끼고 그 사람에게 초점을 맞추는 데 있다(Scheler, 1954, xlviii,
39). 말하자면 타인이 경험하는 감정은 내가 그 사람의 상황에 있을 때 느끼
는 것과 다를 수 있다. 따라서 공감하는 데 내 눈에 보이는 상대방의 기분을
내가 직접 경험할 필요는 없다. 그렇게 할 수도 있겠지만 필수는 아니라는 것
이다. 예를 들어, 우리는 분노하는 이웃을 만나고는 스스로도 분노하게 될 수
있지만 이웃의 감정에 대한 우리의 공감적 이해는 오히려 두려움과 같은 반
대의 반응을 이끌어 낼 수도 있다. 하지만 어떤 경우이든 우리의 감정 반응
은 그 반응일 뿐이다. 이는 상대방의 감정을 이해한 것에 따른 결과이긴 하
나 이러한 이해의 전제조건이나 필요조건은 아니다. 마음 읽기에 필수적인
상태는 기여자가 구체적 예를 들거나 겪고 있거나 경험하는 것의 결과로 인
해 그 대상에 부여된 상태(Goldman and Sripada, 2005, 208)라는 Goldman의
견해에 대해 현상학자들은 이것은 공감과 다른 종류의 현상을 모두 융합해
서 보는 것이며, 우리가 타인의 경험을 이해할 수 있고 이해하고 있다는 사실
을 무시하는 견해라고 주장할 것이다. Scheler가 반복해서 타인에 대한 지각
(Fremdwahrnehmung)을 언급하고 심지어 그의 이론을 타인의 마음에 대한 지
각 이론이라고 이름 붙인 것은 우연이 아니다(Scheler, 1954, 220).
　　그러나 과연 우리가 다른 이들의 정신적 상태를 경험할 수 있다고 주장하

는 것은 터무니 없는 소리는 아닐까? 이는 우리 마음에 접근하는 방식과는 다른 방식으로 다른 이들의 마음에 접근한다는 사실을 간과하는 것은 아닌가? 다르게 말하자면 타인을 이해하는 데 있어 그 어떤 설득력 있는 견해라도 내가 내 삶에 대해 1인칭 관점으로 볼 수는 있지만 타인의 삶에 대해서는 그러한 관점이 될 수 없으므로 자기-부여와 타인-부여에는 차이가 있다는 것을 존중해야 한다. Husserl과 Stein 모두 이러한 사실을 무시하지 않았다.

Husserl은 이미 『논리연구(Logical InVestigations)』에서 '다른 이의 분노나 고통을 본다.'고 표현하는 속어에서도 타인의 내적 경험을 지각하는 것을 알 수 있다고 기술하였다. 그리고 이러한 것들이 연장선에 있다고 이야기하였다. 듣는 이가 말하는 이의 목소리를 듣고 내적 경험을 지각할 수 있는데 Husserl은 여기에 더해서, 실제로는 듣는 이에게 내적 지각은 없고 외적 경험에 대한 지각만 있다고 하였다(Husserl, 2001, 189-90). 한편, Husserl은 타인에 대해서 나의 경험이 지각에 준하는 감각적 특성이 있다고도 하였다(Husserl, 1973, 24). 또 타인의 신체는 지각적으로 주어질지라도 그 사람의 경험은 내적으로 의식될 수 없다고 하였다. 그것이 특수한 형태로 지각되거나 다른 용어로 사용될지라도 같이 의도된 것이며 특정하게 같이 존재하는 특성을 가지고 있다(Husserl, 1973, 27).

우리는 Stein에게서 아주 유사한 설명을 찾았다. 그녀의 관점에서 비록 공감이 우리에게 다른 사람의 경험에 대해 1인칭 접근을 제공하지는 않지만, 공감은 다른 사람의 경험의 실제 존재를 가장 직접적인 방법으로 제시한다. 예를 들자면, 친구가 나에게 자신이 어머니를 여의였다고 말하는 상황을 생각해 보자. 나는 그의 고통을 인지하게 된다. 이러한 것은 어떠한 종류의 인지일까? 나는 명백하게 내가 그의 셔츠 색깔을 보는 것과 동일한 방식으로 그러한 고통을 보는 것은 아니다. 오히려 나는 그러한 고통을 그의 고통스러운 표정 '속에서' 본다(Stein, 1989, 6). 이러한 경우, 비록 내가 고통에 대한 1인칭 경험이 부족한 상황이지만 내가 그의 고통을 (상상하거나 추론했다고 하기보다는) 경험했다고 말하는 것이 이치에 맞는 것이다. 그것은 나의 고통이 아니다. Scheler와 비슷하게, Stein은 결과적으로 공감과 감정적 공유(Mitfuhlen)를 합치지 않는 것에 대한 중요성을 강조하고 있다. 후자의 경우, 나는 친구처럼 동일한 사건에 대해 느끼고, 말하고, 즐기거나 고통을 받는다. 전자의 경우, 나는 우선적으로 친구의 경험에 향하게 된다(그리고 2차적으로만 그의 경험의 대상에 향하게 된다).[2] 그렇기 때문에 Stein은 내가 다른 사람에 대해 공감할 때, 공감이 되는 경험은 내 자신 속이 아닌 다른 사람 속에 위치하고 있다는 점에서 공감을 특별한 종류의 경험인 것으로 받아들인다. 공감은 필요에 의해 공감하는 경험의 대상과 공감을 받는 경험의 대상 간 차이점을 수반한다. 다음으로, Stein은 공감은 경험의 독특한 양상이라고 주장하고 있지만, 또한 그녀는 공감의 내용(공감을 받는 경험)은 근원적이 아닌 것으로서 주어지는 것이라고 말하고 있다(Stein, 1989, 10-11). 요약하자면, 공감은 인지와 유사하기도 하고, 유사하지 않기도 하다. 직접적이고, 비중재적이며, 비추론적이라는 점에서 인지와 유사하다(Stein, 1989, 24). 우리에게 공감을 받는 경험에 대해서 가장 완전한 존재를 제공해 주는 것이 불가능하다는 점에서는 유사하지 않다—존재는 오직 경험의 주체에 대해서만 가능하다.

이를 다르게 살펴보면, 우리가 다른 사람을 경험할 수 있다는 점에 대해서 논의할 때, 그리고 결과가 이론적 추론, 내부적 모의 또는 상상에 의한 투영을 독자적으로 의존하거나 이용하지 않아도 될 때, 현상학자들은 심리적 상태에 대한 2인칭 (및 3인칭) 접근이 1인칭 접근과 다르다는 점을 부정하지 않는다. 하지만 그들은 경험적인 접근과 1인칭 접근을 제약하고, 이것을 동일시하는 것은 실수라고 주장한다. 한 가지 방법 이상으로 정신적인 상태를 경험할 수 있다. 내가 다른 사람의 얼굴 표정 또는 의미 있는 행위를 했을 때, 나는 그 사람의 심리적 생활의 측면을 경험하는 것이며, 단순히 그러한 것들을 상상하거나 모사하거나 이론화하지 않는다. 나는 다른 사람 그 자신을 경험하는 것이며, 단지 일부 이론적 또는 상상하는 구성, 일부 모사나 복제품을 경험하는 것이 아니다.

게다가 다른 이들의 감정(minds)에 대한 나의 경험상의 접근법이 내 자신의 감정(mind)에 대한 접근법과는 다른데, 이는 결함이라거나 단점이 아니다. 반면, 이러한 차이점은 체질적인 것이다. 우리가 경험하는 감정이 다른 감정이라고 주장할 수 있는 것은 바로 이러한 차이점 때문이며, 또한 정확하게는 이러한 비대칭적인 것 때문이라고 할 수 있다(Husserl, 1995, 109 참조).

현상학자들은 일반적으로 자기 체험이 타아 체험을 위한 전제조건이라는 것에 대해 이의를 제기하지 않는다. 하지만 전자가 필요조건이라고 주장하는 것(또한, 전자가 존재하지 않으면 타아 체험이 존재하지 않는다는 것)과 자기 체험이 대인 관계에 있어서의 이해는 기본적으로 자기 자신을 다른 이에 대해 투사하는 것과 관련된 문제인 것과 마찬가지로, 어떻게든 타아 체험에 대한 모델 역할을 한다고 주장하는 것 사이에는 결정적인 차이점이 존재한다. 이와는 대조적으로 Goldman의 시뮬레이션 더하기 투사(simulation-plus-projection) 경로를 생각해 보자. Goldman은 명백하게 이러한 단계는 "다른 누군가에 대한 자기 자신의 어떠한 상태를 지정하는 행위"로 구성되는 단계라고 언급하고 있다(Goldman, 2006, 40). 하지만 이는 사실상 나를 내 자신의 감정 속에 가두고, 내가 다른 이들을 대면하게 하는 것조차 막는 것으로 보인다. Lipps가 Goldman과 같이 상당히 많은 논쟁을 벌인 후에 다음과 같은 결론을 내린 것은 의미가 있다. "심리학적으로 고려해 볼 때, 다른 사람들은 내 자신의 복제본들이다"(Lipps, 1900, 418).

현상학자들은 우리가 다른 이들을 이해하려고 할 때 일부 사례에 있어 상상, 기억 또는 이론적 지식에 의지하고 있다는 점을 부정하지는 않을 것이다. 예를 들어, 우리는 그들의 행위의 목표를 식별하고자 할 수 있으며, 그런 다음 우리가 그러한 점을 어떻게 달성할 것인지, 우리가 어떠한 경험을 하게 될 것인지를 상상하고자 할 것이다. 또는 우리는 기억에 의존할 수도 있으며, 우리가 과거에 유사한 목표를 실현하고자 했을 때 어떠한 것들을 경험했는지를 기억하고자 할 수도 있다(Schutz, 1967, 114). 최종적으로, 우리는 의문을 품고 있는 행위의 종류와 관련하여 우리 자신의 일반적인 지식을 활용할 수도 있으며, 이러한 행위의 원인과 동기를 추론해 보려고 할 수 있다(Schutz 1967, 175). 실제로, 우리가 진정으로 다른 이들의 전체적인 심리적인 삶을 이해하기를 원하고, 어디까지 생각하는지를 이해하고, 그들이 어떤 행동을 하고, 왜 그런 행동을 하며, 그러한 행동이 그들에게 어떠한 의미를 가지는지를 이해하고자 한다면, 우리는 대면하여 이루어지는 상호작용과 형상화된 관계 같은 좁은 범위의 초점을 넘어서야 한다. 기쁨, 슬픔, 고통, 수치스러움, 애원, 사랑, 분노, 위협과 같은 다른 사람의 의식에 대한 특정 측면은 우리에게 직접적이며 비추론적으로 주어진다고 할 수 있지만, 이러한 점은 우리가 이러한 감정이 왜 일어나게 된 것인지에 대해 직접적인 접근을 가능하게 한다는 점으로 이어지는 것은 아니다. 또한, 이러한 측면을 밝혀내기 위해서는 단순히 표현적인 행동과 행위를 관찰하는 것만으로는 충분치 않으며, 해석에 의존해야 하기도 하고, 고도로 구조화된 의미의 맥락을 활용하기도 해야 한다(Schutz, 1967, 23-24). 요약하자면, 만일 우리가 대인 관계에서 더 깊은 수준의 이해를 하고자 한다면, 직접적으로 가용한 것을 넘어서야 한다(Schutz, 1967, 168).

  하지만 이러한 모든 것을 인정한다고 하더라도, 대면하여 이루어지는 만남의 중요성에 대해 의문을 가지게 해서는 안 된다. 후자는 다른 모든 형태의 대인 관계에 있어서의 이해에 대한 기반을 이룬다는 점에서 기본으로 유지되는 것이다(Schutz, 1967, 162). 비록 이론적인 지식이나 과거의 경험이 누군가가 어떤 것을 떠올리고 있고, 그 사람이 무엇을 생각하거나 느끼고 있는지에 대해서 우리의 이해를 도와줄 수 있을 것이라는 점이 어느 정도는 사실이라고 할지라도(이는 왜 산부인과 의사나 엄마가 십대 청소년에 비해서 여성이 출산을 할 때 어떠한 경험을 하게 되는지를 더 잘 이해할 수 있다는 것과 같다), 대인 관계에 대한 이해의 구체적인 측면에 관한 이러한 유효한 (만일 어느 정도 사소한 경우) 관점은 우리가 감정을 가진 생물을 마주하고 있다는 확신은 이론화 또는 시뮬레이션 결과에 대한 동일한 범위까지 이루어진 것이라는 잘못된 관점과 구분되어야 한다.

요약하자면, 현상학자에게 공감은 우리에게 다른 감정에 대한 경험적인 접근을 제공한다. 하지만 이에 대한 오해를 방지하기 위해 공감은 어느 정도 기이한 형태의 텔레파시라기보다는 단순하게 다른 사람의 체화된 감정의 경험을 설명해 주는 것이며, 이는 다른 사람들의 신체적이며, 행동적인 표현 속에서 그들의 감정의 삶에 접근하기 위한 우리의 능력에 해당된다는 것이 무엇보다도 가장 중요하다. 이는 친근함, 학습, 현저성(salience)을 통해 향상될 수 있는 능력이다. 둘째, 공감의 중요성을 인식하는 것이 중요하지만 공감의 한계를 인식하는 것도 중요하다. 공감(그리고 즉각적인 맥락에 대한 민감성)이 우리에게 얼마만큼의 정보를 가져다 줄 수 있는지에 있어 한계가 존재한다. 우리는 다른 사람에 대한 일상적인 이해를 할 때 다른 자원도 활용한다. 만일 누군가가 왜 그러한 감정을 느끼게 되며, 그가 왜 그런 방식으로 행동하는지를 밝혀내고자 한다면, 우리는 더 큰 사회적, 문화적, 역사적인 맥락을 고려해 볼 필요가 있을 것이며, 이러한 이해는 공감 자체만으로는 제공될 수 없는 것이다(Stueber, 2006 참조).

동형성과 대인 관계 유사성

이 절에서는 이전까지 개괄적으로 설명한 현상학적인 공감과 수렴하는 것으로 보이는 중요한 관점에 있어서 최근의 모델에 대해 세부적으로 살펴보기로 한다. 여기에는 몇 가지 중요한 차이점도 존재하며, 우리가 논의한 바와 같이, 전자는 현상학적인 설명에 대해서는 영향을 주지 않는 몇 가지 문제가 있다.

다양한 논문상에서 Frédérique de Vignemont와 다수의 공저자는 공감과 관련된 개념에 관하여 다음과 같은 아이디어를 발전시켜 왔다. 첫째, '공감의 본질에 대해 정확한 주장을 가능하게 하기 위해서' 우리는 한편으로는 공감, 또 다른 한편으로는 연민과 감정적 전이와 같은 현상 사이의 중요한 구분을 유지시키게 해 주는 더욱 좁은 범위의 정의를 선택하였다(de Vignemont and Singer, 2006, 435). 둘째, 감정전염은 '자기 중심적'인 반면, 공감은 본질적으로 '다른 사람을 중심으로' 한다(de Vignemont, 2009). 셋째, 우리는 공감을 운동 모방(motor mimicry) 또는 거울 반향(mirror-resonance) 메커니즘의 관점에서 설명하고자 하는 유혹을 물리쳐야 하며, 이러한 두 가지 개념은 감정적 전이와 같은 대상을 다루기 위해 더욱 적절하게 이루어진 것이다.

이러한 것들은 우리가 동의한 관찰사항이며, 우리는 여기에서 현상학적 제안과의 더욱 명확한 중복을 살펴볼 수 있다. 하지만 de Vignemont와 동료들은 감정을 읽는 사람의 심리 상태와 대상자의 정서 상태 간 유사성은 표준 감정 읽기에 있어 대상에 대한 정서 상태를 읽어 내기 위한 필수조건이나 실현 조건이 아니라는 점을 인정하고 있으며, 이들은 그러한 대인 관계에서의 유사성의 제약사항이 공감의 경우에 진실이라고 주장한다. 더욱 세부적으로, 그들은 공감은 공감을 하는 사람 또는 대상에 있어서 같은 형태의 감정적 또는 감각적 상태를 필요로 한다고 주장한다. 또한, 그들은 공감을 얻기 위해서 반드시 만족해야 하는 다수의 다른 조건을 제시하고 있으며, 이는 다음에 이어질 내용을 통해 더욱 명확해질 것으로, 이들의 정의를 고려했을 때, 공감이 우리가 다른 이를 이해하는 데 어떠한 근본적인 역할을 할 수 있는 것인지에 대해 다소 의심스러운 부분이 있다. 이러한 점을 다르게 살펴본다면, 우리는 공감이 다른 형태의 대인 관계에서의 이해와 구분된다는 점에서 공감을 정의하는 것의 중요성에 대해서는 공감하지만 우리는 여전히 공감을 기본적인 형태의 대인 관계에서의 이해로 고려하고 있으며, de Vignemont와 동료들에 의해 제공된 정의에 따르자면, 공감은 단지 그것에 불과한 것이다.

그렇다면 그들은 공감을 어떻게 정의하였는가? 약간 상이한 정의 몇 가지가 통용되고 있지만, de Vignemont와 Singer가 제시한 정의를 중점으로 살펴보기로 한다.

> 다음의 경우 공감이 존재한다. (i) 누군가가 정서적 상태에 있는 경우; (ii) 이러한 상태가 다른 사람의 상태와 같은 형태인 경우; (iii) 이러한 상태가 다른 사람의 정서적 상태의 관찰 또는 상태에 의해 이루어지는 경우; (iv) 누군가가 다른 사람이 자기 자신의 정서적 상태의 원천이라는 점을 알고 있는 경우(de Vignemont and Singer, 2006, 435).[3]

간단하게 살펴보았을 때, 첫 번째 조건의 요점은 다른 사람이 무엇을 느끼는지를 알아내는 이론적, 분리적 또는 '더욱 냉철한' 방식으로부터 공감을 분리시키려고 하는 것이다. 두 번째 조건은 공감을 동정과 구별하기 위한 것이며, 반면에 네 번째 조건의 기능은 공감을 감정전염과 구별하기 위한 것이다(de Vignemont, 2009). 하지만 후자의 사안으로부터 시작하기 위해서, 이 정의가 공감의 경우들로부터 모든 경우의 전염을 실제로 분리시켜 낼 수 있을 것인지는 명확하지 않다.

de Vignemont와 Jacob이 논의했던 다음의 예시를 고려해 보자. 울부짖는 아기가 병원 병실에서 고통스러운 백신 주사를 맞고 있다고 생각해 보자. 그리고 이러한 과정을 살펴보고 있는 아기의 여섯 살 된 누나는 "주사 바늘이 자신의 피부에 들어오는 것으로 인해 일어나게 되는 자기 자신의 미래의 고통스러운 경험을 예상하고 있는 것과 같이" 긴장하고, 겁을 낼 것이다(de Vignemont and Jacob, 2010/under review).[4] de Vignemont와 Jacob에 따르면[5] 이러한 반응은 전염의 한 가지 예시이다. 물론, 이제 이러한 종류의 전염은 어린아이에게서만 쉽게 나타나는 것이 아니다—성인도 때로는 이러한 방식으로 반응하기도 한다. 차이점은 여섯 살 어린이는 다른 사람의 고통이 자기 자신이 겁을 내고 긴장하는 것의 근원이 된다는 점을 깨닫지 못할 수 있으나,

성인은 정확하게 어떠한 일이 일어나고 있는지를 완전히 인지할 수 있을 것이다. 그럼에도 이 경우는 감정전염의 사례와 거의 같다. 반면, 6세 아이의 경우, 명백하게 전염으로 남아 있게 되며, 우리 성인은 우리에게 있어서 주사 바늘이 자신의 피부로 들어오는 것이 얼마나 불쾌한 것인지를 먼저 고려하게 될 것이다. 다른 사람의 고통이 우리가 겁을 내는 것의 근원이라는 점에 대한 우리의 지식은 우리가 '자기 중심적'이라는 사실을 바꾸는 데 아무런 역할을 하지 못한다.

우리가 이해한 바와 같이 이 에피소드가 공감과 관계되어 있다는 점을 더욱 명확하게 해 보자. 아기가 고통을 표현하는 것에 대한 최초의 관찰은 공감을 하는 것으로서 자격을 갖추게 되는 것이며, 이는 현상학자들이 이해하는 것과 같다. 하지만 de Vignemont와 Singer(2006)의 네 가지 조건을 만족하는 것에 있어서 우리는 관찰자가 처해 있는 전반적인 상태는 '공감'이라는 명칭을 받을 수 있는 자격을 갖추지 않았다고 생각한다. 겁을 내는 반응에 대해서 이를 발생시킨 공감적인 경험과 결합되어 있을 때라도, 그리고 다른 사람의 고통스러운 경험에 대한 반응이라는 것을 인식했다고 할지라도, 이는 전염의 현상이지 공감적 현상은 아니다.

공감과 연민을 구분하는 데도 유사한 문제가 나타난다. 누군가가 친구가 낙담해 있고, 그에 대해서 슬픈 감정을 갖는다고 가정해 보라. de Vignemont와 Singer의 기법에 따르면, 이는 연민의 사례이지 공감의 사례가 아니며, 실제로 이것이 이러한 것을 설명하기 위한 가장 자연스러운 방식인 것으로 보인다. 하지만 이러한 식으로 분류해야 하는 이유가 두 사람이 상이한 정서적 상태에 있다는 것 때문이라는 점은 의문스러운 일이다. 누군가가 친구가 슬프고, 그에 대해 슬프게 느낀다면 어떻게 할 것인가? 이제 '동형성(isomorphism)' 조건은 만족하며, 다른 조건들 역시 만족하게 될 것으로 보인다.[6] 그렇기 때문에 de Vignemont와 Singer에 따르면, 이러한 경우는 공감의 사례이지 연민의 사례가 아니다. 하지만 이러한 점은 우리에게 있어서 잘못

된 것으로 보인다. 두 가지에 대해서 사례들은 모든 관련된 측면에서 동일하
다. 이들은 모두 누군가가 슬픔과 다른 사람의 어려움에 대한 우려를 느끼고
있는 사례이다. 또한, 단지 우리가 대상 주체의 감정을 변화시켰다는 것 때문
에 명백하게 동정적 우려(sympathetic concern)에 관한 사례가 공감적인 사례
가 되는 것이 과연 그럴듯한 것일까?

더욱 곤란한 동형성의 요구조건에 대한 의미에 대해 살펴보자. 우리가 가
정하는 꽤 일반적인 현상은 한 사람이 특정한 감정을 표현하고—이를 테면
분노—또 다른 사람이 이것을 바라보고, 상이한 형태의 감정—이를 테면 두
려움—으로 반응하는 것이다. 이러한 종류의 사례는 de Vignemont와 동료
들의 분류 체계 내에서 간단히 해당되는 지점이 없다. 동형성의 요구조건을
만족하지 못하므로, 이는 공감이나 감정전염의 사례로 여겨지지 못한다. 연
민으로도 간주되지 못한다—겁을 먹은 사람은 분노를 표현하는 사람에 대해
서 통상적으로 우려나 연민을 느끼지 않을 것이다. 그렇기 때문에 유일하게
가능한 선택은 이러한 것을 '일반적 감정 읽기(standard mind reading)'의 사례
로 분류하는 것이다. 달리 말하면, 만일 내가 다른 누군가의 분노에 대해 두
려움을 느끼는 것으로 반응하였다면, 이것은 단지 일반적 감정 읽기인 것이
다. 하지만 만일 내가 분노로 반응하였다면, 나는—만일 다른 조건들이 만족
한다면—공감을 하는 것이다.[7] 하지만 이러한 것이 진정으로 그럴듯한 것일
까? 감정 읽기의 사건으로서 두 가지 사례는 분명히 동일한 것이다. 다른 점
이 있다면, 감정을 읽는 사람이 다른 사람에 대해서 자신이 인식하는 감정에
대한 감정적인 반응이다. 또한, 왜 같은 형태의 반응이 공감을 이루어 낸다는
것을 인정해야 하는 것인지는 명확하지 않다. 실제로, 만일 우리가 이를 인정
한다면, 우리는 다른 사람의 분노에 대해서 폭력적인 분노로 반응하는 청소
년이, 다른 방식이 아니라 정확하게 이러한 방식으로 반응하고 있다는 것 때
문에 후자와 '공감'하고 있다고 말해야 할 것이다.[8]

아마도 우리가 살펴본 것과 같은 반례를 해결하기 위해 노력하는 데 있어

서 일부러 de Vignemont와 Jacob은 공감에 대한 추가적인 요구사항을 도입
하였으며, 이는 그들이 부르기를 '배려하는 조건'(caring condition)이라고 하
였다. 이 조건은 공감을 하는 사람은 대상에 대한 정서적인 삶을 반드시 '배
려해야 한다'는 것을 언급하고 있다(2010/under review, 21). 하지만 이러한 조
건은 애매하다. 정확하게 다른 사람의 정서적인 삶을 '배려하는 것'에 관하여
어떤 것이 연관되어 있다는 것인가? 이러한 점의 가장 자연스러운 해석은 공
감이라고 하기보다는 연민의 특징을 가지고 있는 무엇인가를 제시한다. 다
른 누군가의 감정과 감성을 배려하는 것이며, 분명히 이는 다른 이에 대해 연
민이나 우려의 감정을 느끼는 것이다. 하지만 이러한 점이 공감과 연민 간의
구분을 무너뜨리기 때문에 이러한 것이 de Vignemont와 Jacob이 배려하는
조건이 이해되기를 원한 방식인지에 대해서는 의구심이 든다. 이를 대신하
여, 배려하는 조건은 단순하게 현상학자들이 동의할 '타인 중심성'이 공감의
핵심이라는 점을 명백하게 하기 위해 제시하는 것일 수도 있다. 만일 그렇다
면 두 가지 언급사항이 유효하다고 할 수 있다. 첫째, 이는 분명하게 원래의
정의가 하지 못하였던 것을 가능하게 하는 추가 조건을 통해 고쳐나가는 것
보다는 de Vignemont와 Singer의 원래의 네 부분으로 이루어진 공감에 대한
정의―결국은 타인 중심성을 공고하게 하게 되는―가 모두 다시 고려되어서
는 안 되는 것인지에 대해 의문을 낳을 수 있다. 둘째, 물론 배려하는 조건에
대한 이러한 이해에 있어서, 화가 난 청소년이 자신의 희생자와 공감을 하는
것이 여전히 사례가 될 수 있다. 이 사례의 문제는 청소년이 타인 중심적이
아니라는 것이 아니라 희생자에 대해 그가 직접적으로 나타내는 폭력적인 분
노를 '공감적'이라고 칭하는 것이 이상해 보인다는 것이다.[9]

이러한 논의는 우리 관점에서 de Vignemont와 동료들의 정의에 대한 주
요 문제가 무엇인지를 강조하고 있다. 그들에게 공감은 일반적 감정 읽기에
의한 것보다는 덜 직접적이고 더욱 중재적인 형태의 대인 관계에서의 이해
이다(de Vignemont, 2010, 292; de Vignemont and Singer, 2006, 439). 또한, 그

들은 구체적으로 공감은 다른 이들의 '직접적인 경험적 이해'를 제공한다는 Gallese의 주장을 대상으로 하였다(de Vignemont, 2010, 284). 공감이 왜 간접적인 것인지에 대해 반복적으로 제공된 설명은 이는 맥락적인 요소에 영향을 받으며, 예를 들면 평가 절차에 의해 조절될 수 있다는 것이다(de Vignemont and Singer, 2006, 437). 하지만 무엇인가가 직접적이면서, 동시에 의미에 대한 것이 되는 것이 불가능한 일인가? 비교를 위해서 시각에 대한 사례를 고려해 보라. 시각은 일반적으로 직접적인 경험의 패러다임으로 설명된다. 나는 오로라 북극광에 대한 이론을 제시할 수 있으며, 그 현상을 관찰하기 위해서 그것이 어떻게 되어야 하는지를 상상할 수 있고, 그러한 모든 화려함을 보고, 경험할 수 있다. 하지만—그리고 이러한 것은 오래된 통찰의 하나이다—우리가 어떠한 사물을 인지할 때, 우리는 그것을 인지적 분야 내에서 인지한다. 우리는 특정한 환경 내에서 그것을 인식하며, 그것이 우리에게 주어지는 방식은 그것과 함께 주어지는 것에 영향을 받는다. 이러한 통찰과 인지적 사물이 직접적으로 주어진다는 주장 사이에는 어떠한 상충되는 것도 없다. 간단하게 아이패드와 같은 기구에 대한 사례를 고려해 보라. 아이패드인 것으로 의도되는 어떠한 것 그리고 아이패드처럼 보이는 어떠한 것에 대해서 하이데거(Heideggerian)의 표현을 사용하기 위해서는 장비의 구조에 대한 전체 네트워크가 반드시 있어야 한다. 하지만 다시 말하자면, 이러한 사실은 아이패드의 인식을 간접적인 것으로 만들지 못하고, 우리가 블랙홀이나 아원자에 대해 갖는 동일한 방식으로 이론이 자리 잡게 하지 못한다. 이는 아이패드에 대한 우리의 접근이 비경험적이게 만들지 못한다. 이는 아이패드가 본질적으로 관찰하지 못하는 구성체가 되도록 바꾸지 못한다. 이를 다르게 살펴보면, 직접적이며, 맥락에 관한 특징을 동시에 옹호하는데 있어 모순이 존재하지 않는다. 이러한 점은 대인 관계의 이해에서도 적용된다.

공감이 우리에게 다른 사람들에 대한 직접적인 경험적 이해를 제공한다는 주장에 대해 가능한 반박 중 한 가지는 우리는 다른 사람의 마음에 대해서는 우리 자신에 대해 우리가 갖는 접근과 동일한 종류의 접근을 갖지 못한다는 사실을 간과하기 때문에 이러한 주장은 무의미한 것이다. 이를 다르게 표현 하자면, 다른 사람에 대한 우리의 이해의 어떠한 확실한 설명은 정신 상태에 대한 자아 기인(self-ascription)과 타아 기인(other-ascription) 사이의 비대칭을 반드시 존중해야 한다는 것이다. 나는 나 자신의 정신 생활에 대한 1인칭 관 점을 영유하고 있는 반면에, 다른 사람들의 정서에 대해 1인칭 접근을 하지 못한다는 점을 반드시 존중해야 한다. 이러한 점은 de Vignemont가 직접적 인 경험적 이해에 대한 Gallese(2004)의 개념을 '마치 그들이 나 자신인 것과 같이' 다른 사람의 상태에 대해 접근한다는 개념과 동일시하고 있기 때문에 de Vignemont에 대해 우리가 정확하게 식별한 이의이다(de Vignemont 2010, 284). 하지만 문제는 어떠한 직접성이 이루어지는지에 대해서 하나의 완벽한 표준이 없다는 것이다. Bennet과 Hacker(2003)가 최근 언급한 바와 같이, 우 리는 더욱 직접적인 증거가 있다는 것을 증명하는 것이 타당할 때에만 간접 적 증거 또는 간접적으로 알아가는 것을 증명할 수 있다. 하지만 고통으로 몸 부림치는 사람을 바라보는 것보다 다른 사람이 고통을 받고 있다는 것을 알 수 있는 더 직접적인 방식은 존재하지 않는다. 이와는 대조적으로, 그 사람의 침대 곁에 비어 있는 물 컵과 한 병의 진통제가 놓여 있는 것을 알아보고, 그 가 고통받고 있었다는 결론을 내리는 것은 간접적으로 알아가거나 추론의 방 법을 통해 알아가는 것에 대한 예시이다(Bennet and Hacker, 2003, 89, 93). 다 른 사람의 심리 상태에 대한 어떠한 '직접적 접근'이 이루어지는지에 대한 이 러한 이해에 있어서, 이와 같은 직접적인 접근은 우리는 다른 사람의 상태에 대해 '마치 그들이 우리 자신인 것과 같은' 접근을 하지 못한다는 중요한 요점 과 어떠한 갈등도 있지 않다.

　De Vignemont와 Singer(2006)의 설명이 맞이하는 더 큰 문제가 존재한다. 우리는 그들이 정확하게 공감이 우리가 다른 사람의 느낌과 감정을 이해할 수 있게 해 주는 데 중요한 역할을 하는 것을 살펴보았다는 점을 언급하였다.

De Vignemont와 Singer(2006, 439)가 언급한 바와 같이, 공감은 '우리가 그들이 무엇을 느끼는지 이해할 수 있게 해 준다.' 이제, 이 점이 의미하는 것이 예를 들어 공감이 우리가 다른 사람이 갖고 있는 감정의 형태—분노, 슬픔, 행복 또는 그 무엇인가를 느끼는 것—를 이해할 수 있게 해 주는 것이라면, 다시 한 번 말하자면, 우리는 현상학자들이 위에서 논의한 것을 포함하여, 이러한 점에 동의할 것이다. 하지만 문제는 de Vignemont와 Singer가 정의한 바와 같이, 공감은 이러한 이해를 예상하는 것으로 보이며, 만일 그러하다면 그것을 가능하게 해 주는 것이 될 수 없다. de Vignemont와 Singer(2006)에 따르면, 우리가 문제를 살펴보기 위해서는 공감하는 사람의 동형적 상태를 이끌어 내는 '다른 사람의 정서적 상태에 대한 관찰 또는 상상'이 되어야 한다는 것을 반드시 기억해야 한다. 나는 반드시 다른 사람의 분노를 상상하거나 관찰해야 하며, 말하자면 이는 내 안의 분노의 감정을 이끌어 내야 한다. 하지만 그런 다음에 나는 반드시 내 자신이 화가 나기 이전에 다른 사람이 화가 났다는 것을 이미 이해하고 있어야 하며, 만일 그러하다면 내 안의 동형적 상태가 생겨나는 것과 무엇이 그것을 발생시켰는지에 대해 아는 것은 내가 다른 사람이 분노했다는 것을 이해하게 해 주는 무엇인가가 될 수 없다. 이러한 상태는 그 자체로 그러한 이해에 의해 이루어져야 한다.[10]

명백하게도, 이러한 관점의 한 가지 결과는 사회적인 이해를 해 나가는 데 있어 공감은 많은 철학자와 심리학자들이 믿어온 것보다 더욱 소소한 역할을 한다는 것이다. 하지만 그 자체에 있어 이는 관점에 대한 아주 위험한 비판이 되지는 않을 수 있다. 실제로, de Vignemont와 동료들은 이러한 결과를 기꺼이 받아들였을 것이다. 결국 그들 모두는 스스로 네 가지 요구사항을 반드시 만족해야 하는 공감의 복잡한 체계와[11] 오직 한 가지 요구사항—다른 사람의 정신 상태를 특성을 살펴보는 요구사항을 만족해야 하는 더욱 단순하며, 짐작하건대 더 광범위한 '일반적 감정 읽기' 사이의 뚜렷한 차이점을 강조한다 (de Vignemont and Jacob, 2010/under review, 22).

이러한 점에서, de Vignemont와 공저자들(2006, 2010/under review)의 주장은 공감이 우리로 하여금 다른 사람이 갖고 있는 감정의 형태를 이해하게 해 주는 것이 아니라는 점을 제시하는 것일 수도 있다. 오히려 공감이 우리로 하여금 가능하게 해 주는 것은 다른 사람에 대해 어떤 것 "같은 것인지"—그 사람이 무엇을 '겪고 있는지' 이해하게 해 주는 것이다. 달리 말하면, 공감은 우리가 다른 근원을 통해 얻는 다른 사람의 감정에 대한 이해를 향상시키거나 '깊게' 만들어 준다. 또한, 그들의 정서적 삶의 범위에 대해 '내부 관점'에 대한 더 많은 사항을 제공해 주는 것을 통해 이를 이루어 낸다. 우리는 이러한 문구에 해당하는 무엇인가가 실제 de Vignemont와 공저자들이 말하고 싶었던 것이 아닐까 의구심을 갖는다. 그녀(de Vignemont)와 Singer가 한 사람이 어지럼증(vertigo)로 고통 받고 있는 사람과 공감할 수 있는 조건에 대해 언급한 것을 고려해 보라. "어지럼증으로 고통 받지 않는 공감하는 사람은 자신의 레퍼토리에서 어지럼증에 대한 구체적인 감정을 갖고 있지 않기 때문에 자신 아래의 공허함으로 인해 두려움을 느끼는 대상자와 거의 공감을 할 수 없다(de Vignemont and Singer 2006, 438)." 분명하게 여기에서의 요점은 자신이 어지럼증으로 고통 받지 않았으면, 그로 인해 고통을 받고 있는 사람이 두려움을 느끼고 있다는 점을 알 수 없다는 것이 아니다. 오히려 요점은 당신이 그의 정서를 공유하지 않으면, 다른 사람에 대해서 '그것이 어떤 것인지' 실제로 알 수 없다는 것이다.

하지만 우리는 de Vignemont와 동료들(2006, 2010/under review)이 이해한 바와 같이 공감은 다른 사람이 무엇을 겪고 있는지에 대해 이러한 종류의 심도 있는 이해를 지속적으로 가능하게 해 줄 것이라는 점은 명백하지 않다고 생각한다. de Vignemont와 Singer의 사례에서의 두 대상—그리고 그 설명이 명백하게 이러한 점을 제외시키지 못한다면—둘 모두 그들 아래에 공허함이 있다면, 어지럼증으로 고통을 받고 있는 한 사람은 공감하는 사람이 될 사람이 이러한 상황에 있는 다른 사람과 공감할 수 있을 것인지에 대해 궁금해할 것이다. 분명하게도, 그 자신의 어지럼증에 대한 느낌은 그로 하여금 공감을 위해 요구되는 감각에 있어서 바로 '타인 중심적'으로 만들어 줄 것이라고 생각하는 것은 자연스러울 것이다. de Vignemont와 Singer(2006)의 관찰에 대해서 옳다고 보이는 것은 만일 당신이 과거에 유사한 것을 느꼈고, 그것에 대한 동일한 기억을 유지하고 있지 않다면, 당신은 어지럼증으로 고통 받고 있는 한 사람이 무엇을 겪고 있는지를 '내부로부터' 이해하지 못할 수 있다는 것이다.

하지만 첫째, 여기에서 어지럼증에 대한 이전의 경험만이 이를 만족시켜 줄 것이라는 것은 명확하지 않다. 나는 왜 급박한 두려움에 대한 다른 경험을 해 보았다는 것을 바탕으로 어지럼증으로 고통 받는 사람이 겪는 것과 동일하게 양호한 이해를 하지 못하는 것일까? 둘째, 가장 중요하게도, de Vignemont와 Singer(2006)의 설명에 따르면, 공감은 당신이 현재 그러한 감정을 느끼고 있을 것을 필요로 한다. 또한, 많은 상황에서 다른 사람이 무엇을 경험하는지를 이해하는 데 일부 정서적 상태를 이해하는 것은 도움이 된다기 보다는 불리한 것이 되는 것이 타당해 보인다.

이러한 모든 것이 옳다면, de Vignemont와 동료들(2006, 2010/under review)이 이해하고 있는 바와 같이, 공감이 실제로 사회적 이해에 대해 상당히 많은 의미를 갖고, 기여하는 것인지 의문스럽다. 아마 이는 그들이 기꺼이 받아들이고자 한 것의 결과일 수 있다. 하지만 우리가 예상하기로는 공감에 대한 연구를 수행하는 대부분의 학자는 이러한 수축적인 결론을 포용하기 이전에 다른 방안을 찾아보기를 선호할 것이다.

결론

지금까지 진행한 우리의 논의를 요약하자면, de Vignemont, Singer와

Jacob이 제시한 공감의 정의는 부적절하며, 이는 다음 사유 때문이다.

1. 공감과 감정적 전이를 적절하게 구분하지 못하고 있다.
2. 다른 사람들이 분노를 표출하는 것에 대해 분노로 반응하는 특정한 사례들을 부적절하게 포함시키고 있다.
3. 공감과 연민을 적절하게 구분하지 못하고 있다.
4. 외관상으로 보았을 때, 대인 관계 이해에 있어 공감의 근본적인 역할을 박탈하고 있다.

만일 우리의 논의가 제대로 이루어지고 있다면, 명백하게 해야 할 일은 공감에 대해 전적으로 다시 생각해 보는 것이다. 특히, 우리는 공감하는 사람은 반드시 대상자의 상태와 동형인 정서 상태에 있어야 한다는 생각을 피해야 한다.[12] 현상학적인 설명에서는 이러한 목표를 달성하기 위한―우리의 관점에서 꽤나 타당해 보이는―한 가지 방식을 제안하고 있다.

공감을 위한 필요하며, 충분한 조건을 제공하기 위해―de Vignemont, Singer와 Jacob의 설명과 함께―야심찬 시도들과 비교하였을 때, 현상학적 제안은 모호하며 부정확한 것으로 보일 수도 있다. 현상학자들에 따르면, 공감은 다른 사람의 감정, 감각 및 기타 심리적 상태에 대한 직접적이며, 비추론적이고, (표면적으로) 인지적인 인식의 한 가지이다. 내가 다른 사람과 공감한다는 것은, 예를 들면, 내가 그녀의 얼굴에서 표현되는 분노를 보았을 때, 다른 사람에 대한 공감적 이해를 하고 있다는 것이다. 이러한 점은 공감이 단순한 현상인 것처럼 보이게 하며, 그 자체로 우리에게 공감하는 것에 연관된 '메커니즘'에 대한 어떠한 암시를 주지 않는다. 하지만 우리가 이러한 방식으로 공감을 이해한다면, 우리는 공감이 감정적 전이나 연민과 어떻게 구분될 수 있는지를 살펴보는 데 있어서 아무런 문제를 갖지 않으며, 대인 관계의 이해에 있어서 중요한 역할이 더욱 명확해진다. 때로 나는 바 안에서 분위기를

느낄 수도 있으며, 이는 바 안에 있는 어떠한 특정한 사람과도 공감하지 않고
도 일어날 수 있다. ─이는 우리에게 (표면적으로) 공감 없이도 전이가 되게 한
다. 또 다른 때에는, 나 스스로 두려움이나 슬픔을 느끼게 하는 다른 사람의
두려움 또는 슬픔에 대한 공감적 인지일 수도 있다. ─이러한 사례에서 전이
는 공감 '위에서 이루어지는 것'으로 보일 수 있다. 두 가지 중 어떠한 종류도
아닌 사례에서, 두 가지 현상은 혼동될 수도 있다. 이와 유사하게, 다른 사람
의 감정에 대한 공감적 식별은, 우리가 이 장의 첫 번째 절에서 설명한 바와
같이, 이와 동반할 수 있는 (또는 동반하지 않을 수 있는) 연민의 요소와는 명백
하게 상이한 것이다. 마지막으로, 이러한 방식으로 이해되는 공감은 몇 가지
명백한 제한사항이 있으며, 사회적 이해에 있어 핵심 역할은 논쟁이 일어나
지 않기 어렵다.

후주

1. '공감'은 일반적으로 Einfuhling에 대한 표준 번역으로 간주되며, Scheler 자신은
   우연하게도 후자의 용어를 드물게 사용하였고, 그가 그 용어를 사용하였을 때 그
   의 태도는 오히려 흔히 무시하는 것이었다. 하지만 Scheler의 의구심은 주로 그의
   Lipps의 공감에 대한 투영 이론(projective theory)에 대한 불만 때문이었으며, 우
   리는 더 나은 용어를 사용하고 싶었기 때문에 그가 다른 이들에 대한 기본적인 경
   험을 설명할 때 Scheler가 언급했던 것을 가장 잘 표현하기 위한 단어로 'empathy'
   를 사용하기로 결정하였다. 다른 현대 현상학자들은 유사한 방식으로 논하였다고
   알려져 있다. Stein과 Husserl도 Scheler의 공감 이론을 언급하였다(Einfuhlung)
   (Stein, 1989, 27; Husserl, 1999, 147).

2. 그러나 연민에 대해서도 동일한 사항이 해당된다. Husserl이 서술한 바와 같이, 예
   를 들어 아버지를 잃은 다른 사람에게 연민을 느끼는 것은 아버지의 죽음에 대해
   단순하게 미안하다고 느끼는 것이 아니라, 아버지를 잃은 것은 다른 사람의 상실과

슬픔에 대해 미안한 감정을 느끼는 것에 관련되어 있다(Husserl, 2004, 194).

3. 이상하게도, 우리는 필요하고 충분한 조건을 제공하기 위한 어떠한 정의를 예상하는 반면에, 이러한 정의는 우리에게 공감을 위한 집합적으로 충분한 조건들을 제시하기만 하는 것으로 보인다. 여기에서 후자가 실제로 de Vignemont와 Singer (2006)가 제공하고자 의도했던 것이며, 하지만 다른 논문에서 de Vignemont가 필수적으로 동일한 정의를 제시하였던 사실에 의해 최소한 내재적으로 확인되었지만, 지금은 그것이 필요한 (하지만 충분하지 않은) 조건을 제시하는 것을 의미하고 있다. "개인 X는 다음 조건이 해당되지 않으면 개인 Y와 공감할 수 없다. (i) X가 어떠한 정서적 상태 또는 다른 상태에 있고, (ii) 일부 유사한 측면에서 X의 정서적 상태가 Y의 정서적 상태(또는 대상 상태)와 동형화되면, (iii) X의 상태가 Y의 상태에 의해 촉발되는 경우, (iv) Y가 X 자신의 정서적 상태의 근원이라는 것을 X가 인지하는 경우"(de Vignemont, 2009).

4. 이러한 설명에 관하여 한 가지 약간 특이한 사항은 de Vignemont와 Jacob(2010/under review)의 경험에 대한 일시적인 방식을 강조하는 것이다. 왜 아이가 자신의 미래의 고통을 예상했을까? 우리가 어떠한 미래를 이야기하고 있는 것인가, 가까운 미래인가, 먼 미래인가? 아이는 왜 단순하게 현재 순간의 대리적인 고통을 경험하지는 않는 것인가?

5. 실제로, 일부는 이 사례를 '개인적 고충'으로 분류하기를 원할 수도 있다(예: Batson, 2009, 7-8 참조). 그렇게 될 수도 있으나, de Vignemont와 Jacob(2010/under review)은 이를 "전염과 같은" 현상으로 생각하는 것에 있어 명백하게 옳다.

6. 첫 번째 사람은 다른 사람이 슬프다는 것을 바라보며, 이는 조건 (iii)을 만족한다. 그녀는 자기 자신이 슬프다고 느끼며, 이는 (i)을 만족하고, 그녀는 물론 다른 사람의 슬픔이 자기 자신의 슬픔의 근원이라는 것을 인지한다―이를 통해 (iv)도 만족한다.

7. 이 사례는 de Vignemont와 Singer(2006)의 모든 요구사항을 만족하는 방식으로 쉽게 구성될 수 있다. 이 점은 명백하게 (i)과 (ii)를 만족한다. 만일 내가 폭발하게 만드는 것이 다른 사람의 분노의 표현이라면, (iii)도 만족하는 것이다. 또한, 마지막으로, 내가 나의 분노가 다른 사람에 의해 유발된 것이라는 것을 인지하고 있다

면—이는 명백하게 타당하지 않은 것이 아니다—(iv)를 만족한다.

8. 우리는 공감이 우리가 서술한 사례에 있어서 한 부분을 담당하고 있다는 점을 인정하는 데 아무런 문제가 없다는 점을 주목해야 한다. 공감에 대한 현상학적 설명에 따르면, 두려움을 느끼는 사람과 다혈질인 사람은 다른 사람의 분노를 인지할 때 비슷하게 공감한다. 부적절하다는 것은 de Vignemont와 동료들(2006, 2010/under review)이 밝혔던 오직 다혈질인 사람이 공감한다는 것과 그 사람이 동형의 감정 —바로 분노로 반응하는 것에 의해 아주 정확하게 공감한다는 주장이다.

9. 아마도 제시된 딜레마에서 탈피할 수 있는 '배려하는 조건'을 해석하는 것에 대한 제3의 방식이 있을 것인가? 아마 그렇겠지만, 그렇다면 어떻게 조건이 반드시 이해되어야 하는지를 설명하는 것은 de Vignemont와 Jacob(2010/under review)에게 책임이 있다.

10. 이 점에 있어 de Vignemont와 동료들(2006)은 '관찰'의 기인이 확대적이며, 그렇기 때문에 이는 누군가가 보고 있는 것에 대한 이해를 의미하는 것이 아니라고 반대할 수도 있다. 내가 저것이 내가 살펴보고 있는 것이라는 느낌을 받지 않고, 새로운 아이패드를 관찰할 수 있는 것과 같이, 나는 내가 바라보고 있는 것을 이해하지 않고도 다른 사람의 감정적 표현을 관찰할 수 있다. 이러한 점은 우리가 de Vignemont와 동료들(2006)의 설명에서 식별하기 위해 방금 주장하였던 환상성(circularity) 문제를 다룬다. 하지만 이는 부당하게 많은 비용으로 이루어진다. 만일 '다른 사람의 감정을 관찰하는 것'이 누군가가 감정으로서 관찰하는 것에 대해 이해가 없음을 의미한다는 것에 대해, 다음의 (병적) 사례는 공감에 대한 요구사항을 만족할 것이다. 한 사람이 표현하는 정서 상태를 깨닫지 않은 상태에서 다른 사람의 얼굴 표정을 알아보며, 실제로 그것이 어떠한 정서 상태를 표현하는 것이라는 것을 깨닫지 못하고 관찰하게 된다. 하지만 표현은 관찰자에게 특정한 정서 상태를 이끌어 낸다(말하자면 분노). 그리고 관찰자는 어떻게 해서든 자신의 분노가 다른 사람의 얼굴이 일그러진 것에 의해 일어난 것이라고 인지하게 된다. 더욱이, 다른 사람이 표현하고 있는 것이 분노의 감정이라고 하자. 이제 만일 관찰이 이해를 의미하는 것이 아니라고 한다면, 이러한 예시는 de Vignemont와 Singer(2006)의 다른 사람의 분노에 대해 공감하기 위한 모든 조건을 만족한다. 하지만 우리의

예시에서, 관찰자는 다른 사람의 분노를 완전하게 의식하지 못하고 있다―실제로 그녀는 대상이 어떠한 특정한 감정을 느끼고 있다는 것을 인지하지 못하고 있다. 또한, 분명하게 이러한 사례를 다른 사람의 분노에 공감하는 것의 하나로 분류하지는 않을 것이다.

11. de Vignemont와 Jacob(2010/under review)에 따르면, 실제로 한 주체가 다른 사람과 공감하는 것으로 인식되기 위해서는 반드시 다섯 가지 이하의 조건을 만족해야 한다.

12. 하지만 만일 의미하는 것이 단지 공감하는 사람 자신의 개인 수준 이하의 (subpersonal) 감정적 중심이 반드시 구성되어야 한다는 것이라면(Goldman and Sripada, 2005), 우리의 비판은 이러한 사상과 양립될 수 있다. 하지만 공감은 개인 수준의 개념이다. 공감하는 것은 사람들이 행하거나 행하지 않는 어떠한 것이다. 그렇기 때문에 공감의 정의는 사람들이 경험하고, 느끼는 것에 관한 것이어야 한다. 이러한 정의가 준비된다면, 우리는 근원적인 신경의 상태와 과정에 대해 알아보는 것을 진행할 수 있다. 공감이 부분적으로 대상 내의 상태를 '반영(mirror)'하는 신경 단위의 상태에 의해 가능해지는 것인지는 우리가 중립을 유지하고자 하는 질문 중 하나이다(Zahavi, 2011 참조).

참고문헌

Baron-Cohen, S. 1995. *Mind-Blindness: An Essay on Autism and Theory of Mind.* Cambridge, MA: MIT Press.

Batson, C. D. 2009. These things called empathy: Eight related but distinct phenomena. In *The Social Neuroscience of Empathy,* edited by J. Decety and W. Ickes, 3-15. Cambridge, MA: MIT Press.

Bennett, M. R., and P. M. S. Hacker. 2003. *Philosophical Foundations of Neuroscience.* Oxford: Blackwell.

Decety, J., and W. Ickes, eds. 2009. *The Social Neuroscience of Empathy.*

Cambridge, MA: MIP Press.

de Vignemont, F. 2009. Affective mirroring: Emotional contagion or empathy? In *Atkinson and Hilgard's Introduction to Psychology*, 15th ed., edited by S. Nolen-Hoeksema, B. Fredrickson, G. R. Loftus, and W. A. Wagenaar 63. Florence, KY: Cengage Learning.

de Vignemont, F. 2010. Knowing other people's mental states as if they were one's own. In *Handbook of Phenomenology and Cognitive Science,* edited by D. Schmicking and S. Gallagher, 283-99. dordrecht: Springer.

de Vignemont, F., and P. Jacob. 2010/under review. What is it like to feel another's pain?

de Vignemont, F., and T. Singer. 2006. The empathic brain: How, when and why? *Trends in Cognitive Sciences* 10: 435-441.

Gallese, V. 2001. The "shared manifold" hypothesis: From mirror neurons to empathy. *Journal of Consciousness Studies* 8 (5-7): 33-50.

Gallese, V. 2003. The manifold nature of interpersonal relations: The quest for a common mechanism. *Philosophical Transactions of the Royal Society of London. Series B, Biological Sciences* 358: 517-528.

Gallese, V., Keysers, C., and Rizzolatti, G. 2004. A unifying view of the basis of social cognition. *Trends in Cognitive Sciences* 8/9: 396-403.

Goldie, P. 1999. How we think of others' emotions. *Mind & Language* 14: 394-423.

Goldman, A. I. 1995a. In defense of the simulation theory. In *Folk Psychology: The Theory of Mind Debate*, edited by M. Davies and T. Stone, 191-206. Oxford: Blackwell.

Goldman, A. I. 1995b. Interpretation psychologized. In *Folk Psychology: The Theory of Mind Debate,* edited by M. Davies and T. Stone, 74-99. Oxford: Blackwell.

Goldman, A. I. 2006. *Simulating Minds: The Philosophy, Psychology, and Neuroscience of Mindreading.* New York: Oxford University Press.

Goldman, A. I., and C. S. Sripada. 2005. Simulationist models of face-based emotion recognition. *Cognition* 94: 193–213.

Gopnik, A., and H. M. Wellman. 1995. Why the child's theory of mind really is a theory. In *Folk Psychology: The Theory of Mind Debate*, edited by M. Davies and T. Stone, 232–258. Oxford: Blackwell.

Gordon, R. 1986. Folk psychology as simulation. *Mind & Language* 1: 158–171.

Hatfield, E., R. L. Rapson, and Y.-C. Le. 2009. Emotional contagion and empathy. In *The Social Neuroscience of Empathy*, edited by J. Decety and W. Ickes, 19–30. Cambridge, MA: MIT Press.

Husserl, E. 1973. *Zur Phänomenologie der Intersubjektivität I, Husserliana XIII*. Den Haag: Martinus Nijhoff.

Husserl, E. 1999. *Cartesian Meditations: An Introduction to Phenomenology*. Dordrecht: Springer.

Husserl, E. 2001. *Logical Investigations I*. London: Routledge.

Husserl, E. 2004. *Einleitung in die Ethik, Husserliana XXXVII*. Dordrecht: Kluwer.

Iacoboni, M. 2008. *Mirroring People: The Science of Empathy and How We Connect with Others*. New York: Picador.

Ingarden, R. 1994. *Gesammelte Werke-Band 6: Frühe Schriften zur Erkenntnistheorie*. Tübingen: Max Niemeyer.

Lipps, T. 1900. Ästhetische Einfühlung. *Zeitschrift für Psychologie und Physiologie der Sinnesorgane* 22: 415–50.

Lipps, T. 1907. Das Wissen von fremden Ichen. *Psychologische Untersuchungen* 1: 694–722.

Scheler, M. 1954. *The Nature of Sympathy*, translated by P. Heath. London: Routledge and Kegan Paul.

Schutz, A. 1967. *The Phenomenology of the Social World*. Evanston, IL: Northwestern University Press.

Stein, E. 1989. *On the Problem of Empathy*. Washington, DC: ICS Publishers.

Stueber, K. R. 2006. *Rediscovering Empathy: Agency, Folk Psychology, and the Human Sciences*. Cambridge, MA: MIT Press.

Zahavi, D. 2011. Empathy and mirroring: Husserl and Gallese. In *Life, Subjectivity and Art: Essays in Honor of Rudolf Bernet*, edited by R. Breeur and U. Melle. Dordrecht: Springer, in press.

제**2**장
공감, 진화, 인간의 본성

Allan Young

    이 장에서는 인간 본성의 진화적 역사 속에서 공감에 대해 알아보고자 한다. 이것은 인간의 본성에 관한 학문이 어떻게 결론에 도달하는지에 대해 연구하는 인류학자의 관점에서 기록되었다. 보통 '인간 본성'이라는 말은 인간과 다른 동물을 구별하게 하는, 또는 정상인과 비정상인을 구별하게 하는 성향과 능력을 묶어서 일컫는 말이다. 저자는 인간 본성에 대한 이러한 의견들의 진실성에 대해 비교하기보다는 이들의 계보와 현실성, 다시 말해 과학자, 철학자, 임상가와 같은 전문가들이 그들만의 결론에 도달하는지와 이러한 결론들이 삶을 살아가는 데 어떻게 영향을 주는지를 보고자 한다.

  우리가 현재 알고 있는 인간 본성은 계몽주의와 자연주의적 관점(뇌와 밀접하게 연결되어 있고 초기의 정신과 관련된 마음-유사 관점과는 근본적으로 다른)의 출현에서 유래하였다(Ryle, 1949, 22-23). 비록 표준 버전의 계몽주의에서의 인간 본성에 대해 이야기하는 것은 실수이기는 하지만 현재의 정신, 뇌, 공감의 개념에 기초가 되는 버전이 무엇인지, 그리고 사회 및 행동 과학, 정신 과학, 법을 포함하는 우리의 여러 핵심 사회제도와 지식 생성 영역에서 인식의 기초가 되는 버전이 무엇인지는 알 수 있다. 인간 본성에 대한 이러한 통찰은 세 가지 개념을 기초로 한다. 마음은 몸의 지휘 센터이며 자기를 인식하는 극장과 같다. 초기 설정 상태(디폴트 상태)의 마음은 이성적이고 이기적으로 만족을 추구하고 고통을 회피한다. 인간의 마음은 자율적이며 실질적인 독립의 정도에 차이는 있겠지만 분리되어 있다. Gilbert Ryle의 견해에서 마음에 대한 계몽주의적 관점은 이러한 점에서 명백하다(모호하지 않다). "하나의 마음에서 일어나는 일과 다른 마음에서 일어나는 일 사이에 직접적인 연결이 없다. 공공의 물리적인 세상의 매체(매개, 기관, 수단, 방법)를 통해서만 한 사람의 마음이 다른 사람의 마음을 변화시킬 수 있다. …… 사람들은 보고, 듣고, 다른 이의 몸을 흔들 수는 있지만 그들은 다른 이의 마음 작용에 대해서는 치료 불가능한 맹인이자 귀머거리이며 이 작용들에 대해서는 효력이 없다(제대로 작동하지 않는다)(Ryle, 1949, 13)." Jerrold Seigel은 계몽주의 작가인 John Locke의 설명과 미묘한 차이가 있는 의견을 주장하였다. "세상과 거리를 두고 존재하는 독립적인 이성을 가진 아바타로서 자신을 감소시키는 것이 아니라 Locke는 오히려 자아 전체를 위기에 빠뜨렸다. 왜냐하면 마음에 대한 그의 관념은 tabula rasa, 아무것도 정해지지 않은 백지상태와 같은 것으로 경험 속에서 변화하는 상황에 따라 형성되고 어떠한 자아의 안정성도 빼앗고자 위협하는 것이었기 때문이다. 이런 자아는 자율성 또는 자아 형성이 가능하다고 보기 어렵다(Seigel, 2005, 42; contrast this with Charles Taylor's remarks on Locke's "punctual self"[1989])."

인간 본성에 대한 이러한 시각은 어떤 점에서는 난해할 수 있다. 이기적인 인간이 어떻게 안정적이고 자기를 재창조하는 사회로 합쳐질 수 있었을까? 그리고 조기의 단순한 그룹이 어떻게 복잡하고 사회적인 형태로 진화할 수 있었을까? 이를 '개인과 다수의 퍼즐(the puzzle of the one and the many)'이라고 한다. Thomas Hobbes의 논문은 우리의 조상들은 이유에 의해 이끌리고, 두려움에 의해 움직이며, 집단적 평화와 방어를 지키기 위해 폭력적인 힘의 사적인 통제를 이러한 독점을 이용하는 군주에게 전달하였다. David Hume과 Adam Smith는 상이한 해결책을 제안하였으며, 이는 현재 지배적인 해결책이 되고 있다. 이기심은 다른 이의 상황에서 생각해 보고 그들의 기쁨과 고통에 관심을 가지는 능력인 2차적이며 더 약한 기질, 연민(sympathy)에 의해 완화되었다. 교환(제품, 재능, 도움)의 네트워크를 움직이고 의존과 의무의 결과를 일으키므로 이기심을 내재적으로 반사회적이라고 여길 만한 이유는 없다. 또한, Hume과 Adam Smith는 연민―그들의 개념은 우리의 '공감'에 대한 사상을 포함하고 있다―은 해결책일 뿐만 아니라 동시에 수수께끼이기도 하다고 하였다. 그런 감정은 자동적으로 생겨나며 다른 마음과는 격리되어 있는데 어떻게 개인이 다른 사람의 상황에 놓인 것처럼 생각하고 이해할 수 있을까? 이것이 다른 감정들에 대한 퍼즐(the puzzle of other minds)이다. 이러한 사유는 해결책의 일부를 제시해 준다. Hume은 유추와 유사성을 사용하여 다른 사람들을 이해하는 능력에 대해 저술하였다. 하지만 그는 이러한 능력이 선천적이라는 것을 주장한 것을 제외하고는 이러한 능력의 근원을 식별하지 못하였다. 마지막 퍼즐은 나는 다른 일반적인 사람들과 마찬가지로 지각이 있는 자아라는 나의 직관을 고려하게 하며, 이는 의식의 통합체이다. 일련의 의식, 감각적 경험, 기억, 욕구, 자유 의지, 상상은 발언과 생각 속에서 내가 1인칭 서술을 사용하는 것과 부합하는 방식으로 이러한 자아 내에서 융합된다. Hume은 뚜렷한 반대론자였다. 그는 이러한 직관의 힘과 충만함을 인식하였고, 이러한 점을 반영하였으며, 정당하지 않다는 결론을 내렸다. 그와 동시대를 보냈던 Kant는 이 점에 동의하지 않았지만, '자아의 퍼즐'은 여전히 해결되지 않고 있다.

　19세기 및 20세기에는 계몽 인간 본성(Enlightenment human nature)은 다윈

의 혁명, 멘델의 혁명과 이에 따른 후속적인 신다윈주의와 같은 세 가지 과학
혁명이 생겼다. 그리고 실험심리학, 신경과학, 정신역동학 등이 발달하면서
감정에 대한 새로운 과학으로 정의되는 심리학적 혁명이 있었다. 이러한 혁
명들은 계몽주의 시대에 덜 주목을 받았던 네 번째 퍼즐인 '뇌 내부의 감정에
대한 퍼즐'을 등장시켰다. 감정과 뇌는 한 가지 대상인가 아니면 두 가지 대
상인가? 오늘날 우리는 한 가지 추가적인 혁명의 증인이다—이는 감정—뇌의
퍼즐을 중점적으로 살펴보는 뇌 과학과 기술의 등장이다. 우리는 처음으로
기능적 신경영상을 통해 뇌 내부에서 감정이 작동하는 것을 볼 수 있다.

무념의 인간 본성

여기에서 의견은 현저하게 나누어진다. 한쪽에서는, '만일 당신이 당신
의 이론에서 주제를 벗어난다면, 당신은 아직 시작하지 않은 것이다!'라는
점을 인식하는 데 있어서 나와 같은 생각을 가지고 있는 사람들이 있다.
의식에 관한 좋은 이론은 반드시 의식적인 감정이 비워진 공장같이 보이
도록 해야 한다 …… 윙윙거리는 기계가 가득하고, 그것을 관리하거나 즐
기거나 살펴보기 위해 아무도 자리를 지키고 있지 않는 것이다.

—Daniel Dennett(2005, 70)

Dennett에 따르면, 의식은 실제적인 현상이지만, 신경의 흐름에 의해 만들
어지는 뇌 내부의 대혼란과 동일한 것이다. 의식의 집합체를 전제하고 있는
기존의 설명은 성공적인 착각이다. 이는 우리가 잘 속아 넘어가는 것, 그리고
바보가 되기를 원하는 우리의 욕구까지 이용하는 일련의 현상인 마술 무대를
닮아 있다……(Dennett, 2005, 57)." 이는 소수의 의견이다. 지배적인 의견은
의식은 의식적인 주체(자아)를 필요로 한다는 것이다. 의식을 연구하는 데 있

어서의 원자론적인 접근법—"의식적인 상태는 이를 지니고 있는 인지적 체계를 참고하지 않고 하나씩 또는 소규모 집단으로 연구될 수 있다는 관점"—은 충분하지 않다(Brook, 2005, 401-7). 그럼에도 불구하고, 이는 기능적 신경 촬영을 기반으로 하는 연구가 일반적으로 전달하는 것이다. Ralph Adolphs에 따르면, 피질 부위가 분리되어 촬영되기 때문에 이러한 영상은 "골상학적인 특성"을 가지고 있다. 하지만 실제로는 분리되어 작동하지 않는다. 복잡하고 아직 미확인된 수많은 네트워크와 뇌 체계의 일부로 작동한다. 따라서 일부분만 골라 어떤 작용을 하는지 정의하고자 한다면 "여러 가지 작용이 뒤죽박죽된 결과"가 나타날 수 있다(Uttal, 2001; Adolphs, 2010; 758, 760; Raichle, 2010).

그러나 연구자와 독자들은 일반적으로 목적에 의해 얻은 뇌 영상을 이렇게 해석하지는 않는다. 골상학적인 특성은 존재하지 않는다. 첫째, 영상과 함께 이루어지는 구두 설명(문자)은 일반적으로 "우리의 감정과 다른 사람들의 감정의 상식적인 이해와 연속된다(Adolphs, 2010, 760)." 둘째, 영상을 볼 때에 배경이 되는 내용, 이를테면 신다원주의에서 인간의 뇌, 인간의 감정, 인간의 공감적 특성 등에 대한 지식을 함께 동원하여 점들을 연결하게 된다. 배경이 되는 이야기가 나의 주제이다.

신다원주의의 배경 이야기

'배경 이야기'라는 용어는 설명과 영상을 구성하기 위해 작가들이 사용하는 기법을 설명하는 용어이다. 설명에 대한 배경 이야기는 설명에서 묘사되는 사건에 선행하는 허구 또는 개념적인 역사이다. 이는 능숙한 독자들이 구문 내에서 아리송했을 요소들을 해석할 수 있게 해 준다. 효과적인 배경 이야기는 상상의 인물을 '인식 가능하게' 해 주며, 독자에게 작가가 설명을 발전시켜 나가는 가운데 바꿀 수도 있는 예측을 이루어 준다. 프롤로그는 명시적인 배경 이야기이다. 과학 논문에서 '개요' 부분은 유사한 기능을 한다. 하지만 배경 이야기도 주요 설명의 구문 내에서 점진적으로 도입된다. 허구적인 인물이 명백하게 자신의 과거를 반영하거나 미묘한 때와 배경 이야기들이 일련의 단서나 실마리를 펼치게 되는 때에, 이러한 개시는 교훈적일 수 있다. 이러한 '숨은 의미'를 만드는 데 있어서 이러한 단서들의 효과성은 부분적으로 독자의 배경 지식에 의존한다.

배경 이야기로 넘어가기 전에, 이러한 사회적 뇌의 맥락에서 신다윈주의가 의미하는 것을 명확히 하고자 한다. 1950년대를 시작으로 진화 생물학자인 John Maynard Smith는 집단 유전학, 게임 이론, 비용 효과 분석에 관한 기법과 관점을 결합시킨 자연 선택에 대한 실증주의적 접근 방법을 개척하였다. 이러한 접근법은 인간의 생물학적 진화의 변증법적 이해를 위한 기반이 되는 것으로, 우리는 신경과학 혁명에 대한 배경 이야기를 보게 될 것이다(Maynard Smith, 1979). 그가 2004년 사망하기 직전에 발간된 「Marx와 다윈의 화해(Reconciling Marx and Darwin)」라는 논문에서, Maynard Smith는 의식이 사회생활의 물질적 조건에 의해 결정된다는 관점인 인간의 의식—생각, 추론, 지각 및 욕구—에 대한 Marx의 논문을 다시 상기하였다. Maynard Smith가 저술하기로는 Marx는 유물론자인 것으로 합당하게 주장하였을 수도 있다고 하였으나, 그는 인간 의식을 첫째로 가능하게 한 사회생활과 뇌에 대한 생명학적 진화를 연구하는 데 관심을 갖는 환원주의자가 아니었다. 많은 문화인류학자에 의해 여전히 공유되고 있는 관점인 변화가 가능한 인간 본성에 대한 Marx의 관점은 비과학적이며, 공산주의 정권에 의해 행동으로 옮겨졌을 때 "상당한 오류를 가지고 있으며" "명백한 실패"인 것으로 입증되었다.

사회적 뇌에 대한 신다윈주의의 배경 이야기는 2개의 수수께끼로 시작된다. 이는 변증법적 논리에 의해 가장 초기의 인류가 발생한 시기(약 500만 년 전 이전)부터 심리적으로 현대적인 인류의 출현과 확산으로 거슬러 올라간다. 나는 각각의 수수께끼를 차례로 살펴볼 것이다. 첫 번째 수수께끼는 이타주의에 관한 것이다. 집단 유전학 관점에서 볼 때 이타주의자들은 번식 능력을 수혜자에게 준다. 극단적인 경우 이타주의자들은 죽음을 선택하여 수혜자들이 생존하고 번식하게 한다. 이타주의적 행동은 종종 동물에서도 발견된다. 이것은 이타주의 유전자가 없는 개체들이 번식에 유리해지므로 수수께끼가 된다. 결국 이타주의자들을 이계 교배(outbreed)하게 되며, 이타주의자와 이타주의 유전자는 집단에서 사라질 것이기 때문이다. 그러나 이런 일은 일어나지 않으므로 수수께끼가 되는 것이다.

W. D. Hamilton(1964)은 1960년경 이 수수께끼를 혈연 선택(kin selection, 포괄 적응도)이라는 가설로 설명하려 했다. 자기희생을 포함하는 이타주의적 행동도 수혜자가 이타주의자와 가까운 친족이라면 비용 대비 효과가 양호하다는 것이다. 이럴 경우 이타주의자들은 동종 유전자를 어느 정도 보존할 수 있고 다음 세대로 전달할 수 있다는 것이다.

Hamilton의 해결방안은 생물학자들이 이타주의자와 수혜자가 친족이 아니거나 너무 먼 관계에 있는 집단을 발견하면서 이를 설명할 수 없게 되었고 새로운 수수께끼를 가져오게 되었다. 인류학자인 Robert Trivers는 만일 이타주의가 상호적인 경우 조정이 작용한다는 것(혜택이 비용보다 큰 것)을 제시하여 이러한 수수께끼를 1971년에 해결하였다. 수혜자는 이타주의자에게 되갚는다. 호혜적인 행위는 인간이 아닌 영장류에게 통상적인 것이지만, 가까운 거리에 살고 있는 개체로 제한된다. 이는 통상적으로 털을 손질하는 것에 제한되어 있으며 드물게 음식을 나누기도 하는데 주고받는 행동 사이의 간격이 짧아서 흰목꼬리감기 원숭이는 수 초에 불과하고 침팬지는 수 분 정도이다. 더 복잡한 형태의 상호성은 분산된 개체, 주고받는 행동 사이의 긴 간격일 것이다. 그러는 동안 다수의 지역적 집단들이 연결되며, 대규모의 사회적 네트워크와 연합이 발전한다. 그러나 이러한 발달에서 기억에 근거한 호혜성은 높은 인지 능력이 필요하기 때문에 신경계가 발달하면서 즉각적인 만족

감을 원하는 원시적 충동을 억제하는 능력을 포함하여 다양한 발전을 전제로
한다.

이타주의와 호혜가 유전적으로 동질한 집단에 국한되어 일어난다면 부정
행위(사기)는 불가능하다. 당연히 비호혜적인 개체도 있을 것이고 이들의 상
호적 적합성은 이타주의자들의 희생으로 이득을 볼 것이다. 그러나 비용과
효과는 폐쇄적 시스템 안에서 순환하게 된다. '사기꾼(cheater)'이라는 용어는
유전적으로 이종인 집단에 해당하는 것으로, 비용과 혜택이 상이한 혈통 내
에서 축적될 수 있다―기억 기반의 호혜와 함께 나타난 배경이다. 다시 말하
자면 문제(사기꾼)와 수수께끼를 푸는 데 해답(호혜성)이 존재하는 것이다. 신
다윈주의의 전제에 의하면 모든 유기체는 자신의 번식과 친족의 이익을 극대
화하도록 만들어져 있기 때문에 사기꾼이 생기는 것은 피할 수 없다. 사기 행
위의 비용 대비 효과는 언제나 사기꾼에게 유리하다. 모든 조건이 동일하다
면 사기꾼(호혜를 하지 않는 개체)은 호혜를 제공하는 개체와 이계 교배할 것
이고 초기의 사회적 네트워크는 무너질 것이다. 인간의 사회적 진화는 더 이
상 발전하지 못했을 것이다(Nowak and Sigmund, 2005; Rosas, 2008). 물론 그
런 붕괴는 발생하지 않았다. 이것이 수수께끼이다. 신다윈주의의 해답은 또
다른 모순을 발생시킨다. 수수께끼 → 해답 → 모순 → 수수께끼 → 등등. 이
것이 배경 이야기를 엮어 놓는 변증법 논리이다.

이러한 사례에서 해결책은 두 가지이다. 사회적 구조는 우정, 감사, 연민을
포함하는 긍정적인 정서의 진화에 의해 보존된다. 현재로 빠르게 돌아와 보
면 게임 놀이 실험, 수학적 모델링과 시뮬레이션, 소규모의 인류학 연구, 산
업화 이전의 지역사회 등을 증거로 볼 때 긍정적인 정서는 붕괴를 막기에 부
족했다는 것을 보여 준다. 더 강력한 무언가가 필요했고 증거는 유전에 의한
사기꾼을 처벌하려는 충동을 주목하게 했다. 이 해결책은 한 가지 측면을 제
외하고는 효율적이었다. 자기 자신에게는 대가를 지불할 수 없다는 점이다.
집행자가 되는 적응 비용은 혜택을 초과한다. 처벌은 자원(예: 에너지)을 소모

하는데 만약 사기꾼들이 격렬하게 보복한다면 결국 매우 비싼 대가가 된다. 이런 이유로 집행자의 행동은 '이타적 처벌'이라고 할 수 있다. 여기에는 또 다른 문제 혹은 모순이 있는데 이런 처벌이 친구와 이웃이면서 집행자는 되지 않으려고 하는 또 다른 유형의 사기꾼, '이차적 사기꾼'을 만들어 낸다는 것이다. 이들은 처벌의 비용 없이 혜택을 취하지만 결국 유전자에 의해 집행자로 행동하는 이들과 이계 교배해야 한다(Boyd et al., 2003).

인간의 본성과 공감적 학대

처벌은 엔트로피(무질서함)를 막을 수 있다. 그러나 본능적으로 사리를 추구하고, 이성을 가진, 그리고 비용과 효과를 예측할 수 있는 개체가 왜 집행자가 되는 것인가? 혜택은 대개 가상적이고(미래에 오게 됨) 간접적(잠재적 사기꾼을 막음)이며 비용은 예측 불가능(사기꾼이나 그 친족에게 보복을 당할 수 있음)하다. 집행자가 자신의 공정한 몫을 얻는다고 하여도 만약 그의 중재가 없을 때에도 같은 일이 일어날지는 알 수 없다. 따라서 물질적 보상은 이타적 처벌에 대해 약한 동기만을 부여할 뿐이다.

「사이언스(Science)」에 게재된 최근의 실험 '이타적 처벌에 대한 신경의 기반'에서 보고된 해결책은 하나의 해결책을 제공하고 있다(de Quervain et al., 2004). 이 실험은 '신뢰 게임(trust game)'을 기반으로 한다. 참가자 A는 B가 자신에게 공정한 몫을 되돌려 줄 것을 기대하고 합계(sum)를 B에게 전달한다. 만일 A가 B가 공정함의 규정을 위반했다고 생각하는 경우, 그는 다음 차례에서 이러한 '배반자(B)'를 처벌할 수 있다. 참가자 A는 반드시 규정을 집행하기 위해서 비용을 지불해야 한다. 그러므로 해당 선택사항은 이타적 처벌과 비슷하다. 참가자 A는 선택을 하는 데 1분이 주어지는데 그동안 뇌를 스캔해 보았다. 집행자의 뇌 PET 스캔은 도파민 분비 및 '보상 회로'와 관련된 등쪽 줄무늬체(dorsal striatum)의 꼬리핵(caudate nucleus)이 활성되었다. 집행자들이 배신자를 처벌하고자 할 때 활성도는 증가하였으며 그 강도는 상상한 처벌의 강도와 정적 상관관계를 나타냈다. 결과적으로 집행자의 뇌는 스스로 비용을 절약한 것, 즉 보상한 것이다. 처벌 자체가 자신의 보상이 되었다.

옥스포드 사전에서는 'cruelty(학대)'라는 단어를 "다른 이의 고통을 보고 즐거움을 느끼는 것"이라고 정의하고 있다. 만약 그렇다면 잔인함은 우리의 적절한 친사회적 기질에서부터 이타적 처벌과 함께 인간 본성에 추가된 것이라는 결론에 이를 수 있다(이것은 도덕적 판단이 아니라 인류학적 관찰이다). 실험에서 집행자들은 배반자들이 경험할 실망감에 대해 적극적으로 상상하였다. 이들은 배신자의 마음을 대리로 참여한 것이다. 이것은 단순한 학대가 아니라 더 정확하게는 공감적 학대이다.

Takayashi 등(2009)의 연구에 따르면 샤덴프로이데(schadenfreude, 남의 불행에 대해 갖는 쾌감)는 더욱 분명하다. Takayashi에 따르면 샤덴프로이데(질투하거나 분개하는 사람에게 불행이 닥쳤다는 소식에 대해 즐거워하는 반응)와 부러움(다른 이가 더 우월하고 성취하였고 소유하였다는 것을 자각하는 것에서 오는 고통스러운 열등감과 분개심)은 동전의 양면이다. 실험에서 학생들은 허구의 학생 A, B, C에 대한 설명을 읽고 A의 관점에서 B와 C를 바라보도록 하였다. 학생 A는 평균적인 능력, 성취 수준, 소유, 사회적 자질과 유망성을 가지고 있다. 학생 B는 A에게 중요한 부분들에서 모두 A보다 더 우월하고 성공적이다. 학생 C는 A에게 중요하지 않은 부분들에서 A보다 더 우월하고 성공적이다. 참가자들이 이런 설명을 읽는 동안 그들의 뇌를 fMRI로 스캔하였다. 1단계에서는 B와 C의 성공적인 부분에 대해 묘사한 부분에서 참가자들이 얼마나 부러움을 느꼈는지를 응답하였다. 2단계에서는 A, B, C의 실패한 사건들과 불행함에 대해 묘사하였다. 참가자들은 각각의 사건에 대해서 느낀 기쁨(샤덴프로이데)의 정도에 대해 응답하였다. 그리고 뇌 영상과 자기보고 응답지를 비교하였다. 강렬한 감정이 B에게 집중되었다. 1단계에서 강한 부러움이 앞쪽 띠

겉질(anterior cingulate cortex) 활성과 연관이 있었다. 강한 샤덴프로이데(2단계)는 '보상 처리의 중추'인 배쪽 줄무늬체(ventral striatum) 활성과 연관이 있었다. 이 결과는 de Quervain이 보고한 것(공감적 학대)과 유사하다(Lanzetta and Englis, 1989; Knoch et al., 2006; Singer et al., 2006; Fehr and Camerer, 2007; Fliessbach et al., 2007; 및 Shamay-Tsoory et al., 2009 참조).

공감과 진화

사회적 뇌에 관한 신다윈주의의 배경 이야기는 두 가지 수수께끼에서 시작된다. 이 중 한 가지는 이타주의에 관한 것이며 두 번째는 인간의 뇌에 관한 것이다. 인간 뇌의 크기는 진화적 수수께끼이다. 우리 선조는 600만 년 전 유인원(ape)에서 분리되어 나왔다. 이 기간 중 고대 조상의 뇌의 부피는 4배로 증가하였다. 인간 뇌의 대사적 비용은 엄청나다. 총 체중의 2%를 차지하지만 심박출량의 15%, 체내 산소소모량의 20%를 소모한다. 이는 쉬지 않고 지속적으로 요구되며 유동적이지도 않다. 우리는 뇌의 부피가 커지는 것이 이러한 대가를 치르고서라도 비용 대비 이득이 있었을 것이라고 추측해 볼 수 있다. 그러나 이런 발달 모델에서 보면 대사 비용이 증가하면 결국에는 이득을 초과하게 된다. 그렇다면 더 자라는 것(크기 및 능력 면에서)이 더 적응적이지 않음에도 뇌는 왜 계속 자랐을까? 이것이 수수께끼이며 이에 대한 해답과 관련된 이야기가 뇌가 어떻게 다른 뇌에 적응하였나 하는 것이다.

이 과정은 인지적 군비 경쟁이다(Byrne and Whiten, 1988; Baron and Dunbar, 1997; Dunbar 2003). 이것은 '마음 읽기(다른 이의 의도를 파악하고 행동을 예측하는 능력)' 능력의 출현과 함께 시작되었다. 마음 읽기는 더 복잡한 사회적 관계를 촉진시켜 주지만, 이와 동시에 다른 이를 조종하거나 속이는 데 마음 읽기를 사용하는 '사기꾼'을 발생시킨다. 모든 조건이 동일하다고 할 때, 사기

행위는 비용 대비 효과적인 것이다. 이는 사기꾼들에게 이점을 제공한다. 한 집단 내에서 사기꾼의 비율이 증가할수록 사회적 생활은 점점 예측 불가능해질 것이고 따라서 사회적 관계의 안정성도 위태로워진다. 엔트로피가 닥친 것이다. 이는 선조들이 진화하는 과정에서 불가피한 운명이었을지도 모른다. 하지만 실제로 문제가 전부 발생하지는 않았다. 신경계의 지속적 발전을 통해 '사기꾼 감별기'가 출현하였고 덕분에 엔트로피를 피하였다. 물론 이것은 일시적인 해결책에 불과했다. 다음 세대의 기회주의자들은 이렇게 개선된 뇌의 능력을 이용하여 겨우 탄생한 사기꾼 감별 기능(또는 적응)을 파괴하려고 하였다. 하지만 사기꾼 감별기의 개선 버전이 또 등장하면서 엔트로피 과정은 피할 수 있게 됐다. 물론, 신다윈주의 이론의 변증법적 논리를 따라 이러한 과정이 수백만 년 동안 계속 반복됐다.

이제 마음 읽기 이야기를 시작하겠다. 신경과학 학계에서 이 능력의 생물학적 뿌리에 대한 의견은 둘로 나뉜다. 한 가지 관점은 마음 읽기가 인간의 거울 신경계(human mirror neuron system)에 의해 촉진된다는 것이다. 거울 신경은 감각신경(보이는 것, 소리, 촉감, 냄새에 대한 반응)과 운동 신경(개체가 관찰된 행동을 수행하도록 준비하게 하는)과 같이 작용한다. 활성화되는 패턴으로 인해 관찰자의 뇌가 수행자의 즉각적 의도를 추론할 수 있게 하는 '재현(representation)'이 일어난다. 또한 이러한 활성은 관찰자가 직접 보거나 상상한 상황에서 수동적으로 다른 이의 상황을 경험하는 것을 가능하게 한다. 뇌의 여러 구역으로 확장되고, 다양한 인지 기능을 활성화시키기 때문에 인간의 모방 신경은 하나의 시스템으로 구성된 것으로 간주한다(Fadiga et al., 1996; Gallese and Goldman, 1998; Rizzolatti and Arbib, 1998; Gallese, 2001; Fogassi, Gallese, Rizzolatti, 2002; Kohler et al., 2002; Rizzolatti and Craighero, 2004; Fogassi et al., 2005; Iacoboni et al., 2005; Tettamanti et al., 2005).

하지만 이러한 주장은 다음과 같은 비판에 직면하게 됐다. 첫째, 인간이 가지고 있는 특별한 감각운동 신경의 경험적 증거에 모순된다. 둘째, 신경의 '재현(representation)' 같은 핵심 개념이 인식론적으로 결함이 있다. 셋째, 인간 모방 신경계의 대안 증거를 해석할 수 있다(Jacob and Jeannerod, 2005; Singer, 2006; Brass et al., 2007; Turella et al., 2009; Mukamel et al., 2010; Machamer et al., 2000; Carr et al., 2003; "메커니즘"에 대한 인식론). 이에 따라 마음 읽기 설명도 두 가지로 갈리게 됐다. 거울 신경에 기반을 둔 적극적 해석과 시뮬레이션 같은 인지적 기전에 근거한 수동적 해석(단, 적극적과 수동적은 상대적 지표일 뿐, 가치 판단을 한 것은 아니다)이다.

적극적 관점에서는 마음 읽기가 유인원에서 인류가 분리되어 나오기 이전의 초기부터 나타난다고 본다. 이러한 과정은 4단계를 거쳐 발전했지만, '언어'가 탄생함에 따라 지금으로부터 약 5만년 전에 사라진다. 1단계, 관찰자의 거울 신경이 목적 지향적 행동을 수행하는 뉴런 또는 얼굴 표정 뉴런과 공명한다. 신경이 활성되는 패턴인 '주요 재현(primary representation)'이 일시적으로만 생기지만 관찰자가 수행자의 의도를 추론하는 데에는 충분하다. 감정전염(emotional contagion)은 이 단계에서 가능하지만 이 단계에서 감정적 공감까지는 불가능하다. 인간 이외의 영장류는 이 단계 이상으로 진화하지 못했다. 2단계, 주요 재현이 일시적 경험과 결합하지 않고 뇌 안에서 복제될 수 있다. 관찰자는 이제 재현된 것을 다시 사건의 원인에 투사하고 이를 원인에서 기인한 것으로 인식한다. 이러한 능력이 '관점 취하기(perspective-taking)'의 기초이며 인지적, 감정적 공감의 기본이 된다. 복제된 기억은 관찰자의 기억 창고에 보관되어 일종의 활성 패턴 도서관 역할을 한다. 제대로 된 의미의 모방(true imitation)이 이제 가능하다. 3단계, 재현이 의식적이고 객관화되어 단어로 표현될 수 있게 된다. 뇌의 거울 경험은 1인칭 지식(나의 감정, 나의 인식)으로 변환된 후, 관찰된 대상으로 투사되어 관찰자의 3인칭 시점을 이룬다.

이러한 적극적 해석과 소극적 관점에서, 공감 능력의 발전은 친사회적 발전으로 간주된다. "사회적 세계의 '풀(glue)'과 같은 존재로 타인을 돕도록 하는 동시에 다른 이를 다치게 하는 것을 막는다(Lawson, Baron-Cohen and

Wheelwright, 2004, 163; Williams et al., 2001; Baron-Cohen, Knickmeyer, and Belmonte, 2005; Wheelright et al., 2006; Iacoboni and Dapretto, 2006)." 자폐증의 권위자인 Simon Baron-Cohen에 따르면 인간의 진화는 두 종류의(정반대의) 뇌 기능을 만들어 냈다. 하나는 '여성적' 뇌로 공감 능력이 고도로 발달한 뇌이고 다른 하나는 '남성적' 뇌로 물건을 조작하고 체계를 만들어 내는 데 적응한 뇌이다. 공감은 친사회적 적응 과정, 그러니까 여성이 아직 말을 하지 못하는 아이의 요구를 감지하고 잠재적 위협이 될지도 모르는 같이 사는 남성의 기분을 파악하는 데에서 나온 것이다(Hrdy, 2009 참조). 자폐증이 있는 사람들은 선천적으로 공감 능력이 부족한데 자폐증의 유병률은 남자에서 더 높고 기능이 좋은 자폐 질환에서는 남자가 10배 더 많다.

이러한 적극적 해석과 소극적 해석에서는 공감이 내인적으로 도덕적인 긍정적 기질이라는 점을 기본 가정으로 하고 있다. Baron-Cohen과 Wheelwright(2004)에 따르면 우리는 고통에 세 가지 방식으로 반응한다. 고통 받는 자의 고통을 모방하는 반응(그 고통을 직접 경험함), 문화적으로 적절하나(예를 들어, 연민과 같이) 고통을 모방하지는 않는 반응, 그리고 관찰자가 고통 받는 자의 상황을 즐기는 반응. 처음 두 반응은 공감과 동일시되지만 세 번째는 아니다. De Quervain의 연구(2004)에서는 관찰자의 뇌가 고통 받는 자의 고통을 모방하는 것과 고통 받는 자의 상황을 즐기는 것에서 공감적 학대(cruelty) 가능성을 제시했다.

이 가운데 진화론적 배경에는 예상치 못한 사건이 발생했다. 친사회적이면서 동시에 잔인한 공감 반응 진화가 등장한 것이다. 현대 신경과학 시대에 인간 본성은 도덕적으로 복잡하게 발전한다. 단순한 속임수와 상호 도움을 거부하는 경향이 마음 읽기를 통해 현재 상황을 현실과 다른 것으로 간주하게 만들어 사기(deception)로 발전시키는 인지 능력(무기) 경쟁의 시대에 이 문제가 다시 한 번 등장하게 된다. 사기는 동시에 두 가지를 하도록 요구하기 때문에 뇌에 큰 부담이 된다. 개인은 진실을 억제하여 숨김과 동시에 거짓을 구성해야 한다. 실험적, 그리고 임상적 연구 결과에 따르면 진실을 이야기하는 것은 뇌의 디폴트 반응으로 친사회적 진화 적응의 결과이다. "거짓으로 반응하는 데에는 '추가적'인 것이 요구된다. …… 그리고 진실을 말할 때보다 전전두 실행 시스템(계획수립, 의사결정, 감시감독을 담당하는)이 더 많이 관여한다(Spence, 2004, 8; Spence et al., 2004: 1756-1757)." 따라서 속이는 자는 거짓말하기 전에 자연스럽지 못할 뿐만 아니라 다른 사람들의 눈에 띄기 쉬운 주저함을 보이는 등 진실을 알리지 못하고, 자기 자신조차 속여야 하는 이중적 수고를 지속적으로 이행해야 한다. 거짓말에 성공하기 위해서는 자기 자신으로부터 진실과 진짜 자신의 생각을 숨길 수 있는 자기기만 능력이 뛰어나야 한다(Trivers, 1971). 이 점에서 예상할 수 없는 두 가지 객체가 등장한다. 바로 (예상을 통해 만들어지는) 타인과 (도플갱어, 즉 사기를 치는 자기 자신을 의미하는) 자아다.

공감적 시간 여행

자아의 진화론적 기원은 '정신 시간 여행(Mental time travel)' 연구에서 등장한다(Suddendorf et al., 2009). 정신 시간 여행은 과거 현재, 가정하는 상황(대안 상황을 실제 과거 또는 현재에 대응)으로 스스로를 투영하는 능력이다. 처음 진화한 것은 과거로 여행하는 것이었고 이것이 미래의 가능할 만한 상황과 가정할 수 있는 상황 또는 과거에 대한 정신적 재현을 구성하는 전형(prototype)을 제공한다(Ingvar, 1985, '미래에 대한 기억', Busby and Suddendorf, 2005; Schacter et al., 2007, 새로운 상황에서 행동적 유연성과 전략적 계획 수립을 위한 '예상적 뇌'의 역할, Okuda et al., 2003; Addis et al., 2007; Szpunar et al., 2007, 과거와 미래의 기억이 지닌 공유 및 비공유 뇌신경 하부구조 참조). 언어의 출현(특히 대명사와 동사)과 공감은 정신 시간 여행의 발전에 필수 불가결했다

(Corballis, 2009). 우리가 우리 자신을 완전히 과거 또는 미래로 투영할 수 있다는 것은 시간 여행의 의미를 과도하게 생략한 것이다. 1인칭 경험을 위해서는 자아의 분열이 필요하다. 현재의 자신과 과거(또는 미래)의 자신을 동시에 고려해야 하기 때문이다. 분열된 자아의 결합이 공감적이지만, 긍정적이라고만은 볼 수 없다(이러한 관점에서 시간 여행이 자기기만에 대한 Triver의 설명과 유사했다).

신경과학의 발전 덕분에 이러한 시간 여행을 분석할 수 있게 되었다. 고통은 효율적인 수단(modality)를 제공한다. Philip Jackson, Jean Decety와 동료들은 실험 참가자들에게 자신과 다른 이들이 고통스러운 상황을 상상해 보도록 하고 fMRI를 시행하였다(Jackson et al., 2006). 다시 말해서, 참가자들은 가정 상황으로 여행한 것이다. 한 연구자는 일부 실험 참가자에게서 목표 상황이 다른 장소로의 자발적 시간 여행이 나타날 것이라고 예상했다. (즉, 고통 속에서 사랑하는 이가 등장하는 극도로 공감이 되는 기억으로의 여행을 예상했다.) 상상 속 상황으로 인해 활성화된 부위는 지금 현재에 감정적 고통을 느끼는 부위와 매우 연관이 있었다. 물론 정신 활동과 경험 사이에 현상학적 혼동은 없었다. 신경 영상에서 스스로와 타인의 시나리오에 대한 반응은 유사하였지만 중요한 차이도 존재했다. "자신과 타인에 대한 최소한의 구분은 전반적인 사회적 상호작용의 핵심이며 특히 공감에 필수조건이다(Decety and Batson, 2009: 123)."

신다윈주의 배경에 따르면, 인간 진화 역사는 큰 진일보를 이뤘다. 이점에서 사회적 상호작용은 유전적으로 유사한 개인 간의 이타성과 상호 호혜성에 기초한다. 그 후에, 유전적으로 관련되지 않았거나, 아주 조금 관련된 개인 간의 호혜적 상호작용 네트워크가 형성되게 된다. 하지만 근현대로 접어들면서 변증법적 논리에 따라 주요 문제에 직면한다. '미래 개념' 자체가 문제 중 하나다. 호혜성이 주는 것과 돌려받는 것 사이의 긴 지연을 수반하기 때문에 상호 교환 대상자는 과거와 미래를 지속적으로 연결하며 일종의 '빚

(debt)' 개념인 시간 개념 중 일부를 서로 공유해야 한다. 이는 시간 개념이 과거와 현재 기억 사이의 끊임없는 여행으로부터 탄생한다는 가정 때문이다.

'시간'을 알거나 확보할 경우 이점은 엄청나다. 시간 여행은 새로운 상황에서 행동적 유연성을 높이며, 미리 결정된 목적에 맞춰진 장기 전략 계획 수립의 기초가 된다. 언어가 탄생하면서, 사람들의 일시적 기억이 복제할 수 있는 이야기(집단 내에 축적되고 공유되어 강력한 집단 기억을 만들어 낼 수 있음)로 전환시킬 수 있다. 하지만 비용과 혜택을 계산할 때 사람들이 현재와 미래를 동일하게 보지 않는 경향 때문에 (사람들은 미래의 혜택을 무시하고, 현재에 발생하는 대가를 과대평가한다), 인간의 본성은 비협력적일 수 있다. 따라서 자기 이익은 본질적으로 충동적이고, 즉각적인 이득을 취한다. 무절제할 경우, 이러한 경향은 상호 이익을 해치며, 연구 배경에서 언급한 대로 변증법적 발전을 낮춘다. 공감적 잔혹함과 미래로의 시간 여행이 제공하는 혜택(보상)과 집행자로써 대가 중 처벌 속에서 이러한 메커니즘이 작용하게 된다. 그로 인해 적합한 반동기부여책(대처방안)이 필요해지면서 하나의 대안이 등장하게 됐다. (공감적 잔혹함의 진화론적 기원에 대해 상술한 사항을 참고한다.)

> 감정에 대한 기억은 현재 목표와 동일하지 않다. 불쾌한 과거의 상황과 관련하여 생각을 지속적으로 활성화시키는 것은 불필요한 반추 현상이라는 점에서 독특하다. 시간 여행은 현재 목표뿐만 아니라 시간 간과를 무시하는 감정을 제공하며, 우리 인간에게 기회주의적 동기부여에 대항하여 즉각적 목표 추구를 예방하는 수단을 제공한다(Boyer, 2010, 222).

임상 심리학은 1880년대 초부터 정신 시간여행 개념을 다뤘다. 현재 PTSD(Post Traumatic Stress Disorder, 외상 후 스트레스 증후군)는 가장 널리 알려진 시간 여행 증후군이다(Young, 2004). PTSD는 원인 사건, 그 사건과 관련된 고통스럽고 침투적인 기억 그리고 기억에 대한 적응을 나타내는 행동으로 구성된 증후군이다. 외상적 기억은 Boyer가 제시한 '반추 현상'을 병리학적 용어로 표현한 것이다(Bernsten and Hall, 2004). 정신과학 용어로 외상적 기억은 '재경험'이라고 하며 '플래시백'이 대표적이라고 할 수 있다. Schreckneurose, 또는 공포(경악)신경증은 이런 점에서 특히 흥미롭다. 제1차 세계대전 중 생긴 독일 전쟁신경증의 변형된 형태인 이 질환은 외상적 경험과 관련된 희생자의 반복되는 끔찍한 꿈을 특징으로 한다. 저명한 독일 의사들은 이 증후군이 미래의 재경험(기억, 악몽)이 과거의 것과 합쳐져서 나타날 수 있다고 주장했다. 이 이론에 따르면 군인들은 자기 자신의 죽음에 대한 장면에 고착되어 있다. 즉, 악몽에 등장하는 대상과 이미지들로 인해 스스로 공감적 연민(empathic tenderness)에 휩싸인다. 사건의 기억은 두 사건의 복합으로 진짜 과거에 있었던 사건과 상상에 의한 미래의 사건이다. 미래에 과거 사건이 매우 다르게 변형되어 재현되는 것이다. 실제 과거의 사건은 무해하였지만 미래에 재현되는 사건은 굉장히 치명적이다. 환자들은 두 사건을 하나의 과거 원인 사건처럼 경험한다. 이러한 비정상적인 행동은 자기 공감이 과도해진 것과 의지 부족 때문이다. 심리적 마비 등 이러한 증상은 불안한 미래로부터 숨고 싶은 무의식적인 증상이다. 그의 진짜 결함은 의학적인 것이 아니라 정신적인 것이다. 진짜 사람(군인)은 지금 이 순간을 살고 있다. 그러므로 의사의 역할은 가장 효과적인 방법으로 환자의 병적 시간 여행을 끝내는 것이다(Young, 1995; Lerner, 2003; "Self-traumatized perpetrators", 병적 시간 여행과 공감 능력 문제의 의학적 원인).

결론

연구 배경에서 언급했던 것처럼, 인간의 본성은 상부 구석기 시대 때 완전히 형성됐다. 연구 배경에 따르면, 우리 인간은 선천적으로 공감 능력을 가지고 있지만, '공감'에는 불필요하고 예상치 못한 점(속임수나 위장, 자기기만, 악의, 남의 불행을 기뻐하는 행위, 잔인성)도 포함된다. 서구 규범 제도인 종교, 세속적 윤리, 임상 심리학에서는 이런 태도를 반사회적, 자기 파괴적인 것으로 본다. 이 장에서는 변증법적 역사를 통해 이러한 태도를 인간 사회 발전과 자각의 인과관계로써 다양한 관점에서 보았다.

일부 전문가의 냉소적인 태도를 제외하면, 이런 태도가 인간 본성의 핵심을 구성한다고 말하는 사람은 없다.

마음 읽기, 관점 취하기(perspective taking), 호르몬 반응, 정신 시간 여행은 모두 비슷한 정도로 심리적 이타주의(개인의 욕구와 의도를 다른 이의 필요와 소망에 비추어 조절하는 경향)의 원인이 된다. (이와는 반대로, 신다윈주의 배경의 시작점은 '생물학적 이타성'이다. 이타주의자들의 인식과 의도를 고려하지 않았으며, 적응 비용으로만 정의했다.)

연구 배경에서 다룬 것처럼 인간 본성은 도덕적으로 복잡하고 심지어 모순되기도 한다. '타인에 대한 관심'을 읽고 공유하는 경향이 있지만(Hrdy, 2009), 동시에 잔인한 즐거움도 추구한다.

참고문헌

Addis, D. R., A. T. Wong, and D. L. Schacter. 2007. Remembering the past and imagining the future: Common and distinct neural substrates during event construction. *Neuropsychologia* 45: 1363-1377.

Adolphs, R. 2010. Conceptual challenges and directions for social neuroscience. *Neuron* 65: 752-767.

Baron-Cohen, S., R. C. Knickmeyer, and M. K. Belmonte. 2005. Sex differences in the brain: implications for explaining autism. *Science* 310: 819-823.

Baron-Cohen, S., and S. Wheelwright. 2004. The empathy quotient: an investigation of adults with Asperger syndrome or high functioning autism, and normal sex differences. *Journal of Autism and Developmental Disorders* 34: 163–175.

Barton, R. A., and R. I. M. Dunbar. 1997. Evolution of the social brain. In *Machiavellian Intelligence II,* edited by A. Whiten and R. W. Byrne, 240–263. Cambridge, UK: Cambridge University Press.

Berntsen, D., and N. M. Hall. 2004. The episodic nature of involuntary autobiographical memories. *Memory & Cognition* 32: 789–803.

Boyd, R., H. Gintis, s. Bowles, and P. J. Richerson. 2003. The evolution of altruistic punishment. *Proceedings of the National Academy of Sciences of the United States of America* 100: 3531–3535.

Boyer, P. 2010. Evolutionary economics of mental time travel? *Trends in Cognitive Sciences* 12: 219–224.

Brass, M., R. M. Schmitt, S. Spengler, and G. Gergely. 2007. Investigating action understanding: Inferential processes versus action simulation. *Current Biology* 17: 2117–2121.

Brook, A. 2005. Making consciousness safe for neuroscience. In *Cognition and the Brain: The Philosophy and Neuroscience Movement,* edited by A. Brook and K. Akins, 397–422. Cambridge: Cambridge University Press.

Busby, J., and T. Suddendorf. 2005. Recalling yesterday and predicting tomorrow. *Cognitive Development* 20: 362–372.

Byrne, R. W., and A. Whiten. 1988. *Machiavellian Intelligence.* Oxford: Oxford University Press.

Carr, L., M. Iacoboni, M.-C. Dubeau, J. C. Mazziotta, and G. L. Lenzi. 2003. Neural mechanisms of empathy in humans: A relay from neural systems for imitation to limbic areas. *Proceedings of the National Academy of Sciences of the United States of America* 100: 5497–5502.

Corballis, M. C. 2004. The origins of modernity: Was autonomous speech the critical factor? *Psychological Review* 111: 543–552.

Corballis, M. C. 2009. Mental time travel and the shaping of language. *Experimental Brain Research* 192: 553-560.

Csibra, G., and G. Gergely. 2007. "Obsessed with goals": Functions and mechanisms of teleological interpretation of actions in humans. *Acta Psychologica* 124: 60-78.

Decety, J., and C. D. Batson. 2009. Empathy and morality: Integrating social and neuroscience approaches. *The Moral Brain: Essays on the Evolutionary and Neuroscientific Aspects of Morality, edited by* J. Verplaetse, J. Braeckman, and J. De Schrijver, 109-127. Dordrecht, Netherlands: Springer.

Dennett, D. 2005. *Sweet Dreams: Philosophical Obstacles to a Science of consciousness.* Cambridge, MA: MIT Press.

de Quervain, D. J.-F., U. Fischbacher, V. Treyer, M. Schellhammer, U. Schnyder, A. Buck, and E. Fehr. 2004. The neural basis of altruistic punishment. *Science* 305: 1254-1258.

Dinstein, I. 2008. Human cortex: Reflections of mirror neurons. *Current Biology* 18: R956-R959.

Dinstein, I., U. Hasson, N. Rubin, and D. J. Heege. 2007. Brain areas selective for both observed and executed movements. *Journal of Neurophysiology* 98: 1415-1427.

Dinstein, I., C. Thomas, M. Behrmann, and D. J. Heeger. 2008. A mirror up to Nature. *Current Biology* 18: R13-R18.

Dunbar, R. I. M. 2003. The social brain: mind, language, and society in evolutionary perspective. *Annual Review of Anthropology* 32: 163-181.

Fadiga, L., L. G. Pavesi, and G. Rizzolatti. 1996. Motor facilitation during observation: A magnetic simulation study. *Journal of Neurophysiology* 73: 2608-2611.

Fehr, E., and C. F. Camerer. 2007. Social neuroeconomics: The neural circuitry of social preferences. *Trends in Cognitive Science* 11: 419-427.

Fliessbach, K., B. Weber, P. Trautner, T. Dohmen, U. Sunde, C. E. Elger, and

A. Falk. 2007. Social comparison affects reward-related brain activity in the human ventral striatum. *Scinece* 318: 1305-1308.

Fogassi, L., P. F. Ferrari, B. Gesierich, S. Rozzo, F. Chersi, and G. Rizzolatti. 2005. Parietal lobe: from action organization to intention understanding. *Science* 308: 662-667.

Fogassi, L., V. Gallese, and G. Rizzolatti. 2002. Hearing sounds, understanding actions: action representation in mirror neurons. *Science* 297: 846-848.

Gallese, V. 2001. The "shared manifold" hypothesis: from mirror neurons to empathy. *Journal of Consciousness Studies* 8: 33-50.

Gallese, V., and A. Goldman. 1998. Mirror neurons and the simulation theory of mind reading. *Trends in Cognitive Sciences* 2: 493-501.

Hamilton, W. D. 1964. The genetical evolution of social behaviour. I. *Journal of Theoretical Biology* 7: 1-16.

Hrdy, S. B. 2009. *Mothers and Others: the Evolutionary Origins of Mutual Understanding.* Cambridge, MA: Harvard University Press.

Iacoboni, M., and M. Dapretto. 2006. The mirror neuron system and the consequences of its dysfunction. *Nature Reviews Neuroscience* 7: 942-951.

Iacoboni, M., I. Molnar-Szakacs, V. Gallese, G. Buccino, J. C. Mazziotta, and G. Rizzolatti. 2005. Grasping the intentions of others with one's own mirror neuron system. PLoS *Biology* 3: e79.

Ingvar, D. H. 1985. "Memory of the future": An essay on the temporal organization of conscious awareness. *Human Neurobiology* 4: 127-136.

Kohler, E., C. Keysers, M. A. Umlitá, L. Fogassi, V. Gallese, and G. Rizzolatti. 2002. Hearing sounds, understanding actions: Action representation in mirror neurons. *Science* 297: 846-848.

Jackson, P. L., E. Brunet, A. N. Meltzoff, and J. Decety. 2006. Empathy examined through the neural mechanisms involved in imagining how I feel versus how you feel pain. *Neuropsychologia* 44: 752-761.

Jacob, P. 2008. What do mirror neurons contribute to human social cognition? *Mind* and Language 23: 190-223.

Jacob, P., and M. Jeannerod. 2005. The motor theory of social cognition: a critique. Trends in Cognitive Sciences 9: 21-25.

Knoch, D., A. Pascual-Leone, K. Meyer, V. Treyer, and E. Fehr. 2006. Diminishing reciprocal fairness by disrupting the right prefrontal cortex. Science 314 (5800): 829-832.

Lawson, J., S. Baron-Cohen, and S. Wheelwright. 2004. Empathising and systemising in adults with and without Asperger syndrome. Journal of Autism and Developmental Disorders 34: 301-310.

Lanzetta, J. T., and B. G. Englis. 1989. Expectations of cooperation and competition and their effects on observers' vicarious emotional responses. Journal of Personality and Social Psychology 46: 543-554.

Lerner, P. 2003. Hysterical Men: War, Psychiatry, and the Politics of Trauma in Germany, 1890-1930. Ithaca, NY: Cornell University Press.

Machamer, P., L. Darden, and C. F. Craver. 2000. Thinking about mechanisms. Philosophy of Science 67: 1-25.

Maynard Smith, J. 1979. Game theory and the evolution of behaviour. Proceedings of the Royal Society of London. Series B. Biological Sciences 205: 475-488.

Maynard Smith, J. 2001. Reconciling Marx and Darwin. Evolution; International Journal of Organic Evolution 55: 1496-1498.

Mukamel, R., A. D. eckstrom, A. Kaplan, M. Iacoboni, and I. Fried. 2010. Single-neuron responses in humans during execution and observation of actions. Current Biology 20: 750-756.

Nowak, M. A., and K. Sigmund. 2005. Evolution of indirect reciprocity. Nature Reviews. Neuroscience 437: 1291-1298.

Okuda, J., T. Fujii, H. Ohtake, T. Tsukiura, K. Tanji, K. Suzuki, R. Kawashima, H. Fukuda, M. Itoh, and A. Yamadori. 2003. Thinking of the future and past: the roles of the frontal pole and the medial temporal lobes. NeuroImage 19: 1369-1380.

Raichle, M. E. 2010. Two views of brain function. *Trends in Cognitive Sciences* 14: 180-190.

Rizzolatti, G., and M. A. Arbib. 1998. Language within our grasp. *Trends in Neurosciences* 21: 188-194.

Rizzolatti, G., and L. Craighero. 2004. The mirror-neuron system. *Annual Review of Neuroscience* 27: 169-192.

Rosas, A. 2008. The return of reciprocity: A psychological approach to the evolution of cooperation. *Biology and Philosophy* 23: 555-566.

Ryle, G. 1949. *The Concept of Mind.* London: Hutchinson.

Schacter, D., D. R. Addis, and R. L. Buckner. 2007. Remembering the past to imagine the future: the prospective brain. *Nature Reviews. Neuroscience* 8: 657-661.

Siegel, J. 2005. *The Idea of the Self: Thought and Experience in Western Europe Since the Seventeenth Century.* Cambridge: Cambridge University Press.

Shamay-Tsoory, S. G., M. Fischer, J. Dvash, H. Harari, N. Perach-Bloom, and Y. Levkovitz. 2009. Intranasal administration of oxytocin increases envy and schadenfreude (gloating). *Biological Psychiatry* 66: 864-870.

Singer, T. 2006. The neuronal basis and ontogeny of empathy and mind reading: review of literature and implications for future research. *Neuroscience and Biobehavioral Reviews* 30: 855-863.

Singer, T., B. Seymour, J. P. O'Dougherty, K. E. Stephan, D. J. Dolan, and C. D. Frith. 2006. Empathic neural responses are modulated by the perceived fairness of others. *Nature* 439: 466-469.

Spence, S. A. 2004. The deceptive brain. *Journal of the Royal Society of Medicine* 97: 6-9.

Spence, S. A., M. D. Hunter, T. F. D. Farrow, R. d. Green, D. H. Leung, C. J. Hughes, and V. Ganesan. 2004. A cognitive neurobiological account of deception: Evidence from functional neuroimaging. *Philosophical Transactions of the Royal Society of London B* 359: 1755-1762.

Spence, S. A., M. D. Hunter, and G. Harpin. 2002. Neuroscience and the will. *Current Opinion in Psychiatry* 15: 519-526.

Suddendorf, T., D. R. Addis, and M. C. Corballis. 2009. Mental time travel and the shaping of the human mind. *Philosophical Transactions of the Royal Society B* 364: 1317-1324.

Szpunar, K. K., J. M. Watson, and K. B. McDermott. 2007. Neural substrates of envisioning the future. *Proceedings of the National Academy of Sciences of the United States of America* 104: 642-647.

Takahashi, H., M. Kato, M. Matsuura, D. Mobbs, T. Suhara, and Y. Okubo. 2009. When your gain is my pain and your pain is my gain: Neural correlates of envy and *schadenfreude*. *Science* 323: 937-39. Supporting Online Material at www.sciencemag.org/cgi/content/full/323/5916/937/DC1

Taylor, C. 1989. *Sources of the Self: The Making of Modern Identity*. Cambridge, MA: Harvard University Press.

Tettamanti, M., G. Buccino, M. C. Succaman, V. Gallese, M. Danna, P. Scifro, F. Fazio, G. Rizzolatti, S. E. Cappa, and D. Perani. 2005. Listening to action-related sentences activates fronto-parietal motor circuits. *Journal of Cognitive Neuroscience* 17: 273-281.

Trivers, R. L. 1971. The evolution of reciprocal altruism. *Quarterly Review of Biology* 46: 35-57.

Turella, L., A. C. Pierno, F. Tubaldi, and U. Castiello. 2009. Mirror neurons in humans: Consisting or confounding evidence? *Brain and Language* 108: 10-21.

Uttal, W. R. 2001. *The New Phrenology: On the Localization of Cognitive Processes in the Brain*. Cambridge: MIT Press.

Wheelwright, S., S. Baron-Cohen, N. Goldenfeld, J. Delaney, D. Fine, R. Smith, A. Wakabayashi. 2006. Predicting autism spectrum quotient (AQ) from the Systemizing Quotient-Revised (SQ-R) and Empathy Quotient (EQ). *Brain Research* 1079: 47-56.

Williams, J. H. G., A. Whitten, T. Suddendorf, and D. I. Perrett. 2001. Imitation, mirror neurons and autism. *Neuroscience and Biobehavioural Review* 25: 287–295.

Young, A. 1995. *The Harmony of Illusions: Inventing Posttraumatic Stress Disorder.* Princeton, NJ: Princeton University Press.

Young, A. 2002. The self-traumatized perpetrator as a "transient mental illness." *L'Évolution Psychiatrique* 67: 26–50.

Young, A. 2004. When traumatic memory was a problem: On the antecedents of PTSD. In *Posttraumatic Stress Disorder: Issues and Controversies,* edited by G. Rosen, 127–46. Chichester, UK: John Wiley.

제 **2**부
사회 심리학의 기여

제**3**장
공감-이타주의 가설: 화제와 시사점

C. Daniel Batson

🦋 공감이라는 연구 주제는 내 전문 분야는 아니다. 내 관심사는 도움이 필요한 이들을 돕는 동기에 있었다. 돕는다는 것이 어느 정도 수준이건 간에 단 한 번이라도 도움을 필요로 하는 이를 염려하는 것에서 동기가 생기는 것일까, 아니면 우리의 동기는 항상 그리고 오로지 이기적인 것일까? 우리 인간은 이타적인(궁극적으로 다른 이의 안녕을 증가시키는 것을 목표로 하는 동기적 상태) 행동이 가능할 것인가, 또는 단지 자기중심적, 이기적(궁극적으로 자신의 안녕을 증가시키는 것을 목표로 하는 동기적 상태)일까. (이때 '궁극적'이라는 단어의 의미는 말 그대로 마지막 관계라는 것이지 철학적 의미의 처음과 마지막이나 진화론적 기능을 말하는 것은 아니다. 궁극적 목표는 그 자체로 끝이다. 이와 반대로 도구적 목표는 궁극적 목표에 다다르기 위한 디딤돌이다.)

서양사상에서 이기주의와 이타주의의 논란에 관한 보고서에 따르면 이타주의적 동기의 원천은 대부분 행복이 필요한 이를 인지하는 것으로부터 유발된 타인 지향적 감정 반응임이 드러났다. 수 세기 동안 이러한 타인지향적 감정은 연민이나 동정, 친절, 다정함 등 다양한 이름으로 불려 왔다. 이것은 타인이 느끼는 것과 똑같이 느끼는 것이 아니라 타인을 위한 감정을 수반한다. 내가 이타주의의 존재에 대하여 궁금증과 흥미를 가지게 된 1970년대 사회심리학에서는 이러한 감정을 공감(empathy)이라고 하였다(Stotland, 1969; Hoffman, 1975; Krebs, 1975). 그러나 내가 특별히 관심을 가졌던 것은 타인의 고통에 대한 감정 반응으로, 이를 강조하기 위하여 나는 공감적 관심(empathic concern)이라는 단어도 사용하였다. 나는 공감적 관심이 이타주의적 동기를 만든다는 공감-이타주의 가설을 주장하였다.

1970년대 이후로 공감이라는 단어는 다양한 방식으로 사용되어 왔다. (물론 그 전에도 다른 방식으로 사용되어 왔다.) 그러므로 혼란을 방지하기 위해 공감-이타주의 가설에서 말하는 공감이 아닌 것들의 예를 일부 들어보겠다(각각에 대한 논의는 Batson, 2009 참조).

- 상대방의 생각과 감정을 아는 것
- 상대의 자세를 따라 하거나 상대의 신경 반응에 어울리는 행동을 하는 것
- 상대방이 느끼는 것과 같은 느낌을 가지는 것
- 상대방이 고통 받는 것을 보고 괴로움을 느끼는 것
- 상대방의 입장에서 어떻게 생각할 지 상상하는 것
- 상대방이 어떻게 생각하고 느낄지 상상하는 것
- 다른 이들을 불쌍하게 여기는 보편적인 기질

공감-이타주의 가설은 이러한 현상을 주장하지 않는다. 이들 각각은 공감으로 불려 왔고 이타주의적 동기를 생성하긴 하지만 공감적 관심을 유발하는 것은 아니다.

연구의 문제점

앞에서 본 이타주의와 이기주의에 대한 정의에 따르면 비록 내가 큰 대가를 치르더라도 상대방을 돕는 것은 이타주의적으로 동기화 되었을 수도 있고, 이기적으로 동기화 되었을 수도 있으며, 혹은 둘 다 일수도 있다. 공감적 관심에 의해 생긴 동기가 이타주의적인지 알기 위해서는 공감에 의해 유발되어 얻는 첫째, 타인의 이득이 최종 목표이고 그 외에 어떠한 자신의 이득도 의도하지 않았는지(이타주의), 아니면 둘째, 도구적 의미로 자신의 이득을 얻는 것이 최종 목표인지(이기주의)를 알아야 한다.

종종 그러하듯이, 만약 공감에 의해 남을 돕는 행동이 타인과 나 모두에게 이익을 준다면 최종 목표가 무엇인지 어떻게 알 수 있을까? 이런 문제로 많은 연구자가 이타주의의 존재에 대한 의문을 포기하고 이것은 실증적으로 다룰 수 없다는 결론을 내리고는 거기에 덧붙여 동기 그 자체는 별 상관이 없으며 그 행동만이 중요하다고 하였다(예: de Waal, 2008). 저자는 그들의 굴복이 미숙하다고 생각한다. 나는 우리가 경험적으로 사람들의 최종 목표를 알아차릴 수 있다고 생각한다. 사실 우리는 늘 그렇게 하고 있다. 우리는 어떤 학생이 정말 흥미를 가지고 공부하는지 단지 학점을 잘 받기 위한 행동인지(성적이 나온 후에 학생의 태도가 어떠한가), 친구가 두 직장 중 하나를 선택하는 이유가 뭔지, 정치인의 말이 진심인지 단순히 표를 얻기 위해 하는 말인지 유추할 수 있다. 다른 사람이 나에게 선의를 베풀 때에도 비슷하게 유추할 수 있다.

우리가 다른 사람들의 최종 목표를 알고자 할 때 중요한 네 가지 원칙이 있다. 첫째, 자기보고는 믿을 수 없다. 사람들은 종종 자신의 최종 목표를 잘 모르기도 하고 또는 알려 주려고 하지 않는다. 둘째, 만약 우리가 두 가지 최종 목표가 있을 수 있는 행동을 관찰한다면 진정한 최종 목표는 알 수 없다. 이것은 미지수가 두 개인 하나의 방정식과 같다. 하지만 넷째, 만약 우리가 상황을 바꾸어서 이 행동이 더 이상 둘 중 하나의 최종 목표에 가장 적합한 행동이 아니도록 바꾸었을 때에도 이 행동을 한다면 이것은 최종 목표가 아닌 것이다. 우리는 추정 가능한 최종 목표 리스트에서 이 목표는 지울 수 있다.

이런 원칙들은 공감−이타주의 가설 실험의 전략을 제시한다. 첫째, 우리는 공감에 의해 유발된 타인을 돕는 행동에 동기가 되기에 그럴듯한 이기적인 최종 목표를 찾아내야 한다. 둘째, 이타주의적 목표와 이기주의적 목표 중 한 가지가 타인을 돕는 행동을 하지 않을 때에 더 잘 실행될 수 있도록 상황을 다양하게 할 필요가 있다. 마지막으로 이런 다양한 상황에서 이타적 행동이 줄어드는지 관찰해야 한다. 만약 그렇다면 이 목표는 최종적인 것으로 볼 수 있다. 그렇지 않다면 우리는 최종 목표 리스트에서 이것을 지워야 한다.

공감−이타주의 가설 검증

지난 55년간 이런 일반적인 전략은 이기적 대안 행동들에 대항하는 공감−이타주의 가설을 실험하는 데 사용되어 왔다. 공감에 의해 유발된 타인을 돕는 행동에서 일반적으로 가능한 세 가지 자기 이득과 그에 따른 세 종류의 이기적인 대안 행동이 있다. 첫째, 혐오적 각성의 감소−도움이 필요한 사람을 보고 생긴 공감적 관심을 줄임, 둘째, 처벌을 피함−공감에 특이적인 물질적, 사회적, 자기 처벌을 피함, 셋째, 보상 추구− 공감에 특이적인 물질적, 사회적, 자기 보상을 획득하는 것이 그것이다. 공감−이타주의 가설의 지지자들은 공감을 유도하는 도움의 필요성을 감소시키는 것이 돕는 이로 하여금 혐오적 각성을 감소시키고 처벌을 피하며 보상을 얻도록 할 수 있다는 것을 부인하지는 않는다. 그러나 이들은 돕는 이의 이러한 자기 이득이 (공감적 관심에 의해 생긴) 타인을 돕는 행동을 일으키는 동기의 최종 목표가 아니라 의도하지 않은 결과일 뿐이라고 주장한다. (물론) 이기적 대안을 지지하는 사람들은 이에 동의하지 않는다. 그들은 하나 또는 그 이상의 자기 이득이 최종 목표라고 주장한다.

이기적 대안 행동에 대항하는 공감-이타주의 가설 검증의 실험 설계

앞의 전략을 추구하는 나를 비롯한 몇몇 사회심리학자는 하나 또는 그 이상의 이기적 대안 행동에 대항하는 공감-이타주의 가설을 검증하기 위해 몇몇 실험을 시행하였다. (항상 그런 것은 아니지만) 일반적으로 우리는 도움이 필요한 사람을 도울 기회가 있는 연구 참여자를 정한다. 우리는 참여자가 도움이 필요한 사람에 대해 느끼는 공감적 관심의 정도를 조작할 뿐만 아니라 일부 교차 변수, (다시 말해) 도움을 주는 것이 (1) 이타주의적 최종 목표에 가장 효과적인지 혹은 (2) 하나 또는 그 이상의 이기적 최종 목표에 더 효과적인지도 조작한다. 〈표 3-1〉은 우리가 사용한 교차 변수의 목록이다. 이 변수들은 목표를 바꾸지는 않는다. 이 변수들은 각각 다른 목적에 다다르는 행동 경로들의 호감도나 유용성을 변화시킨다. 결과적으로 〈표 3-1〉에 제시된 변수들이 공감-이타주의 가설과 최소한 하나 이상의 이기적 대안 행동의 경쟁을 경험적으로 예측할 수 있게 한다.

예를 하나 들어보자. 공감-이타주의 가설에 대한 이기적 대안 행동으로 오랫동안 가장 널리 알려진 것은 혐오적 각성의 감소이다. 이것은 타인에게 공감적 관심을 느끼는 것은 불쾌한 일이기 때문에 이런 관심을 유발하는 자극 대상을 제거하기 위해 공감을 느끼는 대상을 돕는다고 주장한다.

이 대안 행동을 시험하기 위해서는 공감적 관심이 그를 돕는 방법 외에 더 적은 대가가 드는 다른 방법으로도 제거될 수 있도록 상황을 다양화해야 한다. 이렇게 하기 위한 한 방법은 공감적 관심을 유발하는 자극원인 타인이 고통 받는 것을 보지 않고 피할 수 있게 상황을 다양화하는 것이다. 만약 공감

| 표 3-1 | 도움을 제공하는 데 이타적 · 이기적 동기에 변화를 주는 변수들 |

변수	이타주의적 동기	이기주의적 동기		
		각성 감소	처벌 회피	보상 추구
상황 회피 (도와주는 대신 상황 회피로 목표 달성이 가능한가?)	불가능	가능 (희생자의 고통 으로부터 회피 가능)	가능 (스스로의 수치심, 죄책감으로부터 회피 가능)	불가능
도움을 주는 것이 효과적인 것일 필요성	필요	필요	불필요 (효과적이지 않다 고 정당화된다면)	불필요 (효과적이지 않다 고 정당화된다면)
도와줄 수 있는 다른 이의 수용성 (누구의 도움이 목표를 달성할 수 있게 하는가?)	나 자신; 타인	나 자신; 타인	나 자신; 타인	나 자신만 가능
보상의 필요성 (도움을 주는 것에 대한 보상 증가의 효과?)	효과 없음	효과 없음	효과 없음	동기 증가
인지적으로 두드러지는 점 (도와줄 지 결정할 때의 인지적 특징?)	희생자의 안녕; 도와주는 것의 비용	불명확	처벌; 도와주는 것의 비용	보상; 도와주는 것의 비용

출처: Batson (1987).

으로 인한 도움이 공감적 관심의 제거를 최종 목표로 한다면(이기주의) 쉽게 상황을 피할 수 있는 사람들은 그렇지 못한 사람들에 비해 도움을 적게 줄 것이다. 반대로, 만약 최종 목표가 타인의 고통을 줄이는 것이라면(이타주의) 도움을 적게 주지는 않을 것이다. 도움을 제공하지 않고 공감적 관심을 줄이는 것은 타인의 고통을 줄이는 것과는 관계가 없다.

여러(6개 이상의) 실험에서 이런 논리를 이용하였다. 결과는 일관적으로 나타났는데 공감적 관심이 낮을 때에는 피하기 어려운 상황일수록 도움을 주는 비율이 높았고 피하기 쉬운 상황일수록 도움을 주는 비율이 낮았다. 이는 공감을 적게 느끼는 사람들이 타인의 고통을 보면서 느끼는 스트레스를 줄이기 위한 동기로 최종 목표가 도움을 주는 것일 때 예측해 볼 수 있는 결과이다. 그러나 공감적 관심이 높을 때에는 피하기 어려운 상황에서도 도움을 주는 비율이 높았다. 이것은 공감적 관심에 의한 동기의 최종 목표가 공감적 관심을 줄이는 것이 아니라 타인의 고통을 경감시키는 것으로 예측해 볼 수 있다. 이런 결과는 공감에 의해 도움을 주고자 하는 동기를 혐오적 각성 감소로 설명하는 것을 반박한다. 이 결과들은 오히려 공감-이타주의 가설을 뒷받침한다. 이어서 유사한 논리로 (공감에 의해 남을 돕는 것을 설명하는) 사회적 또는 자기 처벌(수치심, 죄책감)을 피하거나 사회적 또는 자기 보상(칭찬, 존경 받음)을 얻는 다른 두 가지 이기적 입장을 실험하였다.

　세 가지 이기적 대안 행동은 서로 다른 심리적 과정에 관여하므로 〈표 3-1〉에 제시된 교차 변수들로 공감-이타주의 가설에 대항하는 세 가지 대안 행동을 구분하여 실험할 수 있다. 결과적으로 여러 교차 변수를 한 번에 조작할 것인지(통제하기 어렵고 어리석은 방법) 또는 이기적 대안 행동을 하나씩 실험할지 정해야 한다. 후자의 방법으로 실험할 때에 하나의 이기적 대안 행동에서 다른 것으로 실험을 이동할 때에는 조심해야 한다. 실험 조건은 서로 비교 가능하도록 비슷해야 한다. 조건을 비슷하게 하기 위해 가장 좋은 방법은 도움을 필요로 하는 상황과 공감을 조작하는 방법, 그리고 종속 측정(dependent measure)은 똑같이 유지하면서 교차 변수만을 바꾸는 것이다. 여러 대안 행동에 대해 다양한 상황과 다양한 공감적 관심을 유발하는 기법, 그리고 가능하다면 다양한 교차 변수를 실험하는 것도 중요하다. 두 방법 모두 공감-이타주의 가설을 검증하는 연구에서 지속적으로 이용되어 왔다.

공감-이타주의 가설의 현황

〈표 3-1〉에 제시된 교차 변수 중 하나와 도움이 필요한 사람에 대한 공감을 조작 혹은 측정하거나 또는 조작과 측정 모두 시행한 실험은 30개가 넘게 보고되었다(이들 중 20개 이상의 연구 리뷰에 관해 보려면 Batson, 1991; 모든 연구에 관해서는 Batson, 2011 참조). 〈표 3-1〉에 제시된 모든 변수에 대항하는 실험 결과가 누적되어 있다. 각각의 교차 변수를 이용한 연구를 한 예로 들자면, 첫째, Batson, Duncan, Ackerman, Buckley와 Birch(1981)는 도피 실행 가능성을 조작하였고, 둘째, Batson과 Weeks(1996)는 누군가의 도움이 효율적인 것일 필요성을 조작하였다. 셋째, Batson, Dyck, Brandt, Batson, Powell, McMaster와 Griffitt(1988, 연구 1)에서는 도움을 줄 수 있는 다른 사람들의 수용성을 조작하였고, 넷째, Batson, Batson, Griffitt, Barrientos, Brandt, Sprengelmeyer와 Bayly(1989)는 도움에 대한 보상의 필요성을 조작하였으며, 다섯째, Batson 등(1988, 연구5)은 인지적으로 두드러지는 특징을 측정하였다.

종합적으로 이 연구들의 결과는 공감-이타주의 가설이 예측한 것과 일관된 양식으로 나타났다. 이 결과들은 어떠한 이기적 대안 행동도 지지하지 못하였다. 현재로서는 누적된 연구 결과로 볼 때 이기주의적으로 해석하는 것은 설득력이 없다. 이 근거는 나로 하여금 공감-이타주의 가설이 사실이며, 공감적 관심이 이타주의적 동기를 생성한다는 것을 시험적으로나마 결론 내리게 하였다. 게다가 이 근거는 이 동기가 매우 강력하다는 것을 시사한다.

1990년대 공감-이타주의 연구를 다시 보게 된 이후인 1990년대 초, 사회학, 경제학, 정치학, 생물학 등의 관련 연구에서도 Piliavin과 Charng은 비슷한 결론을 내렸다.

이타주의적으로 보이던 행동이 정밀하게 살펴보면 이기적 동기를 반영한다는 이전의 입장에서 멀어지는 패러다임 전환이 있는 것으로 보인다. 더 정확히 말하면 현재 진보된 가설과 데이터들은 진정한 이타주의(타인의 이득을 목표로 행동하는)가 존재하며 그것이 인간 본성의 일부라는 시각에 힘을 실어 주고 있다(1990, 27).

이 결론에 대한 명백한 반박으로 Maner, Luce, Neuberg, Cialdini, Brown과 Sagarin(2002)은 부정적 감정만 제거된다면 공감적 관심과 도움을 주려는 동기 사이의 정적 상관이 더 이상 존재하지 않는다는 근거를 제시하려 했다. 그러나 Maner 등이 측정한 부정적 감정은 단지 공감적 감정뿐이었다(동정심을 느끼는 것, 불쌍히 여기는 마음, 마음이 약한 것뿐만 아니라 슬픈 것과 우울한 것, 수심에 잠긴 것 등 이들이 사용한 도움이 필요한 상황을 마주함으로써 생기는 슬픔이 도움이 필요한 사람에 대해 느끼는, 타인에 의한 슬픔이 나오도록 할 수 있다). 따라서 Maner 등은 부정적 감정을 조작하는 과정에서 공감적 관심의 효과를 제거한 것이다.

Piliavin과 Charng(1990)이 그들의 결론에 도달한 지 20년이 지난 지금에도 그들의 이론은 옳은 것으로 보인다. 그리고 현재에는 그 당시에 비해 이를 뒷받침하는 근거가 상당히 더 많다. 새로운 증거가 나올 때까지 기다리거나 현재의 근거를 새롭게 설명한다 하여도 공감 이타주의 가설은 사실로 보인다.

어떻게 공감에서 유발된 이타주의가 발달할 수 있었을까?

공감—이타주의 가설에 대한 지지는 공감적 관심의 진화에 대한 의문을 제기한다. 어떤 진화적 기능이 이 타인 지향적 감정을 야기했을까? 최근의 인기에도 불구하고, 나는 가장 그럴듯한 진화적 해석은 포괄 적응도[inclusive fitness(Hamilton, 1964)]나 상호 이타성(Trivers, 1971), 사회성(Caporeal, Dawes,

Orbell and van de Kragt, 1989), 또는 집단 선택(Sober and Wilson, 1998)의 관점은 아니라고 생각한다. 가장 그럴듯한 해석은 공감적 관심이 고등 포유류, 특히 인류 사이의 부모 본능(parental instinct)의 부분으로 진화했다는 것이다(McDougall, 1908; Hoffman, 1981; Zahn-Waxler and Radke-Yarrow, 1990; de Waal, 1996; Bell, 2001; Batson, 2010).

만약 포유류 부모들이 매우 연약한 자식들의 행복에 대단히 관심이 있지 않았다면, 이 종들은 빠르게 멸종했을 것이다. 인류는 틀림없이 다른 포유동물들과 공유하는 부모 본능의 핵심 측면을 조상들로부터 물려받아왔을 것인데, 인류에서는 이 본능이 상당히 덜 무의식적이고, 더 유연해져 왔다. 인간의 부모 본능은 대부분 포유류에서의 새끼 돌봄을 특징짓는 활동인 수유, 여러 다른 종류의 음식을 제공하고, 보호하고, 새끼를 가까이 두는 것을 훨씬 넘어선다. 거기에는 자식의 요구와 감정에 대한 추론이 포함된다("배가 고파서 우는 거야, 아니면 기저귀가 젖어서 우는 거야?" "그녀는 불꽃놀이를 싫어할 거야. 너무 시끄러울 거거든."). 여기에는 목표 지향적 동기와 평가를 기반으로 한 감정 또한 추론에 포함된다(Scherer, 1984).

Antonio Damasio(1994, 1999, 2003)는 환경적 신호에 대해 고정되고, 자동적인 대응에 의존하는 것이 아닌(그의 '조절 메커니즘'), 행동으로 이끄는 목표 지향적 동기와 평가 기반 감정에 의존하는 것의 장점 중 하나는 목표 지향적 동기와 연관된 감정들이 다양한 환경적 조건, 상황, 사건들 아래에서 조절가능하다는 것이라고 여러 차례 주장했다. 이와 같은 유연성은 인간이 아이를 돌보는 것과 같이 복잡하고, 새로운 상황이 많을 때 대단히 바람직하다.

공감적 관심과는 매우 다른 평가 기반 감정들이 나타내는 유연성을 알아보기 위해서 분노를 예로 생각해 보자. 공격 반응은 우리가 분노라고 부르는 그 감정을 전혀 겪지 않을 것 같은 다수의 종에서 나타난다. 하지만 인간에서는 공격 반응은 타인의 의도를 포함하여 상황에 대한 복잡한 인식 평가의 산물인 분노 감정에 의해 자극 받고, 완화되고, 일반화된다. 이와 비슷하게, 상냥한 공감적 감정은 더 유연하고, 적응적인 부모 양육을 허용하는데, 단순히 고통 신호에 반사적이고 반응적인 양육이 아니라, 특정한 상황에서 필요한 모든 방법으로 아이의 행복을 증대시키려는 목표를 향한 양육이다. 이 유연성은 요구(needs)를 예상하고 미리 방지하는 것을 포함하는데, 전기 소켓에 핀을 찌르는 것을 피하도록 하는 것과 같이 진화론적으로 꽤 새로운 것들도 포함한다.

　물론, 공감적 관심에 대한 인간의 능력은 우리 자신의 아이들을 훨씬 넘어 확장된다. 이미 존재하는 반감이 없는 한, 사람들은 인간이 아닌 것을 포함하여 다양한 대상에 대한 공감적 관심을 느낄 수 있다(Shelton and Rogers, 1981; Batson, 1991; Batson, Lishner, Cook and Sawyer, 2005). 진화적 관점에 따라, 이 확대는 일반적으로 대상이 필요로 할 때, 누군가가 공감적 관심과 이타적 동기를 불러일으키도록 하는 대상을 "채택"하는 인지적 일반화에 기인한다(Hoffman, 1981; Batson, 1987).

　이러한 인지적 일반화는 두 가지 요소에 의해서 촉진될 수 있다. 첫째, 상징적 사고와 유추적 추론을 비롯한 인간의 인지 능력, 둘째, 초기 수렵-채집인 집단에서의 자식에 대한 공감적 관심과 부모 양육의 엄격한 제한을 위한 진화적 이점의 부재이다. 이 집단에서 어려움에 처한 사람들은 종종 누군가의 아이나 가까운 친족이었고, 그들 유전자의 생존은 심지어 가까운 친족이 아닌 사람들의 행복과 밀접한 연관이 있었다(Kelly, 1995; Sober and Wilson, 1998; Hrdy, 2009). 인간의 양육 욕구가 평가 기반의 타인 지향적 감정과 같은 공감적 관심에 달려 있다는 것까지는 상대적으로 쉽게 일반화될 수 있다. 현대 사회에서, 이러한 일반화는 데이케어 센터의 유모들과 직원들, 양부모, 애완동물 주인에 의해 주로 제공되는 감정적 민감성과 상냥한 돌봄을 떠올릴 때 더 그럴듯하게 보인다.

공감에서 유발된 이타주의의 영향: 좋은 소식들

공감에서 유발된 이타주의 가설은 넓은 범위에 실질적 영향을 미친다. 몇 가지를 이야기해 보겠다. 공감적 관심은 더 민감한 돌봄을 필요로 하는 사람들의 장기적 행복에 주의를 기울인다고 알려져 왔다(Sibicky, Schroeder, and Dovidio, 1995). 또한 낙인 찍힌 외부집단을 향한 태도와 행동을 개선시킨다고도 밝혀졌다. 공감 유발은 인종적인 태도뿐 아니라 에이즈 환자, 노숙자, 심지어 유죄를 판결 받은 살인범, 그리고 마약 딜러들에 대한 태도도 개선시켜 왔다(Batson et al., 1997, 2002; Dovidio, Gaertner, and Johnson, 1999; Vescio, Sechrist, and Paolucci, 2003).

공감에서 유발된 이타주의는 또한 경쟁 상황에서 협력을 증대시키는 것으로 나타났는데(예: 죄수의 딜레마) 심지어 공감적 관심의 대상이 자신을 향해 완전히 경쟁적으로 행동했다는 것을 아는 경우에도(Batson and Moran, 1999; Batson and Ahmad, 2001) 그러하였다. 학교에서, 공감 기반적 교육은 학생들 사이의 상호 돌봄을 증대시키는 데 사용되어 왔다(예: 공감의 뿌리 프로젝트; Gordon, 2007). Stephan과 Finlay(1991)가 지적한 것과 같이 공감적 관심 유발은 갈등 해결 교육에서 사용되는 하나의 명쾌한 기법이다. 이 연수교육의 참가자들은 자신의 감정, 희망사항, 두려움을 표현하고, 갈등을 빚는 상대방의 생각과 감정을 상상해 보도록 한다(Kelman, 1990). 이 기법들은 어려움에 처한 타인을 인식하고, 타인의 관점을 채택하는 두 조건에 영향을 미치는데 이 두 조건은 공감적 관심을 발생시키는 데 사용된다(집단 간의 태도와 관계 개선을 위해 공감을 사용하는 다양한 프로그램을 보려면 Batson and Ahmad, 2009 참조).

나쁜 경우

공감에서 유발된 이타주의의 영향이 모두 긍정적인 것은 아니다. 사람들은 종종 공감적 관심을 느끼는 것을 억누르거나 피하고 싶어 한다. 타인을 돕는 직업에 종사하는 사회복지사들, 말기암 환자들을 돌보는 간호사들, 그리고 노숙자들을 마주치는 행인들은 도움에 극도의 노력이 필요한 것과 효과적으로 도움을 주는 것이 불가능하다는 것을 인식할 때, 이타적 동기를 뒤로하고 공감적 관심을 피하고자 할지도 모른다(Stotland et al., 1978; Maslach, 1982; Shaw, Batson, and Todd, 1994). 즉, 이타적 동기를 피하고자 하는 자기중심적 동기가 있을 수 있다.

많은 사람은 이타주의가 당연하게 도덕적 동기라고 생각한다(예: Hoffman, 2000). 공감 이타주의 가설은 그렇지 않다. 이타주의의 궁극적인 목적은 다른 누군가의 행복을 증대시키는 것이다. 만약 이 목표를 추구하는 것이 누군가가 어떤 도덕적 기준이나 이상에 따르게 하는 것이라면, 만약 그렇게 할 수 있다면 그 결과는 도덕적이라고 판단될 것이다. 하지만 이것은 유일한 가능성이 아니다. 참가자들이 공정하든 혹은 그렇지 않든 이익을 타인에게 나눠주게 하는 두 실험의 결과는, 공감에서 유발된 이타주의가 자신의 이익을 위한 이기주의와 같이 때때로 우리가 우리의 공정함에 대한 도덕적 기준을 위반할 수 있다는 증거를 제시한다(Batson, Klein et al., 1995). 각 실험에서, 어려움에 처한 여러 개인 중 누구에게도 공감적 관심을 느끼지 않은 참가자들은 공정하게 행동하는 경향을 보였다. 그 개인들 중 한 명에게 공감을 느낀 참가자들은 그렇지 않았다. 그들은 이 한 개인을 편애하는 경향을 보였다. 공감도가 높은 참가자들이 도덕적 기준으로서 공정함을 버린 것은 아니었다. 그들은 편애는 공명정대한 것보다 덜 공정하고, 덜 윤리적인 것이라고 다른 참가자들과 동의했다. 하지만 그들은 그들이 돌보려는 그 사람에게 이익을 주기 위해 그들의 도덕적 기준을 기꺼이 위반했다.

관련 연구에서, 동료들과 나(Batson et al., 1999; Batson, Batson et al., 1995)는 사회적 딜레마 내에서 한 사람을 위해 느껴진 공감은 참가자들이 최대 다수의 최대 행복이란 공리주의 원칙을 위반하도록 이끌 수 있다는 사실을 발견했다. 전반적으로, 이 연구들은 도덕적으로 행동하기 위한 공감에서 유발된 이타주의와 동기가 협력하는 동시에 갈등을 일으킬 수 있는 분명한 이유라는 상당한 증거를 제공한다.

공감에서 유발된 이타주의는 어려움에 처한 사람들을 또 다른 방식으로 상처받게 할 수 있다. 만약, 먼저 제시된 것처럼, 이타적 동기가 인간의 부모적 양육의 인지적 일반화에 기초한다면, 이 사실은 어려움에 처한 사람을 비유적으로 아이와 같은, 즉 연약하고, 의존적이며, 도움이 필요한 아이로 간주한다는 사실을 포함한다. 이것은 또한 적어도 해당 도움을 처리하는 능력에 관해서는 지위의 차이도 나타낸다. 때때로, 이러한 차이는 어떤 문제도 제기하지 않는다. 우리 대부분은 도움이 필요할 때 의사, 경찰, 소방관, 배관공, 그리고 정비공의 전문 지식을 기꺼이 따른다. 그러나 어떤 때 그 결과는 비극적일 수 있다. 선생님과 가정교사들은 진실된 염려에서 벗어나서, 학생들이 자신의 힘으로 문제를 해결하는 능력과 자신감을 개발할 수 있도록 하는 데 실패하고, 대신에 의존성, 낮은 자존감, 그리고 낮은 효능감을 증가시킬 수 있다(Nadler, Fisher, and DePaulo, 1983). 또한 사회복지체계가 가난한 사람과 불우한 사람들에게 도움을 주듯이 물리 치료사, 의사, 간호사, 친구, 그리고 가족도 신체적 혹은 정신적 장애를 가진 환자들에게 그와 똑같이 할 수도 있다(Nadler and Halabi, 2006).

효과적인 육아는 대처 능력, 자신감, 자립심을 기르는 아이의 환경을 어떻게 만드는지 뿐만 아니라, 언제 개입하고, 언제 뒤에서 기다릴지에 대한 세심함이 필요하다. 공감에서 유발된 효과적인 이타주의는 그와 동일한 것을 필요로 한다. 세심하고, 효과적인 육아에 아이를 사랑하는 것만 필요한 것은 아니다. 세심하고, 효과적인 도움에 공감에서 유발된 이타주의만이 필요한 것은 아니다(Fisher, Nadler and DePaulo, 1983). 배고픈 사람에게 물고기를 주는 것이 아니라 낚시를 하는 법을 가르쳐 주라는 속담을 떠올려 보라.

　타인이 그 혹은 그녀의 상황에 대해서 어떻게 느끼는지 상상하는 것—관점 취하기(perspective taking)—은 아이가 정말로 무엇을 필요로 하는지에 민감한 일반적 부모적 양육 형성에 특히 중요해 보인다. 의사이자 정신과 의사로서 그녀의 업무를 활용하면서, Jodi Halpern(2001)은 성공한 간부이자 가장인 '스미스 씨'의 사례를 발표한다. 스미스 씨는 갑작스럽게 목 아래부터 마비를 겪었고 현재는 인공호흡기에 의존한 환자였다. 그의 무력한 상태를 보고서 Halpern은 깊이 공감하며 슬픔을 느꼈고, 그것을 그에게 전해 안정을 주려고 했다. 그는 분노하고 좌절하는 반응을 보였다. Halpern은 "강한, 나이 든 남자가 갑자기 쇠약해지고, 그 후에는 한 젊은 의사에게 다뤄지게 되는 것이 어떨지" 상상해 보는 적극적인 노력을 한 후에야"(2001, 87) 그의 분노와 좌절을 이해하고 다룰 수 있었다. 그리고 그에게 노력을 '들이는' 것이 아니라 그와 '함께' 노력하기 위한 장을 마련할 수 있었다. Halpern(2001)은 "초기의 동정심은 스미스 씨의 명백한 취약점에 생각이 부족한 대응이었고, 내가 그를 친절하게 대하도록 했다…… [그의 경우] 단순히 한 환자가 화가 났다는 것을 인식하는 것이 아니라 어떻게 특정한 속상한 상황이 느껴지는지 상상하는 것의 실질적인 중요성을 강조한다(87-88)."라고 회상하였다.

요약 및 결론

　왜 사람들은 종종 자신이 상당한 대가를 치러야 하는데도 다른 사람들을 도울까? 이 행동은 인간의 양육 능력, 인간 사이의 상호연결성의 정도, 그리고 인류가 얼마나 사회적인 동물인가에 관해서 우리에게 무엇을 말해 주는가? 이 고전적인 철학적 질문들은 지난 수십 년 동안 행동과학, 사회과학 분야에서 다시 수면 위로 떠올랐다. 사회심리학 연구는 공감 이타주의 가설에 집중해 왔고, 이 가설은 공감적 관심─어려움에 처한 다른 사람을 인식함으로써 유발되고, 그와 일치하는 타인 지향적 감정─이타적 동기, 즉 그 어려움을 없애 줌으로써 타인의 행복을 증대시키는 궁극적인 목적의 동기를 발생시킨다는 것이다.

다양한 자기중심적 대안에 맞서 이 가설을 검증하도록 설계된 30개가 넘는 실험의 결과는 매우 긍정적으로 판명되었는데, 어려움에 처한 한 사람에게 느끼는 공감적 관심이 실제로 그 어려움을 제거하고자 하는 이타적 동기를 유발한다는 잠정적인 결과로 이끌었다. 하지만 이타적 동기를 발생시키는 공감적 관심이 공감으로 불리는 다른 심리적 현상과 혼동되어서는 안 된다. 공감 이타주의 가설에 관한 근거는 이 다른 현상들이 공감적 관심을 향한 발판으로 작용하는 것을 제외하고는 이타적 동기를 발생시킨다는 어떠한 증거도 제공하지 않는다. 공감에서 유발된 이타주의의 기원 중 가장 그럴듯한 진화적 해석은 일반화된 부모의 양육일 것이다.

연구에서는 공감에서 유발된 이타주의가 강력한 동기가 된다는 점이 밝혀졌다. 하지만 이것이 항상 선한 행동을 위한 힘은 아니다. 한편으로는, 첫째, 그것이 어려움에 처한 사람들에게 점점 더 섬세한 도움을 제공할 수 있고, 둘째, 낙인 찍힌 집단의 구성원을 향한 태도와 행동을 개선시킬 수 있으며, 그리고 셋째, 국제적·인종적 갈등을 포함한 경쟁적인 상황에서 협력을 증대시킬 수 있다는 증거가 있다. 그러나 또 한편으로, 첫째, 사람들은 종종 공감적 관심과 그것이 발생시키는 이타적 동기를 경험하는 것을 피하도록 자기본위적으로 동기부여 될 수 있으며, 둘째, 사람들이 공리를 희생하여 공감을 느끼는 사람들을 편애하는 것과 같이 공감 유발된 이타주의가 자신의 공정함과 정의의 기준을 위반하도록 할 수 있다는 증거도 있다. 마지막으로, 만약 추측한 대로, 공감에서 유발된 이타주의가 부모 양육의 인지적 일반화에 기초한 것이라면, 셋째, 그것이 어려움에 처한 사람들을 향한 부성적인 또는 모성적인 대응으로 이끌 수 있다.

공감적 관심이 이타적 동기를 발생시킨다는 증거는 우리에게 더 배려하고, 인도적인 사회를 설립하도록 하는 강한 추가 자원을 제공한다. 하지만 이 힘을 활용하고, 현명하게 이용하게 위해서는 공감에서 유발된 이타주의의 완전한 잠재력을 선을 위한 것, 악을 위한 것 모든 측면에서 이해하는 것이 중요하다.

참고문헌

Batson, C. D. 1987. Prosocical motivation: Is it ever truly altruistic? In *Advances in Experimental Social Psychology*, vol. 20, edited by L. Berkowitz, 65–122. New York: Academic Press.

Batson, C. D. 1991. *The Altruism Question: Toward a Social-Psychological Answer.* Hillsdale, NJ: Lawrence Erlbaum Associates.

Batson, C. D. 2009. These things called empathy: Eight related but distinct phenomena. In *The Social Neuroscience of Empathy,* edited by J. Decety and W. Ickes, 3–15. Cambridge, MA: MIT Press.

Batson, C. D. 2010. The Naked Emperor: Seeking a more plausible genetic basis for psychological altruism. *Economics and Philosophy* 26: 149–164.

Batson, C. D. 2011. *Altruism in Humans.* New York: Oxford University Press.

Batson, C. D., and N. Ahmad. 2001. Empathy-induced altruism in a Prisoner's Dilemma II: What if the target of empathy has defected? *European Journal of Social Psychology* 31: 25–36.

Batson, C. D., and N. Ahmad. 2009. Using empathy to improve intergroup attitudes and relations. *Social Issues and Policy Review* 3: 141–177.

Batson, C. D., N. Ahmad, J. Yin, S. J. Bedell, J. W. Johnson, C. M. Templin, and A.

Whiteside. 1999. Two threats to the common good: Self-interested egoism and empathy-induced altruism. *Personality and Social Psychology Bulletin* 25: 3-16.

Batson, C. D., J. G. Batson, C. A. Griffitt, S. Barrientos, J. R. Brandt, P. Sprengelmeyer, and M. J. Bayly. 1989. Negative-state relief and the empathy-altruism hypothesis. *Journal of Personality and Social Psychology* 56: 922-933.

Batson, C. D., J. G. Batson, R. M. Todd, B. H. Brummett, L. L. Shaw, and C. M. R. Aldeguer. 1995. Empathy and the collective good; Caring for one of the others in a social dilemma. *Journal of Personality and Social Psychology* 68: 619-361.

Batson, C. D., J. Chang, R. Orr, and J. Rowland. 2002. Empathy, attitudes, and action: Can feeling for a member of a stigmatized group motivate one to help the group? *Personality and social Psychology Bulletin* 28: 1656-1666.

Batson, C. D., B. Duncan, P. Ackerman, T. Buckley, and K. Birch. 1981. Is empathic emotion a source of altruistic motivation? *Journal of Personality and Social Psychology* 40: 290-302.

Batson, C. D., J. L. Dyck, J. R. Brandt, J. G. Batson, A. L. Powell, M. R. McMaster, and C. Griffitt. 1988. Five studies testing two new egoistic alternatives to the empathy-altruism hypothesis. *Journal of Personality and Social Psychology* 55: 52-77.

Batson, C. D., T. R. Klein, L. Highberger, and L. L. Shaw. 1995. Immorality from empathy-induced altruism: When compassion and justice conflict. *Journal of Personality and Social Psychology* 68: 1042-1054.

Batson, C. D., D. A. Lishner, J. Cook, and S. Sawyer. 2005. Similarity and nurturance: Two possible sources of empathy for strangers. *Basic and Applied Social Psychology* 27: 15-25.

Batson, C. D., and T. Moran. 1999. Empathy-induced altruism in a Prisoner's Dilemma. *European Journal of Social Psychology* 29: 909-924.

Batson, C. D., M. P. Polycarpou, E. Harmon-Jones, H. J. Imhoff, E. C. Mitchener, L. L. Bednar, T. R. Klein, and L. Highberger. 1997. Empathy and attitudes: Can feeling for a member of a stigmatized group improve feelings toward the group? *Journal of Personality and Social Psychology* 72: 105–118.

Batson, C. D., and J. L. Weeks. 1996. Mood effects of unsuccessful helping: Another test of the empathy–altruism hypothesis. *Personality and Social Psychology Bulletin* 22: 148–157.

Bell, D. C. 2001. Evolution of parental caregiving. *Personality and Social Psychology Review* 5: 216–229.

Caporeal, L. R., R. Dawes, J. M. Orbell, and A. J. C. van de Kragt. 1989. Selfishness examined: Cooperation in the absence of egoistic incentives. *Behavioral and Brain Sciences* 12: 683–739.

Damasio, A. R. 1994. *Descartes' Error: Emotion, Reason, and the Human Brain.* New York: Avon Books.

Damasio, A. R. 1999. *The Feeling of What Happens: Body and Emotion in the Making of Consciousness.* New York: Harcourt Brace & Company.

Damasio, A. R. 2003. *Looking for Spinoza: Joy, Sorrow, and the Feeling Brain.* Orlando, FL: Harcourt.

de Waal, F. B. M. 1996. *Good Natured: The Origins of Right and Wrong in Humans and Other Animals.* Cambridge, MA: Harvard University Press.

de Waal, F. B. M. 2008. Putting the altruism back into altruism: The evolution of empathy. *Annual Review of Psychology* 59: 279–300.

Dovidio, J. F., S. L. Gaertner, and J. D. Johnson. (1999, October). *New Directions in Prejudice and Prejudice Reduction: The Role of Cognitive Representations and Affect.* Paper presented at the annual meeting of the Society of Experimental Social Psychology, St. Louis, MO.

Fisher, J. D., A. Nadler, and B. M. DePaulo, eds. 1983. *Recipient Reactions to Aid.* Vol. 1 of *New Directions in Helping.* New York: Academic Press.

Gordon, M. 2007. *Roots of Empathy: Changing the World Child by Child.* Toronto: Thomas Allen.

Halpern, J. 2001. *From Detached Concern to Empathy: Humanizing Medical Practice.* New York: Oxford University Press.

Hamilton, W. D. 1964. The genetical evolution of social behavior (I, II). *Journal of Theoretical Biology* 7: 1–52.

Hoffman, M. L. 1975. Developmental synthesis of affect and cognition and its implications for altruistic motivation. *Developmental Psychology* 11: 607–622.

Hoffman, M. L. 1981. Is altruism part of human nature? *Journal of Personality and Social Psychology* 40: 121–137.

Hoffman, M. L. 2000. *Empathy and Moral Development: Implications for caring and Justice.* New York: Cambridge University Press.

Hrdy, S. B. 2009. *Mothers and Others: The Evolutionary Origins of Mutual Understanding.* Cambridge, MA: Harvard University Press.

Kelman, H. C. 1990. Interactive problem-solving: A social psychological approach to conflict resolution. In *Conflict: Readings in Management and Resolution*, edited by J. W. Burton and F. Dukes, 199–215. New York: St. Martin's PRess.

Kelly, R. L. 1995. *The Foraging Spectrum: Diversity in Hunter-Gatherer Lifeways.* Washington, DC: Smithsonian Institution Press.

Krebs, D. L. 1975. Empathy and altruism. *Journal of Personality and Social Psychology* 32: 1134–1146.

McDougall, W. 1908. *An Introduction to Social Psychology.* London: Methuen.

Maner, J. K., C. L. Luce, S. L. Neuberg, R. B. Cialdini, S. Brown, and B. J. Sagarin. 2002. The effects of perspective taking on helping: Still no evidence for altruism. *Personality and Social Psychology Bulletin* 28: 1601–1610.

Maslach, C. 1982. *Burnout: The Cost of Caring.* Englewood Cliffs, NJ: Prentice Hall.

Nadler, A., J. D. Fisher, and B. M. DePaulo, eds. 1983. *Applied Perspectives on Help-Seeking and -Receiving*, Vol. 3 of *New Directions in Helping.* New York: Academic Press.

Nadler, A., and S. Halabi. 2006. Intergroup helping as status relations: Effects of status stability, identification, and type of help on receptivity to high-status group's help. *Journal of Personality and Social Psychology* 91: 97–110.

Piliavin, J. A., and H.-W. Charng. 1990. Altruism: A review of recent theory and research. *American Sociological Review* 16: 27–65.

Scherer, K. R. 1984. On the nature and function of emotion: A component process approach. In *Approaches to Emotion*, edited by K. R. Scherer and P. Ekman, 293–317. Hillsdale, NJ: Lawrence Erlbaum Associates.

Shaw, L. L., C. D. Batson, and R. M. Todd. 1994. Empathy avoidance: Forestalling feeling for another in order to escape the motivational consequences. *Journal of Personality and Social Psychology* 67: 879–887.

Shelton, M. L., and R. W. Rogers. 1981. Fear-arousing and empathy-arousing appeals to help: The pathos of persuasion. *Journal of Applied Social Psychology* 11: 366–378.

Sibicky, M. E., D. A. Schroeder, and J. F. Dovidio. 1995. Empathy and helping: Considering the consequences of intervention. *Basic and Applied Social Psychology* 16: 435–453.

Sober, E., and D. W. Wilson. 1998. *Unto Others: The Evolution and Psychology of Unselfish Behavior*. Cambridge, MA: Harvard University Press.

Stephan, W. G., and K. Finlay. 1999. The role of empathy in improving intergroup relations. *Journal of Social Issues* 55: 729–743.

Stotland, E. 1969. Exploratory investigations of empathy. In *Advances in Experimental Social Psychology*, vol. 4, edited by L. Berkowitz, 271–313. New York: Academic Press.

Stotland, E., K. E. Mathews, S. E. Sherman, R. O. Hansson, and B. Z. Richardson. 1978. *Empathy, Fantasy, and Helping*. Beverly Hills, CA: Sage.

Trivers, R. L. 1971. The evolution of reciprocal altruism. *Qurterly Research Biology* 46: 35–57.

Vescio, T. K., G. B. Sechrist, and M. P. Paolucci. 2003. Perspective taking and prejudice reduction: The mediational role of empathy arousal and situational attributions. *European Journal of Social Psychology* 33: 455–472.

Zahn-Waxler, C., and M. Radke-Yarrow. 1990. The origins of empathic concern. *Motivation and Emotion* 14: 107–130.

제**4**장

공감은 눈에 보이는 표면적인 것, 그 이상이다:
사회적 집단에서 공감과 도움 행동

Stephanie Echols, Joshua Correll

     ❊ 인간은 사회적 동물이다. 그래서 인간은 위협으로부터 자신을 지키기 위해 협동하고, 사회적인 연결 고리를 만들고, 자원을 공유할 뿐만 아니라, 집단에서 분리될 경우 사회적 고통을 경험하며, 심지어 자손을 기르기 위해 동료에게 의지하기까지 한다(Cacioppo et al., 2006). 집단 구성원에 대한 이해와 협력이 인류의 생존에 필수적이기 때문에, 이러한 의무적 상호의존(obligatory interdependence)은 당연히 늘어날 수밖에 없었다(Brewer, 2004). 하지만 사회 집단 내에서 성공적으로 살아남기 위해서, 인류는 기존의 신경계(neural system) 위에 좀 더 특별한 집단 중심 감정(group-focused affective)과 인지적 특성을 발달시켰다(Adolphs, 1999). 이러한 특징들 중에서 무엇보다 공감이 중요하다. 공감이란 다른 사람의 고유한 감정 경험을 인지하고, 예상하며, 주의 깊게 반응하는 능력이다(Decety and Batson, 2007). 동료들의 내적 상태가 지니는 인과 관계를 확인하고 이해하는 것은 자녀 양육뿐

만 아니라 의사소통에 있어서도 핵심적인 역할을 하며, 소외된 집단 내 구성원들을 확인하고, 다른 구성원들의 문제점(거짓말)을 밝히기도 한다.

같은 사회 집단 구성원에 대한 공감은 집단 전체의 생존에 기여하는 행동을 장려한다는 점에서 특히 중요하다. 연민(compassion)은 집단 내(in-group) 구성원들에게 독특한 생존 능력과 번식에서의 이점을 가져다 주었기 때문에 고유한 감정 상태(distinct affective state)로 발달하였을 것이다(예: 자손의 생존 가능성 증가, 집단 생존에 필수적인 상호 호혜성과 협력 등; Goetz, Keltner and Simon-Thomas, 2010). 또한, 친족 선택(kin selection)과 호혜적 이타성(reciprocal altruism) 같은 이론들은 집단 내 구성원들을 돕기 위해 에너지를 소비함으로써 얻을 수 있는 장기적인 장점을 강조했다(Hoffman, 1981). Hoffman과 다른 연구자들은, 유전자를 공유하는 친족들의 생존 가능성을 확보하는 것이나 미래 언젠가에 보답을 돌려받을 수 있다는 기대로 타인에게 도움을 베푸는 것과는 관계없이, 사회 집단 내에서 이타적인 행위를 하는 것은 인간의 고유 본성일 수 있다고 말한다.

이 장의 목표는 집단 소속감(group membership)이 타인의 고유한 내적 경험을 이해하고 반응하는 능력에 어떻게 영향을 미치는지 밝히는 것이다. 집단은 공감 과정에 어떻게 영향을 미치는가? 타 집단의 구성원을 이해할 때 집단 내의 사례에서 얻은 능력을 활용할 수 있는가? 아니면 집단 외(out-group) 구성원의 경험을 제대로 인지, 이해, 반응하는 데 문제가 있을까? 외부 집단을 공감하는 데 장애물이 있다면, 언제 그리고 어디에서 공감 과정이 문제를 일으키는 걸까? 본 연구진은 어떻게 집단 소속감, 사회적 정체성, 내부-외부 집단 태도와 지위 서열(status hierarchies)이 공감과 친사회적 행동에 영향을 미치는지를 연구하기로 했다.

공감은 복잡한 구조이므로, 어떻게 집단 소속감이 공감 능력을 조정하는지 이해하려면, 각 용어를 정확하게 정의해야 한다. Batson(2009)은 행동 모방(behavior mimicry), 감정 전이(emotion contagion), 신경 반향(neural resonance)에서부터 관점 취하기(perspective-taking)과 타인에 대한 연민에 관한 심리학 연구에서 '공감'이라는 용어를 여러 차례 구체적으로 정의했다. Batson의 정의에 따르면, 공감에 대한 연구는 두 가지 독립된 질문을 해결하는 것에서 시작된다. 첫째, 타인의 고유한 감정 상태를 어떻게 이해할 수 있는가? 이 문제는 공감적 이해(empathic understanding)를 다룬다. 둘째, 무엇이 타인의 곤경에 신경을 쓰고 반응하는 동기와 우려를 이끄는가? 이 문제는 공감적 우려(empathic concern)를 다룬다. 이 장에서는 이 공감에 대한 정의를 이용하여, 문제가 있는 개인을 파악하는 것에서부터 개인의 고유한 경험을 이해하고, 도움 행동을 실시하는 데까지 집단 소속감이 공감 경험에 어떤 영향을 미치는지를 논의할 것이다.

집단 소속감과 공감적 이해

공감적 이해는 다른 사람의 감정 또는 정서 경험을 이해하고 공유하는 능력을 의미한다(Decety and Jackson, 2004). 이러한 이해 능력은 여러 가지 부차적으로 존재하는 자동적, 통제된 과정의 정점을 의미한다(Decety, 2011a). 얼굴 인식과 감정 인지를 포함하는 낮은 수준의 단계는 타인의 내적 상태를 파악하는 데 필수적이다. 또한, 곤란에 처해 있는 제3자를 목격할 때, 그것을 본 지각자(perceiver)는 감정적 각성이 일어나고, 목표 대상의 경험을 평가하기 시작한다. 그 외에도, 감정과 정신 상태 추론과 관련한 하향식 과정은 사전 지식, 경험 및 감정적 맥락이 지각자에게 영향을 미치게 한다. 이러한 과정은 서로 다르지만 공감 과정 내내 서로 영향을 준다(Decety, 2011a). 예를 들어, 자율신경 각성(autonomic arousal)은 감정적 신호에 대한 관심에 영향을 줄 수 있고 제3자의 정신 상태에 대해 추론하는 것은 지각자가 느끼는 감정의 종류를 제한시킬 수 있다. 독자의 이해를 돕기 위해, 본 연구진은 공감적 이해를 다음 세 가지로 구분하여, 집단 단위의 과정(group-level process)이 (1) 감정 인지, (2) 감정적 각성, (3) 감정 이해에 어떻게 영향을 미치는지 연구했다.

집단 소속감과 감정 인지

공감적 이해는 다른 사람의 정서적 신호에 대한 인지에서부터 시작한다. 최근 연구에 따르면, 모든 정서적 신호들이 똑같이 처리되지는 않는다. 심지어 기본적인 얼굴 인식과 감정 인지도 집단 소속감에 따라 조정될 수 있다. 얼굴 인식에서 가장 믿을 만한 집단 간의 차이점은 내부 집단 구성원들의 얼굴을 외부 집단 구성원들에 비해 훨씬 빠르고 정확하게 인식한다는 것이다.

동일 집단 또는 여러 집단 간의 내부 집단 이점은 일반적으로 다른 집단에 비해 같은 집단의 얼굴을 구분하는 민감도가 높다는 것을 의미한다(Meissner and Brigham, 2001). 내부 집단과 외부 집단의 얼굴에 대한 인지가 근본적으로 다른 과정으로 진행되기 때문에, 이러한 장점이 등장할 수 있는 것이다. 예를 들어, 연구 결과에 따르면 실험 참가자들은 집단 내 구성원을 관찰할 때에는 전체적인 인지 과정(holistic processing)을 보였지만, 집단 외부 구성원을 관찰할 때 특징에 기반을 둔 인지 과정(feature-based processing)을 보였다(Michel et al., 2006). 그러므로 집단 단위 처리 과정은 얼굴 인식 과정에 영향을 미쳐, 특정한 개인의 경험에 감정이 미치는 영향력뿐만 아니라 전반적으로 감정 인지에 크게 기여할 가능성이 있다.

얼굴 인식 과정의 차이가 지각자가 목표 대상의 경험을 이해하는 데 어떻게 영향을 미칠까? 최근 진행된 메타 분석 연구에 따르면, 얼굴 표정 감정을 인식하는 데 정확도가 전반적으로 높더라도, 집단 내 구성원에서 인종적, 민족적 감정 표현을 관찰했을 때, 그리고 특히 자연스럽게 감정이 등장했을 때 지각자들의 정확도가 더 높았다(Elfenbein and Ambady, 2002). 지각자들은 집단 외 구성원보다 집단 내 구성원의 감정 표현을 인지할 때 9.3% 더 정

확했다. 연구자들에 따르면, 표현에 있어서 미묘한 차이와 규칙을 분석하고
파악하는 능력은 인구, 지역, 문화마다 다른 감정 표현의 차이를 만들어 냈
고, 이는 감정 신호 처리 능력에 있어서 집단 내부인의 장점으로 이어졌다
(Elfenbein and Ambady, 2002).

  감정 인지에 있어서 집단 내부의 장점은 일본인과 백인−미국인을 대상으
로 한 fMRI(functional Magnetic Resonance Imaging) 최근 연구에서도 드러났다
(Chiao et al., 2008). 실험 참가자들에게 각각 행복, 분노, 공포, 그리고 중립적
얼굴 표정을 드러내는 일본인과 백인의 얼굴을 보여 주었다. 백인과 일본인
실험 참가자는 각각 집단 내에 속한 사람들의 사진에서 공포감을 인지하는
데 더 빠르고 정확했고 집단 외부 구성원보다 집단 내부 구성원의 공포를 관
찰 할 때 편도체(amygdala)의 활성화가 더 높게 나타났다.

  감정 인지에 있어서 집단 간의 효과와 집단 내부의 장점이 개인이 사회 집단
에 참여하려는 정도에 크게 의존한다는 점은 흥미롭다. Young과 Hugenberg
(2010)는 약간의 집단 인식체계를 이용하여 얼굴을 두 가지 집단으로 나눈 백
인 얼굴 사진을 백인 실험 참가자들에게 제공하였다. 첫째, 집단 내 구성원
으로 제시된 얼굴(임의 선정)과, 둘째, 집단 외부인으로 제시된 얼굴이 그것이
다. 제시된 얼굴은 모두 인종적으로는 집단 내 구성원이었을 뿐만 아니라 세
트가 임의로 배정됐기 때문에, 규칙 이해 능력 또는 친밀도에 있어서 기존의
차이점이 타인의 얼굴을 인지하는 과정을 도왔다고 볼 수 없다. 그럼에도 불
구하고, 연구 결과에 따르면 실험 참가자들은 집단 외부인보다 겉으로 보이
는 집단 내 구성원의 감정표현을 더 정확하게 인지할 수 있었다. 또한, 집단
내부인의 얼굴을 전체적으로 관찰했을 때(holistic processing) 이러한 내집단
의 감정 인지에서의 장점이 등장한다. 여러 연구자에 따르면, 집단 내부인의
얼굴을 처리하는 것에 대한 동기가 집단 내부 장점을 이끌어 낼 수 있다. 비
록 특정 집단 외 구성원과 관련하여 감정이 발생했을 때에는 중요한 예외가
일어날 수도 있지만(예: Ackerman et al., 2006), 연구 결과에 따르면 일반적으

로 지각자가 집단 외 구성원과 마주 했을 때 상대의 얼굴 표현에 관심을 기울이려는 동기부여가 낮은 것으로 나타났다.

집단 소속감과 감정적 각성

특정 감정이 우호적인지 적대적인지, 그리고 접근해도 될지 또는 피해야 할지를 결정할 때 지각자들은 상대적으로 빠르고 손쉽게 감정적 자극을 평가할 수 있다(Decety, 2011a). 이러한 평가 방법은 교감 신경계에 무분별한 각성으로 이어져서(Cacioppo, Berntson and Crites, 1996), 지각자의 초기 공감적 이해 능력에 영향을 미친다(Piliavin, Piliavin and Rodin, 1975; Batson, Fultz and Schoenrade, 1987).

지난 5년간 여러 연구자들은 fMRI를 활용하여 목표 대상의 집단 소속에 따라 감정 자극의 혈역학적 지표(hemodynamic marker)가 어떻게 달라지는 지 연구했다. 특히 대부분의 연구는 고통받는 집단 내, 외부 구성원들에 대해 각각 어떤 감정적 각성이 일어나는지 연구하는 데 초점을 맞추었다. 고통은 공감적 이해에 있어서 감정적 각성이 어떤 역할을 하는지 조사하는 데 유용한데, 이는 지각자들이 불편함을 경험하는 대상이 자신이 아니라 상대방이라는 점을 명확히 구분함과 동시에 상대방의 고통과 불편을 이해할 수 있기 때문이다. 또한, 고통이 뇌에서 어떻게 구현되는지를 포함하는 고통의 생리(physiology)에 대해서는 많은 부분이 이미 알려져 있다. 예를 들어, 고통을 직접 경험하는 경우와 고통 상태에 있는 제3자를 관찰할 경우, 전방 대상 피질(anterior cingulate cortex), 전방 중앙 대상 피질(anterior midcingulate cortex), 앞뇌섬(anterior insula)을 포함하여 다수의 공통된 뇌 영역에서 활성화가 일어난다[고통 인지에 대한 신경학적 반응에 대한 자료는 Decety와 Jackson(2004) 연구 참조]. 하지만 이러한 뇌 영역에서 일어나는 혈역학적 활성은 고통에 대한 처리 과정에만 한정되는 것이 아니라 부정적 자극과 각성을 처리하는 과정에 더 일반적으로 관련된다는 점이 중요하다. 관찰자와 목표 대상 사이에서 공통적으로 활성화되는 영역은 자극을 긍정적 또는 부정적으로 분류하는 일반적인 감정적 각성 상태를 반영할 수 있다. 그에 따라, 공감 이해 능력의 필수 조건(충분하지는 않더라도)이 될 수 있다(Decety, 2011b).

비호감(disliked)인 대상이 고통을 경험하는 상황을 목격했을 때, 지각자들은 고통 인지 과정과 관련된 영역에서 혈역학적 활성이 줄어들었다(Singer et al., 2006). 낯선 사람과 비교했을 때 연인을 관찰할 때 신경학적 반응이 유사하게 증가했다는 다른 연구도 존재한다(Cheng et al., 2010). 이는 대상에 대한 지각자의 태도가 감정적 각성을 조정함을 의미한다. 이러한 원칙을 집단 처리 과정의 영역에 적용해 보기 위해, 연구자들은 fMRI 촬영을 이용하여 중국인과 백인 실험 참가자들을 대상으로 각각 집단 내·외 구성원들이 바늘(고통 유발) 또는 면봉(고통 비유발)에 찔리는, 그러나 중립적 표정을 보이는 얼굴 표정을 관찰하도록 실험하였다(Xu et al., 2009). 고통 상태인 집단 외 구성원의 얼굴과 비교하여 집단 내 구성원의 얼굴을 관찰할 때, 고통의 감정과 관련된 전방 대상 피질이 크게 활성화되었다.

하지만 지각자들은 모든 집단 외 구성원들을 동일한 방식으로 처리하지 않는다. 개별적 대상자에 대한 지각자의 평가가 자신의 감정적 각성을 조정하는 것처럼(예: Singer et al., 2006), 집단 외 구성원에 대한 지각자의 태도는 집단 외 구성원의 고통에 대한 뇌신경학적 반응을 조정한다. 한 fMRI 연구(Decety, Echolos and Correll, 2010)에서, 건강한 실험 참가자는 각각 고통을 느끼는 집단 내 구성원(다른 건강한 사람들)과 집단 외 구성원[AIDS(Acquired Immune Deficiency Syndrome, 후천성 면역결핍증)를 진단 받은 사람들]을 관찰했다. 또한, 실험 참가자들은 집단 외 구성원의 질병에 대한 '원인(responsible)' 정보(정맥 내 주사 약물 사용으로 AIDS에 감염되었거나 또는 수혈로 인해 AIDS에 걸린)를 보면서 이러한 집단 외 대상을 관찰했다. 지각자는 AIDS 감염에 자신의 책임이 있는 환자와 비교했을 때 자신의 책임이 없는 AIDS 환자의 고통을 관찰할 때 통증 처리 영역이 더 활성화됐다(예: 앞뇌섬과 전방 중앙 대상 피질). 지각자는 AIDS라는 낙인이 찍혔지만 자신의 책임이 아니라 비난받지 않는(stigmatized-but-blameless) 집단 외 구성원의 통증에 더 많이 반응했다. 이러한 유형은 실제 통증의 정도를 점수로 매기는 것에도 반영되었다. 실험 참가자들은 건강한 대조군과 비교했을 때 자신의 책임이 없는 AIDS 환자 대상의 통증에 더 민감했고, (AIDS 환자들의 자신의 책임 여부에 따라 그들을 비난하는 정도가 작용한 결과) 자신의 책임이 있는 AIDS 환자 대상의 통증에는 덜 민감했다. 이 연구 결과에 따르면, 감정적 각성은 목표 집단에 대한 선험적 태도(priori attitude) 때문에 조정되었다. 지각자가 통증이 있는 집단 외 구성원을 관찰할 때 감정적인 각성을 덜 경험할 경우, 집단 외 대상의 감정 상태를 해석하고, 그에 따라 적절한 대처 요구 신호를 전달하기 위한 관찰자의 신체적 신호(cue)는 줄어든다. 이러한 차이는 집단 외 구성원의 공감 이해 능력에 문제를 일으킬 수 있다.

집단 소속감과 감정 이해

감정 인지와 각성은 타인의 감정 상태를 공유하고, 이해하는 데 필수적인 단계라고 할 수 있지만, 감정을 완전하게 이해하기에는 충분하지 않다. 감정 이해는 좁게는 타인의 내적 상태에 대한 지식 정보에서부터, 넓게는 타인과 자신의 경험을 정확하게 이해하기 위한 관점 취하기(perspective-taking) 노력까지 필요하기 때문이다(Decety, 2011a).

정신 상태 추론 모델에 따르면, 타인의 생각, 동기, 감정을 이해하는 과정은 그 대상과의 유사성과 호감도에 영향을 받을 수 있는데 유사성과 호감도는 모두 집단 소속감에 따라 달라질 수 있다. 한 연구에서 실험 참가자들은 실험 참가자 자신의 자기 보고 선호도에 따라 자신과 유사하거나 또는 유사하지 않은 대상들에 관한 짧은 글을 읽도록 하였다. 그리고 실험 참가자들

은 다양한 대상[글에 제시된 사람과 자기 자신, 목표 대상이 속한 집단(예: 의대생)]
의 등급을 매겼다. 자신과 유사한 대상이 제시된 글을 읽은 참가자들은 그들
의 생각을 대상에 투사한 반면, 자신과 유사하지 않은 대상이 제시된 글을 읽
은 참가자들은 대상의 정신 상태를 추론하기 위해 집단의 고정관념을 사용
했다(Ames, 2004). 또한, 지각자는 자신이 좋아하는 대상에 대해 더 복잡한
정신 상태에 있다고 여기는 경향이 있었다(그리고 자신이 싫어하는 대상에 대
해서는 덜 복잡한 정신 상태에 있다고 여김). 예를 들어, 실험 참가자들은 자신
이 싫어하는 대상보다 좋아하는 대상에 대해 더 복잡하고 추상적인 용어(예:
목표 설정 및 상황 설명)로 대상의 활동을 설명했다. 또한, 중립적인 대상보다
는 고통받고 피해를 입은 대상에게 덜 복잡한 귀인을 했다(Kozak, Marsh, and
Wegner, 2006).

집단 내 구성원과 집단 외 구성원의 감정을 추론할 때, 유사한 유형의 집단
간 편향(intergroup bias)이 관찰되었다. 개인을 집단 외 구성원으로 분류할 경
우, 지각자들은 "인간적" 특징을 가진 그들을 부정하였다(Leyens et al., 2000).
연구에 따르면, 실험 참가자들은 집단 외 구성원에 비해 집단 내 구성원들이
자존심이나 죄책감과 같이 이차적이고 복잡한 감정들을 가지고 있다고 여겼
다. 또한 허리케인 카트리나의 흑인 피해자와 백인 피해자에 대해 느끼는 감
정에 관해 조사한 연구에서, 이러한 유형의 infrahumanization(인간 이하, 유
인원화 함)이 관찰되었다. 실험 참가자들은 인종적 집단 내 구성원보다 집단
외 구성원들에게 이차적인 감정(예: 비탄, 슬픔, 죄책감)을 덜 보였다(Cuddy,
Rock, and Norton, 2007). 더 충격적인 사실은 집단 외 구성원의 이차적인 감정
을 부인하는 것이 실제로 집단 외 대상을 도와주는 가능성을 낮추었다는 점
이다. 이러한 연구들은 지각자들의 감정 이해 능력은 대상에 대한 집단 소속
감에 의해 조정될 수 있다는 것을 보여 주었다.

집단 단위의 처리 과정은 여러 방식으로 공감적 이해에 영향을 미칠 수 있
다. 감정 전이나 각성, 또는 정신 상태 귀인(attribution) 등 공감적 이해의 기

반이 되는 요소는 목표 대상의 집단 소속감에 달려 있을 수 있다. 따라서 본 연구진은 다른 질문을 다루는 연구를 시작할 것이다. 집단 소속감은 사회적 약자인 집단 내ㆍ외 구성원들에게 적절하게 대처하게 하는 동기와 공감적 우려(empathic concern)에 어떻게 영향을 미칠까?

집단 소속감, 공감적 우려, 도움 행동

공감적 우려는 힘든 상태에 있는 개인을 인지할 때 발생할 수 있는 타인 지향적(other-oriented) 감정 반응이다. 이 덕분에 관찰자는 독특한 감정 상태를 경험하게 되는데 여기에는 대상에 대한 동정, 연민, 온기, 상냥함의 감정이 포함된다(Batson, Fultz and Schoenrade, 1987). 타인의 감정 경험(예: 앞서 검토한 과정)을 이해하고 공유하는 것이 이러한 우려를 불러일으킬 수 있다. 예를 들어, 실험 참가자들에게 객관적이 되도록 요구하는 것보다 상대방의 관점을 수용하도록 요구했을 때, 곤경에 처한 상대방에게 공감적 우려를 더 많이 보였다(Coke, Batson, and McDavis, 1978; Batson, Sager et al., 1997). 일반적으로, 공감적 이해에서 공감적 우려가 발생한다.

우려에서 이어지는 결과에 관한 연구 결과에 따르면, 공감적 우려의 경험은 개인을 도우려는 친사회적 동기를 불러일으킬 수 있다(Batson, 1998; Eisenberg and Miller, 1987 참조). 예를 들어, 공감적 우려 점수가 높은 사람들은 다양한 상황에서 타인을 도울 확률이 높았다(Davis et al., 1999). 실험 참가자들에게 관점 취하기 조작을 통해 공감적 우려를 유도했을 때, 상호보완적 결과가 관찰되었다(Coke, Batson, and McDavis, 1978). 따라서 실험을 통해 유도된 정신 상태나 일반 성향(general disposition)에 관계없이 우려는 문제가 있는 개인을 도울 가능성을 높일 수 있었다. 이 점에서, 본 연구진은 집단 소속감이 공감적 우려의 선행 요인과 결과에 어떤 영향을 미치는지 조사했다.

집단 소속감, 공감적 우려의 선행 요인, 도움

앞서 검토한 수많은 연구에 따르면, 지각자가 집단 외 구성원을 고려할 때 공감적 이해는 제대로 일어나지 않았다. 공감적 이해가 공감적 우려와 도움 행동을 촉진하는 경우, 지각자의 집단 외 피해자에 대한 공감적 우려도 감소할 것이라고 예상할 수 있다. 최근 연구는 이러한 가설에 대한 근거를 제시했다(Hein et al., 2010). 한 연구에서 축구 팬들에게 자신이 응원하는 팀의 다른 팬(집단 내)과 경쟁팀의 팬(집단 외)이 감정적으로 힘든 상황을 겪는 모습을 보여 주었다. 실험 참가자들은 집단 외 대상보다 집단 내 대상들에 대한 공감적 이해가 높았고 앞뇌섬이 더 활성화되었으며, 더 높은 통증 점수를 매겼다. 또한, 실험 참가자들은 집단 내 대상에 대해 공감적 우려를 더 많이 보고하였으며, 집단 외 대상보다 집단 내 대상의 고통을 공유함으로써 자발적으로 돕는 경향이 많았다. 게다가, 고통을 보이는 집단 외 대상과 집단 내 대상을 관찰했을 때 앞뇌섬 활성화 정도의 차이에 따라(공감적 이해의 지표로써) 집단 간 도움 행동을 주는 데 차이가 있었다. 이 조사 결과에 따르면, 공감적 이해는 집단 외 대상보다 집단 내 대상에 대한 공감적 우려와 도움 행동으로 이어질 가능성이 높았다.

특정 집단 외 대상에 대한 태도는 공감적 이해와 공감적 우려 사이의 관계를 조정할 수 있다. 한 연구에서는 실험 참가자들에게 아프리카계 미국인과 백인 남성이 고통을 호소하는 짧은 영상을 시청한 뒤, 공감적 이해(예: 고통의 강도가 어느 정도인가?)와 얼마나 도움을 주고 싶은가(예: 얼마나 많은 약을 제공하겠는가?)에 대해 답하도록 하였다. 또한, 실험 참가자들에게 내적, 외적으로 인종에 대한 태도를 측정하도록 하였다. 무엇보다 공감적 이해와 도움 행동 사이의 관계는 인종에 대한 내적 태도에 의해 조정됐다. 내적으로 편향된 실험 참가자들은 아프리카계 미국인보다 백인 남성에 대해 공감적 이해와 도움 행동 사이에 더 높은 관계를 보였다. 반대로, 낮은 내적 편향을 보인 실험 참가자들은 그와 상반되는 결과를 보였다(Echols, Decety, Correll, 미출간 자료). 이 연구는 집단 외 대상에 대한 부정적인 태도는 공감적 이해와 공감적 우려 및 도움 행동 사이의 관계에 영향을 미칠 수 있다는 초기 근거를 제시한다.

집단 소속감과 공감적 우려의 결과

앞서 이야기한 바와 같이 공감적 이해와 공감적 우려가 집단별로 지속적인 차이를 보여 왔다는 점을 고려하면, 도움 행동에서도 유사한 집단 간의 차이를 예상할 수 있다. 실제로, 이러한 차이점이 두드러질 때 집단 소속감은 다른 사람의 고통에 공감하고, 주의 깊게 대처하는 데 크게 영향을 미칠 수 있다.

사회 정체성/자기 분류 이론(Social Identity/Self-Categorization theory)에(예: Tajfel and Turner, 1979) 기초한 공감적 우려 및 친사회적 행동 모델들은 어떻게 집단 소속감이 이러한 과정에 영향을 미칠 수 있는지 설명한다. 사회 정체성 이론에 따르면, 개인들은 우수 사회 집단에 자신을 포함시키려는 본능이 있으며, 해당 집단을 더 긍정적으로 간주하는 경향이 있다. 일단 분류 과정을 한 번 거치면, 개인은 자신을 그 집단의 사회 정체성에 따라 관찰하게 된다. 즉, 그 집단의 전형적 요소(stereotype)에 따라 자기 자신을 정의하며, 자동적으로 집단 내 구성원들 간의 차이를 최소화하고 집단 내 구성원과 집단 외 구성원 사이의 차이를 최대화한다(Turner and Onorato, 1999). 집단 내 유사성을 강조하는 행위는 다른 집단 내 구성원의 복지를 자신에게도 중요시 여기게 만들며, 도움에 대한 책임을 높이지만 도움을 주지 않을 때 대가를 크게 만든다(예: Levine et al., 2005). 따라서 이러한 과정이 집단 외 구성원과 관련된 집단 내 구성원들의 공감적 우려와 도움 행동을 높일 수 있다.

이러한 주장에 대한 경험적 증거는 여러 연구가 뒷받침한다(예: Levine et al., 2005; Sturmer et al., 2006). 예를 들어, 백인 실험 참가자들은 도움의 책임이 불분명할 때 백인 희생자보다 흑인 희생자들을 도울 확률이 낮았다(Gaertner and Dovidio, 1977). 최근 연구에서, Levine 연구팀은 좋아하는 축구팀에 대한 정체성이 있는 축구 팬들이 경쟁 축구팀의 팬보다 자신의 팀을 좋아하는 제3의 팬들을 도울 확률이 크다고 주장했다(Levine et al., 2005; Levine et al., 2002 참조).

하지만 공감적 우려와 도움 행동에 대한 집단 내 구성원들의 편향이 항상 나타나는 것은 아니다. 최근 48개의 연구를 메타 분석한 결과, (백인들과 비교했을 때) 평균적으로 아프리카계 미국인들에 대한 도움 행위에서는 차이가 드러나지 않았다(Saucier, Miller and Doucet, 2005). 실제로, 한 연구에 참여한 백인 실험 참가자들은 백인 동료보다 흑인 동료를 도울 확률이 훨씬 높았다(Dovidio and Gaertner, 1981). 이러한 차이를 이해하기 위해, 본 연구진은 어떻게 각 모델이 타인의 고통에 대처하는 조건을 설명하는지, 그리고 어떻게 집단 단위 처리 과정이 도움 행위에 영향을 미치는지를 다룬 여러 가지 다양한 이론을 다룰 것이다.

공감-이타주의 가설

공감-이타주의 가설에 따르면, 목표 대상의 고통을 완화시키기 위해 공감적 우려를 경험할 때 도움 행동에 이타적으로 동기부여된다(Batson, 1998). Batson에 따르면, 이러한 관계는 구성원 간의 유사성에 (목표 대상의 집단 소속감을 통해 달라지는) 달려 있지 않다. 한 연구에서는 실험 참가자들에게 고통을 호소하는 여인의 녹음테이프를 듣도록 한 뒤, 그 여인의 관점에서 생각하거나 객관적으로 판단하도록 요청했다(Batson, Sager et al., 1997). 유사성(예: 집단 소속감)을 조작하기 위해, 그 여성을 실험 참가자와 동일한 대학교 학생 또는 경쟁 대학교 학생으로 묘사했다. 연구 결과에 따르면, 실험 참가자의 공감적 우려는 도움 행동으로 이어졌지만 대상의 집단 소속감과는 관계가 없었다. 또한, 경로 분석 결과, 공감적 우려와 도움 행동 사이의 관계는

관찰자/목표 대상 유사도로 설명할 수 없었다. 연구자들에 따르면, 집단 소
속감을 느끼는 것은 공감적 우려와 도움 행동으로 무조건 이어지지 않았다
(Batson, Sager et al., 1997). 하지만 이러한 연구 자료에 따르면, 공감적 우려의
수준은 집단 외 희생자보다 집단 내 희생자에서 더 크게 나타났다. 공감적 우
려는 모든 사례에서 도움 행동을 유발할 수 있지만, 지각자가 집단 내 구성원
들에 대한 우려가 커지거나 집단 외 구성원에 대한 우려가 줄어들 경우에 도
움 행동에 집단 간 차이가 나타났다.

다른 집단, 다른 메커니즘

공감적 우려가 집단 소속감과 관계없이 도움 행동으로 이어진다는 주장과
는 다르게(Batson, Sager et al., 1997), 일부 연구는 근본적으로 다른 과정에 의
해 집단 내 · 외의 도움 행동에 차이가 생긴다고 주장한다. 이러한 차이를 이
장에서 주로 다룰 것이다. Sturmer의 주장에 따르면, 공감적 우려는 집단 내
구성원들로부터 도움을 일으키는 반면, 유사성(a sense of similarity)은 집단
외 구성원들에 대한 도움을 일으킨다(Stürmer et al., 2006). 독일 또는 이슬람
출신 실험 참가자에게 고통을 겪고 있는 독일 또는 이슬람계 사람이 쓴 글을
읽도록 요청했다. 그 뒤에 자신의 공감적 우려의 정도와 그 사람들을 돕기 위
해 얼마나 자발적으로 시간을 쓸지에 대해 보고하도록 했다. 공감적 우려나
도움 행동의 평균값은 집단 간 차이가 없었지만, 공감적 우려는 인종적 집단
내 구성원들에 대해 유의한 예측 인자로 나타났다. 대신에, 실험 참가자들이
집단 외 구성원과 '유사성'을 느끼는 정도가 도움 행동으로 이어졌다. 또한,
이러한 효과는 최소 집단 패러다임(minimal-group paradigm)에서 똑같이 일
어났다. 연구자들에 따르면, 공감적 우려는 집단 내 구성원들에 대한 이타성
을 촉진하였지만, 집단 외 구성원의 경우 유사성에 대한 감정이 도움으로 이
어졌다.

Pryor 연구팀은 이와 관련하여 조금 다른 설명을 제시했다. 연구자들은 집

단 외 구성원에 대한 이중 처리 모델(dual-process model)을 제시했다(Pryor et al., 2010). 이 모델에 따르면, 고통을 호소하는 집단 외 구성원에 대해서 생기는 부정적 감정 반응은 깊이 생각하는 하향식 처리 과정에 의해 극복되고 회피 반응을 적절한 친사회적 반응으로 바꾼다. 특히, 회피 반응을 적절한 친사회적 반응으로 바꾸는 과정은 인지적 자원(cognitive resource)을 활용해야 하는 통제된 처리 과정이다. Dewall 등(2008)은 이러한 과정에 대한 근거 자료를 제시한다. Dewall 연구팀의 조사 결과에 따르면, 실험 참가자들에게 가족 또는 모르는 사람이 아파트에서 쫓겨난 상황에서 그 사람에게 어떠한 도움을 제공할지 답하도록 했다. 일부 실험 참가자들은 인지적 자원을 고갈시킬 정도의 힘든 과제를 수행한 후였다. 실험 결과에 따르면, 인지적으로 고갈된 실험 참가자와 그렇지 않은 실험 참가자 모두 가족 구성원을 도와주었다. 하지만 모르는 사람에 대해서는, 인지적으로 고갈된 실험 참가자는 그렇지 않은 참가자들보다 도움을 적게 주는 경향을 보였다. 이러한 실험 자료에 근거하여, 연구자들은 실험 참가자가 집단 내 구성원이 아닌 집단 외 구성원에 대한 도움 행동 결정 시 인지적 자원에 크게 의존한다고 주장한다.

　또한, 사람들은 자신의 이익 때문에 집단 외 구성원을 돕기도 한다. 경쟁적 이타주의 가설(Competitive Altruism hypothesis)에 따르면, 개인들은 집단 계급 내에서 혜택을 얻고 지위를 강화하기 위해 경쟁적으로 타인에게 친사회적 행동을 제공한다(Hardy and Van Vugt, 2006). 이러한 연구 결과를 집단 간 사례에 적용할 경우, 집단 외 구성원에 대한 도움은 개인 또는 개인이 속한 집단에게 다른 집단들보다 더 우수하고 독특하다는 감정인 "긍정적 특이성(positive-distinctiveness)"을 부여한다(Van Leeuwen and Täuber, 2010). 특히, 개인 또는 집단은 지위나 중요한 지식 또는 기술을 보유하고 있다는 것을 나타내기 위해 전략적으로 도움 행동을 제공할 수 있다. 예를 들어, 위협을 받는 집단은 외부 집단이 부차적 역할을 회복할 수 있도록 하는 방어적 도움(defensive help)을 제공할 수 있다(Nadler, Harpaz-Gorodeisky, and Ben-David,

2009). 자신의 학교에 대한 동질감을 높게 보이는 실험 참가자는 자신의 학교와 학문적으로 동일한 실적(위협적 지위 없음) 또는 우수한 실적(위협적 지위)를 보인 이웃 학교 학생들에게 도움을 제공할 가능성이 높았다. 학생들은 자신의 학교보다 우수한(위협적인 집단 외 대상) 학생들에게는 쉬운 문제와 어려운 문제 모두에서 도움을 제공한 반면에, 자신의 학교와 비슷한(위협적이지 않은 집단 외 대상) 학생들에게는 어려운 문제에 대해서만 도움을 제공했다. 연구자들은 이러한 연구 결과에서 도움의 실질적 필요성보다는 자신의 우수성을 입증하려는 수단으로 집단 내 구성원들이 위협적인 집단 외 대상에게 도움을 제공한다고 해석하였다.

각성

마지막으로, 집단 소속감은 관찰자의 심리적 각성에 영향을 미칠 수 있는데, 이로 인해 집단 내·외 구성원들의 공감적 우려와 도움 행동 사이의 관계에도 서로 다른 영향을 미칠 수 있다. 어떻게 집단 소속감이 이러한 관계에 영향을 미칠 수 있는지에 대해 두 가지 상반되는 이론 모델이 존재한다. 첫째, Batson 연구팀은 관찰자와 목표 대상의 경험의 유사성과 목표 대상에 대한 관찰자의 감정 반응이 곡선 관계를 보인다고 가정했다(Batson, Fultz and Schoenrade, 1987). 그들에 따르면, 관찰자가 목표 대상과 더 유사할수록 관찰자는 해당 목표 대상의 고통에 대한 감정 반응을 통제하기 힘들었다. 그에 따라 관찰자는 가까운 대상을 관찰했을 때 높은 수준의 개인적 스트레스를 경험했고, 목표 대상에 대한 공감 이해 능력과 우려를 표현하는 능력이 손상되었다. 한 연구에서, 연구자들은 실험 참가자들에게 고통을 호소하는 목표 대상의 입장에 있다고 상상하거나 목표 대상의 감정이 어떨지 상상해 보도록 요청했다. 지각자들은 고통을 처리하는 뇌 영역(예: 앞뇌섬, 전방 중앙 대상 피질)이 훨씬 더 많이 활성화되었으며, 희생자의 관점에서 상상했을 때 개인적인 고통을 더 많이 호소하는 것으로 드러났다(Lamm, Batson, and Decety,

2007). 자신과 타인을 명확하게 구분하지는 않았지만, 실험 참가자들은 자신과 다른 집단 외 목표 대상보다 가까운 집단 내 목표 대상의 고통에 더 개인적인 슬픔과 공감을 경험하였다. 고통에 빠진 집단 내 구성원을 관찰할 때 이렇게 늘어난 스트레스는 (집단 외 구성원과 비교하여) 그 자체만으로도 심리적 각성 상태를 의미한다. 그에 따라 지각자가 목표 대상을 돕거나 이해하는 것보다 자신의 각성 상태를 통제하기 위해 관심과 인지 자원을 쏟게 만들었다. 예상했던 바와는 다르게, 스트레스와 자기중심적 각성(egocentric arousal)은 집단 외 목표 대상과 비교했을 때 집단 내 목표 대상에 대한 공감적 우려 또는 공감 이해 능력을 더 낮출 수 있었다.

하지만 반대 유형의 효과도 예상해 볼 수 있다. 집단 외 구성원과 교류 시 지각자는 공포와 위협을 느낄 수도 있다. 예를 들어, 집단 외 동료와 상호작용했던 실험 참가자는 위협과 관련된 심리적 각성 유형을 보였다[예: 감정과 관련된 교감신경-부신-수질 축(sympathetic-adrenal-medullary axis)의 활성화를 신호 전달하는 심장 반응; Blascovich et al., 2001]. 이러한 각성 상황에서, 지각자들은 상황을 이해하는 데 실패하거나, 도움이 필요한 집단 외 구성원과 마주쳤을 때 돕지 못한다. 집단 간의 상호작용에서 공감은 지각자가 감정적 반응을 통제할 수 있는 능력에 크게 좌우된다. 안타깝게도 연구 결과에 따르면, (적어도 인종 면에서) 집단 외 구성원과의 교류는 이러한 통제 능력을 약화시킬 수 있다(Richeson and Trawalter, 2005). Richeson 연구팀의 자료에 따르면, 인종 간 상호작용 시 개인들은 차별을 하지 않은 것처럼 보이기 위해 주의 깊게 행동을 통제하려고 한다. 이러한 자기 통제는 제한된 인지적 자원을 고갈시킴으로써(예: Muraven and Baumeister, 2000) 결국 자기 통제 능력을 손상시킨다. 인종 간 상호작용이 각성 상태를 높이고, 통제 능력을 낮춘다면 이는 집단 외 구성원의 감정 경험을 정확하게 이해하는 지각자의 능력을 손상시켜 결국 공감적 우려와 도움 행동을 감소시킬 수 있다.

공감과 도움 행동에 있어서 집단 간 차이 감소

이 장에서 본 연구진은 어떻게 집단 단위 처리 과정이 집단 외 구성원의 고유한 감정 경험을 이해하고, 적절하게 반응할 수 있는 능력에 영향을 미치는지 조사했다. 본 연구진은 이러한 편향을 완화시키는 데 도움이 되는 전략에 대해 고심해 왔다. 흥미롭게도, 집단 내부에 호의적인 경향(애초에 집단 편향을 만드는)을 전략적으로 사용하면 집단 간 차이를 줄이는 데 도움이 될 수 있다. 일반적 집단 내 정체성 모델(Common In-Group Identity Model) (Dovidio et al., 2010)에 따르면, 서로 독립된 2개 집단의 구성원들이 자신을 같은 상위 집단으로 재분류(recategorization) 할 경우, 기존의 집단 외 구성원에 대해 더 긍정적인 태도를 보일 수 있다. 기존 집단 외 구성원들을 더 넓고 통합된 집단 내로 포함시키면, 지각자들은 이러한 기존 집단 외 구성원의 건강과 안녕이 좀 더 자신과 관련이 있는 것으로 느끼게 된다. 이러한 가설을 연구하는 초기 연구에서, 3명의 실험 참가자들을 1개의 팀으로 지정한 뒤 팀 정체성을 만들도록 했다(Dovidio et al., 1997). 그 후에, 2개의 다른 그룹을 합쳤다. 한 조건에서는 2개의 그룹을 합쳐 6명으로 된 1개의 새로운 그룹을 형성하고, 새 그룹 이름을 짓고 같이 앉도록 했다. 다른 조건에서는 2개 그룹이 서로 독립적인 그룹 정체성을 유지하도록 했다. 그리고 나서 각 집단의 구성원들에게 집단 내 구성원 또는 집단 외 구성원을 도울 수 있는 기회를 제공했다. 실험 결과에 따르면, 포괄적(inclusive) 그룹 정체성을 보인 실험 참가자는 기존의 집단 내·외 구성원을 똑같이 도와주었지만, 독립된 그룹 정체성을 유지한 실험 참가자는 집단 외 구성원보다 집단 내 구성원을 더 도와주는 경향을 보였다(Dovidio et al., 1997). 이와 유사하게, 맨체스터 유나이티드 축구 팬들을 "축구 광팬(football enthusiast)"으로 분류한 경우, 자신의 동료가 일반 티셔츠를 입고 있을 때보다 자신과 같은 맨체스터 유나이티드 또는 경쟁팀인

리버풀 티셔츠를 입고 있을 때 좀 더 도움을 제공하는 경향을 보였다(Levine et al., 2005). 재분류가 모든 그룹에 동일하게 효과가 있지는 않을 수 있지만(Dovidio et al., 2010 참조), 공감적 우려와 도움 행동에 집단 간 편향을 줄이기 위한 첫 번째 단계가 될 수 있을 것이다.

또한, 본 연구진은 집단 외 구성원의 고유한 감정 경험을 이해하기 위해 노력을 필요로 하는 관점 취하기와 관련된 집단 편향을 감소시키는 전략에 대해 논의했다(Pryor et al., 2010). 이러한 과정이 정신적으로 힘들고 부담이 클지라도, 이러한 전략은 집단 간 관계에 몇 가지 긍정적인 영향을 미칠 수 있다. 예를 들어, 집단 외 구성원의 관점을 수용하면 특정 개인의 내·외적 전형적인 요소를 사용할 확률이 낮아지고, 전반적으로 해당 집단 전체에 대한 긍정적인 평가가 증가하였다(Galinski and Moskowitz, 2000). 관점 취하기는 목표 대상에 대한 공감적 우려를 유발하는 전통적인 방법이다(예: Batson, Sager et al., 1997). 또한, 관점 취하기로 발생하는 공감적 우려 감정은 집단 외 대상의 안녕(welfare)을 높게 평가하도록 만들 수 있다. 여러 실험에서, Batson은 실험 참가자들에게 특정 집단 외 구성원에 대한 짧은 라디오 방송을 듣고, 해당 집단에 대한 자신의 태도와 공감 정도를 보고하도록 하였다. 연구 결과에 따르면, 목표 대상의 관점을 수용하면 목표 대상에 대한 공감적 우려가 늘어나, 전반적으로 그 외부 집단 전체에 대한 긍정적 평가가 증가했다(Batson, Polycarpou et al., 1997). 그 이후 진행된 후속 연구에 따르면, 낙인 찍힌 개인(stigmatized individual)에 대한 공감은 전반적으로 집단 외 구성원 전체에 대한 도움 행동을 높였다(Batson et al., 2002). 집단 간 상호작용에서 관점 취하기의 긍정적 효과에는 경계 조건(boundary condition)이 필요하지만(예: Vorauer and Sasaki, 2009), 지각자가 이러한 문제점을 극복하기 위한 동기와 인지적 자원을 보유한 경우 감정 이해 능력은 집단 간 관계에 장기적으로 긍정적인 영향을 미쳤다.

공감과 도움에 있어서 집단이 왜 중요한가?

우리는 집단 단위 처리 과정이 공감적 이해와 공감적 우려에 영향을 준다는 것을 입증하는 다양한 이론과 경험적 증거들을 살펴보았다. 이 중요한 연구 주제는 실제 세계에서 다양하게 적용된다. 왜 허리케인 카트리나 피해자들에 대한 반응이 부족하고 지연되었을까? 자선 행위를 촉진하는 데 효과적인 방법은 무엇일까? 현대와 같이 다양한 문화가 공존하는 세계에서 우리는 우리와 다른 사람들을 어떻게 이해하고 대해야 하는가? 한 걸음 더 나아가, 언제, 그리고 어떻게 이러한 이해가 와해되고 집단 간 폭력과 비인간화가 생기는가? 집단 소속감이 대인 관계 및 행동에 어떻게 영향을 주는지 이해하는 것은 복잡한 사회적 세계를 이끌어 나가는 데 핵심적인 역할을 할 것이다.

참고문헌

Ackerman, J. M., J. R. Shapiro, S. L. Neuberg, D. T. Kenrick, D. V. Becker, V. Griskevicius, J. K. Maner, and M. Schaller. 2006. They all look the same to me (unless they're angry): From out-group homogeneity to out-group heterogeneity. *Psychological Science* 17: 836-840.

Adolphs, R. 1999. Social cognition and the human brain. *Trends in Cognitive Sciences* 3: 469-479.

Ames, D. R. 2004. Inside the mind reader's tool kit: Projection and stereotyping in mental state inference. *Journal of Personality and Social Psychology* 87: 340-353.

Batson, C. D. 1998. Altruism and prosocial behavior. In *Handbook of Social Psychology*, 4th ed., vol. 2, edited by D. T. Gilbert, S. T. Fiske, and G. Lindzey, 282-316. New York: McGraw-Hill.

Batson, C. D. 2009. These things called empathy: Eight related but distinct phenomena. In *The Social Neuroscience of Empathy,* edited by J. Decety and W. Ickes, 3-15. Cambridge, MA: MIT Press.

Batson, C. D., J. Chang, R. Orr, and J. Rowland. 2002. Empathy, attitudes and action: Can feeling for a member of a stigmatized group motivate one to help the group? *Personality and Social Psychology Bulletin* 28: 1656-1666.

Batson, D., J. Fultz, and P. A. Schoenrade. 1987. Distress and empathy: Two qualitatively distinct vicarious emotions with different motivational consequences. *Journal of Personality* 55: 19-39.

Batson, C. D., M. P. Polycarpou, E. Harmon-Jones, H. J. Imhoff, E. C. Mitchener, L. L. Bednar, T. R. Klein, and L. Highberger. 1997a. Empathy and attitudes: Can feeling for a member of a stigmatized group improve feelings toward the group? *Journal of Personality and Social Psychology* 72: 105-118.

Batson, C. D., K. Sager, E. Garst, M. Kang, K. Robchinsky, and K. Dawson. 1997b. Is empathy-induced helping due to self-other merging? *Journal of Personality and Social Psychology* 73: 495-509.

Blascovich, J., W. B. Mendes, S. B. Hunter, B. Lickel, and N. Kowai-Bell. 2001. Perceiver threat in social interactions with stigmatized others. *Journal of Personality and Social Psychology* 80: 253-267.

Brewer, M. B. 2004. Taking the social origins of human nature seriously: Toward an more imperialist social psychology. *Personality and Social Psychology Review* 8: 107-113.

Cacioppo, J. T., G. G. Berntson, and S. L. Crites Jr. 1996. Social neuroscience: Principles of psychophysiological arousal and response. In *Social Psychology: Handbook of Basic Principles,* edited by E. T. Higgins and A. W. Kruglanski, 72-101. New York: Guilford Press.

Cacioppo, J. T., L. C. Hawkley, J. M. Ernst, M. Burleson, G. G. Berntson, B. Nouriani, and D. Spiegel. 2006. Loneliness within a nomological net: An evolutionary perspective. *Journal of Research in Personality* 40: 1054-1085.

Cheng, Y., C. Chen, C. Lin, K. Chou, and J. Decety. 2010. Love hurts: An fMRI study. *NeuroImage* 51: 923-929.

Chiao, J. Y., T. Iidaka, H. L. Gordon, J. Nogawa, M. Bar, E. Aminoff, N. Sadato, and N. Ambady. 2008. Cultural specificity in amygdala response to fear faces. *Journal of Cognitive Neuroscience* 20: 2167-2174.

Coke, J. S., C. D. Batson, and K. McDavis. 1978. Empathic mediation of helping: A two-stage model. *Journal of Personality and Social Psychology* 36: 752-766.

Cuddy, A. J. C., M. S. Rock, and M. I. Norton. 2007. Aid in the aftermath of Hurricane Katrina: Inferences of secondary emotions and intergroup helping. *Group Processes & Intergroup Relations* 10: 107-118.

Davis, M. H., K. V. Mitchell, J. A. Hall, J. Lothert, T. Snapp, and M. Meyer. 1999. Empathy, expectations and situational preferences: Personality influences on the decision to participate in volunteer helping behaviors. *Journal of Personality* 67: 469-503.

Decety, J. 2011a. Dissecting the neural mechanisms mediating empathy. *Emotion Review* 3: 92-108.

Decety, J. 2011b. The neuroevolution of empathy. *Annals of the New York Academy of Sciences.* E-pub ahead of print.

Decety, J., and C. D. Batson. 2007. Social neuroscience approaches to interpersonal sensitivity. *Social Neuroscience* 2: 151-1157.

Decety, J., S. Echols, and J. Correll. 2010. The blame game: The effect of responsibility and social stigma on empathy for pain. *Journal of Cognitive Neuroscience* 22: 985-997.

Decety, J., and P. L. Jackson. 2004. The functional architecture of human empathy. *Behavioral and Cognitive Neuroscience Reviews* 3: 71-100.

DeWall, C. N., R. F. Baumeister, M. T. Gailliot, and J. K. Maner. 2008. Depletion makes the heart grow less helpful: Helping as a function of self-regulatory energy and genetic relatedness. *Personality and Social Psychology Bulletin* 34: 1653-1662.

Dovidio, J. F., and S. L. Gaertner. 1981. The effect of race, status, and ability on helping behavior. *Social Psychology Quarterly* 44: 192-203.

Dovidio, J. F., S. L. Gaertner, N. Shnabel, T. Saguy, and J. Johnson. 2010. Recategorization and prosocial behavior: Common identity and a dual identity. In *The Psychology of Prosocial Behavior: Group Processes, Intergroup Relations, and Helping*, edited by S. Stürmer and M. Snyder, 191-207. Malden, MA: Wiley-Blackwell.

Dovidio, J. F., S. L. Gaertner, A. Validzic, K. Matoka, B. Johnson, and S. Frazier. 1997. Extending the benefits of recategorization: Evaluations, self-disclosure, and helping. *Journal of Experimental Social Psychology* 33: 401-420.

Echols, S., J. Correll, and J. Decety. (unpublished data). The effect of racial attitudes on the relationship between empathic understanding and helping behavior.

Eisenberg, N., and P. A. Miller. 1987. The relation of empathy to prosocial and related behaviors. *Psycholgical Bulletin* 101: 91-119.

Elfenbein, H. A., and N. Ambady. 2002. On the university and cultural specificity of emotion recognition: A meta-analysis. *Psychological Bulletin* 128: 203-235.

Gaertner, S. L., and J. F. Dovidio. 1977. The subtlety of white racism, arousal, and helping behavior. *Journal of Personality and Social Psychology* 35: 691-707.

Galinski, A. D., and G. B. Moskowitz. 2000. Perspective-taking: Decreasing stereotype expression, stereotype accessibility, and in-group favoritism. *Journal of Personality and Social Psychology* 78: 708-724.

Goetz, J. L., D. Keltner, and E. Simon-Thomas. 2010. Compassion: An evolutional analysis and empirical review. *Psychological Bulletin* 136: 351-374.

Hardy, C. L., and M. Van Vugt. 2006. Nice guys finish first: The competitive altruism hypothesis. *Personality and Social Psychology Bulletin* 32: 1402-1413.

Hein, G., G. Silani, K. Preuschoff, C. D. Batson, and T. Singer. 2010. Neural responses to ingroup and outgroup members' suffering predict individual differences in costly helping. *Neuron* 68: 149-160.

Hoffman, M. L. 1981. Is altruism part of human nature? *Journal of Personality and Social Psychology* 40: 121-137.

Kozak, M., A. A. Marsh, and D. M. Wegner. 2006. What do I think you're doing? Action identification and mind attribution. *Journal of Personality and Social Psychology* 90: 543-555.

Lamm, C., C. D. Batson, and J. Decety. 2007. The neural substrate of human empathy: Effects of perspective-taking and cognitive appraisal. *Journal of Cognitive Neuroscience* 19: 42-58.

Levine, M., C. Cassidy, G. Brazier, and S. Reicher. 2002. Self-categorization and bystander intervention: Two experimental studies. *Journal of Applied Social Psychology* 7: 1452-1463.

Levine, M., A. Prosser, D. Evans, and S. Reicher. 2005. Identity and emergency intervention: How social group membership and inclusiveness of group boundaries shapes helping behavior. *Personality and Social Psychology Bulletin* 31: 443-453.

Leyens, J. P., M. P. Paladino, R. T. Rodriguez, J. Vaes, S. Demoulin, A. P. Rodriguez, and R. Gaunt. 2000. The emotional side of prejudice: The attribution of Secondary Emotions to ingroups and outgroups. *Personality and Social Psychology Review* 4: 186-197.

Meissner, C. A., and J. C. Brigham. 2001. Thirty years of investigating the own-race bias in memory for faces: A meta-analytic review. *Psychology, Public Policy, and Law* 7: 3-35.

Michel, C., B. Rossion, J. Han, C. Chung, and R. Caldara. 2006. Holistic processing is finely tuned for faces of one's own race. *Psychological Science* 17: 608-615.

Muraven, M., and R. F. Baumeister. 2000. Self-regulation and depletion of limited resources. Does self-control resemble a muscle? *Psychological Bulletin* 126: 247-259.

Nadler, A., G. Harpaz-Gorodeisky, and Y. Ben-David. 2009. Defensive helping: Threat to group identity, ingroup identification, status stability, and common group identity as determinants of intergroup help-giving. *Journal of Personality and Social Psychology* 97: 823-834.

Piliavin, I. M., J. A. Piliavin, and J. Rodin. 1975. Costs, diffusion, and the stigmatized victim. *Journal of Personality and Social Psychology* 32: 429-438.

Pryor, J. B., G. D. Reeder, A. E. Monroe, and A. Patel. 2010. Stigma and pro-social behavior: Are people reluctant to help stigmatized persons? In *The Psychology of Prosocial Behavior: Group Processes, Intergroup Relations, and Helping*, edited by S. Stürmer and M. Snyder, 59-80. Malden, MA: Wiley-Blackwell.

Richeson, J. A., and S. Trawalter. 2005. Why do interracial interactions impair executive function? A resource depletion account. *Journal of Personality and Social psychology* 88: 934-947.

Saucier, D. A., C. T. Miller, and N. Doucet. 2005. Differences in helping Whites and Blacks: A meta-analysis. *Personality and Social Psychology Review* 9: 2-16.

Singer, T., B. Seymour, J. P. O'Doherty, K. E. Stephan, R. J. Dolan, and C. D. Frith. 2006. Empathic neural responses are modulated by the perceived fairness of others. *Nature* 439: 466-469.

Stürmer, S., and M. Snyder. 2010. *The Psychology of Prosocial Behavior: Group Processes, Intergroup Relations, and Helping.* Malden, MA: Wiley-Blackwell.

Stürmer, S., M. Snyder, A. Kropp, and B. Siem. 2006. Empathy-motivated helping: The moderating role of group membership. *Personality and Social Psychology Bulletin* 32: 943-956.

Tajfel, H., and J. Turner. 1979. An integrative theory of intergroup conflict. In *The Social Psychology of Intergroup Relations*, edited by W. G. Austin and S. Worchel, 94-109. Monterey, CA: Brooks-Cole.

Turner, J., and R. S. Onorato. 1999. Social identity, personality, and the self-concept: A self-categorization perspective. In *The Psychology of the Social Self*, edited by T. R. Tyler, R. M. Kramer, and O. P. John, 11-46. Mahwah, NJ: Lawrence Erlbaum Associates.

Van Leeuwen, E., and S. Täuber. 2010. The strategic side of out-group helping. In

The Psychology of Prosocial Behavior: Group Processes, Intergroup Relations, and Helping, edited by S. Stürmer and M. Snyder, 81-99. Malden, MA: Wiley-Blackwell.

vorauer, J. D., and S. J. Sasaki. 2009. Helpful only in the abstract? Ironic Effects of empathy in intergroup interaction. *Psychological Science* 20: 191-197.

Xu, X., X. Zuo, X. Wang, and S. Han. 2009. Do you feel my pain? Racial group membership modulates empathic neural responses. *Journal of Neuroscience* 29: 8525-8529.

Young, S. G., and K. Hugenberg. 2010. Mere social categorization modulates identification of facial expressions of emotion. *Journal of Personality and Social Psychology* 99: 964-977.

제 **5**장
공감이 항상 개인적인 것은 아니다:
고정관념이 공감 정확성에 미치는 영향

Karyn L. Lewis, Sara D. Hodges

> 그 사람의 관점에서 보지 않으면······ 그 사람의 입장에서 생각해 보지
> 않으면, 그 사람을 제대로 이해할 수 없다.
>
> ─Atticus Finch의 『To Kill a Mockingbird』에서

공감은 일상적인 삶의 기적 중 하나다. Atticus Finch가
타인을 이해하기 위해 필요하다고 역설했던 것처럼 "그 사람의 입장에서 생
각한다는 것"은 불가능하지만 우리는 마치 우리가 타인의 경험을 이해하기
위해 그 속에 들어가는 것 같은 느낌을 종종 느낀다. 무엇이 이것을 가능하
게 하는가? 우리는 어떻게 다른 사람이 경험한 것을 정신적으로 경험할 수 있
을까? 서두에서 인용했던 말이 암시하는 것은, 공감에 대한 이상적인 견해는
'공감자(empathizer)'가 그의 표적이 되는 사람의 구체적인 말과 단서에 세심
하게 주의를 기울이는 것을 내포하고 있는 것 같다. 하지만 우리는 타인을 이

해하는 데 있어서 핵심은 공감자 자신의 머릿속에서부터 시작되는데, 표적의 역할 또는 집단 구성원과 관련된 고정관념 같은 매우 개인적이지 않은 정보에 의존한다고 본다. 이 장에서 우리는 공감의 중요한 요소 중 하나인 공감 정확성—즉, 다른 사람의 머릿속에서 진행되고 있는 구체적인 생각과 정서를 정확하게 이해하려는 시도—에 대해 초점을 맞출 것이다. 또한, 우리는 공감 정확성을 얻는 데 관여하는 과정을 탐색하고, 타인을 이해하는 것이 일반적으로 생각하는 것처럼 항상 개인적인 것은 아니라고 주장한다.

하향 처리 공감

일부 학자들은 공감을 두 가지로 구분하였는데(예: Hodges and Wegner, 1997; Stueber, 2006), 하나는 공감자가 타인의 정서를 이해하기 위해 (아마도 자동적으로) 얼굴 표정 같은 단서를 탐지하고 해독하는 기본적인 형태이며, 두 번째는 타인의 행동, 사고 과정 또는 의도를 이해하기 위해 복잡한 인지 능력이 요구되는 고급 형태이다. 우리 실험실의 최근 연구 결과 기본적 공감 능력과 고급 공감 능력은 별개의 능력으로, 서로 독립적인 것으로 보인다. 또 다른 2개의 연구(Lewis, 2008; Locher, 1990)는 실험 참가자들에게 행복, 슬픔, 분노, 공포의 얼굴 표정을 관찰한 후 그 표정이 무엇인지 명명하도록 하는 단순한 비언어 해독 과제(DANVA; Nowicki and Duke, 2001)를 실시하였다. 또한 실험 참가자에게 개인적인 경험을 말하는 표적의 생각과 감정을 추론해야 하는 보다 복잡한 공감 과제(표준-자극 공감 정확성 과제; Ickes, 1993)를 실시하였다. 두 번째 과제의 경우, 채점자는 이것을 표적이 실제로 경험한 것으로 보고한 사고 및 감정과 비교하여 참가자의 추론 정확성을 평정하였다. 기대했던 것과 달리, 얼굴 표정을 해독하는 정확성과 타인의 감정과 사고를 추론하는 정확성 간의 상관은 두 연구 모두에서 아주 낮거나 유의하지 않았다.

두 가지 공감 능력 간에 상관이 없다는 놀라운 결과에 대한 한 가지 설명은 이 두 유형의 공감이 서로 다른 공감 기술을 사용하기 때문일 것이다. 기본적 공감은 지각자(perceiver)가 대인 간 상황에서 직접적으로 드러나는 단서를 탐지하고 해독해야 하는 '상향 처리' 전략인 반면에, 고급 공감 능력은 지금의 상호작용에서 나타난 단서를 해독하는 데 별로 의존하지 않고, 지각자 자신의 마음속에 존재하는 정신적 표상을 사용하는 '하향 처리' 전략에 많이 의존한다. 이러한 설명과 같은 맥락에서 '타인의 정신 문제(즉, 타인의 머릿속에서 무슨 생각이 떠오르고 있는가를 파악하는 문제)'를 해결하기 위해 사람들이 사용하는 많은 전략에 대해, 사회 인지 연구자들은 공감 대상자가 표현하는 실제 행동과 무관한 정보와 생각에 의존하는 여러 가지 요소를 밝혀냈다(자세한 논의는 Malle and Hodges, 2005 참조). 예를 들어, 지각자는 자신의 정신 상태를 대상자에게 투사하거나 또는 특정 상황에서 대상자가 어떻게 생각하고, 느끼고, 행동하는지를 정신적으로 모방할 수 있다. 이러한 전략의 공통점은 공감자의 마음속에 있는 경험과 지식, 그리고 개념에서 추출한다는 것이다. 게다가 이러한 전략에는 단순한 지각에 의존하는 것을 넘어 상상과 통합도 포함된다.

Myers와 Hodges(2009)는 공감 정확성은 정교한 지각 능력보다는 훌륭한 상상력의 산물인 것 같다고 주장하였다. 그들의 연구에 따르면, 마음 읽기 능력이 뛰어난 사람은 타인의 정신적 표상 또는 스키마를 구축하고, 그래서 특정 순간 그 사람이 어떻게 생각하고 느끼는지 모델링하기 위해 이 스키마를 사용한다. 이러한 스키마는 타인의 외적 모습에만 의존하는 것보다 광범위한 근거를 제공하기 때문에 타인의 정신세계를 추론할 때 도움이 된다. 사람들이 공감할 때 스키마를 만들고 이용한다는 이러한 가설과 일치하는 것으로, Stinson과 Ickes(1992)는 낯선 사람보다는 친구의 생각을 추론할 때 정확도가 높은 것을 발견하였다. 이러한 차이는 실험의 현재 맥락과 관련 없는 사건에 관한 생각을 추론할 때 낯선 사람에 대한 정확도가 비교적 낮았기 때문이다. 친구는 오랜 시간에 걸쳐 다양한 장소에서 서로에 대한 경험이 많기 때문에, 다양한 맥락에서 상대방이 어떻게 생각하고 느끼는지 상상을 더 잘할 수 있다.

마찬가지로, Thomas와 Fletcher(2003)의 연구 결과, 대상자의 사고를 추론하는 정확성은 일반적으로 대상자와 지각자 간의 친밀도에 비례하는 것으로 나타났다. 즉 평균적으로 대상자의 데이트 상대가 친구보다, 그리고 친구가 낯선 사람보다 대상자의 사고를 더 정확하게 추론하는 것으로 나타났다. 서로 간의 경험과 역사가 풍부하기 때문에 연인은 상대방에 대한 광범위한 스키마를 가지고 있고 이것이 그들의 추론에 정보를 준다. 반대로, 친구, 특히 낯선 사람은 상대적으로 대상자와의 경험이 부족하고, 그래서 대상자에 대한 스키마가 비교적 빈약하며, 따라서 그들은 추론의 정보를 얻기 위해 행동 '자료'에 더 많이 의존할 수밖에 없다. 어떤 사람의 말과 행동만으로는 그 사람의 사적인 사고와 감정을 직접적으로 이해하기 힘들기 때문에 대상자가 무엇을 생각하는지 상상할 때 사용할 광범위한 스키마가 부족하면 추론의 정확성은 낮을 수밖에 없다.

이러한 두 연구는 공감 정확성은 친분과 친밀도에 따라 증가한다는 관찰 증거를 제시하였는데, 아마 이것은 지각자가 대상자에 대한 광범위한 스키마를 가지고 있기 때문일 것이다. 이러한 유형의 스키마는 대상자와의 과거 상호작용과 경험으로 구성되어 있고, 그래서 우리는 이런 스키마를 사용하여 가까운 타인의 마음 속 내용을 비춰 볼 수 있다. 하지만 친분과 경험을 통해 얻을 수 있는 이런 유형의 개인 정보가 없으면 지각자가 무엇을 할 수 있는가에 대해서는 아직까지 불분명하다. 우리는 개인적으로 친밀한 관계가 아닌 사람이나 개인 정보를 말하기를 꺼리는 사람과 자주 상호작용해야 한다. 그렇다면 어떻게 해야 타인의 감정과 사고를 이해할 수 있을까? 개인 정보에 대한 접근과 친밀감을 통해 축적되는 스키마가 부족할 경우, 타인의 현재 행동에만 의존해서는 그 사람이 무슨 생각을 하고 있는지 파악할 수 있는 가능성은 낮다.

이 질문에 대한 하나의 답으로, Gesn과 Ickes(1999)는 타인에 대한 광범위한 경험 이외의 어떤 것을 근거로 한 스키마가 공감 정확성을 높이는 데 도움이 된다는 실험 증거를 제시하였으며, 후속 연구에서 지각자는 이러한 스키마를 굉장히 빠르게 축적할 수 있다고 주장했다. 그들의 연구에서, 실험 참가자에게 낯선 사람인 표적이 개인적 문제를 말하는 비디오테이프를 보여 주는데, 그 테이프를 자연적으로 발생하는 순서 또는 뒤죽박죽된 순서로 보여 주었다. 연구자들은 원래 순서대로 비디오테이프를 본 실험 참가자는 자신의 경험을 공유한 표적의 발언을 근거로 목표 대상에 대한 스키마를 만들 수 있다고 가정했으며, 반대로 무선적 순서로 된 비디오테이프를 시청한 참가자들의 경우 해당 스키마를 쌓을 수 있는 능력이 상대적으로 낮을 것이라고 가정했다. 연구 결과, 자연 순서로 테이프를 본 조건의 참가자들이 무선 순서 조건의 참가자들보다 정확도가 더 높은 것으로 나타났지만, 이런 결과는 추론할 대상자의 생각이 인터뷰 진행 중인 대화와 일치할 때만 나타났다. 다시 말해서, 원래의 순서대로 대상자의 인터뷰를 본 사람들은 대상자의 사고를 추론할 때 사용할 스키마를 만들 수 있다. 대상자의 사고가 스키마와 일치할 때 정확도가 높았으며, 반대로 대상자의 사고와 스키마가 일치하지 않을 때 정확도가 낮았다. 하지만 이러한 패턴은 무선 순서 조건의 참가자들에게서 나타나지 않았다. 왜냐하면 무선 조건의 참가자들은 무선적으로 제시된 대상자의 인터뷰를 보았기 때문에, 대상자에 대한 정보를 수집하여 스키마를 만드는 능력이 줄어들며, 그래서 그들은 대상자의 사고를 추론하기 위해 스키마보다는 행동적 단서를 더 많이 사용할 것이다. 결과적으로, 무선-순서 조건 참가자의 정확도는 추론해야 할 사고가 스키마와 일치하지 않을 때는 영향을 받지 않는다.

Stinson과 Ickes(1992)의 연구와 Thomas와 Fletcher(2003)의 연구는 우리는 자연스럽게 자신과 관계하는 사람들에 대한 정보를 축적하며, Gesn과

Ickes(1999)의 연구 결과 우리는 상대방을 전혀 모를 때조차도 그 사람이 생각하고 느낄 것 같은 것에 대한 기대를 한다. 시간이 가면서 대상자에 대한 정보를 더 많이 수집하고, 우리가 만드는 정신적 스키마는 더욱 풍부해지고, 이것이 우리가 현재 상황에서 대상자의 행동만 관찰해서 읽어내기 어려운—불가능한 것은 아니지만—대상자의 세부적인 사고를 더욱 정확하게 추론할 수 있도록 해 준다.

고정관념이 도움이 될 때

대상자에 대한 광범위하고 개별화된 스키마를 가지고 있지 않은 지각자가 대상자의 사고와 감정을 추론하기 위해 사용하는 또 다른 정보는 무엇인가? 고정관념은 그런 상황에서 지각자가 사용하는 정보의 중요한 원천이 된다. 어떤 사회적 범주 안에 있는 구성원과 관련된 고정관념은 타인에 대한 전반적인 인상을 형성하기 위해 지각자가 사용하는 정보의 추가적인 원천이라 제안되어 왔다(Brewer, 1988; Fiske and Neuberg, 1990). 고정관념은 대인 지각에서 부정적 편향을 일으키는 토대라고 비난을 받아 왔는데(예: Devine 1989), 고정관념이 편견으로 이어질 수 있다는 점에서, 이러한 비난은 설득력이 있다. 더욱이, 고정관념이 중립적이거나 긍정적일 때조차 고정관념은 대상자를 몰개성화 시키며, 고정관념이 부정적일 경우에는 대상자를 완전히 파괴시킬 수도 있다.

그래서 고정관념이 공감만큼이나 이해와 보살핌과 관련된 어떤 것을 촉진시키는 데 중요한 역할을 한다는 주장은 놀라운 것이다. 하지만 다른 범주 일반화처럼(Macrae, Milne, Bodenhausen, 1994; Fiske and Taylor, 2008), 고정관념은 우리가 효율적으로 판단할 수 있게 해 주기 때문에 다른 사람이 어떤 생각을 하는지 추측해야 하는 복잡하고 인지적으로 어려운 과제를 할 때 특히 유용하다는 점에서 부분적으로 가치가 있다. 더욱이, 고정관념이 사회 지각의 정확성을 높일 수 있으며(Jussim et al., 2005 참조), 특히 개인화된 정보를 사용할 수 없을 때 그렇다는 연구 결과가 있다(Kunda and Thagard, 1996). 그래서 고정관념에 근거한 정신 상태 추론은 (물론 불완전한 전략이지만) 지각자가 대상자의 생각을 추측하는 데 어느 정도 정확성을 얻을 수 있게 해 준다.

상호작용 과정에서 대상자의 현재 생각과 감정을 추론할 때 지각자가 고정관념을 사용하는가를 구체적으로 밝히는 연구는 거의 없다. 하지만 다른 사회 인지 연구는 시사점이 있다. Ames(2004a, 2004b)의 연구 결과 지각자는 상상의 타인의 의도와 일반적인 정신 상태를 추론할 때 고정관념을 사용하는 것으로 나타났다. 나아가 Ames는 대상자가 자신과 비슷하지 않게 보일 때 지각자는 고정관념을 더 많이 사용한다고 하였는데, 이는 대안적 전략(예: 자신의 정신 상태를 대상자에게 투사하는 것)이 무용지물일 때 고정관념은 타인의 정신 상태를 추론하기 위해 전략적으로 사용될 수 있음을 시사한다.

마찬가지로, 개인적 판단과 관련된 영역의 연구에 따르면, 고정관념은 타인을 이해하는 데 어떤 역할을 할 수 있다. Kenny(2004)의 대인 지각에 대한 이론적 모형에 따르면, 고정관념은 다른 사람, 특히 이용 가능한 정보가 거의 없을 정도로 친밀감이 낮은 사람의 성격에 대한 인상을 형성하는 데 중요한 역할을 한다. 이 모델과 일치하는 것으로, Biesanz, West와 Millevoi (2007)의 연구 결과 사람들은 대상자의 성격에 대한 판단이 고정관념 정확성(예: 평균적인 사람을 판단할 때 정확성)을 덜 반영할수록, 그리고 변별 정확성(예: 그 사람만 특별하게 판단하는 정확성)을 더 많이 반영할수록 대상자와의 친밀감이 더 높아지는 것으로 나타났다. 달리 말하면, 대상자와 덜 친하고, 대상자에 대한 개인 정보를 적게 가지고 있는 지각자는 평균적인 사람 또는 전형적인 사람에 대한 지식을 근거로 판단을 내린다. Ames의 연구처럼 Biesanz 등(2007)의 연구 결과 다른 전략을 사용할 수 없을 때 성격 판단을 하기 위해 고정관념에 의존하는 경향이 증가하는 것으로 나타났다.

또 다른 연구는 특정 고정관념에 노출되거나 관련 정보가 증가하면 고정관념화된 집단 태도를 더 정확하게 지각하는 데 도움이 된다고 하였다. Hodges 등(2010)은 여성 참가자에게 새로 엄마가 된 대상자의 영상을 보여 주고, 모성에 대한 대상자의 일반적인 태도를 추측하도록 하였다. 새로 엄마가 된 대상자가 두드러지게 보이는 (자신이 새롭게 엄마가 되었거나 또는 임신하여 곧 새로운 엄마가 될) 참가자가 임신한 적이 없거나 아이를 길러보지 않은 여성보다 대상자의 태도를 더 정확하게 추론했다. 구체적으로, 새로운 모성이 두드러지게 보이는 여성들은 고정관념 정확성이 더 높기 때문에—새롭게 엄마가 된 모든 여성이 일반적으로 공유하는 것을 대상자의 태도 중 일부로 추론하기 때문에—더 정확하게 추론하였다. 변별 정확성의 경우—즉, 특정 대상자의 태도가 전형적인 엄마와 어떻게 다른지를 추론하는 경우—새롭게 엄마가 된 여성과 임신한 여성이 임신한 적이 없는 여성보다 더 나을 것이 없다.

종합해 보면, 사람들은 타인에 대한 개별화된 정보를 이용할 수 있으면, 그 사람의 사고를 추론할 때 그 사람에 대한 개별화된 스키마를 구축하고 유추할 수 있다. 하지만 친밀감과 경험을 통해 획득할 수 있는 이런 유형의 개인적 정보가 없을 경우, 사람들은 사고 추론을 하기 위해 고정관념을 사용할 수 있다. 특히, 지각자가 개인적으로 친밀하지 않은 어떤 사람의 사고를 추론할 때 지각자는 대상자의 사회적 범주와 관련된 집단 고정관념 또는 역할 고정관념을 근거로 추론을 할 것이라고 가정할 수 있는데, 특히 이용할 만한 개인적 정보가 없을 때 이럴 가능성이 높다. 이런 과정에 대한 증거로서, 우리는 특히 표적이 개인적 정보를 많이 공유하고 있지 않을 때 지각자는 표적의 사회적 역할에 전형적인 사고를 추론할 때 더 정확할 것이라 기대한다.

지각자는 표적의 사고 내용을 추론할 때 고정관념을 사용한다. 가설을 경험적으로 밝히기 위해, 우리는 가장 낮은 분석 단위로써 특정 표적 대상자를 고려하는 대신에 특정 사고 수준에 연구의 초점을 맞추었다. 과거에, 공감 정확성을 연구한 사람들은 전통적인 단일 수준 모델링에서 요구되는 독립성 가정 위반을 피하기 위해 대상자 1명에 대한 사고 추론들의 정확성을 합산하였다. 그러나 이렇게 하면 1명의 대상자가 보고하는 여러 가지 다른 생각 간에 있을 수 있는 유의미한 차이들을 무시하게 되므로 정확성을 떨어뜨릴 수 있다. 아마도 1명의 표적이 경험한 사고는 공감 정확성과 관련될 수 있는 여러 가지 특성에 따라 다를 수 있고, 그래서 사고 수준의 변인들에 대한 연구는 거의 이루어지지 않았다고 볼 수 있다.

　기존 연구자들이 최소 분석 단위로 개별 사고들이 아니라 표적을 사용한 한 가지 이유는 전통적인 단일 수준 선형 모형을 사용하여 내재적(위계적) 자료 구조(이 경우에는 개개의 사고들이 표적 내재된 자료)를 모델링하기 어렵다는 것이다. 하지만 위계적 선형 모형(Hierarchical Linear Modeling: HLM)은 다중 수준의 효과들을 분리시키기 위한 접근 방법으로 점점 더 많이 사용되고 있다. HLM은 사고 수준, 표적 수준, 지각자 수준의 변수들을 동시에 연구할 수 있게 해 주기 때문에, 수준 간 상호작용(예: 낮은 수준의 변수와 결과 간의 관계에서 차이가 보다 높은 수준의 변수로 설명될 수 있는가)을 검증할 수 있다. 특히, HLM을 사용하여 우리는 고정관념이 공감 정확성에 미치는 효과(개별 사고 수준에서의 평가)가 대상자에 대한 개인 정보를 얼마나 많이 이용할 수 있는가(표적 수준에서의 평가)에 따라 달라지는가라는 가설을 검증할 수 있었다.

　개인 정보를 거의 이용할 수 없을 때 표적의 사고를 추론하기 위해 고정관념을 사용하는가를 검증하기 위해, 대학생들(N=81)에게 모두 동일한 사회적 범주에 속하는 표적들에 대한 영상을 보여 주었다. 구체적으로, 표적은 모두 최근에 첫째 아이를 출산한 여성들이었으며, 그들이 엄마가 된 경험을 이야기하는 영상이었다(이것에 대한 자세한 설명은 Hodges et al., 2010 참조). Ickes(1993)의 공감 정확성 패러다임에 따르면, 원본 연상을 촬영한 직후에 각 대상자에게 자신의 인터뷰 영상을 보여 주면서, 특정 사고 또는 감정이 있었다고 기억하는 시점을 보고하게 하였다. 또한 그 생각의 실제 내용에 대한 표적의 기술도 기록하였다.

대학생 참가자들은 지각자 역할을 했으며, 참가자들에게 표적에 대한 비디오를 보여 주는데, 표적이 특정 사고 또는 감정을 경험했다고 보고했던 동일한 시점에서 연상을 멈췄다. 지각자에게 그 순간 표적이 무슨 생각을 하고 있었는지 추론하도록 했다. 그런 다음 독립적인 평가자가 지각자의 반응을 표적이 이미 보고했던 실제 사고 내용과 비교하여 지각자의 추론 정확성을 평가했다. 각 지각자의 개별 사고 추론별로 평균 정확성 점수를 계산하였고, 점수 범위는 0~100점이었다(점수가 높을수록 평가자가 평가한 정확성이 높다).

사고 전형성을 측정하기 위해, 또 다른 평가자들에게 표적이 실제로 보고했던 사고 내용을 보여 주고, 평균적인 신참 엄마들이 자신의 경험에 대해 보고하는 것에 비추어 볼 때 그 사고 내용이 얼마나 전형적인지 평가하게 했다. 특정 표적에 대한 개인적 정보를 이용할 수 있는 정도를 측정하기 위해 또 다른 평가자들에게 표적에 관한 영상을 보여 주고, 영상을 완전히 시청한 후 표적이 공유한 정보가 얼마나 개인적인지 전반적인 평가를 하게 하였다. 그래서 전형성은 보고된 각각의 사고에 대해 평가되었으며, 반면에 표적이 개인적인 정보를 공유하는 정도는 한 단계 높은 각 표적 수준에서 평가되었다.

HLM을 사용하여 표적이 보고한 사고가 얼마나 전형적인지와 표적이 공유하는 정보가 얼마나 개인적인지의 곱으로 특정 사고에 대한 정확성을 모델링하였다. 지각자가 표적의 사고를 추론하기 위해 신참 엄마 고정관념을 사용할 것이고, 그래서 신참 엄마 고정관념과 일치하는 내용의 사고에 대해서는 정확성이 높고 그 고정관념과 불일치하거나 부적절한 내용의 이상한 사고에 대해서는 정확성이 낮을 것이라 예측하였다. 또한, 개인 특징적 정보가 없을 때 참가자들은 고정관념에 가장 많이 의존할 것이라고 예측했다. 그래서 전형적 사고에 대한 정확성 증가는 표적이 보고한 개별화된 정보가 얼마나 개인적인가에 달려 있다고 예측하였다. 과거 공감 정확성 연구(예: Gesn and Ickes, 1999)와 마찬가지로, 모든 분석에서 각각의 사고가 얼마나 추론하기 어려운가에 대해 평가자들이 이미 평가해 놓은 결과를 공변인(covariate)으로 포함시켰다. 이는 전형성의 효과가 추론의 용이성과 혼동되지 않도록 하기 위해서였다.

전반적으로, 연구 결과들은 가설을 지지하였다. 타인의 사고를 이해할 때 고정관념이 추론의 정확도에 기여할 수 있다는 주장을 지지하는 것으로, 전형적인 사고에 대한 정확도는 높고 전형성이 적은 사고에 대한 정확도는 낮은 것으로 나타났다. 심지어 추론의 어려움을 통제하여도 전형적 사고에 대한 정확도는 높은 것으로 나타났다. 다시 말해, 지각자는 전형적인 사고를 추론할 때 더 정확했으며, 이것은 단순히 그 추론이 쉽기 때문이라는 것으로 설명할 수 없다.

고정관념 기반 정확성 향상은 남성과 여성 모두에게서 나타났다. 하지만 흥미롭게도 전형성 효과와 표적에 대한 개인적 정보의 이용가능성 간의 상호작용 정도에는 성적 차이가 나타났다. [그림 5-1]에 삼원 상호작용이 제시되어 있다. 이 그림에 제시된 것처럼 여성들은 전형적인 사고를 판단할 때 더 정확했으며, 표적이 개인 정보를 거의 노출하지 않을 때 정확성이 가장 높았고, 표적이 개인 정보를 많이 노출했을 때 정확성은 전형성 수준 간에 유의한 차이가 없었다. 그러나 남성의 경우 다른 패턴이 나타났다. 전반적으로, 남성은 표적이 개인 정보를 노출하는 정도와 관계없이 전형성이 높을수록 정확성이 높은 것으로 나타났다(사실, [그림 5-1]에 제시된 남성들의 자료에 대한 선은 사실상 완전히 겹쳐져 있다).

다시 말해서, 남성은 고정관념이 표적의 사고를 추론하는 데 실제로 적절한 경우 정확성이 높다는 사실에서 알 수 있듯이, 남성은 표적의 사고를 추론하기 위해 항상 고정관념에 의존하는 경향이 있다. 반대로, 여성은 표적의 사고를 추론하기 위한 전략으로써 고정관념의 사용을 조절하는 것처럼 보인다. 또한, 여성은 표적이 개인적 정보를 거의 노출하지 않을 때만 고정관념에 의존한다. 이런 면에서, 여성의 자료는 남성 자료의 극단적 형태인 것처럼 보인다. 전형적인 내용이 더 많은 사고일수록 정확성이 더 높다. 그러나 개인적

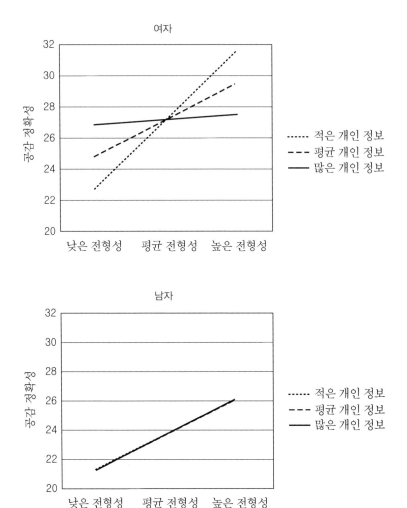

[그림 5-1] 사고/감정의 전형성과 표적이 드러내는 개인적 정보의 양에 따른 공감 정확성 함수. 낮은(적은) 조건은 평균에서 1SD 이하, 높은(많은) 조건은 평균에서 1SD 이상으로 하였다.

인 정보를 많이 공유하고 있는 표적에 대해서는 여성의 정확성이 사고의 전형성의 영향을 덜 받는다. 마치 여성은 표적의 사고를 추론하기 위해 언제 개인적 단서에 주의를 기울여야 할지, 그리고 언제 '모든 생각에 딱 들어맞는 하나의' 사고를 추론하는 것이 최선의 해결책이 될지 아는 것처럼 보인다. 이러한 전략적 융통성이 여성에게 도움을 주어 전반적으로 여성의 정확성이 남성보다 높다.

왜 여성이 남성보다 전략을 더 잘 수정할 수 있는가(3원 상호작용 결과)에 대해 살펴보는 것은 흥미로웠다. 특히 성별과 전형성 간의 이원 상호작용은 나타나지 않았는데, 이는 타인의 생각을 추측하기 위해 전형적 사고를 다루는 데에는 여성이 남성보다 우수하지 않다는 것이다. 이 연구에서 나타난 이러한 패턴은 신참 엄마 고정관념에 대한 친숙성이 여성에게 높기 때문인 것으로 설명될 수 있다. 하지만 여성들은 표적이 개인적 정보를 많이 공유하고 있을 때, 특정 시점에서 표적이 생각하고 있는 것을 추론하기 위해 고정관념보다는 개인적 정보를 사용하는 것이 더 좋다는 것을 알고 있기 때문이라고 해석할 수도 있다.

Biesanz와 Human(2010)은 정확성을 높이려는 목표 동기가 없는 지각자는 고정관념을 더 많이 사용하여 타인의 성격을 판단하지만 목표 동기가 있는 지각자는 표적들을 개별화시켜 타인의 성격을 더 독특한 것으로 판단한다고 하였다. 그래서 삼원 상호작용에 대한 하나의 가능한 설명은 남성과 비교하여 여성은 사고를 정확하게 추론하려는 동기가 높고, 이 때문에 개인적 정보를 이용할 수 있을 경우 이런 개인적 정보에 더 많이 의존하게 된다. 이러한 해석은 동기 요인이 남성보다 여성의 정확도에 더 큰 영향을 준다는 기존 연구와 맥을 같이 하는 것이다(Hodges, Laurent, and Lewis, 2011).

종합해 볼 때, 본 연구 결과는 타인의 사고를 추론할 때 사용하는 전략에는 성별 차이가 있지만, 표적의 사고가 더 전형적일수록 지각자가 더 정확하게 추론한다는 증거로 보아 남성과 여성 모두 정확성을 높이기 위해 고정관념을 사용할 수 있다는 생각을 강하게 지지해 준다. 타인의 사고를 읽는 '타인의 마음' 문제는 지금까지 거의 불가능한 것 같다고 했지만, 사람들은 고정관념의 형태로 공유된 내용을 잘 사용하는 것 같다.

고정관념은 학습되지만, 그 내용이 항상 범주 구성원과 그 고정관념과 연관된 특성이 함께 변화한다는 것을 개인적으로 경험한 것을 반영하지는 않는다(Hamilton and Gifford, 1976). 예를 들어, 어떤 민족 또는 종교 집단과 거의 교류한 경험이 없는 많은 미국인도 그 집단에 대한 고정관념을, 대부분 부정적이고 거의 부정확하지만 줄줄이 말할 수 있다. 하지만 긍정적으로 보면, 공변산 사례를 직접 경험하지 않고도 고정관념을 학습할 수 있는 능력은 공감적 이해 능력을 크게 높일 가능성을 제공한다. 우리는 TV 속 전문가들로부터 이혼한 부모의 자녀들이 이혼이 잘못된 것이라고 느낄 것이라는 것을 학습한다. 또한, 잡지 기사를 통해 범죄 피해자, 특히 개인적 폭행 피해자들은 두 번의 피해, 즉 실제 범죄에 의해서 한 번 그리고 지속적인 공포와 불신으로 인해 또 한 번의 피해를 받는다는 것을 배운다. 그리고 이웃이나 동료들과의 상호작용을 통해 화학요법 치료를 받는 환자들은 머리가 빠지고, 홀아비와 과부는 배우자를 그리워한다는 것을 알게 된다. 우리는 이 모든 것을 스스로 직접 경험하지 않고도 알 수 있으며(Hodges, 2005; Hodges et al., 2010), 의식적인 노력 없이도 사회적 상호작용에서 이러한 지식을 효율적으로 사용하여 단순히 안면 정서 표정을 읽거나 또는 운동 피질들 사이의 공명 반응을 통해 발생하는 것 이상의 깊은 이해를 할 수 있게 된다.

결론

결론적으로, 전반적으로 공감 능력을 아우르는 것으로, 더 구체적으로는 공감 정확성을 높이기 위한 방법으로 고정관념과 같은 일반화된 지식을 포함시키는 것은 공감에 대한 많은 직관과 상충하는 것이다. 공감에 대한 일반적인 생각 중 하나는 나와 타인, 두 사람의 마음을 연결하는 분명한 메커니즘이 없음에도 마치 우리는 타인의 머릿속에 있는 것을 직접 지각할 수 있다고 느끼는 거의 마술 같은 속성이다. 사실, 보다 더 공식적으로도 공감에 대한 정의는 공감이 아닌 어떤 것에 대한 전형적 지식에 근거한 이해로 격하될 수 있다. 하지만 공감이 가지는 신비성을 깨뜨리기보다는 공감적 이해를 높일 수 있는 비밀을 밝히는 것이 공감을 더 놀라운 것으로 만들 수 있다고 생각한다.

참고문헌

Ames, D. R. 2004a. Inside the mind reader's tool kit: Projection and stereotyping in mental state inference. *Journal of Personality and Social Psychology* 87: 340–353.

Ames, D. R. 2004b. Strategies for social inference: A Similarity Contingency Model of projection and stereotyping in attribute prevalence estimates. *Journal of Personality and Social Psychology* 87: 573–585.

Biesanz, J. C., and L. J. Human. 2010. The cost of forming more accurate impressions: Accuracy-motivated perceivers see the personality of others more distinctively but less normatively than perceivers without an explicit goal. *Psychological Science* 21: 589–594.

Biesanz, J. C., S. G. West, and A. Millevoi. 2007. What do you learn about someone over time?: The relationship between length of acquaintance and consensus and Self-Other agreement in judgments of personality. *Journal of Personality and Social Psychology* 92: 119–135.

Brewer, M. B. 1988. A dual process model of impression formation. In *Advances in Social Cognition*, edited by T. K. Srull and R. S. Wyer, 1–36. New York: Academic Press.

Devine, P. G. 1989. Stereotypes and prejudice: Their automatic and controlled components. *Journal of Personality and Social Psychology* 21: 281–295.

Fiske, S. T., and S. L. Neuberg. 1990. A continuum of impression formation, from category-based to individuating processes; Influences of information and motivation on attention and interpretation. In *Advances in Experimental Social Psychology*, edited by M. Zanna, 1-74. San Diego, CA: Academic Press.

Fiske, S. T., and S. E. Taylor. 2008. *Social Cognition: From Brains to Culture*. Boston: McGraw-Hill.

Gesn, P. R., and W. Ickes. 1999. The development of meaning contexts for empathic accuracy: Channel and sequence effects. *Journal of Personality and Social Psychology* 77: 746-761.

hamilton, D. L., and R. K. Gifford. 1976. Illusory correlation in interpersonal perception: A cognitive basis of stereotypic judgments. *Journal of Experimental Social Psychology* 12: 392-407.

Hodges, S. D. 2005. Is how much you understand me in your head or mine? In *Other Minds: How Humans Bridge the Divide between Self and Others*, edited by B. F. Malle and S. D. Hodges, 298-309. New York: Guilford Press.

Hodges, S. D., K. J. Kiel, A. D. I. K. Kramer, D. Veach, and R. Villanueva. 2010. Giving birth to empathy: The effects of similar experience on empathic accuracy, empathic concern, and perceived empathy. *Personality and Social Psychology Bulletin* 36: 398-409.

Hodges, S. D., S. M. Laurent, and K. L. Lewis. 2011. Specially motivated, feminine, or just female: Do women have an empathic accuracy advantage? In *Managing Interpersonal Sensitivity: Knowing When and When Not to Understand Others*, edited by J. L. Smith, W. Ickes, J. A. Hall, and S. D. Hodges, 59-73. Hauppauge, NY: Nova Science Publishers.

Hodges, S. D., and D. M. Wegner. 1997. Automatic and controlled empathy. In *Empathic Accuracy*, edited by W. Ickes, 311-339. New York: Guilford Press.

Ickes, W. 1993. Empathic accuracy. *Journal of Personality* 61: 587-610.

Jussim, L., K. D. Harber, J. T. Crawford, T. R. Cain, and F. Cohen. 2005. Social reality makes the social mind: Self-fulfilling prophecy, stereotypes, bias, and accuracy. *Interaction Studies: Social Behaviour and Communication in*

Biological and Artificial Systems 6: 85-102.

Kenny, D. A. 2004. PERSON: A general model of interpersonal perception. *Personality and Social Psychology Review* 8: 265-280.

Kunda, Z., and P. Thagard. 1996. Forming impressions from stereotypes, traits, and behaviors: A parallel-constraint-satisfaction theory. *Psychological Review* 103: 284-308.

Lewis, K. L. 2008. *Empathic Accuracy and Nonverbal Decoding: Related or Distinct Constructs?* Unpublished master's thesis, University of Oregon.

Locher, B. 2009. *Empathic Accuracy and the Use of Stereotypes in Inferring the Thoughts and Feelings of Others.* Unpublished Honors College thesis, University of Oregon.

Macrae, C. N., A. B. Milne, and G. V. Bodenhausen. 1994. Stereotypes as energy-saving devices: A peek inside the cognitive toolbox. *Journal of Personality and Social Psychology* 66: 37-47.

Malle, B. F., and S. D. Hodges, eds. 2005. *Other Minds: How Humans Bridge the Divide between Self and Others.* New York: Guilford Press.

Myers, M. W., and S. D. Hodges. 2009. Making it up and making do: Simulation, imagination and empathic accuracy. In *The Handbook of Imagination and Mental Simulation,* edited by K. Markman, W. Klein, and J. Suhr, 281-94. New York: Psychology Press.

Nowicki, S., and M. P. Duke. 2001. Nonverbal receptivity: The diagnostic analysis of nonverbal accuracy (DANVA). In *Interpersonal Sensitivity: Theory and Measurement,* edited by J. A. Hall and F. J. Bernieri, 183-98. Mahwah, NJ: Lawrence Erlbaum Associates.

Stinson, L., and W. Ickes. 1992. Empathy accuracy in the interactions of male friends versus male strangers. *Journal of Personality and Social Psychology* 62: 787-797.

Stueber, K. 2006. *Rediscovering Empathy: Agency, Folk, Psychology, and the Human Sciences.* Cambridge, MA: MIT Press.

Thomas, G., and G. J. O. Fletcher. 2003. Mind-reading accuracy in intimate relationships: Assessing the roles of the relationship, the target, and the judge. *Journal of Personality and Social Psychology* 85: 1079-1094.

제 **3** 부

공감의 진화적 뿌리

제6장 영장류와 기타 포유류에서의 공감

제**6**장
영장류와 기타 포유류에서의 공감

Frans B. M. de Waal

🎄 일반적으로 공감에 대한 정의는 타인의 관점에서 보는 것과 감정을 공유하는 두 가지 측면을 강조한다. 공감은 생물체로 하여금 타인의 상태를 빠르게 추론할 수 있게 하는데 이는 사회적 상호작용을 조절하고 조직화된 활동을 하며 공통의 목표를 향해 협력하게 하는데 필수적이다. 관점 취하기(perspective-taking)의 인지적 능력도 이 부분을 돕기는 하지만 이것은 이차적이다. 이는 우리 인간에게도 적용된다. Hoffman(1981, 79)에 따르면, "인지 과정에 너무 의존하지 않고도, 우리 인간은 생물학적으로 여러 사회적 상황에서 효과적으로 작동하도록 만들어졌다."

하지만 과학계에서는 마음 이론(theory-of-mind)에 가까운 정신적 정의(mentalistic definition)가 인기를 얻고 있다. 이에 따르면, 공감은 자신이 타인의 상황 속에 있는 것처럼 상상하여 타인의 마음에 접근하는 방법이다. 예를 들어, Goldman(2006)은 공감을 시뮬레이션과 투사의 결합으로 간주했다. 자신의 머릿속에서 개인은 타인의 상황이라면 어떻게 느낄지를 시뮬레이션 하고, 자신의 마음 상태를 타인에게 부여한다. 이와 유사하게 Baron-Cohen (2005, 170)은 공감을 "타인의 머릿속으로 상상하러 뛰어드는 행위"로 설명했다. 이러한 대부분의 정의가 인지적으로 이해하기 어렵기 때문에 최근까지도 동물의 공감에 대한 연구는 드물었다.

그러나 만약 공감의 시작이 간단하다면 어떨까? 만약 개체가 타인에게서 얻은 정보를 분류할 필요도 없고 타인의 마음속이 어떤지 알기 위해 자신의 머릿속을 파헤치지 않아도 된다면 어떨까? 만약 개체가 육체적 소통을 통해 타인의 정신 상태를 공유할 수 있다면 어떨까? 공감 반응의 즉시성(immediacy)은 이러한 가능성을 보여 준다. 한 아이가 넘어져서 무릎이 까진 것을 보았을 때, 보통 우리는 움츠러들면서 마치 넘어진 아이에게 벌어진 일이 자신에게도 일어난 것처럼 "아야!"라고 외친다. 이러한 상황은 Theodor Lipps(1903)의 연구에도 나와 있는데, Lipps는 공감의 개념을 연구하여 공감을 Einfühlung[독일어로 '안으로 들어가 느끼는 것(feeling into)']이라고 불렀다. Lipps의 연구에 따르면, 우리가 예술가의 몸에 대신 들어가듯 경험을 공유할 수 있기 때문에, 우리는 높은 줄을 타는 예술가를 바라보며 긴장하게 된다. 이는 마치 우리가 줄 타는 예술가와 같이 그 줄 위에 서 있는 것과 같다. 우리는 우리 외부에서 발생하는 일을 실제로 느낄 수는 없지만, 우리 자신과 타인의 마음을 무의식적으로 통합하여 마치 우리 자신이 직접 겪는 것처럼 타인의 경험을 우리 내부에서 느낄 수 있다. Lipps는 이렇게 타인과 동일시하는 과정은 학습, 연상, 추론과 같은 다른 능력으로 환원될 수 없다고 주장했다. 즉, 공감은 그 자체로 '이질적인 자신(foreign self)'에 대한 접근을 의미한다.

공감은 인지적 추론이라기보다는 타인의 감정 상태를 자신의 감정 상태와 함께 느끼는 행위로써, Wittgenstein에서부터 Max Scheler까지 21세기 초 철학의 화두가 되었다(Zahavi, 2008). 이러한 관점은 기존의 인지적 관점에서는 해결할 수 없었던 Dimberg 등(2000)이 제시한 무의식적 반응을 설명할 수 있다는 장점이 있다. 피실험자들의 얼굴 근육에 작은 전극을 부착한 상태에서 연구자들은 컴퓨터 화면으로 화난 얼굴과 웃는 얼굴 사진을 보여 주었다. 사진을 인식하기 어려울 정도로 매우 빠르게 깜빡였음에도 불구하고, 피실험자들은 해당 얼굴 표정을 어느 정도 모방하여, 비슷한 감정을 경험했다. 두 집단 모두 각자가 어떤 표정들을 보았는지 서로 알지 못했지만 행복한 얼굴을 본 피실험자들은 화난 얼굴을 본 피실험자들보다 더 좋은 감정을 보고했다. 실제로, 인지적 시뮬레이션 또는 투사 없이도 무의식적으로 인식한 감정에 대한 공감이 일어났다. 대인 관계적 감정 연결은 정신만큼이나 육체를 통해서 작용하는 것처럼 보였다(Niedenthal, 2007).

이 사실이 인간에게 적용된다면, 아마 다른 동물에게도 마땅히 적용될 수 있을 것이다. 일부 전문가들이 이러한 반응을 일으키는 데 도움을 준다고 주장(Gallese, 2005)하는 거울 신경(mirror neuron)이 처음 발견된 것은 인간이 아닌 원숭이에게서였다(di Pellegrino et al., 1992). 이에 따라 거울 신경이 (동물과 인간 두 사례에서) 비슷한 역할을 수행할 것이라고 가정했다. 신체 동기화(bodily synchronization)는 협력하는 포식자(cooperative predator)만큼이나 먹잇감에게도 적응적인 기능이다. 사회적 동물들은 움직임을 조정하고, 위험에 집단 반응하고, 음식과 물에 대해 소통하며, 필요할 경우 다른 개체를 돕기도 한다. 동종(conspecifics)에서 행동 상태에 대한 반응은 굉장히 다양하다. 예를 들어, 새 무리 중 한 마리가 포식자를 보고 놀라자 모여 있던 새들이 전부 동시에 날아가 버리는 단순한 행위에서부터, 엄마 침팬지가 울고 있는 어린 새끼를 보고 가던 길을 멈추고 몸을 늘어뜨려서 둘 사이를 연결하여 나무에서 나무로 새끼가 이동하도록 돕는 행위까지 다양하다. 앞서 제시한 예시 중 전자의 사례는 반사작용 같은 공포 감정의 전염으로 최초의 반응을 유도하는 행위에 대한 이해를 포함하지 않을 가능성이 높지만 분명히 적응적인 반응으로 볼 수 있다. 반대로, 후자의 엄마 침팬지의 예시는 독특하다. 새끼가 우는 소리를 듣고 걱정하고, 우는 이유를 분석하여, 상황을 개선하려고 한

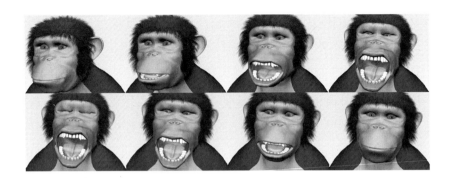

[그림 6–1] 하품은 비자발적 운동 반응이기 때문에, 하품이 전염되는 것은 공감과 유사하다고 할 수 있다. 침팬지는 다른 침팬지의 하품에 민감하게 반응하기 때문에 하품하고 있는 침팬지 얼굴을 (8단계에 걸쳐) 3D 애니메이션으로 제작하여 보여 주면 컴퓨터 화면을 보면서 스스로 하품을 하게 된다.

출처: Campbell et al. (2009). 애니메이션 제작: Devyn Carter.

것이다.

　이러한 동기화 반응은 움직임이 없는 실험자보다 자신의 신체 움직임을 모방하는 실험자를 선호하는 침팬지에게서 확인할 수 있다(Paukner et al., 2009). 또한, 인간처럼 침팬지도 같은 침팬지가 하품하는 것을 보면 따라서 하품을 하고(Anderson, Myowa-Yamakoshi and Mastuzawa, 2004) 심지어 침팬지와 닮은 만화 캐릭터가 하품하는 모습도 따라하는 것으로 알려져 있다(Campbell et al., 2009, 사진 6.1). 이 종류의 연구는 아직까지 초기 단계에 불과하지만 동물들의 반응이 명확하고 예측 가능하며 기존의 인간의 모방 경향에 대한 연구와 거의 일치하고 있다.

설치류의 공감

　인간 사이의 감정적 연결은 일반적인 일로, 태어난 지 얼마 안 된 시점부터 시작된다(예: Hoffman, 1975; Zahn-Waxler and Radke-Yarrow, 1990). 이는 다른 종과의 연관성이 존재하지 않는 경우 이상할 수 있는 유전적 기질(genetic substrate; Plomin et al., 1993)뿐만 아니라 신경 및 생리적 관계(예: Adolphs et al., 1994; Decety and Chaminade, 2003)도 보여 준다. 타인이 보이는 감정에 대한 감정 반응은 실제로 동물들에게서 매우 흔하다(Plutchik, 1987; de Waal, 1996). 그에 따라 Darwin(1982[1871], 77)은 "대다수 동물이 다른 동물의 스트레스나 위험에 공감하는 게 확실하다."고 주장한 바 있다.

　빠른 감정 연결을 발달시키는 데 대한 선택 압박(selection pressure)은 부모의 양육 환경에서 일어날 가능성이 높다. 유아는 웃음과 울음을 통해 자신의 상태를 전달하기 때문에 양육자가 재빠르게 행동을 취할 수 있다. 이와 유사한 메커니즘이 어린 새끼를 먹이고, 씻기고, 따뜻하게 해 주는 과정을 통해 다른 동물에서도 등장한다. 자녀가 보내는 신호(offspring signal)는 단순히 반응을 유발하는 것 아니라, 불안, 초조한 상태를 유도하여 자녀의 괴로움을 인지한 부모에게도 괴로움을 유발한다(MacLean, 1985). 자신의 새끼가 보이는 감정에 관심을 가지며 영향을 받는 조류와 포유류 부모들은 그렇지 않은 부모들에 비해 더 많이 번식하였을 것이다.

　한 번 등장하게 되면, 공감 능력은 그 외의 상황에서도 적용될 수 있으며 사회 관계의 핵심 역할을 수행할 수 있다. 포유류가 동종 개체들에게 위기 상황을 알리는 능력(distress vocalization)을 보유하고 있다는 점은 보호 유도 신호(care-inducing signal)가 해당 포유류의 생존에 도움을 준다는 것을 의미한다. 예를 들어, 영장류들은 동족의 상처 부위를 핥고 닦는데, 이러한 행위는 상처 치유에 아주 중요하다. 이주하는 동안 부상을 당한 성년 짧은 꼬리 원숭이는 자신의 원래 집단(native group)으로 일시적으로 돌아가서 상처를 핥아 주는 행위를 받기도 한다(Dittus and Ratnayeke, 1989).

동물 공감에 대한 첫 번째 실험 중 하나는 Church(1959)의 "다른 쥐가 겪는 고통에 대한 쥐의 감정 반응"이다. Church는 레버를 누르면 음식을 얻을 수 있는 훈련을 쥐에게 실시한 후에 쥐가 레버를 누르면 동시에 옆 우리에 있는 다른 쥐가 전기 충격을 받는 모습을 보도록 하였고 그 결과 쥐는 레버를 누르는 행동을 멈춘다는 사실을 발견했다. 왜 쥐는 음식 얻기를 포기하면서까지 그런 것일까? 레버를 당기는 것을 멈춘 쥐가 과연 동료 쥐를 걱정해서 그런 것인지, 아니면 똑같은 일이 자신에게도 벌어질까 두려워한 것인지가 논란의 대상이 되었다.

Church의 연구는 1960년대에 동물의 '공감' '동정' '이타성'을 주제로 진행된 연구에 큰 영향을 끼쳤다. 특히, 쥐에 비해 대단히 극적인 공감 반응을 보였던 원숭이를 대상으로 한 연구가 큰 영향을 받았다. 원숭이들은 줄을 당기는 것이 음식을 주지만 동시에 동료 원숭이에게 전기 충격이 가해지는 것을 목격하면 수 일간 줄을 당겨 음식을 얻는 행동을 하지 않았다(Masserman, Wechkin and Terris, 1964). 하지만 의인화(anthropomorphism)에 대한 비판을 피하기 위해 학자들은 자신의 연구의 주제에 인용 부호를 달았고 이후 수년간 그들의 연구는 대부분 무시당하게 되었다.

하지만 Church의 연구 이후 50년이 지나면서 동물의 공감 능력에 대한 관심이 다시 부활하였고 인간과 다른 동물에서 공통적으로 나타나는 기본적 메커니즘이 다시 수면 위로 등장하기 시작했다. 그에 따라 특정 상황에 처해 있거나 특정 감정을 보이는 목표 대상을 볼 때, 피실험대상은 자신이 유사한 상황에 처해 있었을 때, 또는 비슷한 감정을 경험하였을 때의 신경학적인 재현(neural representation)을 재활성화시켰고, 후에 목표 대상과 유사한 신체 행위를 보였다. 그러므로 제3자의 고통을 관찰하면 관찰자는 신체적·신경학적 경험을 공유할 수 있게 될 것이다. 다시 말해서, 인지 행동 메커니즘

(Perception-Action Mechanism: PAM)이 인간과 기타 포유류 모두에서 작동하는 것이다(Preston and de Waal, 2002).

Langford 등(2006)은 쥐를 대상으로 '고통 실험(writhing test)'을 실시했다. 각 실험 시, 서로 잘 볼 수 있도록 쥐 두 마리를 투명한 아크릴 관에 넣었다. 그 후에 쥐 한 마리 또는 두 마리 모두에 희석된 아세트산을 투여하여 복통을 유발시켰다. 쥐들은 이러한 실험을 겪으면서 고통에 몸부림치는 행동을 보였다. 연구진에 따르면, 약물을 주입한 쥐는 반대편 쥐가 같이 고통스러워할 경우 그렇지 않을 때보다 더 고통스러워하는 몸부림을 보였다. 이러한 결과는 두 마리 쥐가 이전에 우리 안에 같이 있었던 친구인 경우에만 유의하게 관찰되었다.

고통스러워하는 다른 수컷 쥐를 볼 때, (암컷이 아닌) 수컷 쥐들은 추가적으로 흥미로운 현상을 보였는데 자신의 고통 민감도(pain sensitivity)가 떨어지는 것이었다. 이러한 반공감 반응(counter-empathic reaction)은 서로를 알지 못하는 수컷 쌍(pair)에서만 일어났다. 이는 가장 큰 적대 의식을 가진 쌍(pair)에게서도 드러났다. 경쟁심이 공감 반응을 억제하는 것일까? 아니면 낯선 경쟁자들에 대해서는 실제로 공감을 덜 느끼는 것일까?

마지막으로, Langford 등(2006)은 쥐들에게 다른 종류의 고통을 가했다(방사선 열 노출과 기존의 아세트산 투여). 같은 우리 출신의 쥐가 아세트산 투여 때문에 고통스러워하는 모습을 본 쥐들은 열원(heat source)으로부터 재빨리 물러났다. 다시 말해서, 쥐들의 반응은 단순한 운동모방이 아니라 감정적 전염(emotional contagion)이 동반된 것이다. 동료 쥐를 관찰하는 것만으로도 고통에 대한 감작(sensitization)이 일어났기 때문이다.

사전 우려

일단 유기체가 다른 유기체의 고통 또는 괴로움에 민감해지면, 다음 단계는 접근해서 안정감을 주는 것이다. 실질적 동기는 여전히 자신을 안정시키고자 하는 것이라고 하더라도, 이것은 '개인적인 고통'을 넘어서는, (즉, 다른 유기체들의 고통에 응답하는 자기 중심적 고통) 타인 지향적인 것이다. 다른 누군가가 우는 것을 볼 때, 우리는 감정이 격앙되고, 그래서 또 다른 사람들과 접촉함으로써 우리는 스스로 안심하게 된다. 어린 붉은 털 원숭이들도 이런 유사한 행동을 한다. 아기 원숭이 하나가 뜻하지 않게 우두머리 암컷에게 부딪혀 한 번 물리면, 그 아기 원숭이는 끊임없이 소리를 지르고 곧 다른 아기 원숭이들이 와서 물린 아기 원숭이를 둘러싼다. 나는 총 여덟 마리가 첫 번째 아기 원숭이에 더하여 서로를 밀고, 당기고, 거칠게 떠밀면서 그 불쌍한 아기 원숭이 위로 오르는 것을 보았다. 이것은 아기 원숭이들의 두려움을 거의 완화시키지 못했다. 아기 원숭이들의 반응은 무의식적으로 보였는데, 마치 그들이 그 희생자처럼 제정신이 아니고, 다른 원숭이들만큼 그들 자신을 안정시키려고 하는 것 같았다(de Waal, 1989).

하지만 이것이 전부는 아니다. 만약 이 원숭이들이 단지 자신을 진정시키려고 했다면, 왜 그 희생된 원숭이들에게 다가갔을까? 왜 그들은 어미 원숭이에게 달려가지 않았을까? 왜 확실한 안정의 원천이 아니라 고통의 실제 원인으로 갔을까? 확실한 것은, 이것은 감정적 전염 이상이라는 점이다. 후자는 안정의 욕구를 설명할 수는 있지만 울고 있는 친구를 향한 자석처럼 끌어당기는 힘을 설명할 수는 없다.

사실, 동물이나 어린아이들은 무슨 일이 일어나고 있는지 알지 못하면서도 고통 받는 집단을 찾아내기도 한다. 그들은 불꽃을 찾아가는 나방처럼 맹목적으로 끌리는 것처럼 보인다. 우리는 다른 사람들의 행동을 통해서 우려를 읽어 내는 것을 좋아한다. 하지만 다른 사람을 이해하는 데에 필요한 것은 그것이 아닐 수도 있다. 나는 이 맹목적인 끌림을 '사전 우려(preconcern)'라고 칭할 것이다. 이것은 마치 자연이 그 유기체에게 "당신이 다른 사람들의 고통을 느낀다면, 그곳에 가서 접촉해라."라는 간단한 행동 법칙을 부여한 것 같다.

누군가는 아마도 이러한 법칙이 개인들이 심란한 모든 집단에게 에너지를 낭비하도록 하므로 그 집단들로부터 멀리 떨어져 있는 것이 낫다고 반박할 것이다. 곤경에 처한 다른 이들에게 다가가는 것은 가장 똑똑한 일은 아닐지도 모른다. 하지만 서로 모르는 사람들이 아니라 가까운 집단 사이에서 감정이 더 쉽게 강해진다는 증거를 고려한다면, 여기에 우려할 필요가 있다고 생각하지 않는다. 이것은 앞에서 언급된 쥐 연구의 사례이다(Langford et al., 2006). 그리고 인류를 포함하는 많은 종에 관해서도 잘 알려져 있다(Preston and de Waal, 2002). 한 간단한 접근 규칙이 무의식적으로 개인들이 새끼 또는 친밀한 친구들과 같은, 그들에게 가장 중요한 고통 받는 집단들로 향해 나아가도록 할 것이다.

만약 이것이 사실이라면, 우리가 동정(sympathy)과 관련짓는 종류의 행동이 사실 동정 그 자체가 생기기 전에 생겨나는 것이다. 이해보다 행동이 앞서는 다른 사례도 있다. 예를 들어, 언어 발달은 아이들이 사물을 이름 짓거나 생각을 표현하는 것으로 시작하지 않는다. 이것은 옹알이로 시작된다. 아기들은 "바-바-바-바"에서 "도-코-예이-데이-부"로 이어지는 일련의 무의미한 말을 말하면서 여기저기 기어 다닌다. 우리 인류가 말을 하는 유일한 영장류라고 할 때, 옹알이까지도 생각하는 것은 아니지만, 이것을 과소평가할 이유는 없다. 모든 사람의 언어적인 경력이 아기 공통어(baby lingua franca)로 시작한다는 사실은 얼마나 언어가 몸에 깊이 배어 있는지를 분명히 보여 준다. 이것은 그 마지막 결과물의 어떤 개선도 없이 원초적 욕구로부터 나오는데, 정확히 내가 말하고자 하는 것, 다른 누군가의 고통을 돌보고자 하는 충동이다.

사전 우려는 개인적인 고통을 넘어선다. 하지만 월등히 넘어서지는 않는데, 그것이 당신 자신이 다른 사람의 상황에 처한 것을 상상하는 것을 필요로 하지 않기 때문에, 그리고 사실 그렇게 하는 능력은 완전히 없기 때문이다. 예를 들어, 1살짜리 아기가 화나 있는 가족원을 향해 가는 경우가 그렇다(Zahn-Waxler and Radke-Yarrow, 1990). 이 나이의 아이들은 아직 다른 사람의 상황을 이해하지 못한다. 사전 우려는 특정한 동물들, 예를 들어 애완견들이 왜 고통스러워하는 다른 사람들에게 접촉하는지(Zahn-Waxler, Hollenbeck and Radke-Yarrow, 1984), 또는 아기 원숭이들이 왜 불행한 소리를 내는 친구의 위에 우르르 올라가는지를 설명할 수도 있다.

관점 취하기

학습과 지능의 영역에서 사전 우려는 복잡성을 추가할 수 있는데, 완전히 발달한 동정심이 나타낼 때까지 그 반응을 어느 때보다 더 예민하게 만든다. 이것이 우리 인간 성인이 익숙한 동정심의 단계이기에, 우리는 이것을 하나의 과정으로 여기는데, 당신이 가지고 있거나 결핍되어 있는 어떤 것으로써, 수백만 년을 거쳐 진화에 의해서 추가된 많은 단계로 구성된다. 대부분의 포유류는 이 단계 중 몇몇 가지를 나타내며 오직 몇 안 되는 포유류만이 모든 단계를 나타낸다.

몇몇 큰 뇌를 가진 동물들은 자신을 다른 이들의 상황에 처하게 하는 인간적인 능력을 공유할 것이다. 미국 영장류 동물학자인 Emil Menzel(1974)의 선구적 연구 이후 동물들이 그런 능력을 가지는지 가지지 않는지는 계속해서 논란이 되어 왔다. 침팬지들은 다른 이들이 무엇을 느끼고, 원하고, 필요한지 과연 눈치채거나 알까? Menzel의 연구는 더 이상 거의 언급되지 않는다. 하지만 그는 이 주제의 중요성을 알아챈 첫 번째 사람이었다.

야외에서 아홉 마리의 유년기 침팬지들을 연구하면서, Menzel은 그들 중 한 마리를 풀로 덮인 큰 울타리를 친 장소로 넣어 숨겨진 음식이나 (장난감)뱀과 같은 무서운 동물을 보여 주었다. 그다음, 그는 이 침팬지를 기다리고 있는 다른 침팬지들에게 데려다 주었다. 그리고 모든 침팬지들을 함께 풀어 주었다. 나머지 침팬지들은 그들 중 하나가 중요한 어떤 것을 알고 있다는 것을 인식할까? 그리고 그렇다면 그들은 어떻게 반응할까? 침팬지들은 한 침팬지가 음식을 보았는지 뱀을 보았는지 차이를 알 수 있을까?

그들은 대부분 확실히 할 수 있었다. 그들은 열심히 음식의 위치를 아는 침

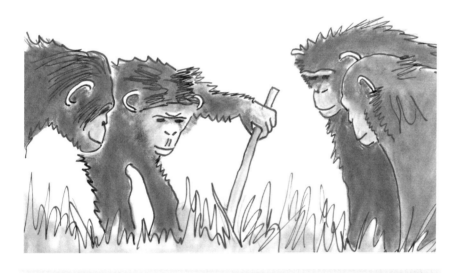

[그림 6-2] 가장 첫 번째 마음 이론 연구는 Emil Menzel(1974)이 수행한 것으로 유인원들이 다른 유인원이 아는 것에 대해 무엇을 아는지를 알아보는 감정적 몸짓 언어(emotional body language)에 초점을 맞춘 것이었다. 풀숲 안의 뱀을 막대기로 찔러 보는 한 유년기 침팬지는 그곳에 무엇이 있는지 아는 유일한 침팬지였다. 그것을 보고 있는 침팬지들은 막대기로 찔러 보는 챔팬지의 몸짓 언어를 통해 그 위험을 직접 보기 전부터 주의해야 한다는 것을 알고 있었다(Frans de Waal의 그림).

팬지들을 따라다녔다. 하지만 숨겨진 뱀을 본 침팬지에게는 가까이 가는 것을 망설였다([그림 6-2]). 이것은 감정전염이 일어나는 것이다. 그들은 나머지 다른 침팬지들의 열광 또는 경고를 따라했다. Menzel의 인식자 대 추측자 실험(guesser versus knower test)은 이후 어린이, 유인원, 새, 개 등 수많은 연구에 큰 영감을 주었다. 불행하게도, 이 주제는 곧 다른 사람들이 아는 것을 아는 것(knowing what others know)과 같은, 더 추상적인 초점을 가지고 재정립되었다(Premack and Woodruff, 1978). 이와 같은 '마음 이론(theory of mind: ToM)'의 정확한 메커니즘은 언급되지 않은 채로 남았는데, 그 과정이 선택된 전문용어에 의해 함축된 것처럼 형체가 없고 이론적인 것인지 아닌지는 지금까지도 의문스럽다(de Gelder, 1987; Hobson, 1991).

  마음 이론의 습득은 감정적 연결로 시작된다. 아이들은 4세 즈음에 전통적인 마음 이론 과업을 통과한다. 하지만 아이들은 타인의 감정, 필요, 욕구를 이미 2~3세에 인식한다(Wellman, Phillips, and Rodriguez, 2000). 그들은 종종 다른 사람들이 겪는 상황이 무엇인지 추정하기 위해서 감정적인 의사소통에 의존하는데, Menzel(1974)의 실험에서 한 침팬지가 숨겨진 음식, 또는 위험을 발견했는지 알아보았던 것과 유사한 반응을 보인다. 그리하여 유인원들이 실험자들이 알고 있던, 혹 몰랐던 것들을 추측하도록 한 많은 실험 후에야 과학자들은 어떻게 한 유인원이 우성-종속 맥락(dominance-subordination context) 속에서 다른 유인원의 지식을 인식하는지 실험함으로써 더 감정적 관련성이 있는 접근을 채택하였고 가장 위대한 연구 발전에 도달하였다(Hare, Call, and Tomasello, 2001). 유인원의 마음 이론에 대한 추가적 실험 근거들은 Shillito 등(2005)과 Hirata(2006)의 연구를 보라.

  공감적 관점 취하기의 한 중요한 자연적 징후는 '목표 지향적 도움(targeted helping)'인데, 이것은 다른 이들의 특정한 상황에 미세하게 조정된 도움이다(de Waal, 1996). 한 개인이 다른 이들에게 민감한 것을 넘어서서 명백한 타인 지향성을 향해 행동하기 위해서는 관점의 이동이 필요하다. 타인에 의해 유도된 감정 상태는 이제 자기 자신이 아니라 타인에 기인해야 한다. 높은 자아 정체성은 피실험자가 이 상태의 실제 원인에 대한 인식을 잃지 않으면서 대상의 감정 상태와 관계하도록 한다(Hoffman, 1982; Lewis, 2002). 여기에 요구되는 자기 표상은 독립적으로 정립하기가 어려운데 한 일반적인 방안은 거울에 대고 반응을 판단하는 것이다. 공동 출현 가설(co-emergence hypothesis)(de-Waal, 2008)은 거울 자기 인식(Mirror Self-Recognition: MSR)과 발전된 공감의 표현이 개체 발생론과 계통 발생론 모두에서 나타난다고 예측한다.

개체발생적으로, 인간 아동에게는 공동 출현 가설에 대한 유력한 증거가 있다(Bischof-Köhler, 1988, 1991; Zahn-Waxler et al., 1992; Johnson, 1992). Gallup(1983)은 계통 발생적인 공동 출현을 제시한 첫 번째 사람이었는데, 원숭이와 유인원 간의 대조에 의해 경험적으로 지지된 예측으로, 거울 자기 인식(MSR), 위로, 그리고 유인원에만 해당된 목표 지향적 도움(다음을 보자) 모두에 대한 유력한 증거가 있었다. 고등 유인원은 제외하고, 우리가 위안, 그리고 목표 지향적 도움의 가장 두드러진 믿음을 갖게 된 동물은 돌고래와 코끼리인데(de Waal, 2009에서 검토되었다), 유인원 외에 각 개인이 거울 없이는 볼 수 없는 표식을 자체적으로 찾아내야 하는 표시 시험을 통과한 유일한 포유류이다(Reiss and Marino, 2001; Plotnik, de Waal, and Reiss, 2006; [그림 6-3]).

동정적 우려

Yerkes(1925)는 어떻게 어린 보노보가 그의 병약한 침팬지 친구에 대한 강한 우려를 보였는지 발표했고, Ladygina-Kohts(2001[1935], 121)은 집에서 키운 침팬지가 자신을 향해 유사한 경향을 보이는 것을 발견했다.

내가 우는 척을 하며 눈을 감고 눈물을 흘리면, Yoni는 바로 놀이나 다

른 활동을 멈추고, 평소에는 내가 끊임없이 부르고 간청해도 내려오지 않
았던 집안에서 제일 먼 곳, 예를 들어 지붕 혹은 우리(cage)의 천장과 같
은 곳에서 완전히 흥분하고 지쳐 빠진 나에게로 빠르게 달려온다. Yoni는
마치 범죄자를 찾는 것처럼 황급히 내 주위를 뛰어다니는데, 내 얼굴을 보
고서, 그는 부드럽게 내 뺨을 손바닥으로 잡고, 마치 무슨 일이 있어났는
지 이해하려고 하는 것처럼 가볍게 내 얼굴을 자신의 손가락으로 만진다.
그리고 발가락을 단단한 주먹으로 꽉 쥐면서 돌아선다.

먹이를 흔드는 것을 보고도 지붕에서 내려오는 것을 거부하는 침팬지가 여

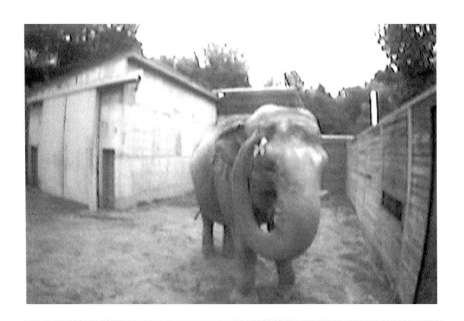

[그림 6-3] 아시아 코끼리의 오른쪽 이마에 보이는 × 모양의 표시를 하고, 왼쪽에
는 보이지 않는 가짜 표시를 하자, 코끼리는 코끝으로 눈에 보이는 표시를 건드린
다. 이는 자기 인식(self-recognition)을 알려 주는 것인데, 관점 취하기와 관련이
있다고 생각된다. 이 사진은 거울에 내장된 립스틱 비디오 카메라로 촬영하였다.

출처: Plotnik et al. (2006)의 비디오 영상 중.

주인이 고통스러워하는 것을 보고 바로 달려온다는 사실보다 유인원의 공감 능력에 대한 더 좋은 증거가 있겠는가? Ladygina-Kohts는 또한 주인이 우는 척할 때 Yoni가 어떻게 그녀의 눈을 바라보는지를 묘사했다. "내 울음이 더 슬퍼지고 암담해질수록, 그의 동정심은 더 따뜻해졌다"(2001 [1935]). 그녀가 울면서 손으로 눈을 가리면, Yoni는 그 손을 떼어 내려 하면서 입술을 그녀의 얼굴에 내밀고, 그녀를 살펴보면서 낑낑거리고 훌쩍거렸다. 그녀는 아들인 Roody에게서도 비슷한 반응을 묘사했는데, Roody는 실제로 그녀를 따라 울었다는 점에서 Yoni보다 더 나아갔다고 덧붙였다. 심지어 Roody는 그가 제일 좋아하는 삼촌이 눈 위쪽에 붙인 밴드를 보고서, 그리고 그가 가정부가 쓴 약을 삼키는 동안 얼굴을 찡그리는 것을 볼 때에도 울었다.

다른 개체에게 고통을 야기하는 행동을 멈춤으로써 다른 이의 고통에 반응하는 원숭이나 쥐는 단순히 불쾌한 신호를 "끈 것(turning off)"일 수도 있다. 하지만 이러한 자기 방어적인 이타주의는 Yoni의 주인을 향한 반응을 설명하지 못한다. 첫째, Yoni가 그녀의 고통을 유발한 것이 아니고, 둘째, 그녀가 우는 것을 지붕 위에서 보았을 때 더 멀리 가 버릴 수도 있었기 때문이다. 만약 자기 방어가 목적이었다면, Yoni는 주인이 손으로 눈을 가리고 울 때 그 손을 그대로 두었어야 한다. 분명히 Yoni는 자신의 상황에만 집중하고 있는 것이 아니었다. Yoni는 Kohts에게 무슨 문제가 있는지 알고자 하는 충동을 느꼈다.

Yoni의 반응은 전형적인 유인원의 행동이다. Yoni가 보여 준 위로(consolation)는 사람에서는 동정적 우려(sympathic concern)로 가장 잘 알려진 영장류의 사례이다.

위로는 보통 관련 없는 방관자(bystander)가 이전 공격 사고의 전투원을 안심시키는 말로 정의된다. 예를 들어, 제3자는 싸움에서 진 자에게로 다가가서 다정하게 그의 또는 그녀의 어깨에 팔을 두른다([그림 6-4] 참조). 침팬지 위로에 관한 초기 몇몇 연구 이후(de Waal and van Roosmalen, 1979; de Waal

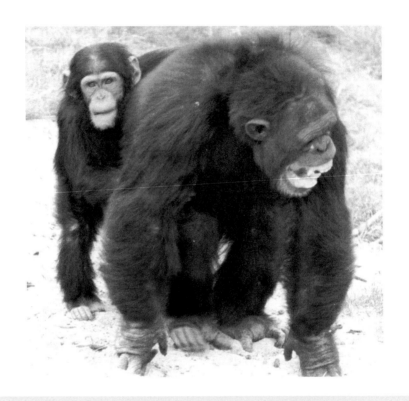

[그림 6-4] 위로는 인간과 유인원에게서는 흔하게 관찰되지만 원숭이에서는 거의 드물다. 한 유년기 침팬지가 싸움에서 패배하고 소리지르는 수컷 침팬지에게 팔을 두른다. 최근의 분석은 이 행동이 동정적 우려를 표현하는 것이라고 말한다.

출처: Frans de Waal의 사진.

and Aureil, 1996), 다양한 유인원 종에서도 이러한 행동을 확인하였다(Palagi, Paoli, and Borgognini, 2004; Cordoni, Palagi, and Borgognini, 2004; Mallavarapu et al., 2006). 하지만 de Waal과 Aureli(1996)가 원숭이들에게서 위로 행동을 발견하고자 똑같은 관찰 계획을 적용하였을 때, 그들은 다른 사람들이 그랬던 것과 마찬가지로(Watts, Colmenares, and Arnold, 2000), 어떤 것도 찾지 못했다. 원숭이와 인류(즉, 인간과 유인원) 사이의 위로 차이(consolation gap)는 심지어 누군가가 위로가 발생하기를 가장 기대하는 상황까지 확장된다.

짧은 꼬리 원숭이 어미는 싸움 후에는 자신의 새끼를 위로하는 데 실패한다 (Schino et al., 2004).

유인원에게 자발적인 위로는 흔한 현상이었기 때문에, 연구자들은 수천 가지 사례에서 정보를 수집할 수 있었다. 연구에 따르면, 이러한 행위 덕분에 수혜자(recipient)의 감정적 각성이 줄어들었고, 사회적으로 친한 개체들 쪽으로 감정이 편향되었다. 수컷보다 암컷이 더 많은 위로 행동을 보이는 성별의 차이도 보였는데(Fraser, Stahl and Aureli, 2008; Romero, Castellanos and de Waal, 2010) 이는 인간의 공감 사례에서 보이는 성별 차이와 일치하였다 (Zahn-Waxler et al., 1992; Han, Fan and Mao, 2008). 고통받는 객체와 접촉하고 포용하는 유인원의 위로 행위와 어린아이가 보이는 공감 표현 사이의 형태적 유사성을 고려하여, 본 연구진은 다윈의 절약의 원리(principle of parsimony)를 따랐다. 즉, 관련된 두 종(species)이 유사한 환경에서 유사한 행동을 보일 경우, 그 행동의 심리적 원인도 유사할 것이라는 것이다(de Waal, 1999).

이타적 행동

Peony라는 나이 든 암컷 침팬지는 조지아 주 애틀랜타 근처에 위치한 넓은 야외 공간에서 다른 침팬지들과 같이 지내고 있다. 관절염이 도지는 날이면, Peony는 나무에 오르는 것은 물론이고 걷기조차 힘들어한다. 하지만 다른 암컷 침팬지들이 Peony를 도와준다. 예를 들어, Peony가 다른 침팬지들이 몸단장을 위해 모여 있는 나무 위 공간으로 가기 위해 숨을 헐떡이면, 혈연 관계도 아닌 어린 암컷 침팬지가 Peony를 돕기 시작한다. Peony가 나머지 침팬지 무리에 도착할 때까지, 어린 침팬지는 양손으로 Peony의 몸을 잡고 당겨 준다.

영장류에서 자발적으로 서로 돕는 사례는 매우 많지만, 아직까지 학계에서는 동물들의 도움 행위는 보상 혜택(return benefits)을 염두에 두고 있다고 주장하면서, 인간만이 유일하게 이타적 행위를 하는 생물로 간주하고 있다(예: Dawkins, 1976; Kagan, 2000; Fehr and Fischbacher, 2003). 이 관점의 문제는 이타적 행위의 진화론적 근거가 꼭 동물들의 상호 도움 행동의 근거는 아니라는 점이다. 과연 동물들이 언젠가 자기 자신에게 돌아올 혜택 때문에 서로를 돕는 것일까? 이렇게 가정하려면 동물들은 미래에 혜택을 얻을 것을 예상하면서 동료들을 돕고, 자신이 동료들에게 무엇을 해 주었는지와 동료들이 자신에게 무엇을 해 주었는지를 계속해서 추적 및 비교하는, 매우 큰 인지적 부담이 필요하다. 지금까지는 이러한 가정에 대한 근거는 거의 없다. 실제로 자신의 즉각적인 이익을 위한 도움 행위는 많이 보고되고 있지만, 미래의 보상 혜택을 예상하는 것은 동물의 인지 수준을 크게 넘어선다고 보는 것이 무방할 것이다.

한 번 진화를 하면, 동기부여적 자율성(motivational autonomy)에 따라 행동하게 된다. 즉, 동기가 진화적 목표와 (상대적으로) 무관하게 된다(de Waal, 2008). 이에 대한 좋은 예로는 성행위가 있다. 성행위는 본래 번식을 위해서만 존재한다. 인간이 지금까지 연구한 바에 따르면, 동물은 성행위와 번식 사이의 연결 고리를 전혀 인지하지 못하고 있기 때문에, 자손을 염두에 두지 않고 성행위를 하게 된다. (인간 역시 오랜 기간 동안 그렇게 해 왔을 것이다.) 미래의 알 수 없는 결과 때문에 성행위의 동기가 발생하지 않는 것처럼 이타적 행위에 대한 동기도 예상하지 못하는 이익[예: 포괄 적응도(inclusive fitness) 또는 먼 미래의 보상 혜택]에 의해 발생하지는 않을 것이다.

따라서 남을 도우려는 충동(helping impulse)은 보다 즉각적인 요소(immediate factor), 즉 타인의 감정과 타인이 필요로 하는 것(needs)에 대한 민감성(sensitivity) 같은 것에서부터 시작될 가능성이 높다. 이러한 민감성이 혈연 선택(kin selection)과 호혜적 이타주의(reciprocal altruism) 이론 쪽으로 이타적 행위를 이끈다는 점을 고려해 보면, 동물들의 공감 행동이 진화적으로 이기적인(self-serving) 행동에 반하는 것은 결코 아니다. 나무를 올라가기 힘든 나이 든 암컷 침팬지를 돕는 사례 외에도, 침팬지들은 종종 자신에게 매우 수고스러운 일임에도 남을 돕는 행동을 보인다. 예를 들어, 한 암컷 침팬지가 지배적인 수컷으로부터 자신을 보호하기 위해 가장 가까운 동료 침팬지를 향해 비명을 지를 경우, 동료 침팬지는 엄청난 위험을 감수하면서도 동료를 도와준다. 한 동물원에서 오랜 기간 같이 시간을 보낸 침팬지 두 마리의 사례를 참고해 보자. "두 침팬지는 침입자를 같이 물리칠 뿐만 아니라, 서로에게 위안과 편안함을 주려고 노력한다. 두 마리 중 한 마리가 고통을 호소하면, 나머지 한 마리가 포옹을 해 준다. 둘은 말 그대로 서로 끌어안고 같이 소리를 지른다(de Waal, 1982, 67)." 그 외에도 매우 위험한 상황에도 동료를 도와주는 침팬지의 사례는 또 있다. 전 세계에서 말을 배운 첫 번째 침팬지로 불렸던 Washoe는 다른 암컷 침팬지가 비명을 지르는 것을 듣자 물을 때렸다. Fouts와 Mills(1997, 180)의 연구에 따르면, Washoe는 우리를 막아 두기 위해 쳐 놓은 전선 2개를 넘어서 진흙탕을 헤치고 달려가서는 팔을 마구 흔들고 있는 다른 암컷의 한쪽 팔을 잡아당겨 구했다. 보통 침팬지는 물을 매우 무서워하여 수영을 하지 않기 때문에 Washoe의 이런 행동은 엄청나게 용감한 것이었다. 심지어 Washoe는 그 암컷 침팬지를 몇 시간 전에 처음 만났고 잘 알지도 못했다.

하지만 실용적, 윤리적 이유 때문에 동물들이 위험을 무릅쓰더라도 이타적인 행위를 유발할 만큼 감정적으로 힘든 상황에 대한 실험은 거의 이뤄지지 않았다. 인간을 대상으로 한 실험도 마찬가지이다. 주로 실험은 적은 대가(low-cost)를 필요로 하는 이타적 행동, 다른 말로는 '타인을 고려한 선호도(other-regarding preference)'를 보이는 사례를 다루었다. 일반적인 실험 양식은 두 마리의 동물을 대상으로 실험 기구 A를 조작하여 자신만을 위해 음식을 확보하는지 또는 동일한 실험 기구 B를 조작하여 자신과 다른 동료 침팬지 모두를 위해 음식을 확보하는지를 실험하는 것이다. Colman, Liebold와

Boren(1969)은 짧은 꼬리 원숭이를 대상으로 한 실험에서 원숭이 네 마리 중 한 마리가 타인을 고려한 선호 행동을 보이는 것을 발견했다. 하지만 침팬지를 대상으로 한 같은 실험에서는 이러한 현상을 관찰할 수 없었고, Colman 연구팀은 타인을 고려한 선호도는 오직 인간에게서만 발견된다고 주장했다(Silk et al., 2005). 하지만 시간이 흘러 이러한 가설은 잘못된 것으로 밝혀졌고 최근의 연구는 다른 여러 가지 방법론을 이용하여 우리가 이미 알고 있는 영장류의 자연주의적 행동에도 부합하는 결과를 보인다.

한 침팬지 연구에서는, 연구자들이 호혜성 요소를 제외하기 위해 침팬지가 음식이나 다른 호의에 있어서 의존하지 않는, 잘 모르는 사람들과 상호작용 하게 하였다. 그럼에도 침팬지들은 이타적 표현을 유의하게 보였다(Warneken et al., 2007). 또한, 자발적 도움은 꼬리 감는 원숭이(de Waal, Leimgruber, and Greenberg, 2008; Lakshminarayanan and Santos, 2008)와 명주 원숭이(Burkart et al., 2007) 대상 연구에서도 관찰되었다. 본 연구진도 꼬리 감는 원숭이 두 마리를 나란히 배치한 뒤, 그물로 분리시켜 놓았다. 두 마리 중 한 마리에게 처음에 작은 플라스틱 토큰을 주었고 이후에 손바닥을 내밀면 토큰을 우리에게 돌려 주고 간식을 받는, 교환을 하도록 했다([그림 6-5]). 또한, 본 연구진은 다른 의미를 가지는, 서로 다른 색깔의 토큰 2개[하나는 '이기적(selfish)' 의미를, 나머지 하나는 '친사회적(prosocial)' 의미를 가지고 있었다.] 사이에서 선택하는 방법을 원숭이에게 가르치고, 실험을 진행했다. 토큰을 교환하는 원숭이가 '이기적' 토큰을 집어 들면, 작은 사과 조각을 해당 원숭이에게 대가로 제공하지만 나머지 원숭이에게는 아무것도 주지 않았다. 반대로, '친사회적' 토큰을 집으면, 두 원숭이 모두에게 동시에 사과를 제공했다. 토큰을 교환하는 원숭이는 어떤 상황에서도 이익을 보는 것이기 때문에, 유일한 차이점은 나머지 원숭이가 혜택을 받느냐 못 받느냐 하는 것이었다.

원숭이들은 친사회적 토큰 교환을 선호하였다. 지배적 원숭이(두려워하는 경향이 거의 없는)가 피지배적 원숭이보다 더 친사회적 경향을 보였기 때

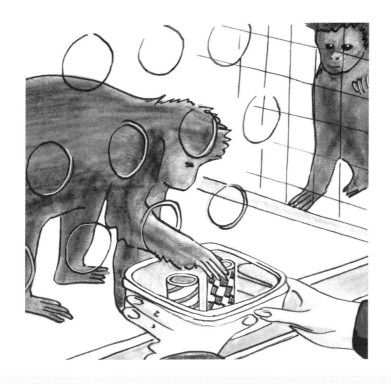

[그림 6-5] 꼬리 감는 원숭이 한 마리가 나머지 원숭이가 지켜보는 가운데 구멍을 통해 손을 뻗어 파이프 모양 토큰을 고르고 있다. 토큰은 음식으로 교환해 주는데 한 토큰은 두 원숭이 모두에게 사과를 주고, 나머지 토큰은 교환 역할을 맡은 원숭이에게만 사과를 주었다. 일반적으로 꼬리 감는 원숭이들은 "친사회적" 토큰을 선호하였다.

출처: de Waal et al. (2008). Frans de Waal이 촬영한 영상을 토대로 한 그림.

문에 미래의 처벌로 인한 두려움만으로 이 행위를 설명할 수 없었다. 친밀도 (familiarity)는 예상되는 방향으로 선택이 기울게 만드는데 두 원숭이 사이의 사회적 연결 고리가 강할수록(한 집단에서 두 원숭이가 얼마나 많은 시간을 같이 보내는가로 알 수 있는), 친사회적 토큰을 선호하는 경향이 높았다(de Waal et al., 2008).

요약하자면, 자연주의적 관찰과 실험에서 영장류가 서로의 이익을 고려하고, 공감에 기반한 이타적 행위(인간과 다른 동물들에서 모두 친밀도가 높을수록 높아지는)를 보인다는 증거는 매우 많다. 공감 작용은 자동적으로 다른 이의 이익에 관심을 갖게 하는데 이러한 행동은 내재적 보상[인간의 경우 따뜻한 빛 효과(warm-glow effect)로 불리는]과 함께 일어난다. 타인의 상황을 개선시키는 행동 뒤에는 좋은 감정이 따라온다(Andreoni, 1989). 이 덕분에 인간이 좋은 행동을 하면 보상 관련 뇌 영역이 활성화되고 좋은 감정을 느끼게 된다(Harbaugh, Mayr and Burghart, 2007). 따라서 유사한 자기 보상 체계가 다른 영장류에까지 확장하여 적용될 수 있는지가 중요하다.

포괄적 관점에서 공감

공감 능력의 핵심에는 피실험자의 뇌신경학적 표상을 통해 제3자의 주관적 상태에 대한 접근하는 메커니즘이 존재한다. 피실험자가 타인의 감정 상태에 주의를 기울이면, 그와 유사한 감정 상태에 대한 표상이 피실험자에게서 자동적으로 활성화된다. 이로 인해 피실험자들은 타인의 '내면'에 도달하게 된다. 즉, 육체적으로 타인의 감정과 그들에게 필요한 것들을 공감하게 된다. Preston과 de Waal(2002)이 공감의 지각-행동 메커니즘(perception-action mechanism of empathy)이라고 언급한 이러한 뇌신경 활성화는 Damasio(1994)의 감정의 신체표지가설(somatic marker hypothesis of emotion)과 Prinz(1997)의 지각과 행동에 대한 공통코딩이론(common coding theory of perception and action), 뿐만 아니라 (짧은 꼬리 원숭이에서 관찰되는 거울 신경처럼) 보는 것과 하는 것 사이의 세포 단위의 연결 고리에 대한 증거와 일치한다.

이러한 관점은 공감이 여러 층으로 되어 있다는 것이다. 하지만 본 연구진은 각 계층(감정의 전염과 공감, 연민과 동정, 비자발적 공감과 자발적 공감)을 명확하게 구분 짓기보다는 모든 공감 단계가 상호 연결되어 있다고 생각한다.

각 공감 단계는 다른 공감 단계가 없으면 존재조차 할 수 없다. 예를 들어, 감정적 개입이 없는 상태에서 공감이 발생할 수 있는가? 사이코패스 환자들은 피상적으로 관점 취하기를 하고 공감하는 것처럼 보일 수는 있지만 감정적 개입이 부족하기 때문에 이들은 진정으로 공감적이라고 할 수 없다(Mullins-Nelson, Salekin, and Leistico, 2006). 본 연구진은 감정의 전염, 개인적 스트레스와 기타 감정적 반응을 공감과 관련 없는 것으로 간주하기보다는, 오히려 공감에 더 핵심적인 것으로 보고 있다.

[그림 6-6]에 제시된 러시아 인형 모델에 따르면, 공감은 아주 다양한 단계로 구성된 포괄적 용어(umbrella term)라고 할 수 있다. 성인 인간은 모든 종류의 공감 단계를 보여 주지만, 대다수 동물은 인간의 유아가 보이는 수준의 피상적 공감만 보인다. 본 저자는 관점 취하기를 독립된 것이 아니라 또 다른 수준의 공감이라고 생각한다. 일반적인 발전 단계(와 진화 단계)에서, 관점 취하기는 감정 과정에 추가된다. 아동은 타인에 의해 자신이 왜 그런 감정을 느꼈는가 하는 것보다는 타인이 왜 그런 감정을 가지게 되었는지를 궁금해 하면서 타인의 상황에 집중하게 된다. 이 같은 과정은 비교적 큰 뇌를 가지는 동물에게도 적용된다. 즉, 이들은 감정 과정을 아예 대체하지(replace) 않고, 감정 과정에 관점 취하기를 더하게(add) 된다. 이는 감정의 핵심과 결합되기 때문에, 본 저자는 이 과정을 종합하여 공감적 관점 취하기(empathic perspective-taking)이라고 하였다.

이는 현상적 통일성을 강조하면서 진화만으로 모든 것을 해결할 수 없다는 인식을 가지는 일반적인 생물학적 사고방식을 반영한다. 한 특성이 아예 다른 특성으로 대체되는 것은 드물다. 특성은 변형되고(transformed), 수정되고(modified), 다른 기능을 받아들이거나(co-opted) 다윈이 '변이를 동반한 유전(descent with modification)'이라고도 말한 제3의 방향으로 "틀어질(tweaked)" 수 있다. 예를 들어, 물고기의 앞 지느러미가 육지 동물의 앞다리가 될 수 있고 시간이 흐르면서 발굽, 발바닥, 날개, 손, 물갈퀴로 바뀔 수 있다. 이처럼

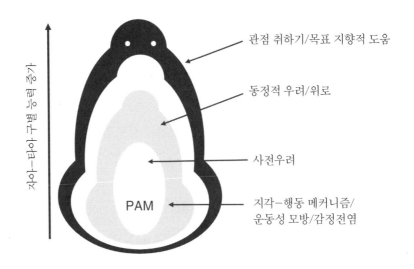

자아-타아 평등-분화 증가

관점 취하기/목표 지향적 도움

동정적 우려/위로

사전우려

PAM

지각-행동 메커니즘/
운동성 모방/감정전염

[그림 6-6] 공감(empathy)과 모방(imitation)에 관한 러시아인형 모델(Russian doll model)이다. 공감은 피실험자에게서 목표 대상과 유사한 감정 상태를 유발한다. 감정전염(emotional contagion)의 핵심에는 지각-행동 메커니즘(Perception-Action Mechanism: PAM)이 있다. 인형의 바깥층으로 갈수록 사전우려(preconcern), 동정적 우려(sympathic concern), 목표 지향적 도움(targeted helping)이 차례로 내장된 사회 감정적 기반(socio-affective basis) 위에 쌓이게 된다. 공감의 복잡성은 자아-타아 구별(self-other distinction)과 관점 취하기 능력(perspective-taking)이 커짐에 따라 증가한다. 인형의 바깥층이 학습과 전전두엽 기능에 영향을 받더라도, 근본적으로는 안쪽 중심부와 연결되어 있다.

공감도 발전된 공감과 동시에 단순한 공감도 같이 존재할 수 있다.

물리적 근접성과 몸짓 언어를 필요로 하지 않는 가장 발전된 형태의 공감도, 단순한 공감 과정에서 완전히 독립적이지는 않다. 우리는 오랜 시간에 걸쳐 타인에게 발생할 수 있는 일과 그에 따른 대처 방법을 내면화해 왔기 때문이다. 소설에서 새로운 상황을 방금 읽었더라도, 우리는 과거에 겪었던 것과 유사한 상황의 신경학적 표상에 따라 반응하게 된다. 이에 따라 우리는 우리의 상상에 기반을 둔 가상의 캐릭터에도 공감할 수 있다. 인간의 공감 능력은 특히 뛰어나지만, 이 장에서 살펴본 것과 같이 동물의 세계에서도 공감을 보이는 사례는 드물지 않다.

참고문헌

Adolphs, R., D. Tranel, H. Damasio, and A. R. Damasio. 1994. Impaired recognition of emotion in facial expressions following bilateral damage to the human amygdala. *Nature* 372: 669-672.

Anderson, J. R., M. Myowa-Yamakoshi, and T. Matsuzawa. 2004. Contagious yawning in chimpanzees. *Proceedings. Biological Sciences* 271: S468-S470.

Andreoni, J. 1989. Giving with impure altruism: Applications to charity and Ricardian equivalence. *Journal of Political Economy* 97: 1447-1458.

Baron-Cohen, S. 2005. Autism-"Autos": Literally, a total focus on the self? In *The Lost Self: Pathologies of the Brain and Identity*, edited by T. E. Feinberg and J. P. Keenan, 166-80. Oxford: Oxford University Press.

Bischof-Köhler, O. 1988. Über den Zusammenhang von Empathie und der Fähigkeit sich im Spiegel zu erkennen. *Schweizerische Zeitschrift für Psychologie* 47: 147-59.

Bischof-Köhler, O. 1991. The development of empathy in infants. In *Infant Development: Perspectives from German-Speaking Countries*, edited by M. Lamb and M. Keller, 245-273. Hillsdale, NJ: Erlbaum.

Burkart, J. M., E. Fehr, C. Efferson, and C. P. van Schaik. 2007. Other-regarding preferences in a non-human primate: Common marmosets provision food altruistically. *Proceedings of the National Academy of Sciences of the United States of America* 104: 19762-19766.

Campbell, M. W., J. D. Carter, D. Proctor, M. L. Eisenberg, and F. B. M. de Waal. 2009. Computer animations stimulate contagious yawning in chimpanzees. *Proceedings. Biological Sciences* 276: 4255-4259.

Church, R. M. 1959. Emotional reactions of rats to the pain of others. *Journal of Comparative and Physiological Psychology* 52: 132–134.

Colman, A. D., K. E. Liebold, and J. J. Boren. 1969. A method for studying altruism in monkeys. *Psychological Record* 19: 401–405.

Cordoni, G., E. Palagi, and T. S. Borgognini. 2004. Reconciliation and consolation in captive Western gorillas. *International Journal of Primatology* 27: 1365–1382.

Damasio, A. R. 1994. *Descartes' Error: Emotion, Reason, and the Human Brain.* New York: Putnam.

Darwin, C. 1871/1982. *The Descent of Man, and Selection in Relation to Sex.* Princeton, NJ: Princeton University Press.

Dawkins, R. 1976. *The Selfish Gene.* Oxford: Oxford University Press.

Decety, J., and T. Chaminade. 2003. When the self represents the other: A New Cognitive Neuroscience View on Psychological Identification. *Consciousness and Cognition* 12: 577–596.

de Gelder, B. 1987. On having a theory of mind. *Cognition* 27: 285–290.

de Waal, F. B. M. 1989. *Peacemaking among Primates.* Cambridge, MA: Harvard University Press.

de Waal, F. B. M. 1996. *Good Natured: The Origins of Right and Wrong in Humans and Other Animals.* Cambridge, MA: Harvard University Press.

de Waal, F. B. M. 1999. Anthropomorphism and Anthropodenial: Consistency in Our Thinking about humans and other animals. *Philosophical Topics* 27: 255–280.

de Waal, F. B. M. 1982/2007. *Chimpanzee Politics: Power and Sex among Apes.* Baltimore, MD: Johns Hopkins University Press.

de Waal, F. B. M. 2008. Putting the altruism back into altruism: The evolution of empathy. *annual Review of Psychology* 59: 279–300.

de Waal, F. B. M. 2009. *The Age of Empathy.* New York: Harmony.

de Waal, F. B. M., and F. Aureli. 1996. Consolation, reconciliation, and a possible cognitive difference between macaque and chimpanzee. In *Reaching into Thought: The Minds of the Great Apes*, edited by A. E. Russon, K. A. Bard, and S. T. Parker, 80–110. Cambridge: Cambridge University Press.

de Waal, F. B. M., K. Leimgruber, and A. R. Greenberg. 2008. Giving is self-rewarding for monkeys. *Proceedings of the National Academy of Sciences, USA* 105: 13685–13689.

de Waal, F. B. M., and A. van Roosmalen. 1979. Reconciliation and consolation among chimpanzees. *Behavioral Ecology and Sociobiology* 5: 55–66.

Dimberg, U., M. Thunberg, and K. Elmehed. 2000. Unconscious facial reactions to emotional facial expressions. *Psychological Science* 11: 86–89.

di Pellegrino, G., L. Fadiga, L. Fogassi, V. Gallese, and G. Rizzolatti. 1992. Understanding motor events: A neurophysiological study. *Experimental Brain Research* 91: 176–180.

Dittus, W. P. J., and S. M. Ratnayeke. 1989. Individual and social behavioral responses to injury in wild toque macaques (Macaca sinica). *International Journal of Primatology* 10: 215–234.

Fehr, E., and U. Fischbacher. 2003. The nature of human altruism. *Nature* 425: 785–791.

Fouts, R., and T. Mills. 1997. *Next of Kin*. New York: Morrow.

Fraser, O., D. Stahl, and A. Aureli. 2008. Stress reduction through consolation in chimpanzees. *Proceedings of the National Academy of Sciences of the United States of America* 105: 8557–8562.

Gallese, V. 2005. "Being like Me": Self-Other identity, mirror neurons, and empathy." In *Perspectives on Imitation,* edited by S. Hurley and N. Chater, 101–18. Cambridge, MA: MIT Press.

Gallup, G. G. 1983. Toward a comparative psychology of mind. In *Animal Cognition and Behavior*, edited by R. L. Mellgren, 473–510. New York: North-Holland.

Goldman, A. 2006. *Simulating Minds: The Philosophy, Psychology, and*

Neuroscience of Mindreading. Oxford: Oxford University Press.

Han, S., Y. Fan, and L. Mao. 2008. Gender difference in empathy for pain: An Electrophysiological Investigation. *Brain Research* 1196: 85-93.

Harbaugh, W. T., U. Mayr, and D. R. Burghart. 2007. Neural responses to taxation and voluntary giving reveal motives for charitable donations. *Science* 326: 1622-1625.

Hare, B., J. Call, and M. Tomasello. 2001. Do chimpanzees know what conspecifics know? *Animal Behaviour* 61: 139-151.

Hirata, S. 2006. Tactical deception and understanding of others in chimpanzees. In *Cognitive Development in Chimpanzees*, edited by T. Matsuzawa, M. Tomanaga, and M. Tanaka, 256-76. Tokyo: Springer Verlag.

Hobson, R. P. 1991. Against the theory of "Theory of Mind." *British Journal of Developmental Psychology* 9: 33-51.

Hoffman, M. L. 1975. Developmental synthesis of affect and cognition and its implications for altruistic motivation. *Developmental Psychology* 11: 607-622.

Hoffman, M. L. 1981. Perspectives on the difference between understanding people and understanding things: The role of affect. In *Social Cognitive Development*, edited by J. H. Flavell and L. Ross, 67-81. Cambridge: Cambridge University Press.

Hoffman, M. L. 1982. Development of prosocial motivation: Empathy and guilt. In *The Development of Prosocial Behavior*, edited by N. Eisenberg, 281-313. New York: Academic Press.

Johnson, D. B. 1992. Altruistic behavior and the development of the self in infants. *Merrill-Palmer Quarterly of Behavior and Development* 28: 379-388.

Kagan, J. 2000. Human morality is distinctive. *Journal of Consciousness Studies* 7: 46-48.

Ladygina-Kohts, N. N. 2001 [1935]. *Infant Chimpanzee and Human Child: A Classic 1935 Comparative Study of Ape Emotions and Intelligence*, edited by FBM de Waal. New York: Oxford University Press.

Lakshminarayanan, V. R., and L. R. Santos. 2008. Capuchin monkeys are sensitive to others' welfare. *Current Biology* 18: 999-1000.

Langford, D. J., S. E. Crager, Z. Shehzad, S. B. Smith, S. G. Sotocinal, J. S. Levenstadt, M. L. Chanda, D. J. Levitin, and J. S. Mogil. 2006. Social modulation of pain as evidence for empathy in mice. *Science* 312: 1967-1970.

Lewis, M. 2002. Empathy requires the development of the self. *Behavioral and Brain Sciences* 25: 42.

Lipps, T. 1903. *Einfühlung, innere Nachahmung und Organempfindung. Archiv für die gesammte Psychologie,* vol. I. Leipzig: Engelman.

MacLean, P. D. 1985. Brain evolution relating to family, play, and the separation call. *Archives of General Psychiatry* 42: 405-17.

Mallavarapu, S., T. S. Stoinski, M. A. Bloomsmith, and T. L. Maple. 2006. Postconflict behavior in captive Western lowland gorillas (Gorilla gorilla gorilla). *American Journal of Primatology* 68: 789-801.

Masserman, J., M. S. Wechkin, and W. Terris. 1964. Altruistic behavior in rhesus monkeys. *American Journal of Psychiatry* 121: 584-585.

Mcnzel, E. W. 1974. A group of young chimpanzees in a one-acre field. In *Behavior of Non-human Primates,* vol. 5, edited by A. M. Schrier and F. Stollnitz, 83-153. New York: Academic Press.

Mullins-Nelson, J. L., R. T. Salekin, and A. R. Leistico. 2006. Psychopathy, empathy, and perspective-taking ability in a community sample: implications for the successful psychopathy concept. *International Journal of Forensic Mental Health* 5: 133-149.

Niedenthal, P. M. 2007. Embodying emotion. *Science* 316: 1002-1005.

palagi, E., T. Paoli, and s. Borgognini Tarli. 2004. Reconciliation and consolation in captive Bonobos (Pan paniscus). *American Journal of Primatology* 62: 15-30.

Paukner, A., S. J. Suomi, E. Visalberghi, and P. F. Ferrari. 2009. Capuchin monkeys display affiliation toward humans who imitate them. *Science* 325: 880-83.

Plomin, R., R. N. Emde, J. M. Braungart, J. Campos, R. Corley, D. W. Fulker, J.

Kagan, et al. 1993. Genetic change and continuity from fourteen to twenty months: The MacArthur Longitudinal Twin Study. *Child Development* 64: 1354-1376.

Plotnik, J., F. B. M. de Waal, and D. Reiss. 2006. Self-recognition in an Asian elephant. *Proceedings of the National Academy of Sciences of the United States of America* 103: 17053-17057.

Plutchik, R. 1987. Evolutionary bases of empathy. In *Empathy and Its Development,* edited by N. Eisenberg and J. Strayer, 3-46. Cambridge: Cambridge University Press.

Premack, D., and G. Woodruff. 1978. Does the chimpanzee have a theory of mind? *Behavioral and Brain Sciences* 1: 515-526.

Preston, S. D., and F. B. M. de Waal. 2002. Empathy: Its ultimate and proximate bases. *Behavioral and Brain Sciences* 25: 1-72.

Prinz, W. 1997. Perception and action planning. *European Journal of Cognitive Psychology* 9: 129-154.

Reiss, D., and L. Marino. 2001. Mirror self-recognition in the bottlenose dolphin: A case of cognitive convergence. *Proceedings of the National Academy of Sciences of the United States of America* 98: 5937-5942.

Romero, M. T., M. A. Castellanos, and F. B. M. de Waal. 2010. Consolation as possible expression of sympathetic concern among chimpanzees. *Proceedings of the National Academy of Sciences of the United States of America* 107: 12110-12115.

Schino, G., S. Geminiani, L. Rosati, and F. Aureli. 2004. Behavioral and emotional response of Japanese macaque (Macaca fuscata) mother after their offspring receive an aggression. *Journal of Comparative Psychology* 118: 340-346.

Shillito, D. J., R. W. Shumaker, G. G. Gallup, and B. B. Beck. 2005. Understanding visual barriers: Evidence for Level 1 perspective taking in an orang-utan, Pongo pygmaeus. *Animal Behaviour* 69: 679-687.

Silk, J. B., S. F. Brosnan, J. Vonk, J. Henrich, D. Povinelli, S. Lambeth, A.

Richardson, J. Mascaro, and S. Shapiro. 2005. Chimpanzees are indifferent to the welfare of unrelated group members. *Nature* 437: 1357-1359.

Warneken, F., B. Hare, A. P. Melis, D. Hanus, and M. Tomasello. 2007. Spontaneous altruism by chimpanzees and young children. *PLoS Biology* 5: 1414-1420.

Watts, D. P., F. Colmenares, and K. Arnold. 2000. Redirection, consolation and male policing: How targets of aggression interact with bystanders. In *Natural Conflict Resolution*, edited by F. Aureli and F. B. M. de Waal, 281-301. Berkeley: University of California Press.

Wellman, H. M., A. T. Phillips, and T. Rodriguez. 2000. Young children's understanding of perception, desire, and emotion. *Child Development* 71: 895-912.

Yerkes, R. M. 1925. *Almost Human*. New York: Century.

Zahavi, D. 2008. Simulation, projection and empathy. *Consciousness and Cognition* 17: 514-522.

Zahn-Waxler, C., B. Hollenbeck, and M. Radke-Yarrow. 1984. The origins of empathy and altruism. In *Advances in Animal Welfare Science*, edited by M. W. Fox and L. D. Mickley, 21-39. Washington, DC: Human Society of the United States.

Zahn-Waxler, C., and M. Radke-Yarrow. 1990. The origins of empathic concern. *Motivation and Emotion* 14: 107-130.

Zahn-Waxler, C., M. Radke-Yarrow, E. Wagner, and M. Chapman. 1992. Development of concern for others. *Developmental Psychology* 28: 126-136.

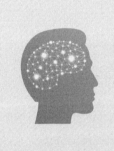

제 **4** 부

공감의 발달

제**7**장
생후 1년, 초기 유아기 공감의 속성과 형태

Sharee Light, Carolyn Zahn-Waxler

> 다정하다는 감정을 분석하기는 어렵다. 그것은 애정, 즐거움, 특히 교
> 감 등이 혼합된 것 같다.
>
> —Charles Darwin, 1872년

❀우리 인간은 타인의 슬픔과 즐거움에 정서적으로 반응하도록 태어났다. 이러한 능력은 생후 1년 이내에도 존재한다(Knafo et al., 2008). 공감에 대한 뿌리 깊은 본능은 양육자에 대한 애착과 유대감이 나중에 아이가 가족 외의 상황에서도 공감 능력을 개발하도록 점점 더 정교해지고 조절된다. 타인에 대한 일반화된 우려의 표현은 생후 1년 동안 유아와 부모 사이의 사회적 상호작용에서 협력과 역할 바꾸기뿐만 아니라 복잡한 상호작용과 정서의 공유에 뿌리를 두고 있다. 사회화는 유아가 타인의 고통에 어떻게 반응하는지에 중요한 역할을 한다(Hastings, Utendale, and Sullivan, 2007).

타인을 보살피는 능력의 근거가 되는 초기 생물학적 요소와 신경 회로에 대해서는 지금까지 밝혀진 바가 거의 없다. 그래서 이 장은 이에 대해 다룰 것이다. 또한 본 연구는 긍정적인 방향의 반응을 포함한 정서적 공감의 확장된 개념도 다룰 것이다(Light, Coan et al., 2009).

공감의 동기 및 인지적 요소

아동은 2세 때부터 친사회적인 행동을 보여 주기 시작한다(Zahn-Waxler et al., 1992). 타인에 대한 보살핌과 관심을 행동적으로 표현하도록 동기화시키는 것은 무엇인가? 개인이 다른 사람을 돕고, 자원을 공유하고, 고통 속에 있는 타인을 편안하게 만들어 주거나 또는 공격에 취약한 상대방을 보호해 주도록 만드는 힘은 무엇인가? 우리는 공감이 일차적인 원동력이라고 가정했다. 다른 이론가들(Eisenberg, Fabes, and Miller, 1987; Batson and Shaw, 1991; Zahn-Waxler, 1991; Decety and Jackson, 2004)은 공감을 핵심 기저 메커니즘으로 보았다(Knafo et al., 2008 참조). 유아기, 심지어 1세 때에도 공감 능력이 존재하기 때문에 이 시기의 공감에 대한 생물학적 기반을 살펴보는 것은 매우 중요하다.

고통에 대한 공감은 정서적 요소와 인지적 요소를 모두 포함하고 있다(Decety and Jackson, 2004; Knafo et al., 2008). 정서적 요소는 타인의 고통에 대한 대리적 정서 반응과 고통 받는 사람에 대한 호의를 반영한다. 인지적 공감은 타인의 고통을 이해하는 능력과 타인의 관점을 가정해 보는 능력을 수반한다. 유아의 경우, 아이가 타인의 문제를 이해하려고 시도할 때 가설 검증 또는 호기심이 나타난다. 비록 공감의 인지적 요소와 정서적 요소가 상호 연결되어 있지만, 분리될 수도 있는데, 이는 2~3세쯤 되면 이 요소들이 고유한 기능을 가질 수 있음을 시사한다(Knafo et al., 2008). 심지어 유아기에도 하나

의 성향으로 드러나는 공감은 시간이 흐르거나 상황이 바뀌어도 비교적 안
정적으로 유지되고, 그 이후의 친사회적 행동을 예측할 수 있다(Knafo et al.,
2008; Nichols, Svetlova, and Brownell, 2009; Vaish, Carpenter, and Tomasello,
2009).

　일반적으로 볼 때, 공감은 타인의 고통에 대한 반응이기 때문에 공감하는
사람이 느끼는 정서는 부정적이다. 누군가가 타인의 슬픔을 공감한다면, 그
사람도 슬픔을 느낀다. 누군가 타인의 고통을 목격하는 동안 움찔한다면, 그
것은 그 사람의 경험 중 일부가 된다. 하지만 공감적 우려는 공감의 한 측면
에 불과하다. 우리는 보다 긍정적인 톤을 가지고 있고, 그래서 공감하는 사
람과 공감 받는 사람에게 다른 의미를 가질 수 있는 다른 형태의 공감을 다룰
것이다.

긍정 정서의 역할

　공감에는 두 가지 다른 형태가 존재한다(Light, Coan, et al., 2009). 타인의
긍정적 정서에 대한 반응으로 기쁨과 호의를 대신 경험할 때, 공감적 행복
(empathic happiness)이 발생한다. 반대로, 고통에 빠진 타인에 대해 긍정적
정서와 호의를 보이면, 공감적 쾌활함(empathic cheerfulness)이 발생한다. 이
는 아마도 내부의 긍정적 정서 상태를 활성화시켜 기분을 바꾸고, 그래서 부
정적인 정서를 감소시켜 그 사람의 고통을 완화시킬 수 있다.

　묶어서 볼 때, 공감적 우려, 공감적 행복, 공감적 쾌활함은 아동의 보살핌
활동에서 공통적이면서 고유한 역할을 하는 '공감의 하위 유형'이다. 이 장에
서 우리는 생후 1년 동안 나타나는 유아의 정서적, 인지적 필수 요소를 세부
적으로 다룰 것이다. 또한, 공감의 동기적 측면에 대한 관심에 기초하여 공감
의 정서적 측면에 집중하고, 발달 초기 관련된 뇌 구조물과 신경 회로를 다룰

것이다. 끝으로, 1세 된 유아의 공감의 생물학적 토대를 평가하기 위한 방법을 알아보고, 이론 및 연구를 위한 앞으로의 방향을 살펴본다.

공감의 하위 유형

공감적 우려

인간의 경우, 공감은 주로 1세 때 보이는 분노, 공포, 즐거움 같은 기본 정서보다 늦게 발달하는 것으로 생각해 왔다(Zahn-Waxler, Robinson, and Emde, 1992). 다른 사회적 정서(죄의식, 수치심, 자신감, 질투)처럼 공감은 사회적 맥락에서 표현된 다양한 정서 또는 정서들의 혼합으로 구성되어 있다. 공감적 우려의 경우, 타인의 고통에 대한 경험(예: 슬픔 또는 고통)은 희생자에 대한 타인 지향적 정서(예: 우려, 호의, 친절)를 불러일으킨다. 어린 아동의 경우, 고통을 보이는 타인에 대한 우려 표현을 얼굴과 목소리(안심하거나 위로하는 목소리)로 드러낸다. 그래서 관찰자의 정서는 더 이상 희생자의 정서와 직접 일치하지는 않으며, 타인의 상태에 적합한 것이다.

공감적 우려의 전구체(precursor), 시작, 표현에 대해 우리가 알고 있는 것이 무엇인가? 공감적 우려는 대부분 타인의 고통에 대한 반사적 반응으로 발생한다고 알려져 있다. Simner(1971)는 생후 2~3일 된 신생아는 백색소음보다 다른 신생아의 울음소리에 대한 반응으로 운다는 것을 발견하였다. 이후 Dondi, Simion과 Caltran(1999)은 신생아가 다른 신생아의 울음과 미리 녹음된 자기 울음을 구분할 수 있다는 사실을 밝혀냈다. 이는 울음의 고유한 사회적 속성, 부모−유아 관계를 넘어서는 확장, 그리고 공감적 우려가 생후 1년 내에 나타날 가능성 등을 강조하는 것이다. 또한 Dondi 등(1999)은 타인의 눈물은 전염될 뿐만 아니라 타인과 분리된 자기에 대한 일차적인 생리적 인식을 일으킨다고 하였다(Decety, 개인적 대화).

　초기 발달 이론은 공감적 우려가 고통의 전염에서 직접 진화된 것이라는 가정을 근거로 하였다. 유아의 개인적 고통이 줄어들면, 공감 우려로 바뀌게 된다. 즉, 하나가 나머지 하나를 대체하고, 후자는 실제로 전자에서 발생한다. 일부 이론가들은 개인적 고통과 공감적 우려를 정확하게 구분하고, 각각 다른 행동 패턴을 낳는다고 주장한다. 개인적 고통은 위축과 회피를 불러일으키지만, 공감적 우려는 고통받는 사람에 대한 접근과 관심을 일으킨다. 또한 이러한 패턴은 다른 생리적 상태에서 나타나는데, 심장박동 감소는 타인에 대한 접근과 관련이 있고, 심장박동 상승은 타인의 고통 회피와 관련되어 있다(Eisenberg, Fabes, and Miller, 1989; Batson and Shaw, 1991; Zahn-Waxler et al., 1995; 공감적 우려와 개인적 고통에 대한 각기 다른 신경 회로에 관해서는 Decety and Lamm, 2009 참조).

　Batson과 Shaw(1991)는 개인적 고통과 공감적 우려는 근본적인 측면에서 다르다고 주장하였다. 개인적 고통은 본질적으로 반사적 또는 본능적이지만, 공감적 우려는 의도적, 목표 지향적 보살핌 행동을 하게 하는 사회 인지와 동기적 힘이 필요하다. 다른 발달적 설명(Zahn-Waxler, 1991)은 개인적 고통과 공감적 우려가 다르다고 인정하지만 보살핌 행동을 동기화시키는 것에서 개인적 고통을 배제하는 이분법적 접근의 유용성에 대한 의문을 제기하였다. 자연적 상황에서 아동을 관찰하면, 아동이 고통을 보이는 사람에 대해 반응할 때 개인적 고통과 공감적 우려 간에 실질적인 공 변산 또는 두 가지의 혼합이 나타난다. 특히, 생후 처음 몇 년 동안 아동은 자신의 고통과 타인에 대한 우려를 빠르게 반복한다. 자신의 개인적 고통이 반드시 친사회적으로 행동할 수 있는 능력을 방해하는 것은 아니다.

　이것은 개인적 고통 또는 불안(높은 심장 박동)이 친사회적 행동과 정적 상관이 있다는 연구와 일치한다(예: Zahn-Waxler et al., 1995). 개인적 고통의 강도는 사람들과 어울릴지 말지를 결정할 것이다. 정서 조절 또한 중요하다. 개

인적 고통(심장 박동이 높은 것)을 경험했지만 또한 이 정서를 조절할 수 있는
아동(다른 사람이 고통을 겪을 동안 심장 박동이 감소한 아동)은 다른 사람을 도
우려고 개입할 준비가 가장 잘 되어 있을 것이다(Zahn-Waxler et al., 1995). 발
달적 관점에서 유아기에 관찰된 공포심이 나중에 6세 때의 친사회적 행동을
예측한다는 것은 주목할 가치가 있다(Rothbart, Ahadi, and Hershey, 1994).

긍정적 공감

   다른 사람의 즐거움과 기쁨의 표현이 다른 사람의 행복을 목격한 사람에
게 동일한 반응을 끌어낼 때 공감적 행복이 생겨난다. 공감적 우려와 마찬가
지로, 타인 지향적 호의와 더불어 다른 사람의 정서에 대한 미러링(mirroring)
또는 신경 공명이 있을 것이라 가정할 수 있다. Sallquist 등(2009)은 공감적
행복은 취학 전 아동의 더 큰 공감/교감과 관련이 있음을 발견했다. 공감적
행복은 일부 아동이 다른 사람과의 다양한 상호작용에 즐거움을 가져다 주
는 것 같은 사회적 역량에 대한 초기 신호를 반영하는 특질일 수 있다. 공감
적 쾌활함은 다른 사람의 정서에 대한 미러링이나 신경 공명을 포함하는 것
이 아니라, 호의 같은 더 고차원적인 긍정 정서와 결합된 기본적인 긍정 정서
(예: 기쁨이나 만족감)를 포함한다.
   그렇다면 긍정적 공감의 본질은 무엇일까? 긍정적 공감의 시작과 발달적
궤적이 공감적 우려와 다른가? 비록 출생 시 공감적 우려의 원시적 초석이 있
지만, 긍정적 공감의 전구체에 대해서는 비교할 만한 지식이 부족하다. 긍정
적 정서의 발달은 긍정적 공감의 과정에 빛을 비추어 줄 수 있다.
   긍정적 공감의 전구체를 탐색하기 위한 한 가지 방법은 다양한 종류의 웃
음의 출현과 특성을 조사해 보는 것이다. 비록 성인의 경우 비듀센(non-
Duchenne) 미소도 기쁨과 친화 정서를 나타내는 것일 수 있지만, 듀센 미소
(Duchenne smile)는 역사적으로 진짜 기쁨을 나타내는 것으로 생각되어 왔

다(Frank, Ekman, and Friesen, 1993). 듀센 미소는 (입가에 나타나는) 대관골근의 수축에 더해서 (눈 주위에 '까마귀 발' 모양의 형태인) 눈 둘레근의 수축이 포함된다. 생후 1개월 된 유아에서도 두 종류의 미소가 모두 나타난다(Wolff, 1987; Dondi et al., 2007). 1개월에서 6개월 된 유아의 표본에서, 듀센 미소와 비 듀센 미소는 "쾌락의 유사성"이라는 면에서 서로를 밀접하게 닮아 있다 (Messinger, Fogel, and Dickson, 1999). 둘 다 실제 긍정적 정서를 신호하는 것이고 비슷한 발달 패턴을 보인다.

기본적 미소는 긍정 정서 시스템의 발달에 대한 초기 신체적 신호라 생각할 수 있기 때문에 이러한 기본 미소의 출현을 고려하는 것은 중요하다. 각각의 공감 유형이 긍정 정서의 표현(예: 부드러움, 호의 등)을 포함하고 있으므로 이 시스템은 공감의 발달에 중요할 수 있다. 듀센 미소 대 비듀센 미소가 다른 유형의 긍정 정서, 예를 들면 기쁨 대 만족의 신호일 수 있다. 이러한 서로 다른 종류의 긍정 정서는 다른 유형의 공감과 관련이 있고 이들은 각기 다른 신경 회로를 가질 수 있다.

우리는 '사회적 미소'와 '상호적 미소' 같은 보다 복잡한 미소의 출현을 살펴봄으로써 긍정적 공감의 잠재적 전구체에 대해 더 많은 정보를 모을 수 있다. '사회적 미소'는 생후 1~2개월 된 유아에게서 나타난다(Ainsfeld, 1982). 보호시설 상황에서 5개월쯤 되면 유아는 바로 옆 침대에 있는 다른 아기와 미소를 주고받으며(Buhler, 1930), 이는 7~8개월 된 유아에 대한 Bridges (1933)의 관찰 결과와 비슷하다. 이러한 사회적 미소는 엄마와 유아 간의 상호교류에서 더 일찍 나타났다(Trevarthen and Aitken, 2001).

비록 신생아들이 (울거나 고통에 대한 다른 신호를 보여 주는 능력의 반대인) 사회적 미소나 웃음을 보여 주지 않지만, 얼마 지나지 않아 그들은 듀센 미소와 비듀센 미소를 보이며, 앞서 말했듯이 이런 두 가지 유형의 미소는 각기 기쁨과 만족을 나타내는 표시가 될 것이다. 그래서 우리는 태어날 때부터 부정적인 정서뿐만 아니라 긍정적인 정서를 표현하도록 되어 있다. 처음에는 이런 미소가 만족과 고통에 대한 포괄적인 정서 상태이다. 신생아 때는 즐거움이 주로 만족과 평온함을 뜻한다. 그러므로 만족감은 유아가 공감적 방식으로 반응할 때 사용하는 긍정적 정서이다. 다른 긍정 정서들은 긍정 정서 시스템이 발달하고 분화됨에 따라 어떤 역할을 하게 된다.

공감적 행복

유아는 간접적인 행복을 보여 줌으로써 다른 사람의 긍정적 정서에 반응할 수 있다. 엄마가 보여 주는 행복한, 슬픈, 화난 얼굴 영상에 대한 10주 된 유아의 반응은 분명한 대응 반응을 이끌어 냈고(Haviland and Lelwica, 1987), 엄마의 기쁜 표현에 반응할 때가 가장 많았다. 7개월경, 유아는 행복함의 정도를 구별할 수 있다(Ludemann and Nelson, 1988). 즉, 다른 사람들의 긍정 정서의 변화에 대해 적절하게 반응할 수 있을 정도로 그 변화를 탐지할 수 있다. 초기 반사적인 모방 울음이 어느 정도로 정서 느낌을 반영하는지는 불분명하다.

공감적 쾌활함

다른 사람의 고통을 덜어 주기 위한 긍정 정서의 적극적인 사용도 역시 유아기에 뿌리를 두고 있다. 4개월 된 아기들은 엄마가 고요한 얼굴을 하고 있을 때, 긍정 정서를 사용하여 엄마의 관심을 다시 사로잡으려는 시도를 하는데, 이는 유아들이 다른 사람들의 정서적인 표현의 변화를 변별하고 그 변화에 반응하기 시작한다는 것을 나타낸다(Cohn, Campbell, and Ross, 1991). 그러나 이것이 엄마의 기분을 좋게 하려는 것인지 또는 자신의 고통을 완화시키려는 노력을 반영하는지는 알 수 없다.

긍정적 공감과 공감적 우려 관계

공감적 우려와 공감적 행복은 모두 타인의 감정을 미러링 하는 것과 관련이 있다. 공감적 쾌활함(반대의 감정 표현을 요구하는)에 대해서는 그 반대가 된다. 그럼에도 공감적 우려와 두 유형의 긍정적 공감은 공통적으로 한 가지 중요한 것을 가지고 있다. 또한 모든 형태의 공감은 긍정 정서와 관련이 있다. 예를 들어, 친절하고 쾌활하며 다른 사람들과 함께하기를 즐기는 어린아이도 다른 사람들의 기쁨에 공감할 것이다. 나아가 일반적인 긍정 정서와 공감적 행복은 나이가 더 많은 아이들과 관련이 있는 공감적 우려와 공감적 쾌활함 모두를 촉진시킬 수 있다(Light, Coan et al., 2009). 사회성(예: Volbrecht et al., 2007). 성향적 쾌활함(Robinson, Emde, and Corley, 2001), 그리고 긍정적 쾌락 상태(Robinson, Zahn-Waxler, and Emde, 1994)는 생후 삼 년 동안은 공감적 우려와 관련이 있다. 한 가지 종단적 연구에서 4개월 된 아기에게서 관찰된 긍정 정서가 2세 때의 공감적 관심을 예측하는 것으로 밝혀졌다(Young, Fox, and Zahn-Waxler, 1999).

자기 인식, 자기 재인 그리고 자기-타인 변별

공감을 하기 위해서는 아이는 자신과 다른 사람이 별개의 존재라는 근원적 인식을 가지고 있어야만 한다. 전통적으로 이것은 자기 재인과 자기-타인 변별이라는 용어로 연구해 왔다. 어떤 실험은 18개월쯤에 나타나는 이러한 특성은 친사회적 행동이 분출되는 것과 함께 나타난다는 것을 보여 주었다(Bischof-Kohler 1991; Zahn Waxler et al., 1992). 이것은 Hoffman의 이론과 결합되어(Hoffman, 1975) 많은 사람으로 하여금 진정한 공감과 보살핌은 18개월 이전에는 볼 수 없고 그러므로 생후 1년 동안은 연구할 필요가 없다고 믿게 했다.

다른 사람들은 타인 지향적 공감적 우려가 생애 초기에 일어날 수 있다는 생각에 대해 더욱 수용적이어서 자기-타인 변별이 필수적인지에 대한 물음을 던졌다(Ungerer et al., 1990). 생후 12개월 된 아이를 대상으로 한 연구를 근거로 Ungerer 등(1990)은 2세 때의 인지적인 발달이 타인-지향 반응을 성취하는 데 필수적인 것은 아니라고 결론을 내렸다. 최근 Kartner, Keller와 Chaudhary(2010)는 자기-타인 변별이 아주 어린아이의 친사회적 행동에 있어서 필수적인 선행 조건이 아니라는 것을 밝혔다. 서양 문화권과 동양 문화권 출신 아동을 비교한 결과, 서양 아동 표본에서만 그런 관계가 나타났는데, 이는 문화가 자기와 타인의 개념에 대해 어떤 역할을 함을 시사한다. 심지어, 한 문화권 내에서도 자기-타인 변별에 대한 관점과 측정이 달랐다. 이것이 그런 변별이 언제 처음 나타나는가에 대한 연구 결과가 다른 이유이다.

생후 1년에도 자기-타인 변별의 원초적인 능력이 있다는 부가적인 증거가 있다. 예를 들어, 신생아도 자기 자극과 비교했을 때 엄마의 촉각 자극에 대해 다르게 반응한다(Rochat, 2003; Lagercrantz and Changeux, 2009). 또한, 앞서 언급했던 것처럼 신생아도 자신의 울음과 다른 신생아의 울음을 구분할 수 있었다(Dondi, Simion, and Caltran, 1999). Rochat과 Striano(2002)는 4개월 된 아이도 자신의 거울 속 이미지를 보는 것과 비교했을 때 자신을 모방하는 다른 아이의 거울 속 이미지에 대해 더 많이 웃고, 더 오래 본다는 것을 발견하였는데, 이는 자신의 모습과 자신을 따라하는 타인의 모습을 변별할 수 있음을 보여 주는 것이다.

또한 생후 1년 동안 유아들은 정서적 관점 취하기로 이어질 수 있는 기본적인 공동 관심(joint attention)과 사회적 참조(social referencing) 능력을 보인다. 공동 관심이란 상호작용이라는 이해를 공유하면서 2명 이상의 사람들이 동일한 물체를 바라보는 능력을 의미한다. 생후 3개월경 유아는 양자(대면) 관계와 공동 관심(유아-타인-대상) 상호작용을 변별할 수 있다(Striano and

Stahl, 2005). 이러한 능력은 대상과 사람의 특성에 대한 공동 개념을 형성할 수 있는 능력을 발달시키는 데 도움을 줄 수 있다.

게다가 유아는 성인이 특정 물체에 대한 긍정적 또는 부정적 정서 표현을 보였을 때, 성인의 주의 초점을 읽어서 그 물체가 무엇인가를 학습하는 능력을 발달시킨다. 이 과정이 사회적 참조이다(Hornik, Risenhoover, and Gunnar, 1987). 흥미롭게도, 좀 더 나이가 많은 유아는 가끔 사회적 참조에서 이런 반응을 단지 읽기보다는 타인의 정서 반응을 조작하려고 시도한다. 이 과정은 긍정적 공감, 특히 공감적 쾌활함에서 중요한 역할을 한다. 어린 아동은 자신의 정서 표현이 타인의 정서를 바꿀 수 있다는 것을 알면서, 타인을 만족시키는 것을 포함하여 다양한 공감 방법으로 이러한 힘을 통제하는 것을 배우게 된다.

요약

생후 1년인 유아에게서 다양한 공감 요소가 존재한다는 선행 연구가 있다. 이는 공감의 신경학적 토대에 대한 관심으로 이어졌다. MacLean (1985)은 관련 이론을 처음 제시한 연구자 중 하나다. 그는 공감을 부모의 보살핌에서 진화된 특성으로 보았다. 아이의 고통스런 울음이 부모의 반응적 보살핌을 유발시킨다. 공감은 변연계와 전전두피질 간의 상호 연결에 기초하며, 어린아이에 대한 부모의 관심과 연결되어 있다. 정서와 예측 능력과 관련된 뇌 영역 간의 신경 연결이 넓은 의미의 책임감 표현을 가능하게 한다. 즉, 뇌의 고차적 영역을 통해 아이에 대한 부모의 관심이 같은 종의 다른 구성원에게 일반화된다. 그래서 정서 상태를 공유하는 능력은 인간의 개체 발생에서 아주 초기에 발달하는 계통 발생학적으로 오래된 구조에 기초한다(Singer, 2006). 또한, MacLean은 긍정 정서의 역할과 긍정적 유형의 공감을 연구하는 방식을 다루면서 부모-유아 관계에서의 역할에 대해 서술하였다.

초기 공감에 관여하는 뇌 구조와 신경 회로

뇌 구조

상향 처리와 하향 처리는 타인과 정서적으로 공명하고 공감할 수 있는 능력에 기여했다. 상향 처리는 고통에 빠진 사람에 대한 정서 신호를 빠르게 처리할 수 있게 하고(Decety, 2010), 반대로 하향 처리는 상향 처리에 의해 개시된 정서 상태에 지각자의 의도, 동기, 그리고 느낌을 부착시키게 한다. 편도체와 (또는) 시상하부에서 안와 전전두 피질로 정보를 전달하는 신경 회로는 상향 처리 공감의 토대를 형성하는 것으로 보았으며, 전전두 영역에서 시

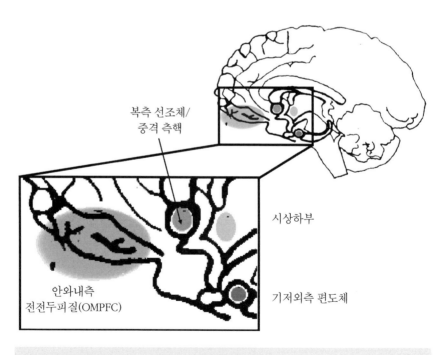

[그림 7-1] 초기 공감 능력과 관련된 뇌 구조.

작되는 신경 활동은 하향 처리 공감에서 중요한 역할을 하는 것으로 보았다(Decety, 2010). 우리가 제안한 네 가지 구조가 아주 빠른 시기의 공감의 발달에 관여하며, 이들이 함께 상향 처리 과정을 형성한다. 하지만 안와 전두피질의 내측 부분이 Decety(2010)가 주장한 것처럼 편도체에서 시작된 최초의 정서 신호(예: 타인의 정서 상태)를 처리하는 데 관여할 뿐만 아니라, 타인 지향적 호의 느낌이 지각자에게 생기도록 하는 데(하향 처리) 어떤 역할을 한다는 점에서 우리는 유아에게 하향 처리 경로가 있다고 주장한다. 초기 공감에 관여하는 것으로 가정된 네 가지 구조는 다음과 같다. 편도체, 복측 선조체/중격 측핵, 시상하부, 안와 전두피질의 내측 회로망([그림 7-1]) 등이다.

편도체

편도체는 내측 측두엽 안쪽 깊숙한 곳에 위치한다. 편도체는 정서 반응을 조율하는 데 도움을 주며, 변연계의 일부이다. 편도체는 부정적 정서에서 큰 역할을 한다. 슬프거나 공포의 얼굴 표정을 보면 건강한 성인의 편도체가 활성화된다. 그러므로 편도체는 타인의 부정적 정서 표현을 볼 때 간접적으로 부정적 정서를 경험하는 능력에 기여하는 것 같다. 최근 연구 결과 편도체는 긍정적 자극에도 반응하는 것으로 밝혀졌다. 웃음을 관찰하고 직접 웃는 것이 성인의 편도체를 활성화시켰다(Hennenlotter et al., 2005). 그래서 편도체는 타인의 얼굴에서 행복감을 '읽는' 데 중요한 역할을 하며, 행동적으로 긍정적인 정서를 공유하는 능력에 기여할 수 있다(예: 웃음을 통해).

복측 선조체/중격 측핵

중격 측핵은 복측 선조체 내에 모여 있는 뉴런 집합으로, 보상과 쾌락에 중요한 역할을 한다. 공감에 대한 보상 요소가 있다는 점에서 복측 선조체는 공감에 있어서 중요하다. 타인을 보살피는 것이 좋은 느낌일 수 있다. 또한, 긍정적 공감은 긍정 정서의 사용과 표현에 관여한다. 그러므로 어떤 공감 과정

중에 보상 중추가 활성화될 가능성이 높다. 공감을 표현할 때 웃음의 역할은
이미 다루었다. 또한 웃음을 지으면 복측 선조체가 활성화된다(Hennenlotter
et al., 2005). 호의와 안녕(well-being)에 대한 주관적 느낌은 복측 선조체의
활성화와 관련이 있는 것 같다.

시상하부

호르몬이면서 신경전달물질 펩티드인 옥시토신(oxytocin)은 뇌와 신체를
통해 사회적, 정서적 처리 과정에 광범위한 영향을 미친다. 옥시토신은 성인
의 공감 능력과 사회적 결합과 관련이 있다(예: Rodrigues et al., 2009; Tost et
al., 2010). 옥시토신은 시상하부의 시각교차위핵(supraoptic nuclei)과 뇌실곁
핵(paraventricular nuclei)에서 만들어진다. 옥시토신 수용기는 안와내측 전전
두피질(PFC)과 중격 측핵에 존재한다. 뇌실곁핵에 있는 일부 옥시토신 생산
뉴런은 편도체와 안와내측 PFC와 같은 다른 뇌 영역으로 투사한다. 생쥐의
옥시토신 감소 정도는 공격 행동 증가와 공포가 없어지는 것 같은 사회적 행
동의 결함과 관련이 있다(Winslow et al., 2000; Higashida et al., 2010). 초기 발
달 과정에서 사회적 결합의 중요성을 고려해 볼 때, 옥시토신 분비가 중추 신
경계에 미치는 영향은 초기 공감 발달에서 아주 중요한 역할을 할 수 있다.
사회적 결핍과 무시를 경험한 아이들에게서 옥시토신 수준이 낮았다(Wismer
Fries et al., 2005). Hurlemann 등(2010)은 비강 내 옥시토신 투여가 성인의 정
서적 공감에 대해서는 공감유발자(empathogen)로 작용하지만 인지적 공감에
대해서는 그런 효과가 없다는 것을 밝혔다.

유아의 전전두피질

전전두피질은 출생 후 가장 늦게까지 신경해부학적 변화가 일어나는 영
역 중 하나이기 때문에, PFC 영역은 대부분 생후 1년 또는 그 이후에 나타나
는 능력과 관련이 있다. 하지만 반응 특성이 성인보다는 잘 조정되지 않았음

에도 불구하고, 사회적 뇌 발달에 대한 "상호작용적 전문화 관점(interactive specialization view)"은 PFC 조기 활성화를 예측한다(Grossmann and Johnson, 2007). 그러므로 PFC는 유아의 공감 발달에서 중요한 역할을 한다.

전전두피질의 발달과 구조

PFC는 피질 5층에서 시작하여 "안쪽에서–바깥쪽(inside-out)" 패턴으로 성숙한다(Fuster, 2008). 피질 5층은 포유류 PFC의 일차적인 흥분 단위(primary excitation unit)인 대추체 뉴런(large pyramidal neuron)을 가지고 있다. 이 뉴런들이 피질 하 영역으로 가는 원심성 출력의 주된 원천이다(원심성 경로는 제 5층에서 뇌의 다른 영역으로 신경 정보를 전달한다). 그래서 5층 뉴런은 PFC를 중격 측핵, 편도체, 시상하부 같은 피질 하 구조들과 연결시킨다. 3층은 다량의 피질–피질(corticocortico) 연결의 출발지이면서 종착지이다(피질–피질 경로는 전전두 영역 간에 신경 정보를 전달한다). 3층의 활성화는 인지적인 측면의 발달적 변화와 가장 상관이 높다. 피질 5층의 연결은 3층의 피질–피질 연결보다 빨리 발달하며, 그래서 이는 가장 빠른 공감 표현에 기여할 가능성이 높다. 안와 전전두피질은 외측 전전두피질보다 더 빨리 발달한다(Fuster, 2008). 회백질의 양은 안와 PFC에서 가장 먼저 성인 수준에 도달하며, 그다음으로 복외측 PFC, 그다음 배외측 PFC 순서로 발달한다(Giedd et al., 1999). 어린 유아의 경우, 안와 PFC가 가장 발달한 영역이기 때문에 초기 공감 능력은 이곳의 활성화와 더불어 발생할 가능성이 높다.

안와전두피질의 내측 회로

안와전두피질의 내측(medial aspect of orbitofrontal cortex: MOFC)은 전두엽 내 전전두피질 영역이다. 안와전두피질의 내측은 (외측 회로와 비교했을 때) 복내 측 선조체와 중격 측핵으로 투사하는데, 개인의 긍정 정서 상태에 대한 정보를 전달하는 것 같다. 예를 들어, 성인의 경우 안와전두 전전두피질의 활성화는 코미디 영상을 볼 때 웃는 것과 관련이 있는데, 이는 이 영역이 긍정 정서의 의식적 경험과 관련이 있음을 의미한다(Iwase et al., 2002). 더욱이, 안와 뉴런은 보상에 대한 개인의 상대적 선호도에 따라 보상에 대해 차별적으로 발화한다(Ferry et al., 2000). 끝으로, MOFC는 애착에도 중요한 역할을 한다. 예를 들어, 자기 아이가 웃고 있는 것을 보면 안와전두 전전두 피질이 활성화되며(Nitschke et al., 2004), 웃고 있는 엄마를 바라볼 때 유아의 안와전두 피질 활성화가 증가하였다(Mingagawa-Kawai et al., 2009). 종합해 보면, OFC의 내측 부분의 활성화는 유아의 공감적 우려와 긍정적 공감 모두와 관련된 호의 감정 발생의 기반이 된다. 안와전두 전전두피질의 내측 부분은 편도체와 쌍방 연결되어 있다. 이는 PFC의 활성화에 의한 것을 변형시키거나 정교화시키기 위해 편도체에서 취득한 정서 정보를 빠르게 전달할 수 있도록 해 준다. PFC에서의 이러한 처리는 궁극적으로 공감적 우려의 경우 부정적인 정서를 약화시키거나 긍정적 공감의 경우 긍정 정서 상태를 확대시킬 수 있다. 물론, 이 두 가지 모두 편도체의 활성화로 인해 시작된 것이다.

초기 공감의 신경 회로

우리는 유아기에 활성적인 내측 안와전두 전전두피질이 관여하는 세 가지 공감 회로를 제시할 것이다.

공감적 우려

공감적 우려의 발달은 안와전두 전전두피질의 내측 회로, 시상하부, 편도체 간의 연결 정도에 달려 있다. 반사적 울음은 이 회로의 기본적 표현일 것이다. 이 회로의 발전된 외적 표현은(예: 반사적 울음이 줄어들 때) 생후 2세경에 시작되는 공감의 특징인 걱정, 슬픔, 연민에 대한 얼굴 표정과 목소리가 더 잘 조절되어 나타난다(Zahn-Waxler et al., 1992; Vaish et al., 2009). 편도체는 PFC의 내측과 안와 영역 간에 쌍방 연결이 있으며(Fuster, 2008), 또한 시상하부로 투사한다. OFC처럼 편도체도 옥시토신 수용기를 가지고 있고, 그래서 그 회로 내 이들 두 부분은 시상하부의 옥시토신 방출에 영향을 받는다. 편도체는 부정 정서와 긍정 정서를 가장 먼저 발생시키는 핵심 구조이기 때문에, 편도체의 활성화가 그 회로의 활성화를 촉발시킬 수 있다.

공감적 우려를 경험할 가능성이 높은 유아의 경우, 타인에 대한 부정적 정서는 편도체를 촉발시켜 공감적 우려가 수반될 수 있는 부정적 정서를 일으키도록 한다. 그다음 이 신호는 편도체에서 시상하부와 안와내측 전전두피질로 전달된다. 이 신호는 시상하부의 옥시토신 방출을 자극하고, 이것이 안와내측 전전두피질과 편도체에 있는 수용기에 영향을 준다. 편도체에서 나온 신호가 안와내측 전전두피질 5층에 도달하면, 안와내측의 활성화가 유아에게서 이미 보이는 편도체-유발 슬픔과 융합된 우려와 호의라는 원초적 감정이 발생하도록 촉발시킬 수 있다.

안와내측 전전두피질에 의해 발생한 호의 감정에 대한 신호는 안와내측 전전두피질과 편도체 간의 연결을 통해 편도체로 다시 되돌아갈 수 있다. 편도체 활동이 안와내측 PFC 활동에 의해 조절될 수 있기 때문에, 이러한 하향 처리 신호는 궁극적으로 개인의 고통 발생을 막아 줄 수 있다. 만약 편도체가 안와내측 PFC로부터 이러한 정보를 받지 못하면, 유아의 반응은 공감적 우려보다는 개인적인 고통을 반영하는 부정적 정서 톤을 유지할 것이다. 옥시토신 방출은 안와내측 PFC와 편도체에 있는 수용기를 활성화시켜 추후 보살핌 행동에 도움이 되는 소속감, 안녕, 사회적 흥미를 강화시킬 수 있다.

공감적 행복

공감적 행복의 발달은 편도체, 안와전두 전전두피질 내측 회로, 시상하부, 중격 측핵 간의 연결에 달려 있다. 안와내측 전전두피질은 5층에 있는 뉴런을 통해 중격 측핵을 투사한다. 편도체는 중격 측핵, 안와전두 PFC, 시상하부와 쌍방 연결되어 있다. 공감적 행복을 경험할 가능성이 높은 유아의 경우, 타인의 긍정 정서가 편도체를 자극하여 행복과 기쁨을 만들어 내게 된다. 그런 다음 편도체에서 첫째로 중격 측핵, 둘째는 시상하부, 셋째는 안와내측 전전두피질로 신호가 전달될 수 있다. 이것이 시상하부에서의 옥시토신 방출을 촉진시킨다. 방출된 옥시토신은 편도체와 안와내측 전전두피질에 있는 수용기에 영향을 준다. 편도체에서 나온 신호가 안와내측 전전두피질에 도착하면, 안와내측 뉴런의 활성화는 유아가 이미 가지고 있는 편도체−유발 행복에 더해서 원초적인 호의 느낌이 형성될 수 있도록 한다. 편도체에 의한 중격 측핵의 활성화는 아편제와 도파민의 방출을 촉진시키고, 이것이 기쁨과 호의 느낌을 증폭시킬 수 있다. 덧붙여 안와내측 전전두피질에서 중격 측핵으로 가는 신호는 이들 신경전달물질이 방출을 더욱 촉진시킨다. 방출된 옥시토신은 안와내측 PFC와 편도체의 수용기와 결합하여 소속감, 안녕, 사회적 흥미의 감정을 만들어 낼 수 있다.

공감적 쾌활함

공감적 쾌활함의 생물학적 전구체는 안와전두 전전두피질의 내측 회로, 시상하부, 중격 측핵, 편도체 간의 상호작용이다. 이 회로의 가장 원초적인 표현은 사회적 미소에 반영될 수 있다. OFC는 5층을 경유해 중격 측핵으로 투사하며, 시상하부, 편도체와 쌍방 연결되어 있다(Rempel-Clower and Barbas, 1998). 편도체가 타인의 고통을 처음 등록한다는 점을 제외하면 이 회로는 공

감적 행복의 회로와 유사하게 작동하지만 안와내측 PFC의 활성화는 중격 측
핵으로 흥분성 신호를 보내는데, 이것이 중격 측핵의 뉴런이 도파민과 오피
오이드를 방출시켜 (부정적 정서와 반대인) 호의 감정과 긍정적 정서를 만들어
낸다. 안와내측 PFC가 긍정 정서를 생성하기 위해 편도체에서 생성된 신호
를 무시해야만 하기 때문에, 안와내측 PFC에 있는 옥시토신 수용기는 공감
적 쾌활함에 특히 중요할 수 있다. 옥시토신 방출은 편도체에 의해 시상하부
가 활성화된 결과일 가능성이 높다.

발달 후기의 공감 신경 회로

나중에 3층에 있는 피질-피질 연결이 발달함에 따라 외측 전전두 영역과
전측 전전두 영역은 공감 과정에서 더욱 중요하다. 예를 들어, 배외측 전전두
피질의 작업기억 기능은 인지적 공감의 발달적 변화에 기여하며, 이 영역과
복측 선조체와의 연결이 아동의 긍정적 공감을 촉진시킬 수 있다. 이러한 가
설에 대한 지지 증거로 Light와 Coan 등(2009)은 6~10세 아동의 외측과 가장
앞쪽 전전두피질 활성화가 공감적 우려와 긍정적 공감과 관련이 있다는 것
을 발견하였다. 나이가 어린 아이는 타인의 고통 표현을 관찰하는 동안 내측
안와전두 PFC가 활성화되는 반면, 최근의 fMRI 연구에서 상대적으로 나이가
더 많은 아이는 외측 안와전두 PFC가 활성화된다는 추가 증거가 발견되었다
(Decety and Michalska, 2010). 이러한 자료는 연구 대상자의 발달 상태에 따라
서로 다른 전전두 영역이 공감에 관여한다는 증거이다.

결론

공감을 포함하여 성인의 뇌가 사회적 정보를 어떻게 처리하는지에 대한 연

구 자료는 많이 있다. 하지만 여러 가지 형태의 공감이 유아기부터 시작됨에
도 불구하고, 이러한 생애 초기의 사회적, 정서적 발달의 신경 과정에 대해
서는 밝혀진 게 거의 없다. 유아를 대상으로 fMRI를 거의 사용할 수 없기 때
문에 대안적 방법을 찾아야 한다. 유아의 사회적 뇌 회로에 대한 최근 연구
는 주로 뇌파(EEG와 ERP)를 사용하여 얼굴과 눈 응시 과정, 정서 지각, 인간
행동의 지각, 그리고 주의 결합 등의 영역에서 생물학적 토대를 조사연구하
기 시작했다(Grossmann and Johnson, 2007). 또한, 이런 방법은 초기 공감 능
력을 연구하는 데 사용될 수 있었다. 비록 EEG와 ERP가 뇌영상기법과 비교
했을 때 해상도가 상당히 떨어지기는 하지만 그래도 여전히 유용한 정보를
제공한다. 예를 들어, EEG는 뇌 편재화(brain lateralization)를 통한 정서의 유
인/접근 동기를 측정하기 위해 사용할 수 있다(Fox and Davidson, 1988; Light,
Goldsmith et al., 2009). 이는 공감적 행복(대칭적 전두엽 활성화)을 공감적 쾌활
함(좌반구 비대칭) 및 공감적 우려(우반구와 좌반구 비대칭 간에 빠른 전환)와 구
별하는 데 도움이 된다(Light, Coan et al., 2009).

고해상도 EEG는 유아의 거울 뉴런 시스템을 측정하기 위해 사용되어 왔
다(Nystrom, 2008; 또한 유아기 거울 뉴런 시스템에 대한 자세한 논의는 Lepage와
Theret, 2007 참조). EEG로 측정한 공감에 대한 한 가지 신경 지수는 거울 뉴
런의 활동에 대한 간접적 측정치인 mu 억압(mu suppression)인데, mu 억압
은 타인의 정서에 대한 감각-운동 공명을 포착한 것이다(Yang et al., 2009).
근적외선 분광법은 뇌 활성화에 대한 반응으로 나타난 뇌 헤모글로빈 산화
(cerebral hemoglobin oxygenation)를 측정하는데, 이것은 유아의 시각, 언어
능력, 기억 능력을 연구하는 데 사용되고 있다(Aslin and Mehler, 2005). 또한,
이것은 공감을 포함하여 유년기 정서를 연구하는 데 사용될 가능성도 높다.

공감과 관련된 신경전달물질과 신경호르몬(예: 옥시토신)을 측정하기 위해
서 소변(Wismer Fries et al., 2005)과 타액(Rodrigues et al., 2009)을 사용할 수도
있다. 옥신토신이 공감을 강화하는 효과에 더해서, 테스토스테론 같은 호르

몬은 억제 효과가 있다. 취학 전 소년 소녀 중 공감 능력이 낮은 아이는 태내기 테스토스테론 수준이 높았다(Champman et al., 2006). 자율 신경계 활동 등 공감과 관련한 말초 측정치(예: 공감 반응을 유도하는 동안의 심박, 미주신경 긴장도, 심박의 증가와 감소)들도 기술 발전 덕분에 이제는 생후 1년 된 아동을 대상으로도 할 수 있다.

공감과 관련된 신경 활동을 평가하는 데 개념적, 방법론적 발전으로 인해 공감의 본질에 대한 보다 세부적인 물음에 대해서도 연구할 수 있게 되었다. 이상적으로는, 이러한 발전이 우리가 타인과 공감적으로 묶여 있을 때 나타나는 인간의 인식과 의식의 본질을 이해하는 데 큰 도움이 될 것이다. 인간은 타인의 정서에 공감할 수 있을 뿐만 아니라 타인과의 관계에서 원초적인 자기 개념을 경험할 수 있는 능력을 가지고 태어난다. 생후 1년은 이러한 과정들 그리고 뇌와 행동 간의 대응구조의 기원에 대하여 많은 정보를 제공해 준다. 유아기는 아동이 감정, 특히 다정함과 취약성이 반영된 감정을 숨기는 방법을 배우기 전이기 때문에 감정이 공개적으로 솔직하게 표현될 수 있는 시기이다.

비록 진보된 연구 방법으로 인해 발달 초기 단계에서 어떻게 신경 활동이 사회적 자극 처리와 함께 변화되는지에 대해 좀 더 분명하게 밝혀지고 있지만, 그 자료에 대한 가능한 해석이 매우 많다는 것은 오히려 이론 발전에 문제를 야기할 수 있다(Grossmann and Johnson, 2007). 하지만 첫째, 공감을 평가하기 위한 연구 패러다임이 실제 삶에 얼마나 근접한 환경을 만들었는지 그리고 둘째, 어린 아동의 정서와 행동을 점수화하기 위한 코딩 시스템이 얼마나 신뢰할 수 있고 타당한가에 따라 문제는 감소될 수 있다. 그래서 우리는 다양한 공감 과정과 관련된 정서, 행동, 언어의 외현적 표현에 대한 더 나은 표지를 개발하기 시작했다.

한 가지 도전은 아동이 타인의 고통이나 기쁨에 노출되었을 때 표현되는 긍정 정서와 부정 정서의 미묘한 차이를 직접 관찰을 통해 정확하게 포착하는 것이다. 우리는 여러 유형의 미소를 부호화하는 것이 가지는 잠정적 가치에 대해서 이미 언급한 바 있다. 이와 더불어, 공감에 반대되는 부정 정서와의 혼합과 긍정 정서의 강도를 포착하는 것도 중요하다. 비아냥거리는 웃음(좀 더 나이가 많은 아이들에게서 자주 나타나는 웃음)과 진정한 웃음은 타인의 고통에 대한 즐거움을 반영한다. 타인의 곤경으로부터 기쁨을 얻는 것은 타인에 대한 적극적인 무시의 표시인데, 가끔 이것을 '샤덴프로이데(schdenfreude, 남의 불행에 대해 갖는 쾌감)'라고 명명하기도 한다. 공감을 유도하는 동안 대체로 긍정 정서를 측정하지 않기 때문에 나이 든 아동들을 제외하고는 코딩 지침도 거의 없다(Light, Coan et al., 2009). 그래서 이 시스템을 어린 아동에게 적용할 수밖에 없다.

공감의 신경 회로 패턴은 대부분 신경영상기법을 사용한 잘 통제된 실험에서 얻었다. 자연 환경에서 공감 표현은 여러 가지 정서와 각성 상태가 혼재되어 나타난다. 우리는 공감에 세 가지 유형이 있고, 이 중 두 가지(공감적 우려와 공감적 쾌활함)는 타인의 고통 상황에서 발생한다고 하였다. 이 중 어느 하나가 지배적이거나 또는 몇몇 아동의 경우 이 두 가지를 모두 보이기도 하는데, 이는 공감적 우려와 공감적 쾌활함이 긍정적 감정과 부정적 감정 간에 빠르게 전환됨을 의미한다. 이러한 변산이 신경 회로에서 어떻게 표상되는가? 신경적 처리와 상호작용하는 다른 생물학적 요소(예: 아동의 기질)들은 무엇인가? 아동이 성장하면 더 복잡해지는데, 그들의 공감 잠재력은 다른 사회적 정서, 동기 및 욕구와 경쟁하기 시작한다. 형제와 친구들과의 상호작용이 공감, 공유, 보살핌, 그리고 협력을 유발한다. 그러나 이들이 갈등, 질투, 시기심, 이기심을 만들어 내기도 한다. 그래서 어린 아동뿐만 아니라 전체 발달 시기 동안 생태학적으로 타당한 상황에서 공감을 연구할 필요성이 제기되고 있다.

이 장에서 기술된 신경학적 과정과 경로는 추측에 근거한 것이다. 우리가 알기로는 이것이 유아기 공감의 신경생물학적 기제에 대한 최초의 시도이다. [글 상자 7-1]에 이 장의 요점을 요약하였다. 공감의 기초 근거에 대한 검증 가능한 가설을 생성하기 위한 출발점이 되고자 의도하였다. 이러한 연구 결과가 없더라도, 공감이 인지적으로 좀 더 체계화된 아동, 청소년, 성인을 대상으로 한 연구들을 근거로 우리는 공감에 대한 이론을 계속 제시할 것이다. 유아를 대상으로 한 연구는 공감의 출발점을 포함하여 공감을 폭넓게 이해할 수 있는 발달 모형을 제공한다.

이 장에서 다루었던 생물학적 과정이 진공 상태에서 발생하는 것은 아니다. 따라서 아이들이 살고 있는 사회적 세상 내에서 연구를 진행해야 한다. 사회적 애착 형성은 인간관계의 중요 요소이다. 유아는 출생 순간부터 양육자와 결합하기 시작하고, 사회적 결합은 일생 동안 계속해서 조절 기능을 제공한다(Wismer Fries et al., 2005). 아동은 뇌 발달과 동시에 사회적 경험을 축적하기 때문에 발달 초기의 경험과 사회화가 공감과 관련된 뇌 시스템에 미치는 역할과 다양한 기질의 아동의 공감에 미치는 역할을 연구하는 것은 필수적이다(Robinson, Zahn-Waxler, and Emde, 1994). 공감이 사회적으로 중요한 이유는 공감이 보살핌 행동을 동기화시킨다는 것이다(Zahn-Waxler et al., 1992). 그래서 타인의 행복을 위한 우려가 어떻게 인간의 사회적 결속을 유지하는 데 핵심 역할을 하는 타인에 대한 보살핌 행위로 바뀌는가에 대해 자세하게 이해해야 한다.

Darwin(1872)에 따르면, 공감 표현은 다정함이라는 속성을 가지고 있는 것처럼 보인다. 다윈이 생각한 다정함의 요소는 애정, 즐거움, 교감으로 구성되어 있고, 그래서 공감의 모든 측면에 긍정 정서의 중요함을 받아들이게 되었다. 다정함은 가끔 호의, 친절함, 선량함과 동일하다고 간주되는 전반적인 구성 개념이며, 이러한 요소들 모두는 긍정 정서를 포함하고 있다. 다양한 공감의 하위 유형의 본질과 신경학적 대응에 대한 후속 연구는 긍정 정서에 대한 연구를 반드시 포함시켜야 할 것이다.

글상자 7-1   핵심 개념

공감에는 세 가지 종류가 있다. 첫째, 공감적 우려는 희생자에 대한 슬픔(또는 부정적인 감정)과 희생자에 대한 호의 또는 다정함 같은 타인 지향적 정서를 포함하는 간접적인 정서 반응이다. 둘째, 공감적 쾌활함은 희생자를 기쁘게 하는 수단으로서 고통에 빠진 사람에 대한 반응으로 긍정적 정서를 표현하는 정서 반응이다. 셋째, 공감적 행복은 타인에 대한 타인 지향적 호의와 행복(또는 비슷한 긍정적 감정)을 포함한 간접적인 정서 반응이다.

모든 형태의 공감은 긍정적 정서 요소를 가지고 있는 것으로 가정했다. 공감적 우려에서는 다정함이라는 형태를 취하고, 공감적 쾌활함과 공감적 행복에서는 보다 외현적 행복으로 나타난다.

공감에 대한 초기 이론 및 연구는 공감적 우려의 선행조건이라고 생각되는 자기-타인 변별이 18개월 이전에는 나타나지 않는다고 하였다. 최근 연구는 이러한 능력이 모두 1세 때 나타나며, 또한 이것을 표현하도록 도와주는 관련 정서의 신경 회로가 있음을 시사한다.

안와전두피질의 내측 부분이 유아기의 세 가지 유형의 공감 모두와 관련된 핵심 영역이며, 신생아도 이 부분이 활성적이라고 가정하였다. 이 영역은 관련된 피질 하 영역(편도체, 시상하부, 중격 측핵)과 활성적인 연결을 가지고 있다. 이 영역 간의 신경 회로는 공감의 하위 유형에 따라 다르다. 편도체, 시상하부, 중격 측핵은 유아기의 공감적 행복과 공감적 쾌활함에 중요한 것이라 가정하였다. 편도체와 시상하부는 유아기의 공감적 우려에 중요한 것이라 생각하였다.

공감적 행복의 경우에는 편도체가 긍정 정서를 처리하지만 공감적 쾌활함의 경우에는 부정적 정서를 처리한다는 점에서 공감적 행복과 공감적 쾌활함의 회로는 구분될 수 있다. 공감적 우려에는 중격 측핵이 관여하지 않는다는 점에서 공감적 우려는 공감적 쾌활함이나 공감적 행복과 구분될 수 있다.

참고문헌

Ainsfeld, E. 1982. The onset of social smiling in preterm and full-term infants from two ethnic backgrounds. *Infant Behavior and Development* 5: 387–395.

Aslin, R. N., and J. Mehler. 2005. Near-infrared spectroscopy for functional studies of brain activity in human infants: Promises, prospects, and challenges. *Journal of Biomedical Optics* 3: 1–3.

Batson, C. D., and L. L. Shaw. 1991. Evidence for altruism: Toward a pluralism of prosocial motives. *Psychological Inquiry* 2: 107–122.

Bischof-Kohler, D. 1991. The development of empathy in infants. In *Infant Development: Perspectives from German Speaking Countries*, edited by M. E. Lamb and H. Keller, 245–73. Hillsdale, NJ: Lawrence Erlbaum Associates.

Bridges, K. M. 1933. A study of social development in early infancy. *Child Development* 4: 36–49.

Buhler, C. 1930. *The First Year of Life.* New York: John Day.

Chapman, E., S. Baron-Cohen, B. Auyeung, R. Knickmeyer, K. Taylor, and G. Hackett. 2006. "Fetal testosterone and empathy: Evidence from the Empathy Quotient and the "Reading the Mind in the Eyes" Test." *Social Neuroscience* 1 (2): 135–148.

Cohn, J. F., S. B. Campbell, and S. Ross. 1991. Infant response in the still-face paradigm at 6 months predicts avoidant and secure attachment at 12 months. *Development and Psychopathology* 3: 367–376.

Darwin, C. 1872. *The Expression of Emotion in Man and Animals.* London: John Murray.

Decety, J. 2010. The neurodevelopment of empathy in humans. *Developmental Neuroscience* 32: 257–267.

Decety, J., and P. L. Jackson. 2004. The functional architecture of human empathy. *Behavioral and Cognitive Neuroscience Reviews* 3: 406–12.

Decety, J., and C. Lamm. 2009. Empathy versus personal distress: Recent evidence from social neuroscience. In *The Social Neuroscience of Empathy*, edited by J. Decety and W. Ickes, 199-213. Cambridge, MA: MIT Press.

Decety, J., and K. J. Michalska. 2010. Neurodevelopmental changes in the circuits underlying empathy and sympathy from childhood to adulthood. *Developmental Science* 13: 886-899.

Dondi, M., D. Messinger, M. Colle, A. Tabasso, F. Simion, B. Dalla Barba, and A. Fogel. 2007. A new perspective on neonatal smiling: Differences between the judgments of expert coders and naive observers. *Infancy* 12: 235-55.

Dondi, M., F. Simion, and G. Caltran. 1999. Can newborns discriminate between their own cry and the cry of another newborn infant? *Developmental Psychology* 35: 418-426.

Eisenberg, N., R. Fabes, and P. A. Miller. 1987. Relation of sympathy and personal distress to prosocial behavior: A multi-method study. *Journal of Personality* 57: 55-66.

Ferry, A. T., D. Ongur, X. An, and J. L. Price. 2000. Prefrontal cortical projections to the striatum in Macaque monkeys: Evidence for an organization relation to prefrontal networks. *Journal of Comparative Neurology* 425: 447-470.

Fox, N., and R. J. Davidson. 1988. Patterns of brain electrical activity during facial signs of emotion in 10-month-old infants. *Developmental Psychology* 24: 230-236.

Frank, M. G., P. Ekman, and W. V. Friesen. 1993. Behavioral markers and recognizability of the smile of enjoyment. *Journal of Personality and Social Psychology* 64: 83-93.

Fuster, J. M. 2008. *The Prefrontal Cortex.* San Diego, CA: Academic Press.

Giedd, J. N., N. O. Blumenthal, F. x. Jeffries, L. Castellanos, A. Hong, and J. Zijdenbos. 1999. Brain development during childhood and adolescence: A longitudinal MRI study. *Nature Neuroscience* 2: 861-863.

Grossmann, T., and M. H. Johsnon. 2007. The development of the social brain in human infancy. *European Journal of Neuroscience* 25: 909-919.

hastings, P. D., W. T. Utendale, and C. Sullivan. 2007. The socialization of prosocial development. In *Handbook of Socialization: Theory and Research*, edited by J. E. Grusec and P. D. Hastings. New York: Guilford Press.

Haviland, J. M., and M. Lelwica. 1987. The induced affect response: 10-week-old infants' responses to three emotion expression. *Developmental Psychology* 23: 97-104.

Hennenlotter, A., U. Schroedr, P. Erhard, F. Castrop, B. Haslinger, et al. 2005. A common neural basis for receptive and expressive communication of pleasant facial affect. *NeuroImage* 26: 581-591.

Higashida, H., O. Lopatina, T. Yoshihara, Y. A. Pichugina, A. A. Soumarokov, T. Munesue, Y. Minabe, M. Kikuchi, Y. Ono, N. Korshunova, and A. B. Salmina. 2010. Oxytocin signal and social behaviour: Comparison among adult and infant oxytocin, oxytocin receptor and CD38 gene knockout mice. *Journal of Neuroendocrinology* 22: 373-379.

Hoffman, M. L. 1975. Developmental synthesis of affect and cognition and its interplay for altruistic motivation. *Developmental Psychology* 11: 607-622.

Hornik, R., N. Risenhoovr, and M. Gunnar. 1987. The effects of maternal positive, neutral, and negative affective communications on infant responses to new toys. *Child Development* 58: 937-944.

Hurlemann, R., A. Patin, O. A. Onur, M. X. Cohen, T. Baumgartner, S. Metzler, I. Dziobek, J. Gallinat, M. Wagner, W. Maier, and K. M. Kendrick. 2010. Oxytocin enhances amygdala-dependent, socially reinforced learning and emotional empathy in humans. *Journal of Neuroscience* 30: 4999-5007.

Iwase, M., Y. Ouchi, H. Okada, C. Yokoyama, S. Nobezawa, E. Yoshikawa, H. Tsukada, M. Takeda, K. Yamashita, M. Takeda, K. Yamaguti, H. Kuratsune, A. Shimizu, and Y. Watanabe. 2000. Neural substrates of human facial expression of pleasant emotion induced by comic films: A PET study. *NeuroImage* 17: 758-768.

Kartner, J., H. Keller, and N. Chaudhary. 2010. Cognitive and social influences on early prosocial behavior in two sociocultural contexts. *Developmental Psychology* 46: 905-914.

Knafo, A., C. Zahn-Waxler, C. Van Hulle, J. L. Robinson, and S. Rhee. 2008. The developmental origins of a disposition toward empathy: Genetic and environmental contributions. *Emotion (Washington, DC)* 8: 737-752.

Lagercrantz, H., and J. Changeux. 2009. The emergence of human consciousness: From fetal to neonatal life. *Pediatric Research* 65: 255-260.

Lepage, J. F., and H. Théret. 2007. The mirror neuron system: Grasping others' actions from birth? *Developmental Science* 10: 513-523.

Light, S. N., J. A. Coan, C. Zahn-Waxler, C. Frye, H. H. Goldsmith, and R. J. Davidson. 2009. Empathy is associated with dynamic change in prefrontal brain electrical activity during positive emotion in children. *Child Development* 80: 1210-1231.

Light, S. N., H. H. Goldsmith, J. A. Coan, C. Frye, and R. J. Davidson. 2009. Dynamic variation in pleasure in children predict non-linear change in lateral frontal activity. *Developmental Psychology* 45: 523-533.

Ludemann, P., and C. A. Nelson. 1988. Categorical representation of facial expressions by 7-month-old infants. *Developmental Psychology* 24: 492-501.

MacLean, P. D. 1985. Brain evolution relating to family, play, and the separation call. *Archives of General Psychiatry* 42: 405-417.

Messinger, D. S., A. Fogel, and K. L. Dickson. 1999. What's in a smile? *Developmental Psychology* 35: 701-708.

Minagawa-Kawai, Y., S. Matsuoka, I. Dan, N. Naoi, K. Nakamura, and S. Kojima. 2009. Prefrontal activation associated with social attachment: facial-emotion recognition in mothers and infants. *Cerebral Cortex* 19: 284-292.

Nichols, S. R., M. Svetlova, and C. A. Brownell. 2009. The role of social understanding and empathic disposition in young children's responsiveness to distress in parents and peers. *Cognition, Brain, Behavior* 13: 449-478.

Niedenthal, P. M., M. Mermillod, M. Maringer, and U. Huss. 2010. The simulation

of smiles (SMS) model: Embodied simulation and the meaning of facial
    expression. *Behavioral and Brain Sciences* 33: 417–480.

Nitschke, J. B., E. E. Nelson, B. D. Rusch, A. S. Fox, T. R. Oakes, and R. J.
    Davidson. 2004. Orbitofrontal cortex tracks positive mood in mothers viewing
    pictures of their newborn infants. *NeuroImage* 21: 538–592.

Nystrom, P. 2008. The infant mirror neuron system studied with high density EEG.
    Social Neuroscience 3: 334–347.

Rempel-Clower, N. L., and H. Barbas. 1998. Topographic organization of
    connections between the hypothalamus and prefrontal cortex in the rhesus
    monkey. *Journal of Comparative Neurology* 398: 393–419.

Robinson, J. L., R. N. Emde, and R. P. Corley. 2001. Dispositional cheerfulness:
    Early genetic and environmental factors. In *Infacy to Early Childhood: Genetic
    and Environmental Influences,* edited by R. N. Emde and J. Hewett, 163–177.
    Oxford: Oxford University Press.

Robinson, J. L., C. Zahn-Waxler, and R. Emde. 1994. Patterns of development in
    early empathic behavior: Environmental and child constitutional influences.
    Social Development 3: 125–143.

Rochat, P. 2003. Five levels of self-awareness as they unfold early in life.
    Consciousness and Cognition 12: 717–31.

Rochat, P., and T. Striano. 2002. Who's in the mirror? Self-other discrimination in
    specular images by 4 and 9 month-old infants. *Child Development* 73: 35–46.

Rodrigues, S. M., L. R. Saslow, N. Garcia, O. P. John, and D. Keltner. 2009.
    Oxytocin receptor genetic variation relates to empathy and stress reactivity in
    humans. *Proceedings of the National Academy of Sciences of the United States
    of America* 106: 21437–21441.

Rothbart, M. K., S. A. Ahadi, and K. L. Hershey. 1994. Temperament and social
    behavior in childhood. *Merrill-Palmer Quarterly* 10: 21–39.

Sallquist, J., N. Eisenberg, T. L. Spinrad, N. D. Eggum, and B. M. Gaertner. 2009.
    Assessment of preschoolers' positive empathy: Concurrent and longitudinal

relations with positive emotion, social competence, and sympathy. *Journal of Positive Psychology* 4: 223-233.

Simner, M. L. 1971. Newborn's response to the cry of another infant. *Developmental Psychology* 5: 136-150.

Singer, T. 2006. The neuronal basis and ontogeny of empathy and mindreading: Review of literature and implications for future research. *Neuroscience and Biobehavioral Reviews* 30: 855-863.

Striano, T., and D. Stahl. 2005. "Sensitivity to triadic attention in early infancy." *Developmental Science* 4: 333-343.

Tost, H., B. Kolachana, S. Hakimi, H. Lemaitre, B. A. Verchinski, V. S. Mattay, D. R. Weinberger, and A. Meyer-Lindenberg. 2010. A common allele in the oxytocin receptor gene (OXTR) impacts prosocial temperament and human hypothalamic-limbic structure and function. *Proceedings of the National Academy of Sciences of the United States of America* 107: 13936-13941.

Trevarthen, C., and K. J. Aitken. 2001. Infant intersubjectivity: Research, theory and clinical implications. *Journal of Clinical Psychology & Psychiatry* 42: 3-48.

Ungerer, J. A., R. Dolby, B. Waters, B. Barnett, N. Kelk, and V. Lewin. 1990. The early development of empathy: Self-regulation and individual differences in the first year. *Motivation and Emotion* 14: 93-106.

Vaish, A., M. Carpenter, and M. Tomasello. 2009. Sympathy through affective perspective taking and its relation to prosocial behavior in toddlers. *Developmental Psychology* 45: 534-543.

Volbrecht, M. M., Lemery-Chalfont, K., Askan, N., Zahn-Waxler, C., and Goldsmith, H. H. 2007. Examining the familial link between positive affect and empathy development in the second year. *Journal of Genetic Psychology* 168 (2): 105-129.

Winslow, J. T., E. F. Hearn, J. Ferguson, L. J. Young, M. M. Matzuk, and T. R. Insel. 2000. Infant vocalization, adult aggression, and fear behavior of an oxytocin null mutant mouse. *Hormones and Behavior* 37: 145-155.

Wismer Fries, A. B., T. E. Ziegler, J. R. Kurian, S. Jacoris, and S. Pollak. 2005. Early experience in humans is associated with changes in neuropeptides critical for regulating social behavior. *Proceedings of the National Academy of Sciences of the United States of America* 102: 17237-17240.

Wolff, P. H. 1987. *The Development of Behavioral States and the Expression of Emotions in Early Infancy: New Proposals for Investigation.* Chicago: University of Chicago Press.

Yang, C., J. Decety, S. Lee, C. Chen, and Y. Cheng. 2009. Gender differences in mu rhythm during empathy for pain: An EEG study. *Brain Research* 1251: 176-184.

Young, S., N. A. Fox, and C. Zahn-Waxler. 1999. The relations between temperament and empathy in 2-year-olds. *Developmental Psychology* 35: 1189-1197.

Zahn-Waxler, C. 1991. The case for empathy: A developmental perspective. *Psychological Inquiry* 2: 155-158.

Zahn-Waxler, C., P. M. Cole, J. D. Welsh, and N. A. Fox. 1995. Physiological correlates of empathy and prosocial behaviors in preschool children with behavior problems. *Development and Psychopathology* 7: 27-48.

Zahn-Waxler, C., M. Radke-Yarrow, E. Wagner, and M. Chapman. 1992. Development of concern for others. *Developmental Psychology* 28: 126-136.

Zahn-Waxler, C., J. L. Robinson, and R. N. Emde. 1992. The development of empathy in twins. *Developmental Psychology* 28: 1038-1047.

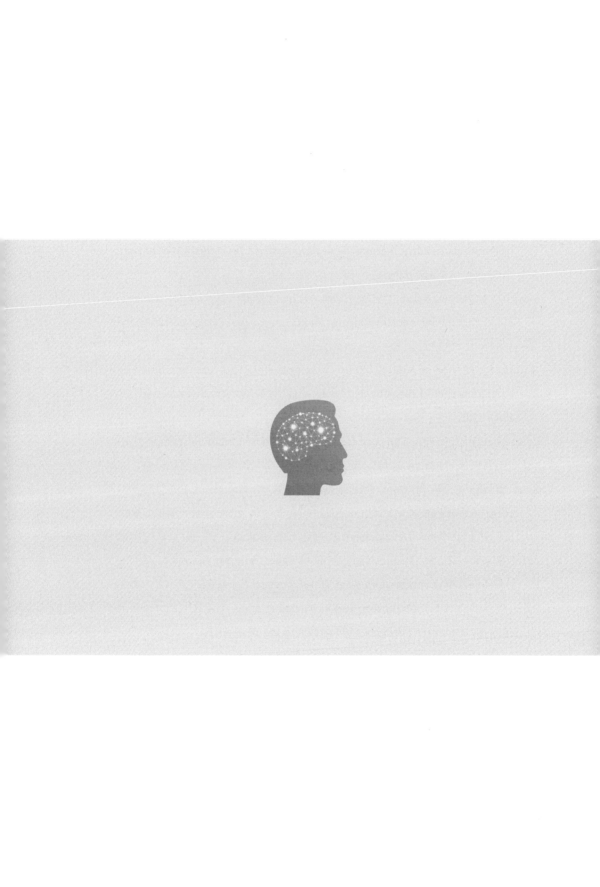

제**8**장

어린 아동의 공감과 친사회적 행동에
영향을 주는 사회인지적 요인

Amrisha Vaish, Felix Warneken

      🍃 인간, 심지어 어린 아동들도 친사회적으로 행동한다. 즉, 타인에게 이로운 행위를 한다. 예를 들어, 계통발생적으로 초기에 아동들은 타인을 돕고, 만족시키고, 자원을 공유한다(Hay and Cook, 2007; Warneken and Tomasello, 2009). 오랫동안 심리학자들은 이러한 친사회적 행동의 기반을 이루는 기제와 동기에 대한 관심을 보였다. 이 주제에 대한 연구는 친사회성을 이해하는 데 핵심 역할을 한다. 첫째, 사람들은 이기적인 이유, 예를 들어 인정을 받고 보상을 얻는 것 등 여러 가지 이유로 친사회적 활동을 참여하거나 또는 친사회적으로 행동하는 것이 타인의 고통을 목격하면서 발생하는 고통을 경감하게 해 주기 때문에 친사회적 활동에 참여한다. 그러므로 친사회적 활동들이 넓게 볼 때 타인의 행복을 높인다는 공통점이 있음에도 불구하고, 이러한 친사회적 활동의 기초가 되는 동기는 아주 다른 것으로 볼 수 있다. 둘째, 아동의 친사회적 행동 발달을 이해하기 위해서 다양한 친사회적

행동들에 어떤 심리적 메커니즘이 필요한지를 이해하는 것이 중요하다. 특히, 친사회적 행동의 동기 변화뿐만 아니라, 어린 아동의 관점에서는 아직 어려운 상황에서 나이 든 아동이 친사회적 방식으로 행동할 수 있게 해 주는 사회-인지적 능력이 나타난다는 것으로도 친사회적 행동이 점차 많아지는 발달적 경향을 설명할 수 없다. 그래서 아동이 친사회적으로 행동하기 위해서 어떤 정서적, 인지적, 동기적 능력이 필요한가라는 질문이 제기되었다.

친사회적 행동의 기제 중 하나가 공감이다(Batson, 1991; Hoffman, 2000). 공감과 그와 관련된 과정인 연민(sympathy)은 여러 가지 방법으로 정의될 수 있다(Feshbach, 1978; Hoffman, 1982; Wispé, 1986, 1987; Eisenberg and Strayer, 1987; Batson, 1998; Preston and de Waal, 2002; Decety and Jackson, 2006). 이 장에서는 Nacncy Eisenberg와 동료들이 제시한 개념화를 채택했다(Eisenberg et al., 1994; Eisenberg, Spinrad, and Sadovsky, 2006; Hoffman, 1982, 2000). 즉, 공감은 타인의 정서 상태에 대한 이해에서 시작되는 정서 반응이며, 타인이 느끼고 있거나 또는 느낄 것이라고 예상되는 것과 유사하다. 한편, 연민은 타인의 정서 상태에 대한 이해에서 비롯된 정서 반응이지만, 타인의 정서 상태와 동일하지는 않고 대신 타인에 대한 슬픔 또는 우려로 구성된다(Batson, 1987; Eisenberg et al., 1991). 공감, 특히 연민은 도움과 같은 친사회적 행동을 이끌고, 공격 같은 반 사회적 행동을 멀리한다(Hoffman, 1982; Eisenberg and Miller, 1987; Miller and Eisenberg, 1988; Batson et al., 1991; Batson, 1998; Hoffman, 2000).

이러한 친사회적 메커니즘의 개체 발생적 발달에 대한 주요 연구 방법은 피해자에게서 관찰될 수 있는 (시각 또는 청각) 정서적 단서에 대해 유아와 어린 아동이 어떻게 반응하는지를 평가하는 것이다. 전형적인 패러다임의 경우, 고통 또는 슬픔을 호소하는 사람(유아, 엄마 또는 제3 외부인)을 아동에게 보여 주고, 그 후에 피해자에 대한 아동의 공감적, 연민적, 친사회적 반응(표정, 목소리, 몸짓 또는 생리적 반응)을 평가한다. 이런 연구 결과 출생 직후 신생아는 다른 신생아의 울음을 대한 반응으로 자동적으로 울게 된다(예: Simner, 1971; Sagi and Hoffman, 1976). 이러한 전반적 공감(global empathy)은 공감의 전구 요인이라 생각할 수 있다(Hoffman, 1982, 2000). 12~14개월쯤 된 유아들은 자기중심적 공감 고통(egocentric empathic distress)을 보인다. 즉, 이 시기의 유아들은 아직 자신과 타인을 변별하는 능력이 부족하기 때문에 타인의 고통에 대해 마치 자신이 고통을 겪는 것처럼 반응한다.

진정한 또는 진실한 공감(veridical empathy)은 생후 1년 6개월 후에 나타나는데, 이 시기의 아동들은 자신과 타인을 완벽하게 구분하여 타인을 분리된 다른 존재라고 이해할 수 있다(거울에 비추어진 자신을 이해할 수 있다는 점에서 알 수 있다)(Lewis et al., 1989). 이러한 중요한 인지적 발달을 통해 이 시기의 유아는 다른 사람은 자신과 독립적인 내적 상태를 보유한다는 것을 깨닫게 된다. 그래서 고통 상태인 아이를 볼 경우(예를 들어, 무릎을 다치거나 장난감이 부서진 경우), 타인의 가시적 고통에 대해 적절한 타인 지향적 위로와 친사회적 행동뿐만 아니라 공감적, 연민적 반응을 더 많이 보인다(예: Zahn-Waxler and Radke-Yarrow, 1982; Bischof-Kohler, 1991; Zahn-Waxler et al., 1992; Eisenberg와 Fabes, 1998; 공감적 반응의 발달 단계에 대해 상세한 설명은 Hoffman, 2000). 어린 아동의 공감과 연민은 친사회적 행동과 정적 상관이 있으며 (Hoffman, 1982; Eisenberg and Miller, 1987), 반사회적 행동이나 공격 행동과는 부적 상관이 있는 것으로 나타났다(Miller and Eisenberg, 1988). 이런 결과를 근거로 공감 반응이 어린 아동의 친사회적 동기로 작용한다고 볼 수 있다.

관찰 가능한 피해자의 정서적 단서에 대한 공감적 반응은 여러 가지 말하기전의 처리(preverbal process)와 자동적 처리에 의해 활성화되는데, 이런 처리에는 피해자의 정서적 단서에 대한 운동 모방, 정서적 전염, 고전적 조건화, 그리고 자신의 과거 고통스런 경험과 피해자의 단서를 직접 연합하는 것 등이 포함된다(Hoffman, 2000). 이러한 과정은 불수의적 정서 반응을 일으키며, 얕은 수준의 인지적 처리만 요구된다고 생각된다(Hoffman, 2000). Hoffman에 따르면, 이러한 처리 과정은 초기 아동기에서 공감을 불러일으키는 데 핵심적이지만, 생애 전반에 걸쳐 특히 피해자의 고통을 직접적으로 관찰할 수 있는 면대면 상황에서 계속해서 공감에 대한 불수의적 반응을 일으킨다. 실제로, 성인이 고통 상태에 있는 타인을 공감하고 교감할 수 있고, 이러한 공감 과정이 그들의 친사회적 행동을 동기화시킨다는 충분한 증거가 있다(Batson, 1981; Batson et al., 1991; Decety and Jackson, 2006; Singer and Lamm, 2009).

이러한 모든 연구를 볼 때, 아동이 피해자의 정서적 신호에 대해 공감적, 친사회적 반응을 나타내는지 조사하는 것은 중요하며 아주 생산적이다. 하지만 또 하나 중요한 것은 공감적 각성이 특별히 중요하고 신뢰할 만한 친사회적 동기 요인이라는 점이다(예: Hoffman, 2000). 즉, 공감적 각성은 기본적 정서상태에서부터 인지적으로 복잡한 상태까지 여러 가지 각성 형태에 따라 다양한 유형의 고통에 반응할 수 있게 만든다. 이것이 관찰자가 어떤 고통 신호에도 공감적으로 반응할 수 있게 해 준다. 실제로, 성인은 해외 자선단체에 돈을 기부하는 것부터 떨어진 물건을 주워 주인에게 주는 것까지 다양한 공감적, 친사회적 행위를 보여 주지만, 이런 모든 행동이 문제를 겪는 개인들에게서 나온 외현적 정서 신호에 반응하는 것이 아니다. 이 장의 목적은 공감 및 친 사회성 발달에 대한 이전 연구들에서 사용된 외현적 정서 신호와 대비해서 '상황적 단서'에 대한 어린 아동의 반응을 평가한 최근 연구들을 제시하는 것이다. 나아가, 그런 상황적 단서에 대해 반응하기 위해서는 외현적 정서 신호에 대한 반응에 필요한 정서적, 사회인지적 과정에 더해서 비교적 정교한 사회인지적 기술이 필요하다.

우리는 두 가지 유형의 상황적 단서에 집중하였다. 첫째, 피해자가 나타내는 고통 신호가 없는 고통 상황에 대한 아동의 공감적, 친사회적 반응을 연구하였다. 그 후, 그럼에도 불구하고 2세 아동이 피해자와 공감하고 친사회적으로 행동할 수 있다는 증거를 찾았다. 그다음으로, 타인의 정서 상태를 이해하지 못해도 타인의 충족되지 못한 행동 목적을 이해해야 하는 구체적인 도구적 문제에 대한 아동의 반응을 연구하였다. 그다음, 2세 아동은 그 사람이 자신의 목적을 달성할 수 있도록 도와주는 반응을 한다는 증거를 찾았다. 또한, 우리는 각 유형의 상황적 단서에 반응하기 위해 필요한 사회인지적 기술을 고려하였다.

고통 신호가 없는 고통 상황

공감 반응의 발달에 대한 대부분의 이전 연구가 외현적 정서 신호에 대한 아동의 반응을 평가하였지만, 외현적 고통 신호가 없는 상황에서 어린 아동이 어떻게 반응하는지에 대한 문제에 대해 두 부류의 발달 연구가 있다. 하지만 이러한 두 가지 연구 노선 모두 문제점을 가지고 있다. 첫째, 사진과 이야기 평가를 사용하였다(Feshbach and Roe, 1968; Eisenberg-Berg and Lennon, 1980; Iannotti, 1985). 이 경우, 아동들에게 감정 유발 상황(예: 다른 아동이 생일 파티에서 친구 또는 강아지를 잃은 상황)에서 가상 주인공의 정서에 대한 정보는 제시하지 않고 가상적 주인공 사진을 보여 주고 그동안 짧은 이야기를 들려줬다. 이야기를 들은 후, 아동에게 자신이 어떻게 느끼고 있는가에 대해 언어로 표현하거나 또는 적합한 얼굴 표정의 사진을 가리키도록 요구했다. 이런 연구는 아이가 보고한 정서가 가상의 주인공과 유사하다면 아동이 공감적으로 반응했다는 것을 가정하였다. 그러나 Eisenberg와 Miller(1987)는 이런 연구는 여러 가지 문제 중 강한 요구 특성이 작용하였고, 그래서 아동은 공감 반응보다는 사회적으로 적합한 반응을 하려는 경향이 있다고 주장하였다 (Eisenberg and Lennon, 1983; Eisenberg, Spinrad and Sadovsky, 2006).

두 번째 연구 노선은 아동의 정서적 관점 취하기 기술을 연구하는 것이다.

그림과 이야기 평가와 유사하게, 정서적 관점 취하기 과제는 전형적으로 아동에게 인물의 상황에 대한 이야기를 들려주고 난 후, 그 인물이 어떻게 느꼈을까라는 질문을 한다. 2.5~3세경의 아동들은 이 과제를 아주 성공적으로 수행하는데, 이는 어린 아동도 타인의 정서 상태를 어느 정도 이해한다는 것을 의미한다(Wellman and Woolley, 1990; Dunn and Hughes, 1998; Wellman, Phillips and Rodriguez, 2000; Harwood and Farrar, 2006). 하지만 이러한 과제들은 아동의 연민 능력을 검증하지 못한다. 즉, 타인의 정서 상태를 이해하면, 아동이 타인을 걱정하고 타인에게 친사회적 행동을 하는가에 대해서 분명하지 않다. 끝으로, 이런 두 가지 연구 노선이 공통적으로 가지고 있는 문제점은 연구에 사용된 과제가 비교적 복잡한 인지 능력(예: 가상적 이야기를 이해할 수 있는 능력)과 언어 능력이 요구되며, 그래서 이 과제를 사용하여 검증할 수 있는 대상자의 나이가 제한될 수밖에 없다는 것이다.

그래서 우리는 외현적 고통 신호를 보이지 않는 피해자에 대한 아동의 공감 반응(구체적으로는 연민)을 연구했다(Vaish, Carpenter, and Tomasello, 2009). 이러한 목적을 위해 우리는 Hobosn 등(2009)이 개발한 과제를 수정하여 사용했다. 우리 연구에서는 18개월과 2세 아동에게 물건을 부수거나 훔치는 등 다른 성인을 괴롭히는 성인의 모습(유해 조건)과 비슷한 행동을 하지만 다른 사람을 괴롭히지 않는 성인의 모습(중립 조건)을 보여 줬다. 중요한 것은 '피해자'는 두 조건에서 어떠한 정서도 표현하지 않았다. 즉, 아동은 다른 성인이 어떠한 정서적 단서도 표현하지 않은 채 유해 행동 또는 유해하지 않은 행동을 단순히 관찰만 하였다. 아동에게 네 가지 교감 상황을 보여 주고, 그동안 첫째, 아동이 피해자를 쳐다보는 패턴(예: 아동이 피해자를 바라보는 시행 수뿐만 아니라 지속 기간, 잠재기, 쳐다 본 횟수)과 둘째, 아동이 피해자를 쳐다보는 질적 측면[염려스런 관찰(concerned look)을 하는가 또는 아닌가, 자세한 코딩 시스템을 보려면 Vaish, Carpenter, and Tomasello, 2009 참조]을 측정하였다.

이러한 연민 상황에 이어, 우리는 친사회적 상황을 제시하고 그 상황에서 피해자에 대한 아동의 친사회적 행동을 측정하였다. 공감과 연민이 친사회적 행동을 일으키며, 외현적 고통을 나타내는 피해자에 대한 유아와 아동의 공감 반응이 피해자에 대한 아동의 친사회적 행동과 상관이 있다는 것은 이미 밝혀졌다. 그래서 우리는 고통 없는 상황에서도 (즉, 연민 상황 동안) 아동이 피해자에게 실제로 연민 반응을 보인다면, 이후 아동은 피해자에 대한 친사회적 행동을 더 많이 할 것이라고 생각했다. 친사회적 상황에서, 우리는 모든 아동에게 풍선 2개를 주고, 연민 상황 동안 피해자 역할을 하는 성인에게는 풍선 1개를 주었다. 약 1분 후 피해자 역할을 하는 사람이 '우발적으로' 자신의 풍선을 잃어버리고(천장으로 올라감), 얼굴과 목소리로 슬픔을 (드러나게) 표현했다. 아동의 친사회적 행동은 그 후 2분 동안 측정하였다(자세한 것은 Vaish, Carpenter, and Tomasello, 2009 참조).

이 연구 결과 두 조건 간에 아동의 행동은 분명한 차이가 나타났다. 피해자를 쳐다보는 패턴과 관련해서는, 유해 조건에 있는 아동은 그렇지 않은 아동보다 더 많이, 더 빨리, 더 오래 동안 피해자를 관찰하였다. 또한, 유해 조건에 있는 아동은 중립 조건의 아동보다 피해자에 대한 연민을 더 많이 보였다. 구체적으로는, 중립 조건보다 유해 조건에서 더 많은 아동이 염려스런 관찰을 하였으며, 아동은 네 가지 중립 상황보다 네 가지 유해 상황에서 염려스런 관찰을 유의하게 더 많이 보였다.

또한, 그 후 피해자에 대한 아동의 친사회적 행동은 조건 간에 유의한 차이가 나타났다. 이전에 중립 조건보다 유해 조건에서 피해자를 관찰할 경우 피해자에게 친사회적으로 행동(예: 도움, 위로, 공유)하는 아동이 유의하게 많았다. 나아가 아동의 연민과 이후의 친사회적 행동 간에 유의한 상관이 나타났다.

이러한 연구 결과는 최소한 두 가지 이유에서 가치가 있다. 첫째, 아주 어린 아동들도 피해자와 연민하며 그들에게 친사회적으로 행동한다는 것이다. 이는 유아는 겉으로 고통을 표현하는 사람에게 동조하고 연민을 느끼며 이런 공감 반응이 친사회적 행동을 매개한다는 이전 연구들과 일치하는 것이다 (Zahn-Waxler et al., 1992; Eisenberg and Fabes, 1998). 더 중요한 것은, 생후 1 년 반 된 아동도 피해자가 외현적 고통 신호를 보이지 않아도 고통 또는 유해 상황에 있는 사람들에게 연민을 느낄 수 있으며, 또한 이런 연민이 이후 피해 자에 대한 친사회적 행동을 매개한다는 것이다.

외현적 정서 단서가 아니라 상황적 단서에 대해 공감적으로 반응하기 위 해서 어떤 메커니즘이 필요한가? 분명 본 연구에서는 이런 정서적 단서를 제 공하지 않았기 때문에 연민은 피해자의 정서적 단서에 노출로 인한(예: 정 서적 단서의 모방, 정서 전염 등과 같은 메커니즘을 통한) 직접적인 결과는 아니 다. 그래서 본 연구에서의 연민은 최소한 부분적으로는 보다 복잡한 사회인 지적 과정의 결과일 가능성이 높다. 사회인지적 과정의 하나는 정서적 관 점 취하기인데, 이것은 타인의 위치에 자신을 놓음으로써 타인의 정서 상태 를 추론하고 그런 추론을 근거로 반응하는 것이다(Hoffman, 1984; Eisenberg et al., 1991). 정서적 단서가 없는 경우, 이런 추론은 타인의 상황에 자신을 놓 고 상상하는 시뮬레이션을 통해서만 가능하다(예: Harris, 1995; Decety and Sommerville, 2003). 관련된 다른 대안적 가능성은 관찰자가 타인의 태도를 확 인하기 때문에 관찰자는 타인의 경험 속으로 들어가 자기 방식대로 느낄 수 있다는 것이다(Hobson et al., 2009). 어느 쪽이건 필수적인 한 가지는 타인의 관점을 수용하고 타인의 정서 상태를 이해하는 것인데, 이것이 연민과 같은 정서 반응을 활성화시키고 친사회적 행동을 동기화시킬 수 있다(Feshbach, 1978; Krebs and Russell, 1981; Batson, Fultz, and Schoenrade, 1987). 그래서 본 연구에서도 아동이 정서적 관점 취하기 능력을 통해 피해자 상태를 이해하 고, 그것이 연민과 친사회적 행동을 동기화시켰다고 본다.

아동이 본 연구의 연민 상황과 같은 상황에 얼마나 동조 친숙한가에 따라, 부가적으로 아동은 피해자 감정을 추론하기 위해 자신의 과거 경험에 의존한 다. 즉, 아동이 다양한 경우 그런 상황을 직접 또는 간접적으로 경험했다면,

아마도 아동은 그런 상황에서 사람들의 반응에 대한 스크립트를 만들게 되고, 피해자의 정서를 추론하기 위해 부분적으로는 이런 스크립트에 의존한다. 반대로, 그 상황이 아동에게 새로운 것이라면, 아동은 관점 취하기를 할 것이다(Karniol, 1982; Eisenberg et al., 1991; Blair, 2005). 그래서 유해 조건에 있는 일부 아이들(그런 상황에 친숙한 아이들)은 그런 상황에 친숙하지 않은 아이들보다 정서적 관점 취하기를 더 적게 하고 스크립트에 더 많이 의존할 것이다. 하지만 상황이 어느 정도 아동들에게 친숙할 지라도, 아동들은 본 연구에서 목격한 상황(예: 어떤 성인이 다른 사람의 그림을 찢는 것)과 정확하게 같은 상황을 과거에 목격했을 가능성은 매우 낮으며, 그래서 아동이 사용하는 스크립트를 가지고 있다 하더라도 일부 정서적 관점 취하기를 해야 한다.

　요약하자면, 본 연구에서 어린 아동들도 공감 관련 과정의 유연성을 보여주었다. 앞에서 언급한 것처럼 공감적 각성은 다 결정적(multidetermined)이라는 점 때문에 신뢰할 수 있는 친사회적 동기 요인으로 간주된다. 여러 가지 양상의 공감적 각성으로 인해 관찰자들은 이용 가능한 고통 신호가 어떤 것이든 공감적으로 반응할 수 있다(Hoffman, 2000). 일반적으로는, 피해자가 존재하고 분명한 고통 신호를 제공하는데, 이런 경우 가장 기초적이고 자동적인 모방에서부터 가장 높은 수준의 인지적 재평가에 이르기까지 여러 가지 각성 메커니즘이 작동할 것이다. 하지만 피해자가 보이지 않거나 몇몇 이유로 고통 신호를 제공하지 않을 경우에도 여전히 인지적으로 높은 수준의 공감적 각성이 공감을 할 수 있게 하고, 그래서 그 사람의 공감 능력을 확장시킬 수 있다(Hoffman, 2000). 사실, 성인은 피해자의 고통 신호에 직접 접근하거나 복잡한 인지 과정에 필요할 때 모두 피해자와 공감하고 교감할 수 있으며, 이러한 공감 과정이 친사회적 행동을 동기화시킨다(Batson et al., 1981, 1991; Ruby and Decety, 2004; Decety and Jackson, 2006; Singer and Lamm, 2009). 본 연구 결과에 따르면, 공감 관련 반응의 다 결정적 속성은 초기 발달 단계에서 이미 작용하고 있다. 이는 공감 관련 반응이 인간의 계통 발생에서 친사회적 행동의 기반을 이루는 신뢰할 수 있는 메커니즘이라는 것을 의미한다.

도구적 도움

아동이 타인의 정서 상태를 변화시키기 위해 반응하고 개입하는 상황 이외에, 어린 아동은 도구적 도움(instrumental helping) 행동을 한다. 즉, 어떤 사람이 구체적인 목표를 달성하기 어려울 때(예: 문을 열 수 없거나 또는 손이 닿지 않는 곳의 물건을 잡으려 할 때) 어린 아동은 그 사람이 그 목표를 달성할 수 있도록(물건을 가까이 옮겨 주거나 또는 문을 열어 줘서) 도와준다. 도움 행동은 어린 아동이 타인의 입장에서 행동할 수 있는 의지를 제공한다는 점에서, 특히 자신의 이익보다는 타인의 목표 달성을 도와주려는 목적인 경우, 이러한 도구적 도움 행동은 동기적 측면에서 흥미로운 것이다. 또한, 도움 행동은 타인의 정서 상태를 이해하거나 대응하기보다는 타인의 목적과 의도를 이해할 수 있는 사회인지 능력을 요구한다는 점에서 인지적으로도 흥미로운 것이다. 그래서 앞에서 서술한 공감과 연민에 대한 실험과 유사하게, 도구적 도움 행동은 얼굴 표현이 아니라 아동이 상황적 단서에 반응할 수 있는 능력에 달려 있다.

최소한 12개월에서 18개월경의 아동은 다른 사람의 숨겨진 목표를 파악하여 그 사람의 행동을 표상할 수 있다는 것은 잘 알려져 있다. 구체적으로, 어린 아동은 목적 행동과 우연 행동을 변별할 수 있다. 예를 들어, 어떤 사람이 우연히 한 행동보다는 목적을 가지고 한 행동을 모방하는 경향이 강하다(Carpenter, Akhtar, and Tomasello, 1998). 또한, 의도된 결과를 실제로 목격하지 않더라도 어떤 사람이 목표 달성을 시도하다 실패할 것인가를 추론할 수 있다(Meltzoff, 1995). 어린 아동이 다른 사람의 목표를 파악하고 타인을 돕기 위해 사회인지적 능력을 활용할 수 있을까? 최근 실험들에 따르면, 약 14개월에서 18개월 된 아동은 도구적 도움 행동을 하기 시작하는데, 특히 2세가 지나면 좀 더 정교한 방식으로 도움 행동을 한다.

초기 연구에서, 우리는 실험자가 목적을 달성하는 데 어려움을 겪고, 아동이 도움을 줄 수 있는 여러 가지 상황에서 18개월 된 유아들을 연구했다(Warneken and Tomasello, 2006). 타인의 목표를 파악하기 어려운 정도가 서로 다른 상황들을 아동에게 제시하였다. 예를 들어, 어떤 상황에서는 어떤 사람이 빨랫줄에 수건을 걸 때 빨래집게를 우연히 떨어트리고 제대로 줍지 못한다. 또 다른 상황에서는 어떤 사람이 여러 권의 잡지를 캐비닛에 넣으려고 하지만 양손 가득 물건을 들고 있어서 문을 열지 못하고 결국 문에 부딪힌다. 이러한 상황에서 아동은 떨어진 물건을 줍고, 문을 열거나, 또는 어떤 사람의 목표를 달성하도록 도와주는 행동을 한다. 중요한 것은 기본적 상황과 대상은 동일하지만 그 상황이 어떤 사람에게 문제가 되지 않는 대응 통제 조건(예: 의도적으로 빨래집게를 떨어트리는 상황)에서는 아동은 이런 도움 행동을 하지 않는다. 따라서 이러한 결과는 아동들이 다양한 상황에서 타인의 목적을 추론할 수 있고, 그 사람이 목적을 달성할 수 있도록 도와주기 위한 적절한 방법을 알고 있다는 것을 의미한다. 또 다른 실험에 따르면, 14개월 된 아이들도 비록 두드러진 목표가 보이지 않고 복잡한 형태의 도움이 요구되는 상황에서는 아니지만, 멀리 있는 물체를 집는 것 같은 단순한 상황에서는 도구적으로 도움을 주려는 의지와 능력이 있는 것으로 나타났다(Warneken and Tomasello, 2007).

유아가 도구적으로 도움 행동을 할 수 있다는 이러한 생각은 아이도 타인이 아는 것과 모르는 것을 설명할 수 있다는 연구 결과 덕분에 관심을 모았다. 특히, 어떤 도움 행동 실험(Buttelmann, Carpenter, and Tomasello, 2009)에서, 주인공이 상자 A에 장난감을 넣고, 그 주인공이 없을 때(무지 조건) 또는 있을 때(인지 조건) 장난감을 상자 B로 옮겼다. 이제 주인공이 장난감이 없는 상자 A를 열려고 할 때, 무지 조건의 18개월 된 아동은 주인공이 상자 A를 여는 것을 돕지 않고, 대신에 실제로 장난감이 들어 있는 상자 B를 열어 줬다. 이는 아동은 주인공이 실제로 원하는 것이 장난감을 얻는 것이라고 추론했음을 의미한다. 상자 A를 여는 것은 그 사람을 도와주는 것이 아니다. 그러나 인지 조건의 아동은 상자 A를 여는 경우가 많았는데, 아마도 이는 주인공은 장난감이 상자 B로 옮겨진 것을 알고 있기 때문에 실제로 장난감을 찾으려고 하지 않는다고 판단하고, 그래서 아동들은 상자 A를 열고 싶은 새로운 목표가 생겼다고 추론했을 것이다. 이는 어린 아동은 실제로 자신의 목표(타인의 지식 상태를 근거로 추론한 목표)를 가지고 타인을 도우며, 타인이 (가짜로) 추구하는 특정 행동을 완수하도록 맹목적으로 돕지 않는다는 것을 의미한다.

유아는 언제, 어떻게 도와야 하는지 뿐만 아니라, 누구를 도와야 하는지 알고 있다. 구체적으로, 21개월 된 아동들은 이전에 만났을 때 자신과 장난감을 공유하지 않으려는 사람(예: 장난감을 주지만 귀찮은 듯이 다시 뺏는 사람)보다 공유하고 싶지만 여건상(예: 장난감이 어디론가 사라졌기 때문에) 공유할 수 없는 사람을 선택적으로 돕는다(Dunfield and Kuhlmeier, 2010). 즉, 이전에 만났을 때 두 사람의 행동 결과가 동일할 지라도(그 아이는 누구로부터도 장난감을 받지 못함), 아이들은 장난감을 주지 않으려는 '인색한' 사람보다 장난감을 주려고 했던 '좋은' 사람에게 더 많은 관심을 기울였다. 그러므로 아이들은 타인이 자신에게 했던 행동에 따라, 자신의 도움 행동을 바꿨다. 심지어 3세 아동은 어떤 사람이 (자기 자신에게보다) 제3자에게 어떻게 행동하며, 어떤 의도로 행동하는가에 따라 선택적인 도움 행동을 보였다. 이 연구(Vaish, Carpenter, and Tomasello, 2010)에서, 3세 아동은 제3자에게 피해를 끼치거나 심지어 (실패했지만) 피해를 끼치려고 의도한 사람에게 선택적으로 도움을 철회했다. 이러한 연구 결과들은 어린 아동들이 도움 행동을 선택할 때 타인의 행동과 의도에 크게 영향을 받는 것으로 볼 수 있다.

종합해 보면, 이런 실험 연구들에 따르면 개체 발생의 초기에 아동들은 다양한 방식으로 친사회적으로 개입을 함으로써 인상적인 도움 행동을 한다.

이러한 결과는 어린 아동들이 단순히 외현적 고통 단서에 반응하는 것을 넘어 타인의 도구적 문제를 적절하게 표상하기 위해 정교한 사회인지적 능력을 사용한다는 것을 보여 준다.

결론 및 시사점

공감적 각성은 다 결정적이기 때문에, 즉 다양한 정서 및 인지 경로를 통해 여러 가지 유형의 단서에 대해 반응하기 때문에, 공감적 각성은 친사회적 행동에 대한 가장 신뢰할 수 있고 중요한 동기 요인 중 하나이다(Hoffman, 2000). 하지만 비교적 최근까지도 이러한 동기 요인의 개체 발생적 출현에 대한 이해는 매우 제한적인데, 우리는 외현적, 지각 가능한 정서 단서에 대한 아동의 공감적, 친사회적 반응에 대해서 그리고 공감적 각성의 기저에 있는 소수의 가장 기본적인 정서 기제에 대해서만 알고 있다. 이 장에서 우리는 이러한 한계를 넘기 위해 상황적 단서에 대한 어린 아동의 반응을 다룬 최신 연구들을 제시하고, 그런 단서에 반응하기 위해 필요한 사회인지적 기술에 대해 살펴보았다.

친사회적 행동의 발달에 관한 연구를 통해 밝혀진 것은 이미 어린 아동도 상황적 단서에 따라 타인에게 공감적으로 반응하고, 친사회적으로 개입한다는 것이다. 최소 18개월경 아이들은 고통 상황에 있지만 고통을 드러내지 않는 사람에 대해 걱정하는 경향을 보였다(Vaish, Carpenter, and Tomasello, 2009). 이러한 방식으로 반응하기 위해 필요한 사회인지적 기술은 관점 취하기와 같은 것이 포함되는데, 피해자가 고통을 표현하지 않기 때문에, 아동은 타인이 그 상황을 어떻게 지각하는지 이해하려면, 그래서 타인과 공감하려면 타인의 관점을 취해야만 한다. 아동은 단순히 정서적 감염을 통해 타인의 정서를 포착할 수 없고, 단순하게 외현적 정서 단서를 읽어서 타인이 어떻게 느끼는지 확인할 수 없다. 그래서 이런 상황에서의 공감적 반응은 외현적 고통 단서에 대한 공감 반응에서와 다른 사회인지적 처리 과정이 필요하다.

첫 돌 직후에 유아는 도구적 도움 행동을 보이기 시작한다(Warneken and Tomasello, 2006). 이런 방식의 도움 행동은 외현적 고통 단서에 대한 공감 반응과 다른 사회인지적 기술이 필요하다. 즉, 다른 사람이 자신의 목표를 달성하도록 도와주기 위한 공감적, 친사회적 동기뿐만 아니라 타인의 목표를 제대로 추론해야 한다. 사실, 14개월 된 유아들이 목표가 분명하고 개입 과정이 단순한 상황, 예를 들면 손이 닿지 않는 곳에 있는 물체를 전달하는 상황에서 이미 도구적으로 타인을 돕기 시작한다(Warneken and Tomasello, 2007). 최소한 18개월이 되면, 아동들은 누군가가 문을 열지 못하거나 목적을 달성하기 위한 수단이 잘못된 경우처럼 보다 복잡한 행동이 포함된 다양한 상황에서 매우 유연하게 개입할 수 있다(Warneken and Tomasello, 2006).

그래서 14개월에서 18개월 된 아동은 다른 종류의 단서는 있지만 고통에 대한 단서가 없는 타인의 외현적 고통에 대해 공감 반응을 보였다. 그래서 공감 그리고 그와 관련된 반응은 심지어 개체 발생 초기에도 정서적, 인지적 경로 등 다양한 경로를 통해 정서적 단서와 상황적 단서 등 여러 가지 단서에 대한 반응으로 친사회적 행동을 동기화시킬 수 있으며, 그래서 이것이 신뢰할 수 있는 친사회적 동기 요인이라고 할 수 있다(Hoffman, 2000).

이러한 결과는 아동기 초기의 공감 반응도 매우 유연한 속성을 가지고 있음을 보여 주는 것이다. 출생 직후 신생아도 정서적 감염 반응을 보인다는 증거로 보아, 유아는 태어날 때부터 타인의 감정에 자동적으로 반응할 수 있게 태어났다(Simner, 1971; Sagi and Hoffman, 1976). 외현적 단서에 대한 이러한 반응 방식은 상향 처리 기능을 하며, 최소한 부분적으로는 일생 동안 공감에 대한 불수의적 경로로 작용할 것이다(Hoffman, 2000; Singer and Lamm, 2009). 그러나 정서 및 인지 발달과 경험을 통해 어린 아동들은 점점 더 다양한 단서들로부터 타인의 내적 상태를 더 잘 이해하고, 자신의 내적 상태를 조절하고,

타인과 자신의 내적 상태를 분리하고, 심지어 무엇이 이익이 되는가에 대한 판단을 근거로 공감적, 친사회적 반응을 억제하기도 한다. 성인이 되면, 공감 반응은 아주 유연한 현상이 되는데, 맥락 (재)평가, 공감자와 타인 사이의 대인 관계, 타인을 관찰하는 동안 사용한 관점 등을 포함하여 다양한 하향 처리 요소들에 의해 영향을 받는다(Ruby and Decety, 2004; Decety and Jackson, 2006; Decety and Lamm, 2006; Signer and Lamm, 2009).

또한, 이 장에서 공감 반응에 대한 사회인지적, 정서적 기여 요인에 주로 초점 맞췄지만, 보다 폭넓은 이해를 위해 경험 및 문화적 기여 요인을 고려해야 한다. 사실, 발달적 맥락이 결정적인 역할을 한다는 연구도 있다. 이 부분에 대한 포괄적인 논의는 이 장의 영역을 넘어서지만, 몇 가지 예를 살펴볼 가치는 충분하다. 예를 들어, Kartner, Keller와 Chaudhary(2010)의 최근 연구에 따르면, 자기-타인 변별이 진정한 공감 반응의 필수 조건이고(Hoffman, 1975), 유아의 공감 반응과 상관이 있는 것으로 알려졌지만(예: Bischof-Köhler, 1991; Zahn-Waxler et al., 1992), 실제로는 이러한 상관은 부모가 개인성, 자율성, 자기의존성을 강조하는 문화적 맥락의 아동에게서만 나타났다(Kartner, Keller, and Chaudhary, 2010, 독일의 경우). 부모가 자율성보다 사회적 관계와 대인 관계적 반응(복종과 친사회적 행동)을 중요시 하는 인도에서는 이러한 상관이 나타나지 않았다. 그래서 Kartner, Keller와 Chaudhary(2010)는 독일(사회화 목표가 자율성과 관련된 문화권)에서의 공감적 반응은 타인의 내부에 있는 두드러진 주관적 상태에 대한 지각을 근거로 하는 반면에, 인도(관계적 사회화 목표를 지닌 문화권)의 경우 타인의 고통을 함께 경험하는 데 근거를 둔다. 그래서 자기 타인 변별이 공감 반응의 출현을 위한 보편적인 필수 조건이라 할 수 없다.

또한 아동의 친사회적 행동에 대한 문화적, 경험적 영향에 대한 증거가 있다(Eisenberg, 1989, 1992). 예를 들어, 5세 아동의 자발적 친사회적 행동에 대한 최근 연구 결과 독일과 이스라엘 아동들은 인도네시아와 말레이시아 아동보다 고통 상황에 있는 성인에게 친사회적 행동을 더 많이 하는 것으로 나타났다(Trommsdorff, Friedlmeier, and Mayer, 2007). 연구자들에 따르면, 인도네시아와 말레이시아 같이 체면과 계급 관계를 중요시 여기는 문화권의 경우 타인(특히, 권위 있는 사람)의 불행을 무시하는 것은 그 사람을 도와줌으로써 그 사람의 체면을 잃게 만드는 것보다 더 가치가 있다고 주장하였다. 또한, 학대 가정에서 자란 유아들은 일반 가정의 아이들보다 고통에 빠진 또래 친구들을 보고 공감적 또는 친사회적 반응을 적게 하고, 분노, 공포, 물리적 공격 등의 반응을 더 많이 한다는 증거가 있다(Main and George, 1985). 이와 같이 맥락에 따라 차이가 있다는 증거는 논란의 여지가 될 수 있는데, 왜냐하면 그들은 문화와 경험이 근본적으로 공감 반응을 조형하는 방식에 주목하였고, 공감 반응은 단일 과정이 아니라 여러 가지 요인에 의해 영향을 받을 수 있다는 증거들을 제시하였기 때문이다. 일반적으로는, 우리는 유아의 초기 정서 반응이 지닌 상대적 자동성이 유아가 발달하면서 복잡한 정서적, 인지적 반응으로 바뀐다고 결론 내렸다. 즉, 유연하고 통제할 수 있게 되며, 이로 인해 타인의 반응에 종속되는 일 없이 타인의 곤경에 효과적으로, 맥락에 적합한 방식으로 반응하도록 밀어붙일 수 있게 된다.

마지막으로, 본 연구의 중요한 시사점은 정서와 인지가 둘 다 공감 관련 반응에 대한 중요한 기여 요인이라는 점이다. 예를 들어, Vaish, Carpenter와 Tomasello(2009)의 연구에서 아동들은 피해자의 곤경에 정서적으로 관여(우려)하였다. 하지만 피해자가 관찰 가능한 정서 신호를 보이지 않았기 때문에, 아동들은 피해자에게 정서적으로 관여하기 위해서 관점 취하기 또는 관련 스크립트와 같은 사회 인지적 과정에 의존할 가능성이 높다. 더욱이 아동들은 공감과 동조를 위해 필요한 자신-타인 변별과 같은 기본적 인지 과정에 의존해야 한다(Kartner, Keller, and Chaudhary, 2010 참조). 이것은 공감 반응을 만들 때 정서 과정과 인지 과정 간에 내장된 연결 고리가 존재함을 의미한다. 이와 유사하게, 도구적 도움에 관한 Warneken과 Tomasello(2006, 2007)의 연

구에 따르면, 아이들은 달성하지 못한 목표를 추론하는 것과 같은 사회인지
적 과정에 의존해야 할 뿐만 아니라, 타인이 자신의 목표를 달성하도록 도와
주기 위한 기본적 공감 또는 친사회적 동기가 필요하다. 사실, 표면적으로 지
각할 수 있는 고통 신호에 대한 공감적 반응은 정서 과정(예: 타인의 정서를 파
악하고 경험한 것)과 인지 과정(예: 자신과 타인의 정서를 분리시키기 위한 자기-
타인 변별) 둘 다에 의존한다. 그래서 일반적으로 공감 반응은 복잡하고, 다중
적인 과정이다. 우리는 앞으로 친사회적 반응의 기반이 되는 기제가, 특히 초
기 아동기에, 얼마나 유연하고 정교한가에 대해 계속 연구할 것이다.

참고문헌

Batson, C. D. 1987. Prosocial motivation: Is it ever truly altruistic? In *Advances in Experimental Social Psychology,* vol. 20, edited by L. Berkowitz, 65-122. New York: Academic Press.

Batson, C. D. 1991. *The Altruism Question: Toward a Social-Psychological Answer.* Hillsdale, NJ: Lawrence Erlbaum Associates.

Batson, C. D. 1998. Altruism and prosocial behavior. In *The Handbook of Social Psychology,* vol. 2, edited by D. T. Gilbert, S. T. Fiske, and G. Lindzey, 282-316. Boston: McGraw-Hill.

Batson, C. D., J. G. Batson, J. K. Slingsby, K. L. Harrell, H. M. Peekna, and R. M. Todd. 1991. Empathic joy and the empathy-altruism hypothesis. *Journal of Personality and Social Psychology* 61(3): 413-426.

Batson, C. D., B. D. Duncan, P. Ackerman, T. Buckley, and K. Birch. 1981. Is empathic emotion a source of altruistic motivation? *Journal of Personality and Social Psychology* 40 (2): 290-302.

Batson, C. D., J. Fultz, and P. A. Schoenrade. 1987. Adults' emotional reactions to the distress of others. In *Empathy and Its Development,* edited by N.

Eisenberg and J. Strayer, 163-85. Cambridge: Cambridge University Press.

Bischof-Köhler, D. 1991. The development of empathy in infants. In *Infant Development: Perspectives from German Speaking Countries*, edited by M. E. Lamb and H. Keller, 245-73. Hillsdale, NJ: Lawrence Erlbaum Associates.

Blair, R. J. R. 2005. Responding to the emotions of others: Dissociating forms of empathy through the study of typical and psychiatric populations. *Consciousness and Cognition* 14: 698-718.

Buttelmann, D., M. Carpenter, and M. Tomasello. 2009. Eighteen-month-old infants show false belief understanding in an active helping paradigm. *Cognition* 112: 337-342.

Carpenter, M., N. Akhtar, and M. Tomasello. 1998. Fourteen- to 18-month-old infants differentially imitate intentional and accidental actions. *Infant Behavior and Development* 21: 315-330.

Decety, J., and P. L. Jackson. 2006. A social-neuroscience perspective on empathy. *Current Directions in Psychological Science* 15 (2): 54-58.

Decety, J., and C. Lamm. 2006. Human empathy through the lens of social neuroscience. *The Scientific World Journal* 6: 1146-1163.

Decety, J., and J. A. Sommerville. 2003. Shared representations between self and other: A Social Cognitive Neuroscience View. *Trends in Cognitive Sciences* 7: 527-533.

Dunfield, K. A., and V. A. Kuhlmeier. 2010. Intention-mediated selective helping in infancy. *Psychological Science* 21: 523-527.

Dunn, J., and C. Hughes. 1998. Young children's understanding of emotions within close relationships. *Cognition and Emotion* 12: 171-190.

Eisenberg, N. 1989. *The Roots of Prosocial Behavior in Children*. Cambridge: Cambridge University Press.

Eisenberg, N. 1992. *The Caring Child*. Cambridge, MA: Harvard University Press.

Eisenberg, N., and R. A. Fabes. 1998. Prosocial development. In *Handbook of Child Psychology, Vol. 3: Social, Emotional, and Personality Development,* edited by N. Eisenberg, 5th ed., 701–778. New York: John Wiley & Sons.

Eisenberg, N., R. A. Fabes, B. Murphy, M. Karbon, P. Maszk, M. Smith, C. O'Boyle, and K. Suh. 1994. The relations of emotionality and regulation to dispositional and situational empathy-related responding. *Journal of Personality and Social Psychology* 55: 776–797.

Eisenberg, N., and R. Lennon. 1983. Sex differences in empathy and related capacities. *Psychological Bulletin* 94: 100–131.

Eisenberg, N., and P. A. Miller. 1987. The relation of empathy to prosocial and realted behaviors. *Psychological Bulletin* 101: 91–119.

Eisenberg, N., C. L. Shea, G. Carlo, and G. P. Knight. 1991. Empathy-related responding and cognition: A "chicken and the egg" dilemma. In *Handbook of Moral Behavior and Development, Vol. 2: Research*, edited by W. Kurtines and J. Gewirtz, 63–88. Hillsdale, NJ: Lawrence Erlbaum Associates.

Eisenberg, N., T. L. Spinrad, and A. Sadovsky. 2006. Empathy-related responding in children. In *Handbook of Moral Development*, edited by M. Killen and J. G. Smetana, 517–49. Mahwah, NJ: Lawrence Erlbaum Associates.

Eisenberg, N., and J. Strayer. 1987. Critical issues in the study of empathy. In *Empathy and Its Development*, edited by N. Eisenberg and J. Strayer, 3–13. Cambridge: Cambridge University Press.

Eisenberg-Berg, N., and R. Lennon. 1980. Altruism and the assessment of empathy in the preschool years. *Child Development* 51: 552–557.

Feshbach, N. D. 1978. Studies of empathic behavior in children. In *Progress in Experimental Personality Research*, vol. 8, edited by B. A. Maher, 1–47. New York: Academic PRess.

Feshbach, N. D., and K. Roe. 1968. Empathy in six- and seven-year-olds. *Child Development* 39: 133–145.

Harris, P. L. 1995. From simulation to folk psychology: The case for development. In *Folk Psychology: The Theory of Mind Debate*, edited by M. Davies and T. Stone, 207–31. Oxford: Blackwell.

Harwood, M. D., and M. J. Farrar. 2006. Conflicting emotions: The connection between Affective Perspective Taking and theory of mind. *British Journal of Developmental Psychology* 24: 401-418.

Hay, D. F., and K. V. Cook. 2007. The transformation of prosocial behavior from infancy to childhood. In *Socioemotional Development in the Toddler Years,* edited by C. A. Brownell and C. B. Kopp, 100-131. New York: Guilford Press.

Hobson, J. A., R. Harris, R. García-Pérez, and P. Hobson. 2009. Anticipatory concern: A study in autism. *Developmental Science* 12 (2): 249-263.

Hoffman, M. L. 1975. Developmental synthesis of affect and cognition and its implications for altruistic motivation. *Developmental Psychology* 11 (5): 607-622.

Hoffman, M. L. 1982. Development of prosocial motivation: Empathy and guilt. In *The Development of Prosocial Behavior,* edited by N. Eisenberg, 281-338. New York: Academic Press.

Hoffman, M. L. 1984. Interaction of affect and cognition in empathy. In *Emotion, Cognition, and Behavior,* edited by C. E. Izard, J. Kagan, and R. B. Zajonc, 103-31. Cambridge: Cambridge University Press.

Hoffman, M. L. 2000. *Empathy and Moral Development: Implications for Caring and Justice.* Cambridge: Cambridge University Press.

Iannotti, R. J. 1985. Naturalistic and structured assessments of prosocial behavior in preschool children: The influence of empathy and perspective taking. *Developmental Psychology* 21 (1): 46-55.

karniol, R. 1982. Settings, scripts, and self-schemata: A cognitive analysis of the development of prosocial behavior. In *The Development of Prosocial Behavior,* edited by N. Eisenberg, 251-78. New York: Academic Press.

Kärtner, J., H. Keller, and N. Chaudhary. 2010. Cognitive and social influences on early prosocial behavior in two sociocultural contexts. *Developmental Psychology* 46 (4): 905-914.

Krebs, D. L., and C. Russell. 1981. Role-taking and altruism: When you put yourself in the shoes of another, will they take you to their owner's aid? In *Altruism and Helping Behavior*, edited by J. P. Rushton and R. M. Sorrentino, 137-65. Hillsdale, NJ: Lawrence Erlbaum Associates.

Lewis, M., M. W. Sullivan, C. Stanger, and M. Weiss. 1989. Self development and self-conscious emotions. *Child Development* 60 (1): 146-156.

Main, M., and C. George. 1985. Responses of young abused and disadvantaged toddlers to distress in agemates. *Developmental Psychology* 21 (3): 407-412.

Meltzoff, A. N. 1995. Understanding the intentions of others: Re-enactment of intended acts by 18-month-old children. *Developmental Psychology* 31 (5): 838-850.

Miller, P. A., and N. Eisenberg. 1988. The relation of empathy to aggressive and externalizing/antisocial behavior. *Psychological Bulletin* 103: 324-344.

Preston, S. D., and F. B. M. de Waal. 2002. Empathy: Its ultimate and proximate bases. *Behavioral and Brain Sciences* 25: 1-72.

Ruby, P., and J. Decety. 2004. How would you feel versus how do you think she would feel? A neuroimaging study of perspective-taking with social emotions. *Journal of Cognitive Neuroscience* 16: 988-999.

Sagi, A., and M. L. Hoffman. 1976. Empathic distress in newborns. *Developmental Psychology* 12: 175-176.

Simner, M. L. 1971. Newborns' response to the cry of another infant. *Developmental Psychology* 5: 136-150.

Singer, T., and C. Lamm. 2009. The social neuroscience of empathy. *Annals of the New York Academy of Sciences* 1156: 81-96.

Trommsdorff, G., W. Friedlmeier, and B. Mayer. 2007. Sympathy, distress, and prosocial behavior of preschool children in four cultures. *International Journal of Behavioral Development* 31 (3): 284-293.

Vaish, A., M. Carpetner, and M. Tomasello. 2009. Sympathy through affective perspective-taking and its relation to prosocial behavior in toddlers. *Developmental Psychology* 45 (2): 534-543.

Vaish, A., M. Carpetner, and M. Tomasello. 2010. Young children selectively avoid helping people with harmful intentions. *Child Development* 81: 1661–69.

Warneken, F., and M. Tomasello. 2006. Altruistic helping in human infants and young chimpanzees. *Science* 311: 1301–1303.

Warneken, F., and M. Tomasello. 2007. Helping and cooperation at 14 months of age. *Infancy* 11 (3): 271–294.

Warneken, F., and M. Tomasello. 2009. The roots of human altruism. *British Journal of Psychology* 100 (3): 455–471.

Wellman, H. M., A. T. Phillips, and T. Rodriguez. 2000. Young children's understanding of perception, desire, and emotion. *Child Development* 71: 895–912.

Wellman, H. M., and J. D. Woolley. 1990. From simple desires to ordinary beliefs: The early development of everyday psychology. *Cognition* 35: 245–275.

Wispé, L. 1986. The distinction between sympathy and empathy: To call forth a concept, a word is needed. *Journal of Personality and Social Psychology* 50: 314–321.

Wispé, L. 1987. History of the concept of empathy. In *Empathy and Its Development*, edited by N. Eisenberg and J. Strayer, 17–37. New York: Cambridge University Press.

Zahn-Waxler, C., and M. Radke-Yarrow, E. 1982. The development of altruism: Alternative research strategies. In *The Development of Prosocial Behavior*, edited by N. Eisenberg, 109–37. New York: Academic Press.

Zahn-Waxler, C., M. Radke-Yarrow, E. Wagner, and M. Chapman. 1992. Development of concern for others. *Developmental Psychology* 28: 126–136.

제 **9** 장

공감 관련 반응과 아동 및 청소년의
사회적 역량 간의 관계

Nancy Eisenberg, Snjezana Huerta, Alison Edwards

공감은 통상적으로 타인의 정서 상태를 이해하고 적절한 방법으로 이에 반응할 수 있게 하는 인간의 기본적인 능력으로 여겨져 왔다. 그래서 공감과 연민과 같이 연관된 대리적인 반응은 도움을 주거나 공유하는 것과 같은 인간의 긍정적인 상호작용을 증진시켜 주며(예: Hoffman, 2000; Eisenberg, Fabes, and Spinrad, 2006), 공격성과 같은 인간의 유해한 상호작용을 억제해 주는 것으로(예: Eisenberg and Miller 1987) 여겨져 왔다. 또한, 일부 행동 과학자들(예: Eisenberg and Miller 1987)은 공감 관련 반응이 더 일반적으로 사회적으로 유능한 행동을 증진시키는 정보를 제공한다고 주장했다. 이 장에서 우리는 자주 검증되지 않았던 후자의 가정에 대한 증거들을 살펴보고자 한다. 하지만 몇 가지 유형의 공감 관련 반응이 사회적 역량 발달에 기여할 것이라는 예상의 근거로서 공감의 정의에 관한 개념적인 구분에 대해 먼저 살펴보고자 한다.

최근 수십 년간 공감은 다양한 방식으로 정의되어 왔다. 발달 및 사회 심리학에서 공감의 정의는 일반적으로 다른 사람의 정서와 관점 또는 상황을 이해하기 위한 능력을 포함해 왔으며, 가끔은 다른 사람의 정서 상태에 대해 공명하거나 이를 경험하는 능력을 포함해 왔다. Hoffman(2000)과 Batson(1991)의 연구를 확장해서, Eisenberg와 동료들(예: Eisenberg et al., 1991; Eisenberg, Fabes, and Spinrad, 2006)은 다른 사람의 정서 상태에 대한 이해나 파악, 또는 어떤 맥락에서 다른 사람이 느끼는 또는 느낄 것이라고 예상되는 것과 동일하거나 아주 유사한 상태를 근거로 하는 정서적 반응이라고 공감을 정의했다. 그래서 예를 들면, 한 소녀가 슬퍼하는 소년을 바라보고 있고, 결과적으로 그 소년의 상황을 인지하고, 그녀도 슬픔을 느끼게 된다면, 그 소녀는 공감을 경험하고 있는 것으로 볼 수 있다. 그러므로 우리는 다른 사람의 정서 상태 또는 상황과 일치하는 정서적 반응을 공감의 핵심 요소로 정의한다. 하지만 공감은 대리적으로 유도된 정서의 근원을 이해하지 못한 채 단순히 전염된 것은 아니다. 공감을 경험하기 위해서는 개인은 자신이 정서적으로 반응하고 있는 것이 다른 사람의 정서라는 점을 반드시 깨달아야 한다. 특히, 나이가 어린 아동들의 경우, 공감의 기저가 되는 이러한 다른 사람의 정서 또는 상태에 대한 이해는 거의 원초적인 것이며 복잡한 인지적 추론을 포함하지 않을 수도 있다.

Eisenberg와 동료들(1991)은 공감의 느낌이 순간적일 정도로 아주 약하지 않다면, 생후 1년 정도 되면 이러한 느낌들이 흔히 연민 또는 개인적 고통을 포함한 다른 정서적 반응을 유발한다고 주장했다. 연민은 통상적으로 공감에서 기인하는 정서적 반응으로 정의되지만, 완전히 (또는 부분적으로는) 기억에서 관련된 정보를 인출하는 것을 포함하여 관점 취하기 또는 다른 인지적 과정(예: 부정적인 사건을 경험하는 것이 어떠한 것 일지에 대해 생각해 보는 것)을 통해 일어날 수도 있다. 공감과 유사하게, 연민은 타인의 정서에 대한 이해를 포함하고 있다. 또한, 연민은 단순히 다른 사람이 경험하거나 경험할 것으로 예상되는 것과 똑같은 정서를 느끼기보다는 고통을 받거나 도움이 필요한 다른 사람들에 대한 슬픔이나 우려로 이루어진 정서적 반응을 포함하고 있다. 그러므로 슬퍼하는 소년을 바라보는 소녀는 처음에는 공감적 슬픔을 경험하였고, 이후에는 그에 대한 연민적인 우려를 느꼈을 수 있다. 공감에 대한 이러한 정의는 Batson(1991)과 Hoffman(2000)의 공감에 대한 개념화와 유사하다.

이와 대조적으로, 개인적 고통은 공감, 다른 사람의 정서 상태 또는 조건에 관한 인지, 또는 두 가지 모두에서 기인한 것으로 여겨지는데, 이것은 타인 정서의 대리적 경험에 대한 자기 초점적, 혐오적인 정서 반응으로 정의된다(Batson, 1991; Eisenberg et al., 1991). 예를 들어, 만일 다른 사람의 슬픔 또는 분노가 이를 바라보는 사람을 불편하거나 불안하게 만든다면, 이를 바라보는 사람은 개인적 고통을 경험하고 있는 것이다. Batson(1991)은 개인적 고통은 반드시 다른 사람이어야 할 필요는 없이 자기 자신이 더 나은 기분을 느끼게 하기 위한, 즉 자신의 부정적 정서 상태를 완화시키기 위한 이기적 동기와 관련되어 있다고 주장하였다. 그러므로 공감과 개인적 고통의 사회적, 도덕적 부수물과 결과가 서로 다를 것이라 예상하였다.

공감 관련 반응과 사회적 행동

공감은 한 개인이 다른 사람의 정서 상태를 지향하도록 하며, 그 사람의 상태를 더욱 잘 이해할 수 있게 도와준다. 하지만 연민은 다른 사람의 상태를 개선시키려는 정서적 동기를 제공하는 것 같다. Batson(1991)은 연민의 느낌은(비록 공감이라고 칭해짐에도 불구하고) 타인 지향적 도움의 기저를 이루는 동기를 제공한다고 주장하였다. 공감의 경험은 어떤 주어진 맥락에서 친사회적 행동(예: 다른 사람을 이롭게 하고자 하는 욕구에 의해 동기화된 의도적 행동), 특히 이타주의, 즉 연민 또는 도덕적 가치를 기반으로 하는 타인 지향적 친사회적 행동이 일어날 가능성을 증가시킨다는 견해와 일치하는 연구들이 많이 있다(예: Batson, 1991; Eisenberg et al., 2006). 더욱이 연민의 경향이 많은 사람은 연민 경향이 낮은 사람에 비해 친사회적 행동을 할 가능성이 더 높다(예: Eisenberg and Miller, 1987; Davis, 1994; Eisenberg et al., 2006; Eisenberg, Eggum, and Di Giunta, 2010).

또한, 일반적으로 공감, 연민 또는 두 가지 모두의 경향이 많은 사람은 덜 반응적인 동료들에 비해 공격과 같은 외현적 행동을 덜 하는 것으로 밝혀졌다(Miller and Eisenberg, 1988; Zhou et al., 2002; Eisenberg, Eggum, and Di Giunta, 2010). 공감의 느낌은 공격 행동을 억제한다고 볼 수 있다(Mehrabian and Epstein, 1972; Feshbach, 1978). 다른 사람들(예: Miller and Eisenberg, 1988; Eisenberg, Fabes, and Spinrad, 2006; Eisenberg, Eggum, and Di Giunta, 2010)도 이런 연구들을 개관하였으며, 일반적으로 그런 개관 논문들도 이러한 주장을 어느 정도 지지해 주고 있다.

분명히 친사회적 행위에 참여하고, 해로운 행동을 자제하는 것은 사회적으로 유능한 행동으로 볼 수 있는데, 특히 그런 행동이 긍정적인 대인 관계를 증진시킨다는 면에서 그러하다. 실제로, 친사회적 행동은 사회적 역량에 있어서 개인차와 정적인 관련성이 있으며(Eisenberg, Fabes, and Spinrad, 2006 참조), 반면 공격성이나 외현적 문제들은 사회적 역량과 부적인 관계가 있다(Rubin, Bukowksi, and Parker, 2006 참조). 하지만 어떤 사람이 다른 사람들과 하는 행동의 질(예: 만일 그것이 사회적으로 적절한 경우), 한 개인의 사회적 지위, 또는 다른 사람들과의 관계의 질과 특성과 관련되는 다양한 다른 측면의 사회적 역량이 존재한다. 공감 관련 반응과 사회적 행동에 관여하고자 하는 경향이나 사회적 역량에 대한 이러한 측면 간의 관계는 자주 연구되지 않았으며, 이러한 점들이 이 장의 핵심이다.

공감 관련 반응과 사회적 역량: 개념적 논의

다른 사람들의 정서 상태를 경험하는 것은 일반적으로 어떤 사람이 다른 사람의 감정과 요구에 대해 더욱 민감할 수 있게 해 주며, 그래서 그들을 향해 사회적으로 적절한 행동을 할 가능성을 높여 준다고 가정하는 것은 논리적이다. 하지만 연민과 개인적 고통 간의 구분은 이러한 관계가 앞과 같은 단순한 가정이 의미하는 것보다 더욱 미묘하다는 것을 암시하고 있다. 공감적 과잉각성으로 인한 개인적 고통의 경험은 공감을 유발하는 사람을 회피하게 하고 자기 자신의 기분을 더 좋게 해 주는 행동을 할 것으로 예상된다(Batson, 1991; Hoofman, 2000). 그래서 공감에서 기인한 것일 수도 있는 개인적 고통의 느낌은 사회적으로 민감하지 않은 행동이라 할 수 있는 자기 초점적 행동으로 마무리 될 것이라 예상된다. 대조적으로, 연민은 사회적으로 적절하고, 민감한 행동을 촉진시킬 것으로 예상되며, 그렇기 때문에 자기 자신보다는 다른 사람들의 환경에 집중하는 것으로 인해 긍정적인 대인 관계가 이루어지게 한다. 또한, 사람들은 사회적으로 적절하고, 세심한 사람을 좋아하는 경향이 있기 때문에(Rubin, Bukowski, and Parker, 2006 참조), 일반적으로 연민을 보이는 사람들이 다른 동료들에 의해 더욱 호감을 느끼게 될 것으로 예상하는 것이 적절하다.

공감 또는 연민과 아동의 사회성—통상적으로 서구 문화에서 사회적 역량의 한 가지 측면—간의 개념적 연결은 사회적 역량의 다른 요소들에 비해 덜 직관적이다. 어떤 사람이 사교적—기질적 기반을 갖고 있는 것으로 인식되고 있는 특성(Rothbart and Bates, 2006 참조)—일 수 있으나, 다른 사람의 정서 상태 또는 상황에 대해서 특별히 민감하지 않을 수도 있다. 하지만 연민을 느끼는 사람들은 일반적으로 연민을 덜 느끼는 사람들이나 개인적 고통이 우선인 사람들에 비해 더 높은 수준의 사회적 상호작용에 관여하는 것으로 보인다. 결과적으로, 이러한 높은 수준의 사회적 상호작용은 이후 더 많은 사회적 상호작용을 할 수 있게 도와주며, 다른 사람들이 그 사람과 사회적 상호작용을 하고자 하는 가능성을 더욱 증가시킨다. 그러므로 연민을 느끼는 사람은 보다 긍정적인 사회적 만남을 유발하며, 결과적으로 연민을 덜 느끼는 사람들에 비해 더 가치 있고 더 많은 상호작용에 관여하는 것이 가능해진다.

공감 관련 반응과 사회적으로 유능한 반응 간의 관계

초기 연구에서, Eisenberg와 Miller(1987)는 공감 관련 반응(통상적으로 연민이 아닌 공감)과 협력, 사회성 또는 사회적으로 유능한 행동 간의 관계를 평가한 열 가지 연구에 대해 메타 분석을 하였다. 그 결과 아주 미미하지만 유의한 정적 관계가 나타났다. 하지만 공감 관련 반응의 관계는 사회적으로 유능한 기능에 대한 지수들에 따라 다르게 나타났다. 이 장의 나머지 부분에서 공감 관련 반응과 아동 및 청소년의 사회적 기능의 다양한 측면 간의 관계에 대한 연구 결과를 간략하게 요약해 보고자 한다. 성인기에 있어서 이러한 관계에 관심을 가지고 있는 독자들은 다른 개관 논문을 참조할 수 있다(예: Davis, 1994; Dovidio et al., 2006).

공감 관련 반응과 사회적으로 적절한 행동

일반적으로 연구자들은 공감과 연민 모두 아동들의 사회적으로 적절한 행동과 정적인 관계가 있지만, 이러한 관계는 연령에 따라 변화할 수 있으며, 공감 관련 반응의 형태와 구성 개념에 대한 측정치에 따라 어느 정도는 다양하게 나타날 수 있다는 증거를 발견하였다. 예를 들어, 공감에 있어서 2학년에서 5학년[시점 1(T1)]에 해당하는 아동들을 대상으로 한 종단 연구에서, Zhou 등(2002)은 T1 시점에서 다른 사람의 부정적 정서/상태에 대한 아동들의 관찰된 표정 및 보고된 공감과 통상적으로 그들의 사회적 역량(예: 사회적으로 적절한 행동과 인기) 간의 상관은 그 시점에서 또는 2년 후[시점 2(T2)]에서 유의하지 않다고 보고하였다. 하지만 T2 시점에서 부정적 정서에 대해 아동들의 관찰된 공감과 보고된 공감은 일반적으로 부모와 교사들이 보고한 아동의 사회적 역량과 정적인 관계가 있었다. T1 시점에서 다른 사람의 긍정적인 정서에 대해 아동이 보고한 공감은 그 시점에서는 교사들이 보고한 사회적 역량과 관계가 없었지만, T2 시점에서 교사들이 보고한 사회적 역량과 정적인 관계를 보였다(부모들이 보고한 사회적 역량과는 관계가 없었다). 더욱이, T2 시점에서 긍정적 정서에 대해 아동이 보고한 공감은 T2 시점에서 교사와 부모가 보고한 사회적으로 적절한 행동과 정적인 관계를 보였다. T1 또는 T2 시점에서 다른 사람의 긍정적 정서에 대해 아동이 표현한 얼굴 표정 공감은 부모 또는 교사가 보고한 사회적으로 적절한 행동과 유의한 관계를 보이지 않았다. 그러므로 아동이 보고한 공감은 아동이 표현한 공감에 비해 사회적으로 적절한 행동과 더욱 일관된 관계를 보였으며, 일반적으로 공감과 사회적으로 적절한 행동 간의 관계는 나이에 따라, 그리고 타인의 긍정적 정서보다 부정적 정서에 대한 공감에서 더욱 명확하게 나타났다.

Zhou 등(2002)과 동일한 표본을 사용한 별도의 연구에서, Liew 등(2003)은 아동의 공감에 대한 생리적 측정치들[예: 심장 박동(HR) 및 피부 전도도(SC)]과 아동의 사회−정서 기능 간의 관계를 평가하였다. 부정적 공감을 유도하는 영상을 보는 동안 (소녀들이 아닌) 소년들의 HR은 성인들이 보고한 부적응 측정치들[예: 교사가 보고한 사회적으로 적절한 행동과 인기(역 점수)와 엄마와 교사가 보고한 외현적 행동]과 부적인 관계를 보였다. HR 및 SC 각성은 소년의 자기 조절과 정적인 관계를 보였다. 그 영상이 아주 잘 떠올릴 수 있는 것이 아니었고 개인적 고통이 예상된 것이 아니었기 때문에, 생리적 반응 수준은 공감을 반영한 것으로 볼 수 있다. 또한, Liew 등(2003)은 긍정적인 슬라이드가 제시되는 동안 소년과 소녀들의 HR은 그들의 긍정적 정서, 자기 조절 또는 부적응과는 관계가 없음을 밝혔다. 소년들의 경우, SC가 높은 것은 긍정적 및 부정적 정서 성향과 부적인 관계가 있으나 부적응과는 관계가 없는 것으로 나타났다. (부가적으로 소녀들의 SC 반응은 부적응과 정적인 관계를 보였지만, 이 한 가지 결과는 우연적인 것으로 보인다.) 그래서 특히 소년들의 경우, 적당히 떠올릴 수 있는 공감 자극—특히, 다른 사람의 부정적 정서를 묘사하는 자극—에 대한 생리적 반응은 일반적으로 사회적 역량과 관련된 변수들과 관계가 있었다.

아동의 긍정적 공감과 그들의 사회적 역량(예: 흉내내기/놀이 및 준수의 통합) 간의 관계에 대한 종단 연구로서, Sallquist 등(2009)은 54개월 시점에서 엄마가 보고한 아동의 긍정적 공감은 엄마와 부모가 아닌 양육자들(아버지는 아님)이 보고한 아동의 사회적 역량과 그 시점에서 그리고 1년 전 시점에서 정적인 관계가 나타났다고 하였다(비록, 더 어린 연령에서 양육자가 보고한 결과와의 상관은 간신히 유의한 정도였다). 54개월 시점에서 실험자가 선물을 받았을 때 관찰된 아동의 긍정적 공감은 성인이 보고한 사회적 역량과 관계가 없었다. 이러한 결과는 긍정적 공감에 대해 관찰된 측정치와 사회적 역량 간에 유의한 관계를 발견하지 못했던 Zhou 등(2002)의 연구 결과와 같은 것이다.

연민은 일반적으로 아동의 사회적으로 적절한 행동에 대한 지표들과 정적인 관계가 있다. 예를 들어, 유치원생에서 2학년까지의 아동을 대상으로 한 연구에서 Eisenberg 등(1996)은 교사가 보고한 연민과 자기가 보고한 연민은 그 시점에서 교사가 보고한 사회적 기능[사회적 기술, 공격성(역 점수) 및 방해 행동(역 점수)로 구성되었으며, 이것은 소위 말하는 비공격적인 사회적으로 적절한 행동], 2년 전 교사가 보고한 사회적 기술(소년에게서만 나타남), 교사가 보고한 친사회적/사회적으로 유능한 행동[인기, 사회적 불안(역 점수), 친사회적 행동]과 정적인 관계가 있음을 밝혀냈다. 연민에 대한 아동의 자기 보고는 교사들이 2년 전에 보고한 사회적 기술과 정적인 관계가 있는데, 이 관계는 소녀에서만 나타났다. 덧붙여, 아동이 또래와의 사회적 갈등 상황에서 반응하는 꼭두각시 절차 동안 아동이 사회적으로 유능한 행동을 실행하는 것은 일반적으로 아동의 연민에 관한 교사의 보고와 아동(특히 소년)의 보고와 정적인 관계를 보였다. 이 표본에 대해 4년 후 후속 연구를 수행한 결과, Murphy 등(1999)은 교사가 보고한 (부모는 아님) 아동의 연민은 일반적으로 교사들이 보고한 학교에서의 아동의 사회적 역량(사회적 기술, 인기 및 공격성이 아닌 친사회적 행동을 포함한 것)과 정적인 관계를 가지고 있으며, 이런 관계는 그 시점에서 (남성 및 여성 모두) 및 소녀들에게 있어서는 2년, 4년, 6년 전의 시기에서 나타난다고 하였다. 이와 유사하게 Eisenberg와 Fabes(1995)는 이 아동들이 4~6세였을 때, 공감을 불러일으키는 영상에 대한 반응으로 나타나는 염려하는 얼굴 표정(예: 관찰된 연민에 대한 측정)이 교사들이 보고한 아동의 사회적 기술 및 건설적인 분노 반응과 정적인 관계가 있다고 하였다.

이와 유사한 결과가 다른 표본에서도 확인되었다. 인도네시아 6학년생들 표본에서, 교사들이 보고한 연민 및 사회적 기술(낮은 수준의 문제 행동과 조합한 측정)은 시간 흐름에 따라 정적인 관계를 보였는데, 더욱이 소년들에 국한해서는 3학년 때 (부모 또는 교사가 보고한) 연민과 사회적 기능은 6학년 때 보고된 연민과 사회적 기능과 각각 정적인 상관이 나타났다(Eisenberg, Liew, and Pidada, 2004). 이와 마찬가지로 Laible과 Carlo(2004)는 청소년 표본에서 자기 보고 연민/관점 취하기와 자기 보고 사회적 역량 간 정적 상관이 있음을 밝혔다. 추가로 Bjorkqvist, Osterman과 Kaukiainen(2000)은 자기 보고 공감은 청소년의 평화로운 갈등 해결과 정적인 관계가 있다고 하였다.

공감, 연민, 그리고 아동의 또래 관계

사회적 선호, 사회적 영향 및 우정과 같은 개념을 포함하여 아동의 또래 관계와 또래 집단 지위를 평가하고, 수량화하기 위해 다양한 기법을 사용할 수 있다(Ladd, 2005 참조). 이 절에서는 집단 수준(즉, 집단 내에서의 사회적 선호, 인기 및 집단 따돌림 사건에서의 역할)과 양자 수준(즉, 두 사람 간의 우정의 질과 양)을 또래 변수로 하여 공감과 연민의 관계에 대해 살펴보았다. 흥미롭게도 Benenson, Tricerri와 Hamerman(1999)는 이와 같은 사회적 조직의 다양한 수준(즉, 양자 대 집단)에서 관여하는 경향성은 공감과 관계가 없다고 하였다.

집단 수준 변수들은 통상적으로 또래 지명 또는 또래 평정을 기반으로 한다. 사회 측정 지위(예: 거부를 당하거나 인기가 있는 것)는 가장 좋아하거나 가장 좋아하지 않는 학생을 지명하거나 평정하는 방식으로 평가된다. 사회적 영향은 긍정적(가장 좋아하는) 지명과 부정적(가장 좋아하지 않는) 지명의 합으로 조작적 정의를 하며, 반면에 사회적 선호는 긍정적 지명의 합에서 부정적 지명의 합을 빼는 것으로 수량화한다(다양한 사회 측정 지위에 대한 논의는 Coie, Dodge, and Coppotelli, 1982, 1983 참조; 사회적 지위와 지각된 인기 간의 구분에 대해서는 Caravita, Di Blasio, and Salmivalli, 2009 참조).

또한, 아동의 집단 수준 또래 관계는 집단 따돌림 사건에서 그들이 맡고 있는 역할의 관점에서 평가할 수 있다. 집단 따돌림은 가해자, 그들의 강화자, 조력자·피해자·방어자 및 방관자(즉, 관여하지 않는 수동적인 구경꾼) 등이 포함된 집단 과정이다(참가자 역할에 대한 자세한 서술은 Salmivalli et al., 1996 참조). 양자 수준 변수로서 우정은 통상적으로 특정 친구와의 친밀 관계의 양 또는 질로 조작적으로 정의하는데(Ladd, 2005), 때로는 서로 화답할 때(즉, 두 사람 모두 상대를 친구로 지명할 때)에만 이루어지며, 때로는 그렇지 않다.

사회적 지위와 또래 인기

현재까지 수집된 자료는 인기(또래들의 선호)는 공감과 유의하게 관련되어 있음을 시사한다. 인기가 많은 아동은 또래들에 의해 거부당하는 아동에 비해 공감 수준이 더 높은 것으로 밝혀졌다(Dekovic and Gerris, 1994). 나아가, 아동의 연민은 또래 간의 아동의 인기에 대한 교사 평정뿐만 아니라 좀 더 이른 나이에 또래들이 좋아하는 정도와 정적인 관계가 있다(Eisenberg et al., 1996; Murphy et al., 1999). 또한, 청소년이 호감을 받는 정도는 공감(Lewis and Spilka, 1960, 비록 이 저자들이 공감을 평가했는지 또는 연민을 평가했는지에 대해서는 명확하지 않지만)과 연민(Loban, 1953) 두 가지 모두와 유의한 정적 관계가 있는 것으로 나타났다. 호감을 받는 정도를 사회적 행동과 결합시킨 연구에서도 비슷한 결과를 보여 주었다. 예를 들어, 10세에서 13세의 인도네시아 소년(소녀 제외)들을 대상으로 한 연구에서 연민은 긍정적인 사회 측정치(예: 친사회적이며, 호감을 받게 되는 것)와 정적인 관계가 있으며, 부정적인 사회 측정치(예: 싸움이나 미움을 받는 것)는 유의한 부적 관계가 나타났다(Eisenberg, Liew, and Pidada, 2004).

이와 대조적으로 일부 다른 연구자들은 공감과 자기 평가 인기 및 또래 평가 인기 간의 영차 상관이 유의하지 않음을 발견하였다(Coleman and Byrd, 2003; Caravita, Di Blasio, and Salmivalli, 2009, 2010)[1]. 이러한 상충되는 결과는 부분적으로 성별과 연령으로 설명될 수 있을 것이다. 예를 들어, Caravita 등(2009)과 Adams(1983)은 성별과 인기 간 유의한 상관이 있을 뿐만 아니라 동료가 호감을 느끼는 정도와 공감 간의 관계가 남성과 여성에서 다르다는 것을 발견하였다. 또한, Cravita와 Di Blasio, 그리고 Salmivalli(2009)와 Schonert-Reichl(1993)의 연구에서 연령은 공감과 부적 관계가 있는 것으로 나타났다. 전자의 연구에서는 아동기 중반과 청소년 초기에서 변수 간의 관계가 다른 것으로 나타났는데, 초등학교 고학년에서는 약간 정적인 관계가 나타난 반면, 청소년기 소년의 지각된 인기 평정에서는 부적 관계가 나타났다. 물론, 또래 지위에 대한 측정치 차이가 이러한 상반된 결과에 대해 영향을 미칠 수도 있다.

우정

남성과 여성이 합쳐져 있는 청소년 표본에서, 가장 좋아하는 친구로 지명된 수는 연민(청소년 표본에서 상호 지명 방식을 사용한 Gleason, Jensen-Campbell, and Ickes, 2000) 또는 공감(12~14세 청소년의 자기 보고 데이터를 사용한 Coleman and Byrd, 2003)과 유의한 관계가 없는 것으로 나타났다. 나아가 행동 문제가 있는 청소년이나 그러한 문제가 없는 청소년에게서 공감과 자기 보고한(양방향적이지 않은) 가까운 친구의 수 간에 연령을 통제한 부분 상관이 유의하지 않은 것으로 나타났다(Schonert-Reichl, 1993). 하지만 Coleman과 Byrd(2003)는 남성과 여성을 분리시켜 분석하였을 때, 남성은 공감과 친구 수 간에 영차 상관이 유의한 것으로 나타났으나, 여성은 유의하지 않은 부적 상관이 나타났다고 하였다.

친구 수에 대한 결과와 대조적으로, 연민은 우정의 질에 대한 청소년의 평가와 정적인 관계를 보였다(Barr and Higgins-D'Alessandro, 2007, 남성에 대해서만; Gleason et al., 2009). 우정의 질에 대한 서로 다른 조작적 정의에도 불구하고 이러한 관계가 나타났다[예: 관계가 긍정적이고, 존중되며, 친근하고, 도움이 되는가를 평가(Barr and Higgins-D'Alessandro, 2007), 또는 그 사람과 비밀과 사적인 생각을 공유하는 정도, 도움과 지지를 받기 위해 그들에게 의지하는 정도, 그들과 함께 시간을 보내는 정도, 그 사람을 위해 옹호해 주는 정도(Gleason, Jensen-Campbell, and Ickes, 2009)]. 또한, Schonert-Reichl(1993)은 공감과 우정의 질 간의 실질적인 관계를 발견하였는데, 이런 관계는 연령과 사회경제적 지위(SES)를 고려했을 때에도 나타났으나, 행동 문제가 없는 청소년에게서만 나타났다. 또한, Soenens 등(2007)은 청소년의 자기 보고 연민과 우정의 질 간의 정적 영차 상관이 유의한 것으로 나타났지만, 인지적 관점 취하기와 우정의 질 간의 관계를 고려했을 때에는 이 관계가 유의미하지 않다고 하였다(연민과 관점 취하기는 유의한 관계가 있으며, 우정의 질에서의 중복되는 변량을 분명히 설명해 주었다). 또한, 또래 애착의 안정은 연민과 정적인 관계를 보였다(Laible, Carlo, and Raffaelli, 2000; Laghi et al., 2009). 종합해 보면, 이러한 결과들은 일반적으로 연민은 우정의 질과 관계가 있지만, 공감 또는 연민과 친구의 수 간의 관계는 약하다는 것을 시사한다. 하지만 가끔 성별 또는 아동의 다른 특성(예: 문제 행동)에 따라 다른 결과가 나타났다.

집단 따돌림 사건에서 참가자의 역할

공감과 참가자 역할 간의 관계를 밝히고자 한 많은 연구들이 집단 따돌림에 초점을 맞추고 있었지만, 여기에서는 이 연구의 소규모 표본만 다루었다. 또한 이 장과 더욱 적절한 관련된 것으로, 일부 연구자들은 공감 또는 연민과 피해자를 방어하거나 피해자가 되는 것을 포함하여 다른 참가자들의 역할 간의 관계를 검토해 왔다. 집단 따돌림으로부터 동료를 방어하는 것은 사회적 기술에 대한 한 가지 측정치로 생각할 수 있으며, 결과적으로 이 장에서 특별한 관심의 대상이 되었다. 공감은, 비록 남성에게서만 나타났지만, 동료들에 의해 가해자로 지명되는 것과 부적 관계를 보였으며(Schultze-Krumbholz and Scheithauer, 2009)[2], 피해자를 방어하는 것과는 정적 관계가 있었다(Caravita, Di Blasio, and Salmivalli, 2009, 2010). 이와 유사하게 연민도 동료들에 의해 가해자로 지명되는 것과 부적 관계가 있지만, 피해자를 방어하는 것과는 정적 관계가 있는 것으로 밝혀졌다(Gini et al., 2007, 2008; Laible, Eye, and Carlo, 2008, 이 연구는 연민을 수치심, 죄의식, 공감적 분노와 결합시켰음). 또한, 자기 보고 집단 따돌림과 방어에 대해서도 이런 관계는 유의한 것으로 나타났으며(Correia and Dalbert, 2008; Raskauskas et al., 2010), 이는 성별 요인을 통제한 후에도 유의하였다(Correia and Dalbert, 2008; Nickerson, Mele, and Princiotta, 2008 참조). 또한 연민은 집단 따돌림 상황에서 방관자가 되는 것과 정적 관계가 있었다(Gini et al., 2008; Laible, Eye, and Carlo, 2008).

그러나 연구들 간에 약간의 불일치도 있었다. 일부 자료는 집단 따돌림이 낮은 수준의 공감과 유의한 관계가 없음을 시사한다(Woods et al., 2009; Caravita, Di Blasio, and Salmivalli, 2009, 2010). Woods 등(2007)은 자신의 연구에서 모든 가해자들이 삽화 속의 피해자에 대한 연민을 보고한다고 하였다. Warden과 Mackinnon(2003)은 가해 아동과 친사회적 아동 간의 공감의 차이는 성별을 공변인으로 추가하면 더 이상 유의하지 않다고 밝혔다. 또한, Woods 등(2009)도 성별 요인을 통제하면, 가해자, 피해자, 관여하지 않은 사람들 등 참가자 역할 간의 공감의 차이는 유의하지 않다고 하였다. 후자의 연구 결과는 최소한 이런 불일치하는 결과들의 일부는 성별 변수를 처리하는데 있어서의 차이 때문인 것으로 보인다.

또한, 다른 변수들과의 상호작용도 중요한 역할을 할 수 있다. 예를 들어, Caravita, Di Blasio와 Salmivalli(2010)의 연구 결과 소년들의 방어 행동을 예측할 때 공감과 마음 이론 간의 상호작용이 경계선 수준에서 유의한 것으로 나타났다. 추후 분석 결과, 마음 이론과 소년의 방어 행동 간의 관계가 공감 능력이 낮은 소년들에서는 유의하지 않지만, 공감 능력이 평균이나 그보다 높은 소년들에서는 이런 관계가 유의한 것으로 나타났다.

집단 따돌림의 희생자가 되는 것은 사회적 지위, 사회적 역량 또는 그 두 가지 모두가 낮은 것에 대한 지표로 간주될 수 있다. 일부 연구자들은 공감이 자기 보고된 피해자 지위 또는 교사가 보고한 피해와 유의한 관계가 없음을 발견하였다(Correia and Dalbert, 2008; Colemand and Byrd, 2003). Gleason, Jensen-Campbell과 Ickes(2009)도 비슷한 결과를 보고하였는데, 연민이 또래가 보고한 외현적 또는 관계적으로 피해자를 지명하는 것과 관계가 없는 것으로 나타났다. 하지만 이런 관계의 방향성은 일치하지 않지만, 이런 관계가 유의하다는 연구도 있다. Raskauskas 등(2010)은 비록 피해 정도와 공감 간의 영차 상관은 실질적으로 0이었지만, 피해자로 보고된 아동은 자기가 지명한 가해자 및 가해자-피해자 대응 인물에 비해 공감 능력이 높은 것으로 보고하였다. 하지만 Schultze-Krumbholz와 Scheithauer(2009)는 사이버상의 가해자와 피해자 모두 사이버상의 따돌림에 관여하지 않았던 사람에 비해 공감 능력이 유의하게 낮다고 보고하였다.

성별, 연령, SES, 방법론적 차이 등을 포함하여 상당히 많은 변수가 이러한 상충되는 결과에 대한 원인이 될 수 있다. 예를 들어, Caravita, Di Blasio와 Salmivalli(2010)는 공감과 동료들이 지명한 피해자가 되는 것 간에 유의한 정적 상관이 있음을 발견하였지만, 이러한 관계는 여성에서만 나타났고, 남성과 여성이 모두 포함된 표본에서는 나타나지 않았다. 사회경제적 지위는 비록 가끔은 한 가지 성별에 대해서만(Loban 1953, 남성에 대해서만) 나타났지만, 연민과 관련이 있었다(Malti, Perren, and Buchmann, 2010, 하지만 이것은 연민에서의 변화와는 관계가 없었다). 그러나 Caravita, Di Blasio와 Salmivalli(2009)는 SES가 공감과 관계가 있다거나 또는 구조방정식 모형에서의 변수들 간의 관계에 영향을 주었다는 증거를 찾지 못했다.

연령이 또 다른 관련 변수임을 시사하는 자료는 Malti, Perren과 Buchmann (2010)의 종단적 연구에서 나왔는데, 이들은 유치원 시기의 연민은 유치원 또는 그 이후 학교에서의 또래 피해와 관련이 없다고 보고하였다. 하지만 1학년 때의 연민은 1학년 때의 또래 피해와 유치원에서 1학년까지의 또래 피해의 변화 모두와 유의한 부적 상관이 있었다. 더욱이, 유치원에서 1학년 사이의 연민의 증가는 1학년 때의 피해와 부적 관계가 있으며, 유치원에서부터 1학년까지의 또래 피해의 감소와 관계가 있었다.

하지만 방법론적인 차이 또한 상충된 결과의 원인이 될 수도 있다. 공감과 연민에 대해 서로 다른 측정치를 사용하는 것과 더불어, 대조 집단의 선택 또한 결과에 영향을 미칠 수 있다. 예를 들면, Raskauskas 등(2010)은 집단 따돌림에 참여하지 않을 것으로 보고된 아동의 공감 능력은 가해자가 될 것이라고 보고된 아동 또는 가해자와 피해자 모두 될 것으로 보고된 아동들의 공감과 유의한 차이가 나타났으며, 피해자가 될 것으로만 보고된 아동과는 유의한 차이가 없었다고 보고하였다. 나아가 그들은 가해자−피해자의 공감은 피해자나 관여를 하지 않은 아동들의 공감에 비해 가해 아동들의 공감과 비슷하다고 보고하였다. 그렇다면 이와 같은 Schultze-Krumbholz와 Scheithauer(2009)의 반대 결과에 대한 가능한 해석은 이들의 표본에 있어서 가해자와 피해자 간의 중복이 아주 많다는 것이다.

사교성과 수줍음

생애 초기의 억제는 낮은 수준의 공감과 관련이 있으며, 낯선 사람과의 친사회적 행동과 관계가 있다(Young, Fox, and Zahn-Waxler, 1999; Liew et al., 2011). 비록 수줍음과 억제가 사회적 접촉을 포함하여 일부 형태의 친사회적 행동의 기반을 약화시키지만(Suda and Fouts, 1980; Stanhope, Bell, and Parker-Cohen, 1987 참조), 수줍음이 많은 아동은 공감이나 연민의 결핍으로 인해 고통받지 않는다. 오히려 그들은 자신의 대리적 정서에 의해 쉽게 압도되거나 자신의 연민 또는 공감에 의해 이루어지는 도움 행동을 하는 것을 억제할 수 있을 것이다. 낯선 사람이 포함된 연구와 대조적으로, 수줍음이 많은 아동은 아는 사람들에 대해서는 연민을 느끼거나 그들에게 도움을 주려고 할 수 있다. Volling(2001)은 사회적 두려움에 취약한 학령 전 아동들은 형제들이 엄마로부터 떨어져 있는 동안 동생을 보살펴 주는 경향이 비교적 높다고 하였다. 아마도 그들은 자기 형제의 고통을 느끼는 경향이 있거나 형제와의 상호작용을 억제하지 못했을 것이다.

아동기와 청소년기의 기질적 사교성 또는 수줍음과 공감 관련 반응 간 관계에 대해서는 상대적으로 연구가 많이 진행되지 않고 있다. Eisenberg, Liew와 Pidada(2004)는 인도네시아 초등학생을 대상으로 부모와 교사가 보고한 아동의 연민은 시간 경과에 따라, 가끔은 보고자에 따라 (비록 시간 내에서의 관계가 유의하지 않았음에도 불구하고) 부모와 교사가 보고한 아동의 수줍음과 부적인 관계가 있다고 보고하였다. Davis와 Franzoi(1991)는 사회적 불안이 청소년의 기질적인 개인적 고통과 정적인 관계가 있지만, 연민과는 관계가 없다는 점을 밝혀냈다. 이와 대조적으로, Carlo, Roesch와 Melby(1998)는 자기 보고 연민과 부모가 보고한 청소년의 사교성 간의 영차 상관을 관찰하지 못했다. 청소년의 연민은 높은 아버지 지지, 낮은 청소년기 분노, 그리고 낮은 청소년기 사교성의 결합에 의해 예측되었다. 이와 유사한 상호작용 효과가 엄마의 지지에서는 나타나지 않았다. 사교성은 최선의 경우에도 연민과 미약한 관계를 가지고 있지만, 반면에 사회적 불안과 수줍음은 최소한 어떤 사회적 상황에서는 공감적 과잉 각성과 낮은 연민 경향성을 예측할 수 있다.

결론

　관련 문헌들을 개괄한 결과 아동과 청소년의 공감 관련 반응에서의 개인 차는 높은 수준의 친사회적 행동과 낮은 수준의 공격성 및 외현적 문제와의 관계를 넘어 사회적으로 유능한 반응의 일부 측면과 관계가 있는 것으로 나타났다. 공감, 연민, 또는 두 가지 모두 높은 아동은 사회적으로 적절하며, 또래들로부터 호감을 얻게 되는 경향이 있다. 더욱이, 이들은 질적으로 높은 수준의 우정을 유지하고, 가해자로부터 동료들을 방어하려는 경향이 있다. 하지만 이러한 관계가 가끔은 아동의 성별 또는 연령에 따라 다르며, 그리고 공감 관련 반응과 사회적 역량을 어떻게 평가하는가에 따라 다르게 나타나기도 한다. 공감 관련 반응과 친구의 수, 아동의 사교성/수줍음, 그리고 피해자가 되는 것 간의 관계는 일관성이 없는 것으로 나타났다. 그래서 비록 사회적 상호작용의 질이 공감 관련 반응과 관련이 있지만, 최고의 친구로 선정되는 수와는 연관이 없다.

　이 자료들이 실험적인 것이 아니기 때문에, 인과관계를 분석하는 것은 불가능하다. 연민과 공감이 사회적 상호작용의 질에 영향을 미치고 질적으로 높은 수준의 사회적 상호작용을 하는 아동들이 연민과 공감을 발달시키고 경험하는 기회를 더 많이 가질 것이다. 더욱이, Eisenberg와 동료들(Eisenberg and Fabes, 1992; Eisenberg and Morris, 2002; Eisenberg, Fabes, and Spinrad, 2006)은 정서 관련 자기 조절의 결함은, 특히 부정적 정서를 경험할 경향성이 높은 아동의 경우, 연민 반응과 사회적으로 유능한 행동 모두를 약화시킬 것이라고 가정하였다. 또한 이러한 관점에서, 조절의 결함은 연민을 경험할 수 있는 능력과 사회적 행동 및 관계의 질에 문제를 야기할 수도 있다. 그래서 공감 관련 반응과 사회적 기능의 질 간의 관계는 다수의 메커니즘과 과정에 의한 것일 수 있다.

사회적 역량에 대한 공감 관련 반응의 관계에서 발달의 역할은 많은 관심을 받지 못하였다. 일부 초기의 연구 결과는 이러한 관계가 연령에 따라 증가할 수 있으며(Zhou et al., 2002; Malti et al., 2010), 이는 연민을 하는 능력은 연령에 따라 향상될 것이라 예측되는 것으로 나타났다(Hoffman, 2000; Eisenberg, Fabes, and Spinrad, 2006 참조). 더욱이, 향후 연구에서 성별과 SES가 이러한 연관성에 어떻게 영향을 주는지를 밝히는 것이 중요하다. 연구자들이 공감, 연민, 개인적 고통, 인지적 관점 취하기, 그리고 때로는 다른 기술들의 일부 조합을 공감 관련 반응에 대한 측정치로 사용하면 일관성이 높은 결과를 얻기가 어려울 수 있다. 공감 관련 반응과 사회적 역량 모두에 대한 더욱 미묘한 개념화는 이 두 개념 간의 관계와 관련하여 더욱 일관된 결과를 얻을 가능성이 높다. 마지막으로, 다양한 측면의 사회적 역량(또는 후속적인 공감/연민에 대한 사회적 기량을 훈련시키는 것에 대한 효과)에 대한 공감 또는 연민을 증진시키기 위해 고안된 실험적 개입의 효과에 대한 연구는 두 구성 개념 간의 인과관계를 검증할 필요가 있다.

후주

1. 공감을 측정하는 문항 중 일부는 연민의 측정치로 해석될 수도 있다. 예를 들면, "외로운 낯선 사람을 보는 것은 나를 슬프게 한다."라는 문항은 타인의 상태와 일치하는 감정으로서의 화자의 슬픈 느낌인지 타인의 상태에 대한 우려의 느낌인지 명확하게 구분되지 않는다. 이것은 Adams(1983)와 Correia 그리고 Dalbert(2008), Decovic와 Gerris(1994), Raskauskas 등(2010), Schonert-Reichl(1993), Warden과

Mackinnon(2003), 그리고 Woods 등(2009)이 공감을 측정하기 위해 사용했던 문항의 예이다. 이러한 측정치들을 사용한 연구자들에게 경의를 표하며, 우리는 이런 측정치들을 공감을 나타내는 것으로 해석하였다. 또한 이들 측정치들 중 여러 개는 인지적 관점 취하기를 포함하고 있다.

2. 우리의 평가 척도에서 이 측정치를 공감으로 해석하는 것이 최선인가 아니면 연민으로 해석하는 것이 옳은가를 판단하기 위해 이용할 수 있는 정보가 충분하지 않다.

참고문헌

Adams, G. R. 1983. Social competence during adolescence: Social sensitivity, locus of control, empathy, and peer popularity. *Journal of Youth and Adolescence* 12: 203-211.

Barr, J. J., and A. Higgins-D'Alessandro. 2007. Adolescent empathy and prosocial behavior in the multidimensional context of school culture. *Journal of Genetic Psychology* 168: 231-250.

Batson, C. D. 1991. *The Altruism Question: Toward a Social-Psychological Answer.* Hillsdale, NJ: Lawrence Erlbaum Associates.

Benenson, J. F., M. Tricerri, and S. Hamerman. 1999. Characteristics of children who Interact in groups or in dyads. *Journal of Genetic Psychology* 160: 461-475.

Björkqvist, K., K. Österman, and A. Kaukiainen. 2000. Social Intellignce - Empathy = Aggression? *Aggression and Violent Behavior* 5: 191-200.

Caravita, S. C. S., P. Di Blasio, and C. Salmivalli. 2009. Unique and Interactive Effects of empathy and Social Status on involvement in bullying. *Social Development* 18: 140-163.

Caravita, S. C. S., P. Di Blasio, and C. Salmivalli. 2010. Early adolescents' participation in bullying: Is ToM involved? *Journal of Early Adolescence* 30: 138-170.

Carlo, G., S. C. Roesch, and J. Melby. 1998. The multiplicative relations of parenting and temperament to prosocial and antisocial behaviors in adolescence. *Journal of Early Adolescence* 18: 266-290.

Coie, J. D., K. A. Dodge, and H. Coppotelli. 1982. Dimensions and types of social status: A cross-age perspective. *Developmental Psychology* 18: 557-570.

Coie, J. D., K. A. Dodge, and H. Coppotelli. 1983. Dimensions and types of social status: A cross-age perspective [correction]. *Developmental Psychology* 19: 224.

Coleman, P. K., and C. P. Byrd. 2003. Interpersonal correlates of peer victimization among young adolescents. *Journal of Youth and Adolescence* 32: 301-314.

Correia, I., and C. Dalbert. 2008. School bullying: Belief in a personal just world of bullies, victims, and defenders. *European Psychologist* 13: 248-254.

Davis, M. H. 1994. *Empathy: A Social Psychological Approach*. Madison, WI: Brown & Benchmark.

Davis, M. H., and S. L. Franzoi. 1991. Stability and change in adolescent self-consciousness. *Journal of Research in Personality* 25: 70-87.

Deković, M., and J. R. M. Gerris. 1994. Developmental analysis of social cognitive and behavioral differences between popular and rejected children. *Journal of Applied Developmental Psychology* 15: 367-386.

Dovidio, J. F., J. A. Piliavin, D. A. Schroeder, and L. Penner. 2006. *The Social Psychology of Prosocial Behavior*. Mahwah, NJ: Lawrence Erlbaum Associates.

Eisenberg, N., N. D. Eggum, and L. Di Giunta. 2010. Empathy-related responding: Associations with prosocial behavior, aggression, and intergroup relations. *Social Issues and Policy Review* 4 (1): 143-80.

Eisenberg, N., and R. A. Fabes. 1992. Emotion, regulation and the development of social competence. In *Emotion and Social Behavior: Vol. 14. Review of Personality and Social Psychology*, edited by M. S. Clark, 119-150. Newbury Park, CA: Sage.

Eisenberg, N., and R. A. Fabes. 1995. The relation of young children's vicarious emotional responding to social competence, regulation and emotionality. *Cognition and Emotion* 9: 203-228.

Eisenberg, N., R. A. Fabes, B. Murphy, M. Karbon, M. Smith, and P. Maszk. 1996. The relations of children's dispositional empathy-related responding to their emotionality, regulation and social functioning. *Developmental Psychology* 32: 195-209.

Eisenberg, N., R. A. Fabes, and T. L. Spinrad. 2006. Prosocial development. In *Handbook of Child Psychology: Vol. 3. Social, Emotional, and Personality Development*, edited by N. Eisenberg (Vol. Ed.) and W. Damon and R. M. Lerner (Series Eds.), 6th ed, 646-718. New York: Wiley.

Eisenberg, N., J. Liew, and S. U. Pidada. 2004. The longitudinal relations of regulation and emotionality to quality of Indonesian children's socioemotional functioning. *Developmental Psychology* 40: 790-804.

Eisenberg, N., and P. A. Miller. 1987. The relation of empathy to prosocial and related behaviors. *Psychological Bulletin* 101: 91-119.

Eisenberg, N., and A. S. Morris. 2002. Children's emotion-related regulation. In *Advances in Child Development and Behavior*, vol. 30, edited by R. Kail, 190-229. Amsterdam: Academic Press.

Eisenberg, N., C. L. Shea, G. Carlo, and G. Knight. 1991. Empathy-related responding and cognition: A "chicken and the egg" dilemma. In *Handbook of Moral Behavior and Development: Vol. 2. Research*, edited by W. Kurtines and J. Gewirtz, 63-88. Hillsdale, NJ: Lawrence Erlbaum Associates.

Feshbach, N. D. 1978. Studies of empathic behavior in children. In *Progress in Experimental Personality Research,* Vol. 8, edited by B. A. Maher, 1-47. New York: Academic Press.

Gini, G., P. Albiero, B. Benelli, and G. Altoè. 2007. Does empathy predict adolescents' bullying and defending behavior? *Aggressive Behavior* 33: 467-476.

Gini, G., P. Albiero, B. Benelli, and G. Altoè. 2008. Determinants of adolescents' active defending and passive bystanding behavior in bullying. *Journal of Adolescence* 31: 93-105.

Gleason, K. A., L. A. Jensen-Campbell, and W. Ickes. 2009. The role of empathic accuracy in adolescents' peer relations and adjustment. *Personality and Social Psychology Bulletin* 35: 997-1011.

Hoffman, M. L. 2000. *Empathy and Moral Development: Implications for Caring and Justice*. New York: Cambridge University Press.

Ladd, G. W. 2005. *Children's Peer Relations and Social Competence: A Century of Progress*. New Haven: Yale University Press.

Laghi, F., M. D'Alessio, S. Pallini, and R. Baiocco. 2009. Attachment representations and time perspective in adolescence. *Social Indicators Research* 90: 181-194.

Laible, D. J., and G. Carlo. 2004. The differential relations of maternal and paternal support and control to adolescent social competence, self-worth and sympathy. *Journal of Adolescent Research* 19: 759-782.

Laible, D. J., G. Carlo, and M. Raffaelli. 2000. The differential relations of parent and peer attachment to adolescent adjustment. *Journal of Youth and Adolescence* 29: 45-59.

Laible, D., J. Eye, and G. Carlo. 2008. Dimensions of conscience in mid-adolescence: Links with Social behavior, parenting, and temperament. *Journal of Youth and Adolescence* 37: 875-887.

Lease, A. M., K. T. Musgrove, and J. L. Axelrod. 2002. Dimensions of social status in preadolescent peer groups: Likability, perceived popularity, and social dominance. *Social Development* 11: 508-533.

Lewis, M. N., and B. Spilka. 1960. Sociometric choice status, empathy, assimilative and disowning projection. *Psychological Record* 10: 95-100. Retrieved from www.csa.com.

Liew, J., N. Eisenberg, S. H. Losoya, R. A. Fabes, I. K. Guthrie, and B. C. Murphy. 2003. Children's physiological indices of empathy and their socioemotional adjustment: Does caregivers' expressivity matter? *Journal of Family Psychology*

17: 584-597.

Liew, J., N. Eisenberg, T. L. Spinrad, N. D. Eggum, R. Haugen, A. Kupfer, M. R. Reiser, C. L. Smith, K. Lemery-Chalfant, and M. E. Baham. 2011. Physiological regulation and fearfulness as predictors of young children's empathy-related reactions. *Social Development* 20: 111-134.

Loban, W. 1953. A study of social sensitivity (sympathy) among adolescents. *Journal of Educational Psychology* 44: 102-112.

Malti, T., S. Perren, and M. Buchmann. 2010. Children's peer victimization, empathy, and emotional symptoms. *Child Psychiatry and Human Development* 41: 98-113.

Mehrabian, A., and N. A. Epstein. 1972. A measure of emotional empathy. *Journal of Personality* 40: 523-543.

Miller, P., and N. Eisenberg. 1988. The relation of empathy to aggressive and externalizing/antisocial behavior. *Psychological Bulletin* 103: 324-344.

Murphy, B. C., S. A. Shepard, N. Eisenberg, R. A. Fabes, and I. K. Guthrie. 1999. Contemporaneous and longitudinal relations of dispositional sympathy to emotionality, regulation, and social functioning. *Journal of Early Adolescence* 19: 66-97.

Nickerson, A. B., D. Mele, and D. Princiotta. 2008. Attachment and empathy as predictors of roles as defenders or outsiders in bullying interactions. *Journal of School Psychology* 46: 687-703.

Raskauskas, J. L., J. Gregory, S. T. Harvey, F. Rifshana, and I. M. Evans. 2010. Bullying among primary school children in New Zealand: Relationships with prosocial behaviour and classroom climate. *Educational Research* 52: 1-13.

Rothbart, M. K., and J. E. Bates. 2006. Temperament. In *Handbook of Child Psychology: Vol. 3. Social, Emotional, and Personality Development*, edited by N. Eisenberg (Vol. Ed.) and W. Damon and R. M. Lerner (Series Eds.), 6th ed., 99-166. New York: Wiley.

Rubin, K. H., W. M. Bukowksi, and J. G. Parker. 2006. Peer interactions, relationships, and groups. In *Handbook of Child Psychology: Vol. 3. Social, Emotional, and Personality Development*, edited by N. Eisenberg (Vol. Ed.). and W. Damon and R. M. Lerner (Series Eds.), 6th ed. 571-645. New York: Wiley.

Sallquist, J., N. Eisenberg, T. L. Spinrad, N. D. Eggum, and B. M. Gaertner. 2009. Assessment of preschoolers' positive empathy: concurrent and longitudinal relations with positive emotion, social competence, and sympathy. *Journal of Positive Psychology* 4: 223-233.

Salmivalli, C., K. Lagerspetz, K. Björkqvist, and K. Österman. 1996. Bullying as a group process: Participant roles and their relations to social status within the group. *Aggressive Behavior* 22: 1-15.

Schonert-Reichl, K. A. 1993. Empathy and social relationships in adolescents with behavioral disorders. *Behavioral Disorders* 18: 189-204. Retrieved from www. csa.com

Schultze-Krumbholz, A., and H. Scheithauer. 2009. Social-behavioral correlates of cyberbullying in a German student sample. *Zeitschrift für Psychologie-Journal of Psychology* 217 (4): 224-226.

Soenens, B., B. Duriez, M. Vansteenkiste, and L. Goossens. 2007. The intergenerational transmission of empathy-related responding in adolescence: The role of maternal support. *Personality and Social Psychology Bulletin* 33 (3): 299-311.

Stanhope, L., R. Q. Bell, and N. Y. Parker-Cohen. 1987. Temperament and helping behavior in preschool children. *Developmental Psychology* 23: 347-353.

Suda, W., and G. Fouts. 1980. Effects of peer presence on helping in introverted and extroverted children. *Child Development* 51: 1272-1275.

Volling, B. L. 2001. Early attachment relationships as predictors of preschool children's emotion regulation with a distressed sibling. *Early Education and Development* 12: 185-207.

Warden, D., and S. Mackinnon. 2003. Prosocial children, bullies and victims: An investigation of their sociometric status, empathy and social problem-solving strategies. *British Journal of Developmental Psychology* 21: 367–385.

Woods, S., L. Hall, K. Dautenhahn, and D. Wolke. 2007. Implications of gender differences for the development of animated characters for the study of bullying behavior. *Computers in Human Behavior* 23: 770–786.

Woods, S., D. Wolke, S. Nowicki, and L. Hall. 2009. Emotion recognition abilities and empathy of victims of bullying. *Child Abuse & Neglect* 33: 307–311.

Young, S., N. A. Fox, and C. Zahn-Waxler. 1999. The relations between temperament and empathy in 2-year-olds. *Developmental Psychology* 35: 1189–1197.

Zhou, Q., N. Eisenberg, S. H. Losoya, R. A. Fabes, M. Reiser, I. K. Guthrie, B. C. Murphy, A. J. Cumberland, and S. A. Shepard. 2002. The relations of parental warmth and positive expressiveness to children's empathy-related responding and social functioning: A longitudinal study. *Child Development* 73: 893–915.

제 **5** 부

공감과 배려의 신경과학

제 **10** 장
아동의 공감 능력 발달:
발달 및 정서신경과학의 공헌

Jean Decety, Kalina J. Michalska

✿ 자신과 관련하여 타인의 정서적 상태를 공유하고, 이 해하며, 반응하는 자연적 능력인 공감은 사회적 상호작용에서 결정적인 역 할을 한다(Batson, 2011). 타인의 느낌을 이해하는 것은 도덕적 민감성의 핵 심을 이룬다. 자신의 이해를 언어적으로 표현하지 못하는 아주 어린 아동 들도 타인의 고통을 완화시키려고 하고 잘 지내는지 걱정되는 다른 사람들 에 대해 관심을 보인다(Dunn, 2006; Zan-Waxler, Radke-Yarrow, Wagner, and Chapman, 1992). 더욱이 다른 사람의 안녕에 대한 염려와 공감의 결핍은 아 동의 적개심, 공격성, 반사회적 행동을 발달시키는 중요한 위험요인이다.

발달심리학 분야에서 공감에 대한 연구는 오랫동안 이루어져 왔지만, 지난 10년 동안 일반적인 정서 처리, 특히 공감의 신경생리학적 토대에 대한 연구 들이 폭발적으로 증가하였다. 더욱 최근 연구들은 공감 경험을 매개해 주는 신경 회로에서의 신경발달적 변화에 주목하기 시작했다.

이 장의 목표는 타인에 대한 공감과 염려의 신경학적 기제에 대한 포괄적인 분석을 제공하고 발달적 연구와 신경과학적 연구가 어떻게 상호 이익이 될 수 있는가를 보여 주는 것이다. 먼저 다른 포유류와 공유하고 있는 인간 공감의 진화적 뿌리에 대해 간략하게 살펴보겠다. 그다음, 정서적 의사소통에 대한 상향처리(bottom-up process)와 지각자의 동기, 의도, 태도가 공감적 경험의 정도에 영향을 주는 하향적 처리(tom-down process)를 포함하는 모델에서 공감의 구성 개념을 분해할 필요가 있다는 주장을 할 것이다. 그다음, 그 구성요소들(정서적 공유, 정서적 이해, 자기조절) 각각에 대해 논의할 것이다. 고통과 통증의 신호에 대한 행동적 반응은 자손의 생존과 안녕에 결정적이기 때문에 타인의 통증을 지각하는 데 관여하는 신경 회로에 대해 한 절을 할애할 것이다. 그리고 반사회적 행동을 보이는 아동에 대한 연구에 신경발달적 접근을 적용하는 것이 적절한가에 대한 논의로 마무리할 것이다.

공감과 염려의 진화적 뿌리

공감은 인간에게만 독특한 능력이 아니며, 공감 표현의 생리적 기제의 많은 부분을 다른 영장류들과 공유하고 있다. 포유류의 경우, 공감적 염려와 도움 행동은 자손을 양육하는 데 도움이 되는 기제들에 의해 진화되었으며, 필요한 어떤 개인과 경험을 공유하거나 또는 유사성을 지각하는 데서 진화되었다(Decety, 2011a, b). 암컷은 자손의 생존을 위해 자손의 정서와 욕구를 이해하고 적절하게 반응해야만 한다(Panksepp, 1998). 이런 기제는 부모-자녀 결합을 넘어 사회적 동물의 생존에까지 확장되었다. 특히 사회적 동물의 경우, 다른 동종의 개체의 정서적 상태를 이해하고 잘 반응하는 것이 사회적 영역 내에서 안전하게 돌아다니는 데 매우 중요하며, 또한 집단의 생존에도 결정적이다. 전뇌의 시상대상(thalamocingulate) 영역은 정서적 결합과 사회적 상호작용에 내포된 정서 정보의 지각과 관련된 사회적 행동의 진화와 더불어 진화된 것으로 생각된다(MacLean, 1987). 몇몇 유도된 양육행동은 젖을 먹이는 동안 방출되는 옥시토신과 도파민과 같은 내재된 보상에 의해 촉발된다(Panksepp, 1998). 공감을 바탕으로 한 이타심은 다른 사람을 도와주는 것이 도움을 주는 사람의 내적 상태를 개선시킨다는 점에서 내재적 보상의 성질을 가진다고 볼 수 있다. 사실 인간의 경우 공감에 수반되는 자율신경 반응과 내분비 반응은 주로 피질 하 경로들이 포함된 신경 회로와 호르몬계에 의해 나타나는데(Carter, Harris, and Porges, 2009), 이 회로는 사회적 동물들에서 잘 발달되어 있으며, 공감적 우려에 대한 진화적 역사를 보여 주는 것이다. 생존에 결정적인 두 가지 적응기제인 사회적 행동과 생리적 항상성을 유지하는 신경 회로들 간에 상당한 중첩이 존재한다. 일단 진화되면, 가끔 행동은 동기적 자율성을 띠게 되고, 그 동기는 그것의 궁극적인 목표와 단절될 수 있다(de Waal, 2008). 일단 공감 능력이 진화되면, 공감 능력은 새끼를 양육하는 맥락을 넘어서 적용하게 된다. 예를 들면, 어떤 사람이 아이티의 지진 피해자에게 돈을 보내거나, 고릴라가 어떤 아이를 구조할 때, 공감은 그것의 진화적 뿌리의 맥락을 넘어서는 것이다.

더욱이, 공감은 실무율적(all-or-nothing) 현상이 아니다. 다른 사람의 고통에 단순히 동요하는 정도에서 다른 사람의 곤경을 완전히 이해하는 데까지 다양한 형태의 공감이 존재한다(de Waal, 2008). 예를 들어, 침팬지는 유전적으로 아무 관련이 없는 다른 침팬지에게 친사회적 행동을 한다는 증거가 있다. 또한 연구 결과 침팬지와 인간 모두 보상에 대한 기대와 관계없이, 심지어 노력이 요구되거나 수혜자가 친숙하지 않은 개체라 하더라도 유아들은 도움을 받는 것으로 나타났는데, 이런 특성들은 예전에는 인간에게만 고유한 것이라고 생각했었다(Warneken et al., 2007). 인간의 이타심의 진화적 뿌리는 예전에 생각했던 것보다 더 깊다.

하지만 전전두피질(prefrontal cortex: PFC)에 의해 나타나는 고등 인지 능

력, 즉 관리 기능(작업기억, 억제적 통제), 언어, 마음 읽기 능력이 계통발생적
으로 오래된 사회적 능력과 정서적 능력보다 꼭대기 층을 형성하고 있다는
면에서 인간은 독특한 존재이다. 이러한 정보처리에 대한 새로운 진화적 관
점은 문화적 맥락 내에서 자신과 다른 집단의 구성원, 심지어 다른 종의 개체
를 보살피고 도와주거나 또는 자선단체에 기부하는 등 공감에 의해 주도될
수 있는 행동의 범위를 넓혀 준다.

공감의 신경 회로

공감은 한 가지가 아니다. 포괄적인 심리학적 개념이 항상 특정 뇌 기제
와 상응하는 것은 아니다. 행동과학자나 사화과학자들이 개발한 개념, 예를
들어 공감이나 친사회적 행동과 같은 개념은 개별 활동을 가장 단순한 구성
요소들로 구체화할 필요 없이 아주 복잡한 활동을 이해하는 유용한 수단이
며, 복잡한 시스템의 구성요소들을 언급하기 위한 유용한 인지적 방법이다
(Decety and Cacioppo, 2010). 반면에 심리학적 개념과 뇌 과정 간에 일대일의
대응관계가 있는 것은 아니다. 공감이라는 개념의 복잡성을 고려할 때, 이 개
념을 구성요소들로 분해하지 않고는 공감의 신경생물학적 기제에 대한 연구
는 아무 쓸모가 없을 것이다. 실제로 다른 사회 인지적 과정들과 마찬가지로,
공감은 대뇌피질뿐만 아니라 피질하 경로들, 뇌간, 자율신경계, 시상하부-
뇌하수체-부신 축(Hypothalamus-Pituitary-Adrenal axis: HPA), 내분비계 등 많
은 뇌 구조들과 시스템에 의존한다(Carter, Harris, Porges, 2009). 더욱이 공감
적 우려는 여러 가지 선행조건을 가지고 있다. 공감에 대한 포괄적인 이론을
구성하기 위해서는 결과변수(예: 도움행동)에 영향을 주는 여러 가지 원인 기
제들을 구체화하고, 이러한 기제들이 작동되는 조건들에 영향을 주는 조절변
인들(예: 암묵적 태도, 내집단/외집단 과정), 그리고 이들 각 기제들의 직접적인

결과들을 구체화해야 한다.

　나아가 공감과 같은 다소 복잡한 심리학적 개념의 하위요소들에 대한 연구는 발달적 관점에서 보는 것이 유용할 수 있다. 발달연구들은 시스템의 구성요소들이 어떻게 상호작용하는가를 볼 수 있는 유일한 기회를 제공해 줄 수 있다. 모든 구성요소가 완전히 성숙되어 작동되고 있는 성인들에서는 이러한 상호작용을 볼 수 없다(De Haan and Gunnar, 2009).

　인지신경과학과 발달심리학의 이론과 증거들을 근거로 Decety와 동료들(Decety and Jackson, 2004; Decety, 2007; Decety and Meyer, 2008; Decety, 2011)은 공감에 대한 모델을 제안하였다. 그 모델에는 정서적 공유에 대한 상향적 처리와 지각자의 동기, 의도, 태도 등이 공감 경험의 정도와 친사회적 행동 경향성에 영향을 주는 하향적 처리가 포함되어 있다. 이 모델에 따르면 많은 요소들이 공감 경험에 기여한다. 첫째, 정서적 공유, 정서적 각성에 기초를 둔 상향 처리는 뇌간과 편도체 그리고 상측두구(Superior Temporal Sulcus: STS)와 상호 연결되어 있는 안와전두피질(orbitofrontal cortex: OFC)에 의해 매개되며, 이 회로는 정서적 신호를 우선적으로 빠르게 처리한다. 둘째, 자기와 타인의 정서를 이해하는 것은 내측 전전두피질(medial prefrontal cortex: mPFC)과 측두두정 접합부(temporoparietal junction: TPJ)에 의해 매개된다. 셋째, 정서를 조절하고 정신적 유연성을 높이는 데 도움을 주는 관리 기능은 하향 처리의 조절자로 작용하는 PFC에서 나타난다. 결과적으로, 이 모형은 이들 구성요소들 중 어떤 것의 기능결함은 공감 경험에 변경을 일으키며, 어떤 요소의 결함인가에 따라 선택적인 사회인지적 장애가 나타날 것이라 예측한다(Blair, 2005; Decety and Moriguchi, 2007). 여기서 공감의 신경생물학적 역할의 중요성을 강조하지만 이것이 불변성을 암시하는 것은 아니다. 공감적 성향은 발달 과정에 걸쳐 사회적 환경과의 복잡한 상호작용에 의해 만들어진다. 그러므로 대인 관계 요인과 맥락 요인들 모두 개인의 주관적 공감 경험에 영향을 준다는 점을 명심해야 한다. 덧붙여, 유아에서 성인에 이르기까지 사회적 이해의 변화와 연속성을 인정하는 발달적 틀 내에서 공감을 다루는 것이 중요하다.

아동과 성인을 대상으로 한 정서신경과학 연구 결과 공감의 정서적, 인지적, 조절적 측면 등이 상호작용하지만 부분적으로는 신경 회로가 중복되지 않는 것으로 밝혀졌다. 더욱이 이들 신경 회로에서 연령 관련 변화가 나타나며, 이것은 행동 측정치와 더불어 뇌의 성숙이 타인에 대한 공감 경험과 관심에 어떻게 영향을 주는가를 보여 주는 증거가 있다(Decety and Michalska, 2010).

공감의 신경발달

공감은 아동이 처음 2년 동안 타인의 경험에 대해 더 많이 알아감에 따라 나타나며, 사회적 상호작용의 맥락에서 일어나는 것이라 생각된다. 비록 자신과 타인의 정서에 대한 반성적 앎이 인간의 공감 경험의 핵심 특징이지만, 유아들은 공감의 암묵적이고 직관적인 측면을 이용할 수 있다. 공감의 구성요소들(정서적 각성, 정서 이해, 정서 조절)을 명료화하기 위해 발달적 관점과 신경과학적 관점을 모두 분리해서 다룰 것이다. 실제로는 이들 요소들은 기능적으로 서로 엉켜 있으며 사회적 맥락과 복잡한 방식으로 상호작용한다.

정서적 각성

사람들 간의 상호작용과 타인을 이해하는 토대는 정서적, 감각-운동, 지각적, 비개념적인 어떤 통합된 경험에 의해 주어진다. 언어를 사용하기 이전의 유아들은 양육자를 포함하여 자신의 환경에 있는 타인과 의사소통하는 일차적인 방법은 그들의 얼굴을 읽고 목소리를 듣는 것이다(Leppanen and Nelson, 2009). 그래서 유아는 친숙한 사람과 친숙하지 않은 사람을 변별하는 것뿐만 아니라 사람들의 느낌과 의도, 예를 들면 양육자가 기분이 좋은가 나쁜가, 두려운가 화가 나 있는가와 같은 정보를 파악하는 것이 중요하다(Ludemann and Nelson, 1988). 정서적 각성은 발달에서 맨 처음 나타나는 공감의 요소라 할 수 있다. 이 요인은 자극—또는 자극의 특질들—을 식욕적 또는 혐오적인 것으로, 기분 좋은 또는 기분 나쁜 것으로, 위협적인 또는 영양적인 것으로 자동 변별하는 것을 말하며, 이것은 친절한 자극에서 적개심을 변별해 내고 이 자극들에 대한 적응적 반응을 조직화하기 위해 진화된 것이다. 시상하부, 해마와 안와전두피질 간의 연결은 정서적 각성의 신경적 기반이며(Ghashghaei and Barbas, 2002), 편도체와 감각피질 간의 양 방향적 연결은 정서적으로 중요한 자극들을 처리하는 데 관여한다. 편도체는 감각 자극의 정서적 중요성을 추출하는 데 중요한 역할을 하며, 안와전두피질, 상측두구와 편도체 간의 상호연결은 정서적 기억을 형성하는 데 관여한다(Hoistad and Barbas, 2008). 인간 환자를 대상으로 한 전기생리적 기록은 이들 세 영역이, 특히 주의를 기울이고 있을 때, 정서적 신호를 빠르게 우선적으로 처리하는 데 관여하는 것으로 볼 수 있다(Krolak-Salmon et al., 2004).

　정서적 반응성은 유아에게서도 나타나며, 비자발적이며, 타인과 자기 간의 신체—감각운동 공명(somato-sensorimotor resonance)에 의존한다(Decety and Meyer, 2008). 예를 들어, 신생아와 유아들은 다른 아이가 울기 시작하면 곧바로 매우 괴로워한다(Martin and Clark, 1987; Dondi, Simon, and Caltran, 1999). 기쁨, 흥미, 혐오, 괴로움 등의 구체적인 정서 안면표정은 신생아에게서도 볼 수 있다(Izard, 1982). 이런 결과들은 정서 경험과 표현의 하위요소들은 출생 시에도 존재하며, 이런 처리를 위한 신경 회로망이 우리의 뇌 속에 선천적으로 구축되어 있을 가능성을 지지한다. 아주 어린 유아도 타인에게 정서 신호를 보내고, 타인이 보낸 정서 신호를 받고 탐지할 수 있다. 갓 태어난 신생아도 공포, 슬픔, 놀람과 같은 정서 표현을 모방할 수 있으며(Field et al.,

1982; Haviland and Lewica, 1987), 이런 타인과의 상호작용을 통해 미래에 그들과 공감적 연결을 할 준비를 한다. 이런 운동 공명은 부분적으로 거울 뉴런들(전운동피질, 운동피질, 두정피질에 있는 감각운동 뉴런들)에 기반을 두고 있는데, 뇌전도(EEG) 연구 결과 이 뉴런들은 생후 6개월 된 유아에게서도 이미 작동하는 것으로 나타났다(Nystrom, 2008; Cheng, Hung, and Decety, 2011). 정서 지각에서 거울뉴런의 역할은 분명하게 나타나지 않지만(Blair and Fowler, 2008; Decety, 2010), 안면 근전도(EMG)를 측정한 연구 결과 자극에 대한 의식적 인식이 없을 때조차 얼굴 표정을 보는 것이 관찰된 표정과 유사한 안면 근육활동 패턴을 촉발시키는 것으로 밝혀졌다(Dimberg, Thunberg, and Elmehed, 2000). 어떤 연구에서 연구 참여자에게 그들의 얼굴에서 EMG를 측정하는 동안 다른 사람의 행복한 표정과 분노하는 표정을 아주 잠깐(56ms)동안 보여 주었다(Sonnby-Borgstrom, Jonsson, and Svensson, 2003). 연구 결과, 참여자가 그 자극을 인식하지 못했는데도 불구하고 그 얼굴 표정을 모방하는 것으로 밝혀졌다. 학령기 소년들을 대상으로 한 연구 결과, 분노와 행복 표정 자극은 자발적으로 서로 다른 EMG 반응 패턴을 유발하는 것으로 밝혀졌다(de Wied et al., 2006). 분노 표정은 행복 표정보다 추미근(눈섭꼬리근)의 활동을 더 강하게 일으키며, 행복 표정은 분노 표정보다 관골근의 활동을 더 강하게 일으킨다. 어떤 연구는 공감 능력이 높은 사람과 낮은 사람들에게 분노와 행복의 얼굴 표정을 보여 주었을 때 (안면 EMG로 측정한) 안면 모방과 자기 보고한 기분 간의 관계를 연구하였다. 연구 결과 공감 능력이 높은 사람은 공감 능력이 낮은 사람보다 안면 모방을 훨씬 더 많이 하는 것으로 밝혀졌다(Sonnby-Borgstrom, Jonsson, and Svensson, 2003). 그러나 다른 연구에서는 정서 재인 능력과 정서를 모방 표현하는 경향성 간에 아무런 관계가 없는 것으로 나타났다(Hess and Blairy, 2001). 연구 참여자들에게 행복과 분노의 얼굴 표정을 연기한 영화 장면을 보여 주었을 때 선택적인 안면 EMG 반응이 나타났지만, 안면 모방의 강도와 공감 경향성 간에 유의한 상관이 나타나지 않았다(Achaibou et al., 2008).

이러한 타인과 자기 간의 자동적 정서적 공명은 사람들 간의 느낌을 발달시키는 기본적 기제이다. 타인이 보낸 정서 신호에 대한 반응으로서 유아의 각성은 사회적 상호작용의 중요성을 강화함으로써 사회적 학습의 도구로 작용하며, 그다음 유아 자신의 정서 경험과 연합하게 된다.

이러한 연구 결과들을 묶어서 보면 아주 어린 유아들도 다른 사람의 정서적 상태를 지각할 수 있다. 다른 사람이 보낸 정서 신호에 대한 반응으로서 유아의 각성은 사회적 상호작용의 중요성을 강화함으로써 사회적 학습의 도구로 작용하며, 그다음 유아 자신의 정서 경험과 연합하게 된다. 결과적으로 유아는 공유된 상태로서의 정서를 경험하게 되고, 다른 사람에게서 유발된 공명 반응을 목격함으로써 자신의 상태를 구별할 수 있게 된다(Nielsen, 2002). 이러한 기제가 어느 정도 거울뉴런에 의존하는가는 아직까지 논쟁거리이다(Blair, 2011; Decety, 2010). 정서의 전염은 뇌간, 기저핵, 시상에 있는 진화적으로 아주 오래된 회로가 관여하는 것 같다(Watt, 2007).

정서 이해

아주 어릴 때부터 유아들이 정서적 공명을 할 수 있으며, 이것이 아주 중요한 공감의 전구체인 것은 분명하다(Hoffman, 2000). 두 사람이 인지적으로 이해하기 이전에 서로 정서적으로 공명할 수 있는 것은 공유된 정서적 의미를 발달시키는 토대가 되지만, 공감적 이해를 발달시키기에는 충분하지 않다. 공유된 정서에도 불구하고, 개인은 다른 사람이 무엇 때문에 울거나 웃는지는 알 수 없다. 정서적 공명이 공유된 내용을 생성하지는 않는다. 이해는 다른 사람의 느낌에 대한 외현적 표상을 만들어야 하는데, 이는 정서 공유 수준을 넘어 부가적인 계산 기제가 필요하다.

정서 이해는 정서 과정에 대한 지식과 정서가 어떻게 작동되는가에 대한 신념이다. 이러한 이해에는 다른 사람과 의사소통하기 위해 의도적으로 정서를 표현하는(또는 반대로 정서를 감추는) 방식뿐만 아니라 정서 표현에 대한 재인, 자신과 타인의 정서에 대한 지식, 타인의 느낌을 나타내는 단서를 탐지하는 것 등이 포함된다. 인지 능력이 점차 발달함에 따라 아동은 자신과 타인의 정서에 대해 점점 더 많이 알게 된다. 결과적으로 아동은 정서의 원인과 결과, 정서를 어떻게 통제하는가, 정서 경험의 본질 등에 대해 더 잘 이해하게 된다. 정서 이해의 토대가 되는 인지적 요소는 공감의 정서적 요소보다 더 오랜 기간에 걸쳐 발달한다. 그리고 인지적 요소는 자신과 타인의 욕구, 의도, 신념, 정서와 같은 정신적 상태로서 행동을 설명하고 예측하는 능력(Astington and Hughes, 2011), 관리 기능에 포함된 과정들과 관련이 있다. 그렇다고 해서 정서 이해가 마음 읽기와 완전히 중복된다는 것은 아니다. 흥미롭게도 정서 이해 과제를 조기에 성공한 사람들과 다른 형태의 개인차가 마음 읽기 과제에서 나타난다. 정서 이해 기술을 조기에 습득하는 것은 나중에 동료 인기, 정교한 정서 이해, 도덕적 민감성 등과 관련이 있는 것으로 나타났다. 이와 달리 마음 읽기 기술을 조기에 습득하는 것은 동료들과 밀접한 의사소통을 아주 많이 하고 역할놀이를 많이 하는 것과 관련이 있는 것으로 밝혀졌다(Dunn, 2000).

많은 연구에서 생후 5개월에서 7개월 정도까지는 얼굴 표정을 재인하는 능력이 신뢰할 만한 정도가 아닌 것으로 밝혀졌다(Haviland and Lewica, 1987). 이러한 초기 반응이 타인의 정서를 재인하는 것을 반영하는지, 아니면 단순한 모방 반응인지에 대해서는 의문의 여지가 있다. 그러나 2세경 대부분의 아동은 얼굴 표정에 대해 정서적 명명을 하고 정서적 주제에 대해 이야기할 수 있다(Gross and Ballif, 1991). 최근 연구에서는 아주 어린(18~25개월) 아동이 외현적 정서 단서가 없음에도 희생자와 교감할 수 있는 것으로 밝혀졌는데(Vaish, Carpenter, and Tomasello, 2009), 이는 정서적 전염 또는 모방과 별개로 정서적 관점 취하기의 몇몇 초기 형태는 어린 시기에 나타난다는 것을 시사한다. 정서의 원인과 결과, 그리고 정서를 추론하는 데 사용된 단서들과 관련하여 발달적 연구들은 정서에 대한 상황 의존적, 행동적 설명에서 보다 더 넓은 정신적 이해로 나아가는 것을 상술하였다. 아동이 발달함에 따라 그들이 정서적 추론을 할 때 관계적 요인, 맥락적 요인, 표적 아동의 목표나 신념 등과 같은 여러 가지 형태의 정보를 보다 복잡하고 차별화하여 사용한다 (Harris, 1994). 이러한 이해가 발달하면서 아동이 어릴 때는 다중 정서에 대해 알지 못한 상태에서 나이가 들어가면서 정서 가치와 정서 강도와 같은 여러 가지 변인에 대해 알게 된다(Carrol and Steward, 1984).

공감의 발달은 인지 발달, 특히 자신과 타인을 차별화하고 타인의 관점을 취하는 능력이 증가하는 것에 영향을 받는다. 타인의 관점을 취하는 능력은 억제적 통제와 작업기억과 같은 관리 기능(executive function)과 정신화 (mentalizing)에 포함된 과정과 밀접한 관계가 있다. 관리 기능과 정신화는 발달과 관련이 있으며 이런 관계는 일생에 걸쳐 안정적이라는 증거들이 점점 많이 보고되고 있다(Carlson, Mandell, and Williams, 2004). 약 4세경이 되면 아동은 어떤 사람이 어떤 사건에 대해 느끼는 정서는 그 사건에 대한 그 사람의 지각과 그 사람의 신념과 욕구에 의존한다는 것을 이해할 수 있다는 연구들이 있다. 예를 들면, 어떤 종단 연구는 47개월에서 60개월까지 아동을 대상으로 거짓-믿음, 정서, 친구와의 정신적 의사소통 능력의 발달적 변화를 조사하였다(Hughes and Dunn, 1998). 그 연구 결과 거짓-믿음과 정서 이해에서의 개인차는 이 기간 동안 안정적이었으며 서로 유의한 관계가 있는 것으로 밝혀졌다. 평가(appraisal)가 특정 상황에 대한 어떤 개인의 정서적 경험을 조절할 수 있다는 것을 이해하는 것은 처음에는 욕구 재인을 토대로 하며 점차 신념에 대한 추론을 포함하게 된다. 우선, 2~3세 아동은 욕구 또는 목표가 개인의 평가와 뒤따르는 정서를 결정하는 데 미치는 역할을 이해한다 (Repacholi and Gopnik, 1997). 유아는 18개월경 타인이 자기와 다른 욕구를 가질 수 있다는 것을 추론할 뿐만 아니라, 욕구가 정서와 어떻게 관련되는가를 인식하고 이런 욕구의 주관성에 대해 뭔가를 이해할 수 있다. 4~5세경 이런 욕구를 기반으로 한 정서에 대한 개념은 믿음과 기대를 포함하는 것으로 발달한다. 이 시기의 아동은 욕구와 결과가 일치하는가에 따라 정서가 촉발되는 것이 아니라 욕구와 기대된 결과가 일치하는가에 의해 촉발된다는 것을 이해하기 시작한다. 정서 재인은 청소년 후기까지 발달을 계속하며(Tonks et al., 2007), 또한 이것이 사회인지(social cognition)를 향상시킨다.

정신화는 정서적 과정의 가장 맨 위에 놓여 있으며, 정신화의 발달은 영역 일반적 인지를 위한 뇌 회로와 사회적 이해에 전문화된 회로 간의 연결이 얼마나 구축되는가에 달려 있다. 기능적 뇌 영상 연구 결과 정신 상태에 대한 이해와 관련된 뇌 회로를 확인하였는데, 내측 전전두피질(mPFC), 두정피질 접합부(TPJ)의 후측 상측두구(STS), 그리고 측두극(temporal poles)의 연결이다(예: Brunet et al., 2000).

전두엽 활성화는 성공적인 정신화에 특히 중요하다(Liu et al., 2009). 거짓-믿음 과제를 계속 통과한 취학 전 아동은 이 과제를 계속해서 실패했던 아동과 비교할 때 전두피질 영역의 사건 관련 전위(ERP)의 패턴이 두드러지게 다른 것으로 나타났다. 6~7세 아동이 어떤 이야기의 물리적 배경을 기술한 부분과 비교해서 등장인물의 생각을 기술하는 부분을 들을 때 전전두 영역이 활성화되었다(Saxe et al., 2009). 더욱이, 연령에 따른 반응 선택성의 변화가 오른쪽 TPJ에서 관찰되었는데, 이런 변화가 어린 아동에게서는 사람에 대한 정신적 측면과 물리적 부분에서 동등하게 구성되었지만 나이가 좀 더 많은 아동에게서는 정신적 측면에서만 나타났다. 4세 아동에 대한 연구 결과 배측 내측 전전두피질(dmPFC)과 우측 TPJ에 국한된 EEG 알파 활동의 개인차가 아동의 정신화 수행과 정적 관계가 있는 것으로 나타났는데, 이러한 결과는 dmPFC와 우측 TPJ의 성숙이 취학 전 아동의 외현적 정신화 발달에 결정적 요소임을 암시하는 것이다(Sabbagh et al., 2009). 또한 9세에서 16세 사이의 실험 참가자들을 대상으로 정신적 상태 이해에 대한 기능적 MRI를 연구한 결과 초인지(meta-cognition)와 연합된 뇌 활동에서의 연령 관련 변화가 지지되었다(Moriguchi et al., 2007). 정신화 과제와 연합된 신경 회로인 TPJ, 측두극, mPFC의 유의한 활성화가 아동과 청소년 모두에게서 관찰되었다. 나아가, mPFC의 배측 부분의 활성화 정도와 연령 간에 정적 상관이 나타났다. 최근에 성인 참가자들을 대상으로 한 연구에서 대인 간 정서 상태를 정확하게 파악하는 데 이들 영역이 관여한다는 직접적인 증거가 제시되었는데, 그 연구에서 참가자들에게 자전적 정서 사건들에 대해 이야기하는 동안 상대방이 느끼는 것을 자신이 얼마나 믿는지 평정하게 하였다(Zaki et al., 2009).

종합하면, 행동적, 신경과학적 연구 결과 정서 이해에 관여하는 일부 과정들이 정신화와 관점 취하기에 관여하는 과정과 부분적으로 겹치는 것으로 밝혀졌다. 정신화와 정서 상태 이해 간 관계의 기저가 되는 신경 회로는 mPFC, 복내측 PFC, 우반구 후측 STS/TPJ이다. 덧붙여 이 영역은 청소년 후기와 성인 초기까지 계속 성숙한다.

정서 조절

정서 조절은 다양한 정서 경험에 대한 진행형의 요구들에 대해 사회적으로 용인될 수 있는 방식으로 그리고 자발적 반응을 융통성 있게 허용하거나 또는 연기시키는 방식으로 반응하는 능력이다(Fox, 1994). 부정적인 정서적 정보에 대한 정서 반응과 지나친 주의를 억제하거나 또는 감소시키기 어려우면 자기 조절의 다른 측면에 활용할 자원이 고갈될 수 있다.

유아와 아동의 정서 조절은 대인 관계적 과정으로 인식되어 왔다. 정서 조절의 발달적 변화는 양육자에게 거의 완전히 의존하는 상태의 유아에서 점차 정서에 대해 보다 독립적인 자기 조절을 발전시키는 것으로 나타났다. 아동은 청소년기와 성인기로 가면서 점차 더 넓은 사회에 노출된다는 점에서 이러한 정서 조절에 대한 개인적 관점은 도전을 받게 되었다(Rime, 2009).

초기 정서 조절은 주로 선천적인 생리적 기제에 의해 영향을 받으며 약 3개월경 약간의 자발적 통제가 나타난다. 보다 더 의도적인 통제는 운동 기술과 의사소통 능력이 발달하면서 12개월쯤에 나타난다(Bell and Wolfe, 2007). 공감적 관심은 통제 노력과 밀접한 관계가 있는데, 통제 노력을 더 많이 하는 아동이 공감적 관심을 더 많이 보이는데(Rothbart, Ahadi, Hershey, 1994), 경험적 관심 대 개인적 고통의 경향성에서 개인차는 그들의 개인적 정서 조절 능력의 성향 차이에 따라 다르다는 발달 연구 결과가 많이 있다. 정서 조절을 잘 하는 아동은 자신의 주의집중과 주의 이동을 통제할 수 있고 자신의 정서적 방응성과 관계없이 비교적 교감을 잘하는 것으로 밝혀졌다. 이러한 결과는 정서 조절을 잘하는 아동이 적정 수준의 정서적 각성을 유지하기 위하여 자신의 부정적 대리 정서를 조절할 수 있기 때문이다. 반대로, 자신의 정서를 조절할 수 없는 아동, 특히 강한 부정적 정서를 가지기 쉬운 아동은 교감 능력이 낮으며 개인적 고통을 경험하기 쉽다(Eisenberg and Eggum, 2009).

흥미롭게도, 정서 조절의 발달은 관리 기능과 초인지의 발달과 관계가 있다. 사실, 억제적 통제의 향상은 초인지 능력의 향상과 병행하며(Zelazo, Craik, and Booth, 2004), 작업기억과 억제적 통제의 토대가 되는 뇌 영역의 성숙과 병행한다(Tamm, Menon, and Reiss, 2002). 가장 일관성 있게 정서 조절에 관여하는 PFC 영역은 전전두피질의 복측과 배측 부분, 그리고 배측 전대상피질(dACC)이다(Ochsner et al., 2002). 중요한 것은, PFC의 복내측 부분은 비교적 일찍 발달하며 특히 정서행동의 통제에 관여하고, 반면에 외측 PFC 영역은 비교적 늦게 발달하고 기본적으로는 고등 관리 기능에 관여한다(Philips, Ladouceur, and Drevets, 2008). 전전두피질과 그 기능은 발달 과정이 느리며, 연령 관련 변화는 청소년기까지 계속된다(Casey et al., 2005). 전두엽 성숙은 정서적 통제에 관여하는 영역의 활성화 증가와 관련되고 자신의 사고, 주의, 행동에 대한 억제적 통제를 훈련시킨다. 또한 PFC의 성숙은 아동이 자신의 느낌에 대한 자기 조절을 성취하기 위하여 언어를 사용할 수 있도록 해 준다(Diamond, 2002). 그러므로 각기 다른 뇌 영역이 나이에 따른 공감 능력의 차이에 관여한다. 예를 들면, Killgore와 Yurgelun-Todd(2007)는 아동에서 청소년으로 성숙함에 따라 정서적 사건에 대한 반응에서 아동기에는 편도체와 같은 변연계 관련 영역을 많이 사용하다가 청소년기로 가면서 정서적 반응을 통제하기 위한 전두엽 영역을 더 많이 사용한다는 증거를 제시하였다. 나이가 어린 아동에서는 인지와 정서의 조절과 관련된 신경 활동이 덜 일어나며, 신경 활동 패턴 자체도 다른 경향성이 있다.

아동이 정서 조절의 대뇌피질 기제를 동원하는 동안 통제 노력과 정보처리와 관련된 ERP를 측정한 결과 몇 가지 중요한 연령 관련 변화가 일어난다는 발달 연구들이 있다(Lewis et al., 2006). 어떤 연구는 5세부터 16세까지의 아동을 성공적 수행에서 받은 점수로 비싼 상품을 얻을 수 있는 단순 go/no go 절차에 참여시켰다. 이 과제에서 얻은 모든 점수를 일시적으로 잃는 것으로 부정적 정서를 촉발하였는데, 이는 자기보고 척도로 확인하였다. 그리고 부정적 정서 유도 전, 동안, 후에 억제적 통제와 관련된 두 가지 ERP 요소, 전두 N2와 전두 P3을 기록하였다. 그 결과 전두 N2와 전두 P3의 진폭과 잠재기가 연령에 따라 감소하였는데, 이는 피질효율성 증가 가설과 일치하는 것이다. 진폭은 청소년들에게 정서 유도 후 N2에서만 더 크게 나타났으며, 전두 P3에서는 전 연령에 걸쳐 더 커졌다. 이러한 결과는 정서-관련 통제 기제의 프로파일이 연령에 따라 다르지만 일부 중복된다는 것을 의미한다. 정서 유도 후 no-go 때 N2 진폭은 모든 연령에서 go N2 진폭보다 더 큰 것으로 나타났는데, 이는 반응 억제 기제에 대한 부정적 정서의 효과와 일치하는 것이다. no-go 때 P3 진폭은 go P3 진폭보다 더 크고 연령이 증가함에 따라 감소하였는데, go P3 진폭은 나이가 들어도 계속 낮은 상태였다. 끝으로 ACC의 활동 증가와 더불어 중앙-후측 정중선 활성화가 연령이 증가함에 따라 감소하는 것으로 나타났다.

심박 변산도(HRV)와 호흡 동 부정맥과 미주신경 긴장도의 변산이 정서 반응 및 조절과 관련된 측정치가 될 수 있다(Bell and Wolfe, 2007). 심박 변산이 큰 유아는 정서적 표현과 반응을 더 많이 하며, 이런 반응성이 고통과 과민성을 일으킨다(Calkins and Fox, 2002). 관리 기능이 발달하고 그에 따라 조절 능력이 발달하면서 이런 반응성은 관심이 높을 때 집중하게 하고 다른 상황이 선행될 때 표현적 반응을 더 많이 하게 한다. 시상하부-뇌하수체-부신 축은 코티솔과 같은 스트레스 호르몬의 방출을 통해 교감신경계 활성화를 증가시켜 우리가 스트레스원에 반응하는 데 아주 큰 영향을 미친다. 흥미롭게도, HPA 축의 효과는 다소 느리고 긴장성이며, 가끔은 오랫동안 지속하는데, 이는 신체와 뇌 모두에서 유전자 발현의 변화를 통해 나타난다. 이것은 스트레스 반응에 관여하는 이차 시스템인 교감신경-부신수질 시스템과는 대조적이다. 이차 시스템은 아드레날린과 노르아드레날린을 방출함으로써 생명 유지에 필수적인 자원을 빨리 동원하도록 한다(Tarullo and Gunnar, 2006).

요약하면, 정서 조절은 진행 중인 지각 과정과의 연결을 유지시키고, 수많은 적응적 반응에 접근하고, 유연하고 적절한 반응을 확대시키는 데 결정적이다. 정서 조절은 관리 기능의 성숙과 더불어 아동기 초기에서 청소년기에 걸쳐 발달한다. 아동이 성숙함에 따라 정서 조절을 위해 채택한 억제적 과정에 자율신경 반응을 포함하여 서로 다른 피질-피질하/변연 회로가 관여한다는 증거가 있다.

고통받고 있는 타인을 지각할 때의 신경 반응

통증 신호는 개인 간 의사소통에 결정적인 기능을 한다. 통증은 뭔가 잘못되어 고통 받고 있는 사람에게 경고하고 타인의 주의를 끌 수 있는 표현적 행동을 끌어내는 방어적 기능으로서 진화하였다. 통상적으로 자신이 관심을 가지고 있는 타인의 고통과 느낌을 경험하는 개인은 도움을 주려는 동기를 가질 것으로 기대된다. 신생아와 유아는 타인의 고통에 대한 반응으로 자기 고통을 경험한다. 걸음마를 하면서 유아는 점차 자신의 고통과 타인의 고통을 변별하게 되고 위로하는 행동과 친사회적 행동을 보이기 시작한다(Hoffman, 2000). 아동(Decety, Michalska, and Akitsuki, 2008; Decety and Michalska, 2010), 그리고 성인(Jackson, Meltzoff, and Decety, 2005; Lamm, Batson, and Decety, 2007; Zaki et al., 2007; Akitsuki and Decety, 2009)을 대상으로 한 fMRI 연구들은 신체 통증을 경험하는 데 관여하는 회로와 똑같은 신경 회로가 통증이 있는 타인을 보거나 심지어 상상하는 데도 관여하는 것으로 보고하였다. 이 신경 회로에 포함되는 영역은 보조운동영역(SMA), 배측전대상피질(dACC), aMCC, 섬피질(insular), 체감각피질, 그리고 중뇌수도주변회백질(PAG)인데, 이 회로는 위협적인 상황에서 각성과 주의를 고양시켜서 유기체가 반응을 원활하게 할 수 있도록 해 주는 생리적 기제의 토대가 된다(Decety, 2010).

어떤 연구는 7세에서 40세까지의 참가자 57명을 대상으로 사고로 부상을 입은 사람 또는 타인의 고의로 인해 부상을 당한 사람을 모사하는 동영상을 보는 동안 타인의 고통을 지각하는 것과 관련된 신경발달적 변화를 연구하였다(Decety and Michalska, 2010). 동영상을 본 후 참가자들에게 각 시나리오에서의 통증 수준을 평정하게 하였다. 집단 수준에서의 결과는 성인을 대상으로 한 이전 연구들과 아주 유사하게 사고로 인한 고통스런 상황을 보는 것은 aMCC, 섬피질, PAG, 체감각 피질을 포함한 통증 회로의 활성화와 관련이 있었다. 흥미롭게도, 어떤 사람이 고의로 다른 사람에게 상해를 입히는 장면을 볼 때, 정신적 상태를 이해하고 정서적 평가를 하는 데 관여하는 영역(mPFC, TPJ, 그리고 OFC)이 추가로 활성화되었다. 그리고 여러 가지 연령-관련 변화가 관찰되었다. 나이가 어릴수록 고통스런 장면을 볼 때 편도체, 후측 섬피질, SMA 영역이 더 강하게 활성화되었다. 덧붙여, 고통스런 상황에 대한 참가자의 주관적 평정은 연령에 따라 감소하였고 mPFC에서 혈류역학적 반응과 유의한 상관이 있었던 반면에, 통증 평정 점수가 높을수록 양측성 편도체 활성화가 높았다. 후측 섬피질에서는 연령과 활성화 정도 간에 유의한 부적 상관이 나타났다. 이와 반대로 섬피질의 앞쪽 부분에서는 정적 상관이 나타났다. 인간의 섬피질 후측에서 전측으로 점점 더 복잡한 재표상을 만드는 것은 자신의 감각 환경과 동기 조건을 자신의 항상성 조건에 계열적으로 통합시키기 위한 토대를 제공하는 것으로 생각된다. 그래서,

- 섬피질은 시상의 복내측핵으로부터 입력을 받는데, 시상 복내측핵은 통증, 체온, 배고픔, 목마름, 가려움, 심장호흡 활동 등과 같은 정서적, 항상성 정보를 전달하는 데 아주 전문화된 영역이다. 이 영역은 이런 독특한 내부감각적 느낌을 위한 일차 감각피질의 역할을 한다(Craig, 2004). 후측 부분은 편도체, 시상하부, ACC, OFC와의 밀접한 연결 때문에 내부감각과 관련된 것으로 알려져 왔다(Jackson, Rainville, and Decety, 2006).
- 섬피질은 일차적인 내부감각 활동에 대한 고차적 초-표상(meta-representation)을 만드는 역할을 하는데, 이것은 통증에 대한 느낌과 그것의 정서적 앎과 관련이 있다(Craig, 2003).

인지적 기제와 조절 기제가 청소년 후기와 성인 초기까지 계속 발달한다는 증거와 더불어 연령이 증가함에 따라 관리 기능에 관여하는 전전두 영역, dlPFC와 하전두회에서 신호 변화가 더 큰 것으로 밝혀졌다(Swick, Ashley, and Turkem, 2008). 종합해 보면, 편도체, 섬피질, PFC에서 나타나는 이러한 연령-관련 변화 패턴은 억제 능력이 전두엽화하는 것으로 해석할 수 있다(Yurgelun-Todd, 2007). 또 다른 중요한 연령-관련 변화는 vmPFC/OFC에서 발견되는데, 타인에 의해 발생한 고통에 대한 반응으로서 OFC의 활성화는 어릴 때는 내측 부분에서 나타나다 나이가 들면 외측 부분으로 이동한다([그림 10-1]).

내측 OFC는 내장 반응과 운동 반응을 통합하는 반면, 외측 OFC는 자극의

안와전두피질

내재적 피질–피질 연결을 토대로 한 2개의 상호 관련된 시스템

- • 내측 망(내장 기능에 대한 피질 조절)
  - –시상하부와 뇌간에 있는 내장 통제 구조
    들로 출력
  - –편도체, 해마, STS와 상호 연결
  - –기분과 정서 행동에 관여

- • 외측 망(정서적 정보에 대한 피질 평가)
  - –모든 감각 양상으로부터, 그리고 전측 섬
    피질로부터 입력
  - –감각피질, 편도체, ACC로 직접 출력
  - –정서와 보상에 대한 정서적 평가와 억제
    적 통제에 관여

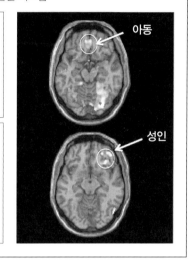

[그림 10–1] 안와전두피질(OFC)과 공감에서의 역할. 좌측은 2개의 상호 연결된 회로에 대한 요약이다. 우측은 7세에서 40세까지의 57명의 참가자를 대상으로 관찰한 복내측 전전두피질의 신경혈류역동 활성화가 연령에 따라 이동하는 것을 보여 준다. 이것은 어떤 다른 사람이 타인에 의해 고의로 상해를 입는 동영상을 참가자가 볼 때 측정한 것이다. 연구 결과 OFC의 내측 부분(x 10, y 50, z−2)에서는 연령과 활성화 정도 간에 유의한 부적상관(r = −.43, p < .001)이 나타났으며, OFC의 외측 부분(x 38, y 48, z−8)에서는 유의한 정적상관(r = .34, p < .001)이 나타났다. 주목할 점은 이차 시각피질과 설회(lingual gyrus)의 활성화가 성인보다 아동에게서 더 확산적인 것으로 나타났는데, 이는 발달함에 따라 활성화 패턴이 확산적 패턴에서 초점적 패턴으로 바뀐다는 발달적 인지 신경과학 연구와 일치하는 것이다(Decety and Michalska, 2010).

외현적 감각 특질을 신체의 항상성 상태에 미치는 영향으로 통합한다. OFC의 발달적 변화 패턴은 어릴 때는 OFC의 내측 부분이 매개하는 체내장성 반응 탐지에서 나이가 많아지면 외측 부분에 의해 매개되는 정서처리에 대한

관리적 통제로 점차 이동하는 것을 반영하는 것 같다. 이들 자료는 vmPFC가 두 가지 피드백 처리 시스템을 가지고 있다는 것을 암시하며, 이는 해부학적 연구에서 나온 가설과 일치하는 것이다(Hurliman, Nagode, and Pardo, 2005). OFC의 외측에 위치한 한 하위 시스템은 외부 환경에서 오는 정보를 우선적으로 처리하고, 내측에 위치한 또 다른 하위 시스템은 자극의 정서적 의의를 분석하는 데 중요한 내장운동과 같은 내부 수용기 정보를 우선적으로 처리한다.

요약하면, 아동기에서 성인기까지 뇌 활성화 패턴에 대한 측정치와 함께 통증이 있는 타인에 대한 행동적 평가는 자극의 정서적 중요성을 분석하는 데 결정적인 내장 정서 반응에서 vmPFC의 여러 부분과 편도체와의 상호연결을 통해 매개되는 관리 기능으로 점차 변화한다는 것을 반영한다. 어린 아동의 공감적 각성은 청소년이나 성인보다 더 강할 수 있다. 연령이 증가하고 PFC의 성숙 그리고 편도체와 상호연결이 증가함에 따라 아동과 청소년은 내집단 대 외집단 정보와 같은 사회적 맥락 정보와 동기와 정서 상태를 통합함으로써 점차 도덕적 가치와 규범을 내면화할 수 있을 것이다. 그래서 개인은 연령이 증가하고 발달함에 따라 타인에 대해 보다 더 선택적으로 반응하게 된다(Warneken and Tomasello, 2009).

아동의 공감 기능장애

공감의 결핍은 많은 발달장애의 위험요인으로 알려져 있으며, 이는 공감이 관점 취하기와 공감적 관심을 통해 여러 유형의 법규 위반이나 범죄 행동을 감소시키는 보호요인이라는 생각과 일치한다. 공감의 결핍은 법규 위반을 촉진시킬 것이라 생각된다. 공감이라는 개념이 아주 복잡하다는 점을 고려할 때, 아동과 청소년의 공감 결함의 수준과 원인은 다양하며, 이질적 병

인을 가진 사람들에게서 품행장애(Conduct Disorder: CD)와 파괴적 행동장애
(Disruptive Behavior Disorder: DBD)와 같은 반사회적 장애 진단이 나온다. 사
실, 기능장애는 고통 단서에 대한 정서적 반응 결핍, 처벌과 부적 피드백에
대한 둔감, 사회정서 정보에 대한 비정상적 이해, 정서 조절 기술의 빈약 등
과 같은 다양한 이유 때문에 발생할 수 있다. 그래서 반사회적 장애로 가는
서로 다른 발달적 경로들이 있고, 이것은 기능적 연결과 HPA 기능을 포함하
여 서로 다른 신경생물학적 통로를 반영한다고 볼 수 있다.

　냉담-무정서 특질을 지닌 DBD 아동의 공감 기능장애의 기제는 이런 특질
이 없는 DBD 아동과는 다를 것이라고 가정해 왔다(de Wied, Gispen-de Wied,
and van Boxtel, 2010). 자기 보고 질문지와 공감 유도 삽화를 사용하여 DBD
아동의 성향적 공감과 상황적 공감을 검사한 어떤 연구 결과 DBD 아동이 슬
픔과 분노에 대한 공감적 반응에는 결함을 보였으나 행복에 대해서는 결함
이 없는 것으로 나타났다(de Wied, Goudena, and Mathys, 2005). 비록 DBD 아
동이 슬픈 삽화에 대해서는 정상 아동보다 공감 반응을 덜 보였으나, 모든 삽
화에서 공감 반응을 똑같이 적게 한 것은 아니었다. 이러한 결과는 DBD 아
동이 슬픔에 대한 공감 능력이 전혀 없는 것이 아니며, 상황적 요인이 타인의
슬픔에 대한 DBD 아동의 공감 결함과 관련이 있음을 시사한다.

　또 다른 연구에서는 냉담-무정서 특질을 지닌 DBD 아동과 청소년(10~17세)
을 대상으로 공포 표정과 중성적 표정에 대한 반응을 비교하였다(Marsh et al.,
2008). 이 연구에서는 암묵적 정서 처리 과제를 사용하였으며, 연구 결과 정
상 발달 아동뿐만 아니라 ADHD 아동과 비교해서 CD 특질을 가진 반사회적
아동은 공포 표정에 대해 편도체가 과잉활성화하는 것으로 밝혀졌다. 또한
DBD 아동에서 편도체와 vmPFC 간의 기능적 연결이 감소된 것으로 나타났다.

　공격적 CD를 지닌 아동이 공감 유발 상황을 볼 때 어떻게 반응하는가를
조사한 초기 연구에서, Decety 등(2009)은 두 집단이 타인이 고통을 경험하거
나 또는 고통을 경험하지 않는 동영상을 보는 동안 공격적 CD가 있는 청소년

과 CD 증후가 없는 대응 통제집단의 청소년을 스캔하였다. 더욱이 이 상황에는 통증이 우연히 발생되거나 또는 또 다른 타인에 의해 고의로 발생되는 것이 모두 포함되었다. 두 집단 모두에서 통증을 겪는 타인을 보는 것이 ACC, 섬피질, 체감각피질, SMA, PAG 등 통증회로를 활성화시켰다. 또한 CD가 있는 참가자에게서 편도체와 복측 선조체에 독특한 활성화가 나타났다. 통증이 고의로 유발된 상황을 볼 때, 통제집단 청소년에게서는 사회적 정보 이해에 관여하는 신경망, 즉 내측 PFC, 외측 OFC, 우측 TPJ에서 신호가 증가하는 것으로 나타났다. 그러나 CD가 있는 아동에서는 섬피질과 중심전회에서만 활성화가 나타났다. 더욱이 연결 분석(connectivity analysis) 결과, CD가 있는 청소년은 통제집단에 비해 타인에 의해 가해진 통증을 볼 때 편도체/전전두피질 연결이 더 적은 것으로 나타났는데, 이는 Marsh와 동료들(2008)의 연구 결과와 같은 것이다. 끝으로, CD가 있는 청소년의 경우 타인의 고통을 볼 때 편도체가 활성화되는 정도는 그들의 공격 행동의 수와 아동 및 청소년 성향 척도(CADS), 세 가지 사회정서적 성향(친사회성, 대담성, 부정적 정서)을 수량화하는 척도의 대담성과 가학성 요인의 평정 점수와 유의한 정적 상관이 나타났다.

타인의 통증을 지각하는 동안 CD가 있는 공격적 청소년의 편도체와 복측 선조체에서 강하고 독특한 활성화가 나타난다는 것은 아주 중요하고 흥미로운 발견이다. 이런 편도체의 활성화는 긍정적 정서 반응(예: 즐거움 또는 흥분)을 반영할 가능성이 있다. 이러한 가설은 CADS의 대담성 문항(새롭고 위험한 상황을 즐기는 것을 반영하는 문항)과 가학성 문항(다른 사람을 해치거나 또는 부상을 당하는 사람이나 동물을 보는 것이 즐거운 것을 반영하는 문항)의 점수는 CD가 있는 청소년의 편도체 반응과 정적 상관이 있다는 결과와 일치하는 것이다. 덧붙여서, 이런 해석은 보상과 즐거움에 관여하는 시스템의 일부분인 선조체의 활성화와 일치하는 것이다.

이러한 초기 뇌 영상 연구 결과가 반사회적 행동으로 가는 각기 다른 경로에서 나타나는 인지적, 정서적 차이에 대한 신경학적 토대를 제공하지만 더 많은 연구가 필요하다. 정서, 인지, 그리고 동기 간의 관계에 대해 더 잘 이해하고, 이 요소들이 사회적 상호작용의 개인차에 어떻게 영향을 주는가를 이해하기 위해서는 추후 연구가 필요하다.

결론

인간은 핵심 정서를 처리하고 세상에 대한 유의미한 표상을 만들기 위해 감각 정보와 체내장 정보를 묶어 주는 신경 회로망을 가지고 태어난다 (Duncan and Barrett, 2007). 이 기제는 포유류의 뇌가 오랫동안 진화한 산물이다. 비록 타인의 감정에 대한 정서적 반응의 강도가 비교적 어린 나이에 성장할 수 있고 vmPFC, ACC, 편도체 간의 양방적 연결에 따른 생물학적 관련성을 가지지만, 타인의 정서적 상태를 이해하는 능력은 나이에 따라 점진적으로 증가한다. 이것은 혼돈스런 정서들을 해독하고, 감정에 대한 상황적 조절 인자를 해석하고, '표현되지 않은' 감정을 이해하는 데 결정적이다. 발달 과정의 일부는 더 정교한 공감/관심 복합 행동을 획득하는 것이다(More, 1990). 내집단 대 외집단 과정과 같은 맥락적, 사회적 요인들에 의해 조절되는 대인적 경험에서 오는 입력과 함께 나이가 들고 PFC가 더욱 성숙함에 따라 타인에 대해 더욱 선택적으로 반응하게 된다.

우리는 뇌 기능과 행동에 미치는 뇌의 영향이 일생의 발달 과정 중 어떤 민감한 기간 동안의 경험에 의해 변경될 수 있음을 알고 있다(Cicchetti and Tucker, 1994). 그러므로 발달 신경과학의 미래 연구 방향은 공감의 구성요소들을 발달시키는 데 민감한 시기가 있는가, 발달 과정에서의 기능장애가 건강한 대인 민감성에 영향을 주는 데 얼마나 민감한가, 그리고 이것이 회복될 수 있는가를 확인하는 것이다. 예를 들면, 정상적인 편도체 기능은 초기 아동기 동안 마음 이론을 발달시키는 데 필수적이라는 증거가 있다. 편도체 손상의 결과는 손상이 언제 일어났는가에 따라 다르다. 발달 초기에 편도체가 손상된 사람은 다른 집단들에 비해 마음 추론을 측정하는 고급 과제에서 결함을 보인다. 이와 대조적으로 성인기에 편도체가 손상된 사람은 마음 추론에서 결함을 보이지 않는다(Shaw et al., 2004). 공감에 있어서 편도체 그리고 양방으로 연결된 PFC 영역(예: OFC)의 역할에 대한 최근 발견은 공감과 공감적 관심의 발달에서 이 회로의 결정적 역할을 암시한다(Decety and Michalska, 2010).

발달의 틀에서 공감의 신경인지 기제에 대한 연구는 공감 연구에서 사용된 전통적인 행동적 방법과 자기 보고 측정치들을 보완하는 데 필수적이다. 발달 및 정서 신경과학은 사회인지적 장애가 있는 아동뿐만 아니라 정상 발달 아동의 공감, 사회적 이해, 그리고 사회인지의 신경학적 토대를 이해하기 위한 중요한 돌파구를 제공할 가능성이 있다.

참고문헌

Achaibou, A., G. Pourtois, S. Schwartz, and P. Vuilleumier. 2008. Simultaneous recording of EEG and facial muscle reactions during spontaneous emotion mimicry. *Neuropsychologia* 46: 1104–1113.

Akitsuki, Y., and J. Decety. 2009. Social context and perceived agency affects empathy for pain: An event related fMRI investigation. *NeuroImage* 47: 722–734.

Astington, J., and C. Hughes. 2011. Theory of mind: Self-reflection and social understanding. In *Oxford Handbook of Developmental Psychology*, edited by P. D. Zelazo. New York: Oxford University Press.

Batson, C. D. 2011. *Alturism in Humans*. New York: Oxford University Press.

Bell, M. A., and C. D. Wolfe. 2007. The cognitive neuroscience of early socioemotional development. In *Socioemotional Development in Toddler Years*, edited by C. A. Brownell and C. B. Kopp, 345–369. New York: Guilford Press.

Blair, R. J. R. 2005. Responding to the emotions of others: Dissociating forms of empathy through the study of typical and psychiatric populations. *Consciousness and Cognition* 14: 698–718.

Blair, R. J. R. 2011. Should affective arousal be grounded in perception–action coupling? *Emotion Review* 3: 109–110.

Blair, R. J. R., and K. Fowler. 2008. Moral emotions and moral reasoning from the perspective of Affective Cognitive Neuroscience: A selective review. *European Journal of Developmental Science* 2: 303–323.

Brunet, E., Y. Sarfati, M. C. Hardy-Bayle, and J. Decety. 2000. A PET investigation of attribution of intentions to others with a non-verbal task. *NeuroImage* 11: 157–166.

Calkins, S. D., and N. A. Fox. 2002. Self-regulatory processes in early personality development. A multilevel approach to the study of childhood social withdrawal and aggression. *Development and Psychopathology* 14: 477–498.

Carlson, S. M., D. J. Mandell, and L. Williams. 2004. Executive function and theory of mind: Stability and prediction from ages 2 to 3. *Developmental Psychology* 40: 1105–1122.

Carroll, J. J., and M. S. Steward. 1984. The role of cognitive development in children's understandings of their own feelings. *Developmental Psychology* 55: 1486–1492.

Carter, S. S., J. Harris, and S. W. Porges. 2009. Neural and evolutionary perspectives on empathy. In *The Social Neuroscience of Empathy*, edited by J. Decety and W. Ickes, 169–182. Cambridge, MA: MIT Press.

Casey, B. J., N. Tottenham, C. Liston, and S. Durston. 2005. Imaging the developing brain: What have we learned about cognitive development?

Trends in Cognitive Sciences 9: 104-110.

Cicchetti, D., and D. Tucker. 1994. Development and self-regulatory structures of the mind. *Development and Psychopathology* 6: 533-549.

Cheng, Y., A. Hung, and J. Decety. 2011. Dissociation between affective sharing and emotion understanding in juvenile psychopaths. *Development and Psychopathology*, in press.

Craig, A. D. 2003. Interoception: The sense of the physiological condition of the body. *Current Opinion in Neurobiology* 13: 500-505.

Craig, A. D. 2004. Human feelings: Why are some more aware than others? *Trends in Cognitive Sciences* 8: 239-241.

Decety, J. 2007. A social cognitive neuroscience model of human empathy. In *Social Neuroscience: Integrating Biological and Psychological Explanations of Social Behavior*, edited by E. Harmon-Jones and P. Winkielman, 246-270. New York: Guilford Publications.

Decety, J. 2010. To what extent is the experience of empathy mediated by shared neural circuits? *Emotion Review* 2: 204-207.

Decety, J. 2011a. Dissecting the neural mechanisms mediating empathy. *Emotion Review* 3: 92-108.

Decety, J. 2011b. The neuroevolution of empathy. *Annals of the New York Academy of Sciences*, epub ahead of print.

Decety, J., and J. T. Cacioppo. 2010. Frontiers in human neuroscience: The golden triangle and beyond. *Perspectives on Psychological Science* 5: 767-771.

Decety, J., and P. L. Jackson. 2004. The functional architecture of human empathy. *Behavioral and Cognitive Neurosc Reviews* 3: 71-100.

Decety, J., and M. Meyer. 2008. From emotion resonance to empathic understanding: A social developmental neuroscience account. *Development and Psychopathology* 20: 1053-1080.

Decety, J., and K. J. Michalska. 2010. Neurodevelopmental changes in the circuits underlying empathy and sympathy from childhood to adulthood.

Developmental Science 13: 886-899.

Decety, J., K. J. Michalsak, and Y. Akitsuki. 2008. Who caused the pain? A functional MRI investigation of empathy and intentionality in children. *Neuropsychologia* 46: 2607-2614.

Decety, J., K. J. Michalska, Y. Akitsuki, and B. Lahey. 2009. Atypical empathic responses in adolescents with aggressive conduct disorder: A functional MRI investigation. *Biological Psychology* 80: 203-211.

Decety, J., and Y. Moriguchi. 2007. The empathic brain and its dysfunction in psychiatric populations: Implications for intervention across different clinical conditions. *BioPsychoSocial Medicine* 1: 22-65.

De Haan, M., and M. R. Gunnar. 2009. The brain in a social environment. Why study development? In *Handbook of Developmental Social Neuroscience*, edited by M. De Haan and M. R. Gunnar, 3-10. New York: Guilford Press.

de Waal, F. B. M. 2008. Putting the altruism back into altruism: The evolution of empathy. *Annual Review of Psychology* 59: 279-300.

de Wied, M., C. Gispen-de Wied, and A. van Boxtel. 2010. Empathy dysfunction in children and adolescents with disruptive behavior disorders. *European Journal of Pharmacology* 626: 97-103.

de Wied, M., P. P. Goudena, and W. Matthys. 2005. Empathy in boys with disruptive behavior disorders. *Journal of Child Psychology and Psychiatry, and Allied Disciplines* 46: 867-880.

de Wied, M., A. van Boxtel, R. Zaalberg, P. P. Goudena, and M. Matthys. 2006. Facial EMG responses to dynamic emotional facial expressions in boys with disruptive behavior disorders. *Journal of Psychiatric Research* 40: 112-121.

Diamond, A. 2002. Normal development of prefrontal cortex from birth to young adulthood: Cognitive functions, anatomy, and biochemistry. In *Principles of Frontal Lobe Function*, edited by D. T. Stuss and R. T. Knight, 446-503. New York: Oxford University Press.

Dimberg, U., M. Thunberg, and K. Elmehed. 2000. Unconscious facial reactions to emotional facial expressions. *Psychological Science* 11: 86–89.

Dondi, M., F. Simion, and G. Caltran. 1999. Can newborns discriminate between their own cry and the cry of another newborn infant? *Developmental Psychology* 35: 418–426.

Duncan, S., and L. F. Barrett. 2007. Affect is a form of cognition: A neurobiological analysis. *Cognition and Emotion* 21: 1184–1211.

Dunn, J. 2000. Mind-reading, emotion understanding, and relationships. *International Journal of Behavioral Development* 24: 142–144.

Dunn, J. 2006. Moral development in early childhood and social interaction in the family. In *Handbook of Moral Development*, edited by M. Killen and J. Smetana, 331–50. Mahwah, NJ: Lawrence Erlbaum Associates.

Eisenberg, N., and N. D. Eggum. 2009. Empathic responding: sympathy and personal distress. In *The Social Neuroscience of Empathy*, edited by J. Decety and W. Ickes, 71–83. Cambridge, MA: MIT Press.

Field, T. M., R. Woodson, R. Greenberg, and D. Cohen. 1982. Discrimination and imitation of facial expression by neonates. *Science* 219: 179–181.

Fox, N. A. 1994. Dynamic cerebral processes underlying emotion regulation. In *The Development of Emotion Regulation: Biological and Behavioral Considerations*, edited by N. A. Fox, 152–166. *Monographs of the Society for Research in Child Development*, 59 (2–3, serial no. 240).

Ghashghaei, H. T., and H. Barbas. 2002. Pathways for emotion: Interactions of prefrontal and anterior temporal pathways in the amygdala of the rhesus monkey. *Neuroscience* 115: 1261–79.

Gorss, A. L., and B. Ballif. 1991. Children's understanding of emotion from facial expressions and situations: A review. *Developmenteal Review* 11: 368–398.

Harris, P. L. 1994. The child's understanding of emotion: Developmental change and the family environment. *Journal of Child Psychology and Psychiatry, and Allied Disciplines* 35: 3–28.

Harris, P. L., T. Olthof, and M. Meerum-Terwogt. 1981. Children's knowledge of emotion. *Journal of Child Psychology and Psychiatry, and Allied Disciplines* 22: 247–261.

Haviland, J. M., and M. Lewica. 1987. The induced after response: Ten–week old infants' responses to three emotion expression. *Developmental Psychology* 23: 97–104.

Hess, U., and S. Blairy. 2001. Facial mimicry and emotional contagion to Dynamic Emotional facial expressions and their influence on decoding accuracy. *International Journal of Psychophysiology* 40: 129–141.

Hoffman, M. L. 2000. *Empathy and Moral Development: Implications for Caring and Justice.* Cambridge: Cambridge University Press.

Hoistad, M., and H. Barbas. 2008. Sequence of information processing for emotions through pathways linking temporal and insular cortices with amygdala. *NeuroImage* 40: 1016–1033.

Hughes, C., and J. Dunn. 1998. Understanding mind and emotion: Longitudinal associations with mental state talk between young friends. *Developmental Psychology* 34: 1026–1037.

Hurliman, E., J. C. Nagode, and J. V. Pardo. 2005. "Double dissociation of exteroceptive and interoceptive feedback systems in the orbital and ventromedial prefrontal cortex of humans. *Journal of Neuroscience* 25: 4641–4648.

Izard, C. E. 1982. *Measuring Emotions in Infants and Young Children.* New York: Cambridge University Press.

Jackson, P. L., A. N. Meltzoff, and J. Decety. 2005. How do we perceive the pain of others: A window into the neural processes Involved in empathy. *NeuroImage* 24: 771–779.

Jackson, P. L., P. Rainville, and J. Decety. 2006. To what extent do we share the pain of others? Insight from the neural bases of pain empathy. *Pain* 125: 5–9.

Killgore, W. D. S., and D. A. Yurgelun-Todd. 2007. Unconscious processing of facial affect in children and adolescents. *Social Neuroscience* 2: 28–47.

Krolak-Salmon, P., M. A. Henaff, A. Vighetto, O. Bertrand, and F. Mauguiere. 2004. Early amygdala reaction to fear spreading in occipital, temporal, and frontal cortex: A depth electrode ERP study in human. *Neuron* 42: 665-676.

Lamm, C., C. D. Batson, and J. Decety. 2007. The neural substrate of human empathy: Effects of perspective-taking and cognitive appraisal. *Journal of Cognitive Neuroscience* 19: 42-58.

Leppanen, J. M., and C. A. Nelson. 2009. Tuning the developing brain to social signals of emotions. *Nature Reviews. Neuroscience* 10: 37-47.

Lewis, M. D., C. Lamm, S. J. Segalowitz, J. Stieben, and P. D. Zelazo. 2006. Neurophysiological correlates of emotion regulation in children and adolescents. *Journal of Cognitive Neuroscience* 18: 430-443.

Liu, D., M. Sabbagh, W. Gehring, and H. Wellman. 2009. Neural correlates of children's theory of mind development. *Child Development* 80: 318-326.

Ludemann, P. M., and C. A. Nelson. 1988. Categorical representation of facial expressions by 7-month-old infants. *Developmental Psychology* 24: 492-501.

MacLean, P. 1987. The midline frontal limbic cortex and the evolution of crying and laughter. In *The Frontal Lobes Revisited*, edited by E. Perecman, 121-140. New York: IRBN Press.

marsh, A. A., E. C. Finger, D. G. V. Mitchell, M. E. Reid, C. Sims, D. S. Kosson, et al. 2008. Reduced amygdala response to fearful expressions in children and adolescents with callous-unemotional traits and disruptive behavior disorders. *American Journal of Psychiatry* 165: 712-720.

Martin, G. B., and R. D. Clark. 1987. Distress crying in neonates: Species and peer specificity. *Developmental Psychology* 18: 3-9.

More, B. S. 1990. The origins and development of empathy. *Motivation and Emotion* 14: 75-79.

Moriguchi, Y., T. Ohnishi, T. Mori, H. Matsuda, and G. Komaki. 2007. Changes of brain activity in the neural substrates for theory of mind in childhood and adolescence. *Psychiatry and Clinical Neurosciences* 61: 355-363.

Nielsen, L. 2002. The simulation of emotion experience: on the emotional foundations of theory of mind. *Phenomenology and the Cognitive Sciences* 1: 255-286.

Nystrom, P. 2008. The infant mirror neuron system studied with high density EEG. *Social Neuroscience* 3: 334-347.

Ochsner, K. N., S. A. Bunge, J. J. Gross, and J. D. E. Gabrieli. 2002. Rethinking feelings: An fMRI study of cognitive regulation of emotion. *Journal of Cognitive Neuroscience* 14: 1215-1229.

Panksepp, J. 1998. *Affective Neuroscience: The Foundations of Human and Animal Emotions.* New York: Oxford University Press.

Philips, M. L., C. D. Ladouceur, and W. C. Drevets. 2008. A neural model of voluntary and automatic emotion regulation: Implications for understanding the pathophysiology and neurodevelopment of bipolar disorder. *Molecular Psychiatry* 13: 833-857.

Repacholi, B. M., and A. Gopnik. 1997. Early reasoning about desires: Evidence from 14- and 18-month olds. *Developmental Psychology* 33: 12-21.

Rime, B. 2009. Emotion elicits the social sharing of emoation: Theory and empirical evidence. *Emotion Review* 1: 60-85.

Rothbart, M. K., S. A. Ahadi, and K. L. Hershey. 1994. Temperament and social behavior in childhood. *Merrill-Palmer Quarterly* 40: 21-39.

Sabbagh, M. A., L. C. Bowman, L. Evraire, and J. M. B. Ito. 2009. Neurodevelopmental correlates of theory of mind in preschool children. *Child Development* 80: 1147-1162.

Saxe, R. R., S. Whitfield-Gabrieli, J. Scholz, and K. A. Pelphrey. 2009. Brain regions for perceiving and reasoning about other people in school-aged children. *Child Development* 80: 1197-1209.

Shaw, P., E. J. Lawrence, C. Radbourne, J. Bramham, C. E. Polkey, and A. S. David. 2004. The impact of early and late damage to the human amygdala on theory of mind reasoning. *Brain* 127: 1535-1548.

Sonnby-Borgstrom, M., P. Jonsson, and O. Svensson. 2003. Emotional empathy as related to mimicry reactions at different levels of information processing. *Journal of Nonverbal Behavior* 27: 3-23.

Swick, D., V. Ashley, and A. U. Turken. 2008. Left inferior frontal gyrus is critical for response inhibition. *BMC Neuroscience* 9: 102e.

Tamm, L., V. Menon, and A. L. Reiss. 2002. Maturation of brain function associated with response inhibition. *Journal of American Children and Adolescent Psychiatry* 41: 1231-1238.

Tarullo, A. R., and M. R. Gunnar. 2006. Child maltreatment and the developing HPA axis. *Hormones and Behavior* 50: 632-639.

Tonks, J, H. Williams, I. Frampton, P. Yates, and A. Slater. 2007. Assessing emotion recognition in 9- to 15- years olds: Preliminary analysis of abilities in reading emotion from faces, voices and eyes. *Brain Injury : [BI]* 21: 623-629.

Vaish, A., M. Carpenter, and M. Tomasello. 2009. Sympathy through affective perspective-taking, and its relation to prosocial behavior in toddlers. *Developmental Psychology* 45: 534-543.

Warneken, F., B. Hare, A. P. Melis, D. Hanus, and M. Tomasello. 2007. Spontaneous altruism by chimpanzees and young children. *PLoS Biology* 5: e184.

Warneken, F., and M. Tomasello. 2009. The roots of human altruism. *British Journal of Psychology* 100: 455-471.

Watt, D. 2007. Toward a neuroscience of empathy: Integrating affective and cognitive perspectives. *Neuro-psychoanalysis* 9: 119-140.

Yurgelun-Todd, D. 2007. Emotional and cognitive changes during adolescence. *Current Opinion in Neurobiology* 17: 251-257.

Zaki, J., K. N. Ochsner, J. Hanelin, T. D. Wager, and S. C. Mackey. 2007. Different circuits for different pain: Patterns of functional connectivity reveal distinct networks for processing pain in self and others. *Social Neuroscience* 2: 276-291.

Zaki, J., J. Weber, N. Bolger, and K. N. Ochsner. 2009. The neural bases of empathic accuracy. *Proceedings of the National Academy of Sciences of the United States of America* 106: 11382–11387.

Zahn-Waxler, C., M. Radke-Yarrow, E. Wagner, and M. Chapman. 1992. Development of concern for others. *Developmental Psychology* 28: 126–136.

Zelazo, P., F. I. Craik, and L. Booth. 2004. Executive function across the life span. *Acat Psychologica* 115: 167–183.

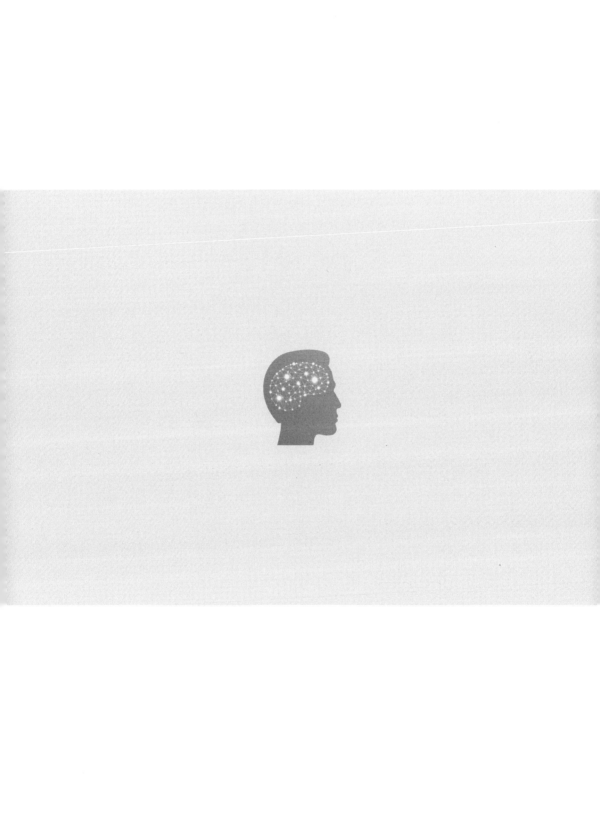

제 **11** 장

공감과 동정심:
인지신경과학적 관점

Abigail A. March

    일반 시청자들은 영화 스타워즈(Star Wars) 시리즈가 공감을 보여 주기보다는 최신 무기를 보여주는 데 초점을 맞추었다고 생각할 수 있다. 그러나 열성 팬들은 그 영화의 핵심이 모든 생명체를 함께 묶는 힘으로 묘사된 포스(Force)라는 현상인 것을 알고 있다. Barry Benecke 2세는 포스를 극단적으로 잘 예시한 스타워즈의 열광팬이다. 스타워즈 수집가들 모임에 온라인으로 자주 글을 올리는 Benecke는 2008년 Josh Weisleberg라는 어떤 젊은 수집가로부터 신장이 급격히 악화되어 신장이식이 필요하다는 쪽지를 받았다. Benecke는 Weisleberg를 한 번도 만난 적이 없는데도 불구하고 자신의 신장을 기증하겠다는 답장을 보냈다. 왜 45세나 된 한 가정의 남편이자 아버지인 사람이 한 번도 본 적이 없는 어떤 젊은 사람에게 자신의 장기 하나를 떼서 주겠다고 했을까? Benecke은 최근에 가까운 친구 여러 명과 가족을 암으로 잃었고, 그래서 다음과 같이 이야기했다. "내가 누군가를 도와주려고 할 수밖에 없는 것은 내 가족을 잃었기 때문이다. 내가 도와줄 수 있을 것이라고 처음 발견한 사람이 바로 Josh였다"(Rosenberg, 2010). 달리 말하면 Benecke 자신의 고통 경험이 다른 사람의 고통에 대한 반응에 영향을 주었다. 비록 포스가 아니라 하더라도, 이와 같은 공감 경험은 분명 낯선 사람의 생명을 구하기 위해 Benecke가 자기 건강의 위험을 무릅쓰도록 한 강력한 힘이다.

이 장은 공감, 그리고 고통 받고 있는 타인을 도우려는 추동과 연관된 신경적 힘과 심리적 힘에 대해 논의할 것이다. 특히 공감과 타인의 고통을 탐지하고 반응하는 능력 간의 관계를 다룬 최근의 인지신경과학 연구에 초점을 맞출 것이다. 먼저 세 가지 고통 관련 정서인 혐오(disgust), 통증(pain), 그리고 공포(fear)를 공감하는 데 관여하는 뇌 구조들을 확인하고자 인지신경과학 연구를 살펴보았다. 그다음 관심을 끌거나 동정적 공감 반응을 효과적으로 유발하는 공포에 대해 초점을 맞추었다. 끝으로 공감의 진화적 토대와 같은 공감의 측면을 이해하고 공감 결핍으로 인한 정신병리를 이해하는 데 어떻게 공포 단서에 대한 반응이 특히 유용한가에 대해 논의하는 것으로 마무리지을 것이다.

공감의 본질

공감이란 타인의 정서 상태에 대한 정서 반응을 지칭하는 일반적 용어이며 가끔은 다른 사람과 "함께 느낌"을 지칭하기도 한다(Eisenberg and Strayer, 1987). 공감적 정서 반응은 '당신이 슬프니 나도 슬프다.'와 같은 대응적 정서 반응과 '당신이 아프니 내가 슬프다.' 또는 '당신이 슬프니 나는 연민이 느껴진다.' 같은 호환적 반응 모두를 포함한다(Decety and Meyer, 2008; de Waal, 2008). 공감의 가장 기본적인 전구체는 타인의 느낌을 탐지하는 것이다

(Jackson, Meltzoff, and Decety, 2005). 특히 정서적 얼굴 표정 또는 소리와 같은 생생한 비언어적 단서로 의사소통할 때, 타인의 정서는 아주 빨리, 아마도 자동적으로 탐지될 것이다(Wahalen et al., 1998; Öhman, 2002; Marsh and Ambady, 2007). 그래서 공감은 타인의 내적 상태를 빨리 자동적으로 알 수 있게 해 주고, 사람들 간의 사회적 상호작용, 행동 조율, 협력 촉진 등을 조절하는 데 결정적일 수 있다(de Waal, 2008).

신경심리학적 증거는 공감에 타인과 "함께 느낌"이 포함된다는 것이 어의적으로 참이라는 것을 보여 주었다. 많은 이론적 모형은 우리가 타인의 행동을 관찰할 때, 그 행동에 대한 우리 자신의 표상을 활성화시켜 그 의미를 만든다고 제안한다(Barsalou et al., 2003; Rizzolatti and Craighero, 2004; Prinz, 2006). 이러한 표상적 매핑(mapping)은 공을 차는 것과 같은 도구적 행동에 대한 반응뿐만 아니라 안면 표현이나 신체 표현과 같은 정서적 행동에 대한 반응으로써 관찰자에게 상응하는 정서 표상을 활성화시킬 수 있는 관찰을 일으키기 위해 나타난다(Preston and de Waal, 2002). 여러 가지 정서에서 이러한 정서적 매핑이 일어나는 것으로 생각되는 뇌 영역이 확인되었다. 혐오, 통증, 공포의 표현이 정서적 매핑을 통해 이해될 수 있다는 증거가 여러 연구에서 자세히 기술되었으며(Adolphs, 2002; Goldman and Sripada, 2005; Heberlein and Atkinson, 2009), 여기서 요약할 것이다.

혐오, 통증 그리고 공포에 대한 공감

혐오는 불쾌하거나 역겨운 것들에 대한 회피적 정서 반응이다(Rozin, Haidt, and McCauley, 2000). 혐오 경험과 가장 밀접하게 연관된 뇌 영역은 측두엽 밑에 놓여 있는 피질 영역인 섬피질로서, Penfield와 동료들에 의해 확인되었다. 간질 환자의 섬피질을 자극한 결과 환자들은 멀미, 복강이 뒤틀리는 감각, 또는 혐오적인 냄새 또는 향을 경험하는 것으로 보고하였다(Penfield and Faulk, 1955). 이와 같은 맥락에서, 섬피질의 손상 결과 혐오 경험이 약화되었는데, 이는 헌팅턴(Huntington) 병과 같은 신경변성 장애에서도 일어난다(Calder et al., 2000).

만약 타인의 혐오를 재인하는 것이 공감적 정서 매핑을 통해 일어난다면, 공통 영역은 혐오를 경험할 때와 그것이 누군가에게 지각될 때 모두 활성화되어야 한다. 사람들이 악취 나는 냄새나 맛을 경험하거나 그런 경험을 상상할 때 전측 섬피질로 가는 국소 혈류량이 증가한다는 fMRI 연구에서 확인되었다(Phillips et al., 1997, 1998). 어떤 역겨운 맛을 경험하거나 또는 상상을 하는 실험 참가자가 다른 사람이 역겨운 음료를 선택해서 역겨워하는 것을 볼 때 섬피질의 신경 활동이 놀랍도록 일치하는 것으로 밝혀졌다(Wicker et al., 2003; Jabbi, Bastiaansen, and Keysers, 2008). 섬피질이 손상되면 혐오의 경험뿐만 아니라 다른 사람이 혐오를 경험하는 것을 재인하는 능력도 떨어진다는 사실은 이러한 정서적 매핑이 다른 사람의 정서 상태를 탐지하는 것과 같은 낮은 수준의 공감 측면에 결정적이라는 것은 암시한다. 섬피질 손상은 혐오 얼굴 표정을 재인하는 데 특징적인 결함을 일으킨다(Calder et al., 2000; Adolphs, Tranel, and Damasio, 2003; Hennenlotter et al., 2004).

또한 전 대상피질과 더불어 섬피질에서의 정서적 매핑은 통증에 대한 공감적 경험을 위해 중요한 것으로 밝혀졌다. 이 영역은 일차적으로는 고통스런 경험의 동기적, 감정적 요소들에 관여한다(Rainville, 2002; Jackson, Meltzoff, and Decety 2005). 혐오의 경우와 유사하게, 고통을 느끼는 것 그리고 다른 사람이 고통을 경험하고 있다는 것을 나타내는 단서를 보는 것 둘 다 전 대상피질과 전 섬피질의 활성화에 변화를 일으킨다(Singer et al., 2004). Decety와 동료들은 이런 발견을 확장시켜 통증에 대한 정신적 표상을 유발하는 것이 통증의 개념과 연관된 풍부한 연합 신경망을 재구축하도록 해 준다고 주장하였다(Jackson, Rainville, and Decety, 2006).

정서적 매핑이 타인의 감정적 경험에 대한 공감의 기저를 이룬다는 것은
여전히 논쟁거리로 남아 있다. 슬픔과 행복과 같은 몇몇 기본 정서에 대한 공
감에 관여하는 구체적인 영역은 확인되지 않고 있다. 섬피질과 같은 영역은
다중 정서 상태에 대한 공감적 반응에 관여한다. 또한 이런 현상은 공감적 공
포 반응에도 적용되는데, 이는 편도체에 의존하는 것으로 알려져 있다. 편도
체는 여러 개의 핵으로 구성된 피질하 구조인데, 모든 하위 영역이 공포와 관
련된 것은 아니지만, 다양한 사회적 기능과 정서적 기능에 관여한다(LeDoux,
2003). 그러나 편도체는 다른 종류의 정서적 사건 보다 공포 관련 사건들 동
안 더욱 활성화된다(Murphy, Nimmo-Smith, and Lawrence, 2003). 또한 편도체
가 공감적 공포 반응에 중요하다는 것을 보여 주는 증거가 축적되고 있다.

편도체는 공포의 생성에 관여한다(Fredrickson and Furmark, 2003). 편도체
의 국소적 손상은 SM이라는 환자의 사례처럼 공포 반응이 감소되는 경향이
있다. SM은 편도체가 양측성으로 파괴되는 우르바흐-비테 증후군(Urbach-
Wiethe)이라는 희귀한 유전질환을 가지고 있다. Damasio는 "이 사람은 정상
적으로 공포가 유발되는 상황에서 당신이나 나와 똑같은 방식으로 공포를 경
험하는 것은 아니다."라고 보고하였다(Damasio, 1996, 66). 비록 그 환자는 공
포가 무엇이며, 무엇이 공포를 유발하는지 머리로는 알고 있지만, 일상적인
정서 반응에 비정상적일 정도로 공포 반응이 없으며, 공포 조건화 동안 교감
신경계가 각성되는 신호도 없었다(Bechara et al., 1995). 최근에 연구자들은
SM을 애완동물 가게로 데려가서 살아있는 뱀을 만지도록 하거나 유령의 집
으로 소문난 곳으로 데려가서 공포를 유발하려고 시도하였다. 두 가지 상황
모두에서 SM은 공포 또는 회피 반응은 보이지 않고 강한 호기심과 흥미를 보
였다(Feinstein et al., 2011).

만약 공감적 정서 매핑에 공감하기가 요구된다면, 편도체 손상이 타인의
공포를 재인하는 데 결함을 일으킬 것이라고 예측할 수 있다. SM의 사례가
바로 그러했다. SM은 정서처리와 관련된 다양한 결함을 보였는데, 특히 그

녀의 정서 재인 결함은 공포에 대해 두드러졌다(Adolphs et al., 1994). 또한 다른 편도체 손상 환자도 신체 자세와 소리로 전달된 공포를 재인하는 데 어려움을 보였다(Sprengelmeyer et al., 1999). 또한 양측성 편도체 손상 환자 9명을 대상으로 한 연구에서도 공포 표정의 재인에 유의한 결함이 있는 것으로 밝혀졌다(Adolphs et al., 1999). 일부 환자는 다른 정서를 재인하는 데도 결함을 보였다. 그러나 SM을 제외한 나머지 환자들은 편도체 외 다른 영역에도 광범위한 손상이 있었고, 그래서 다양한 정서적 결함을 보였다. 이 스펙트럼의 반대쪽 끝 부분에 대한 최근의 연구 결과, 자신의 삶에서 공포를 가장 강하게 경험한다는 사람은 타인의 공포 표정을 탐지하는 것도 가장 잘하는 것으로 나타났다(Buchanan, Bibas, and Adolphs, 2010).

공감과 시뮬레이션

혐오, 고통, 공포에 대한 신경인지 연구 결과는 정서 재인에 대한 시뮬레이션 기반 설명의 토대를 제공한다(Goldman and Sripada, 2005; Herberlein and Atkinson, 2009). 시뮬레이션 기반 모형은 얼굴 표정과 같은 비언어적 단서에서 어떤 정서를 재인하기 위해서는 관찰자가 자신에게서 동일한 정서를 시뮬레이션 할 수 있어야 한다고 구체화하였다(Herberlein and Atkinson, 2009). 시뮬레이션 이론에 따르면 관찰자는 자신의 마음속에 정서 표현자의 상태와 똑같은 상태를 복제하거나 재생함으로써 또는 그렇게 하려고 시도힘으로써 정서적 속성들을 생성한다(Goldman and Sripada, 2005). 정서 경험에 관여하는 회로들이 재활성화되면, 이것이 얼굴 표정 같은 비언어적 단서를 적절한 정서로 연결시키는 지식을 인출할 수 있게 해 준다(Adolphs et al., 2000). 편도체 또는 섬피질의 손상은 각각 공포 또는 혐오에 대한 시뮬레이션 된 경험을 생성하는 데 결함을 보일 것이다. 그래서 그런 손상이 타인의 정서적 얼굴 표정에서 이들 정서를 재인하는 데 결함이 있을 것이다.

시뮬레이션 이론은 구체성이 부족하다는 비판을 받아 왔다(Zahavi, 2008). Zahavi는 '시뮬레이션'이라는 용어가 지각하는 사람이 타인의 정서 경험 전체를 되찾는다는 것을 암시하는데, 이것이 정서적 전염을 일으킨다(예를 들어, 혐오를 경험하고 있는 당신을 보는 것이 단순히 당신의 정서 상태를 재인하도록 하는 것이 아니라 내가 실제로 혐오를 느끼도록 만든다)고 주장하였다. 비록 다른 사람의 정서를 재인하는 것이 정서적 경험에 관여하는 몇몇 신경 구조의 활성화와 관련이 있겠지만, 정서 재인이 정서 경험에 관여하는 신경망 전체와 관련되는 것은 아니다(Jabbi, Bastiaansen, and Keysers, 2008). 보다 제한적인 신경망의 활성화가 '혐오'나 '공포'와 같은 경험의 전체를 담당하는 것 같지는 않다. 그래서 Zahavi는 타인의 정서를 지각하는 동안 발생하는 신경 수준 과정을 서술하기 위해 공명(resonance)이라는 용어를 제안하였다.

시뮬레이션 이론의 타당성을 가정한다면, 왜 공감이 문제인가? 타인의 정서 상태를 재인하고 적절히 반응하기 위해서 타인의 정서 상태에 대한 표상을 만들 수 있는(또는 만들 수 없는) 것의 기능적 중요성은 무엇인가? 앞에서 서술한 것처럼, 공감은 다양한 적응적인 사회적 행동을 조정하기 위해 내장된 것으로 생각된다. 또한 공감은 도덕 발달에도 필수적인 것 같다(Decety and Meyer, 2008). 많은 사람이 공감은 이타적 행동의 이면에 있는 일차 동기적인 힘이라고 주장했다(Hoffman, 1981; Baston, 1990). 이타주의나 친사회적 행동과 개념적으로 가장 관련이 깊은 공감의 유형은 연민(sympathy)으로서, 일반적으로 타인의 고통이나 요구에 대해 슬픔 또는 걱정 같은 정서 반응을 하는 것을 말한다(de Waal 2008). 경험적 자료로 볼 때, 공감적 정서 반응이 연민적 우려, 도덕 행동, 이타주의와 관련이 있다고 할 수 있는 가? 그 답은 예스이지만, 단 한 가지 정서, 공포에 대해서만 그러하다.

공포 시뮬레이션과 동정심

기본 정서들 가운데 공포는 고통에 대한 가장 생생한 전달자이다. 공포는 높은 각성과 극단적인 부정적 상태와 관련이 있다. 일반적으로 이미 발생한 불쾌한 사건과 관련이 있는 슬픔과 달리, 공포는 손상이 임박했음을 의미한다. 이것은 타인의 고통, 특히 공포를 정확하게 표상할 수 있는 능력은 필시 교감적 관심을 발생시키기 위한 유일한 신경인지적 요건임을 시사한다(Nichols, 2001). 비록 인지적 관점 취하기와 같은 다른 공감 능력이 타인의 고통에 대한 세련된 반응을 고안하는 데 중요하지만 관점 취하기 능력과 마음이론은 연민적 우려 또는 동정심을 생성하는 데 중요한 것은 아닌 것 같다. 세련된 관점 취하기 능력을 가지고 있지 않은 아주 어린 이타적 아동도 타인의 고통에 대한 반응으로 동정심을 보인다(Sigman et al., 1992).

또한 사이코패스에 대한 연구도 공포의 표상을 만드는 능력이 연민과 관련이 있다는 증거를 제시하였다. 사이코패스는 자책감이나 동정심 결핍, 다른 사람을 이용하거나 조작하려는 경향성, 반사회적 행동 등이 특징인 장애이다(Hare, 1991). 또한 사이코패스는 공포 얼굴표정을 재인하는 데 특별한 결함이 있다. 최근의 메타 분석 결과 사이코패스를 포함하여 반사회적 성향이 높은 사람들은 다른 정서표현 보다 특히 공포 얼굴표정을 재인하는 데 결함이 더 심한 것으로 밝혀졌다(Marsh and Blair, 2008). 이러한 결과가 공포 표현을 재인하는 어려움 때문이 아니며, 성별 또는 연령과도 관계가 없다.

또한 사이코패스는 정서적 얼굴표현을 재인하는 것이 시뮬레이션의 결과일 수 있다는 증거를 보여 준다. 오랫동안 사이코패스는 두려움을 모르는 기질과 관련된 것으로 생각하였다(Lykken, 1957; Fowles, 2000; van Honk and Schutter, 2006). Cleckley는 사이코패스에 대한 원래의 개념화에서 "자기 안에서 [그 사이코패스가] 엄청난 자책감과 같은 불안을 전혀 보이지 않는다."라고 하였다(Cleckley 1988, 340). 이는 생리적 공포 반응을 측정한 실험 연구에서 확인되었다. 이런 연구에서 전기충격이 임박했다는 위협을 받은 참가자들은 공포와 관련된 교감신경 각성의 지표들―손바닥 땀 분비, 심박 증가, 호흡 증가, 혈압 증가 등―이 유발된다. 또한 임박한 위협은 경악 반응을 더 크게 만든다. 그러나 비슷한 환경에서 사이코패스의 교감신경 활성화와 경악 반응은 감소한다(Levenston et al., 2000). 또한 사이코패스들은 위협적인 실생활 사건들에 대한 반응으로써 공포에 대한 주관적 경험이 약한 것으로 보고되었다(Marsh et al., 2010).

시뮬레이션 이론들은 공포에 대한 반응이 약하고 타인의 공포를 확인하는데 어려움이 있는 사람은 공포 반응의 기제가 되는 신경 구조에 결함이 있을 것이라고 예측한다(Goldman and Sripada, 2005). 편도체가 공포에 필수적이라 한다면, 정신병리에서 이런 현상이 나타날 것이다. 기능적 신경영상 연구 결과 정상적으로는 공포를 유발하는 자극을 볼 때 사이코패스의 편도체 활성화 패턴에 기능장애가 있는 것으로 밝혀졌다(Birbaumer et al., 2005; Finger et al., 2008). 그리고 해부학적 연구 결과 사이코패스의 편도체, 그리고 편도체와 안와전두피질을 연결하는 신경 다발에 구조적 비정상성이 있는 것으로 확인되었다(Craig et al., 2009; Yang et al., 2009). 이러한 발견은 정서 경험을 발생시키는 데 안와전두피질의 역할이라는 측면에서 흥미로운 것이다(Damasio, 2000).

또한 사이코패스가 공포 얼굴 표정을 볼 때 그들에게서 편도체 기능장애를 볼 수 있다. 대부분의 건강한 성인은 다른 표정보다 공포 얼굴 표정에 대해 훨씬 큰 편도체 반응을 보이는 반면에, 사이코패스 기질이 있는 사람은 이러한 편도체 반응 패턴을 보이지 않는다(Marsh et al., 2008; Jones et al., 2009; Dolan and Fullam, 2009). 공포 얼굴 표정을 볼 때 사이코패스의 피부전기 반응이 감소된다는 증거는 사이코패스가 타인의 공포 표현에 대해 공감적 공포 반응을 생성하지 못한다는 것으로 해석할 수 있다(Blair et al., 1997). 요약하면, 사이코패스는 공포가 없는 기질을 가지고 있고, 타인의 공포를 재인하지 못하며, 연민 또는 동정심이 부족하다. 이런 형태에 대한 절약적인 설명은 사이코패스는 공포 표현에 대한 반응으로 편도체 활성화와 교감신경계 활성화를 증가시키지 못한다는 것이다. 그래서 공감적 시뮬레이션을 못하며, 정서 재인을 하지 못한다는 것이다.

또한 경험적 증거로 볼 때 동정적 행동은 타인의 공포를 확인하는 능력과 직접 연결된다. 최근의 일련의 연구는 Batson과 동료들에 의해 개발된 전통적인 방법을 사용하여 얼굴 표현 재인과 이타 행동 간의 관계를 평가하였다 (Coke, Batson, and McDavis, 1978). 이 방법에서 참가자는 최근 교통사고로 부모를 잃고 어린 동생들을 양육하기 위해 애쓰는 Katie Banks라는 표면적으로는 실제 같은 여성에 대한 녹음 자료를 듣는다. 실험의 끝 부분에 참가자에게 Katie를 돕기 위해 익명으로 자신의 시간을 제공할 것인지 또는 돈을 제공할 것인지 선택하도록 했다. 또한 실험 동안 참가자는 표정 재인 검사를 받았다. Katie에게 시간을 제공할 것인지 또는 돈을 제공할 것인지에 대한 최선의 예측요인은 공포 얼굴 표정을 재인하는 능력이었다. 다른 실험에서는 성별, 기분, 자기 보고 공감 척도 점수, 또는 다른 얼굴 표정의 재인보다 공포 얼굴 표정 재인이 친사회적 행동을 더 잘 예측한 것으로 나타났다(Marsh, Kozak, and Ambady, 2007). 그래서 타인의 공포를 탐지하는 능력은 연민적 우려와 관련이 있다고 할 수 있다. 타인의 공포를 아주 잘 탐지하는 사람은 특별히 동정심이 많고, 타인의 공포를 잘 탐지하지 못하는 사람은 반사회적, 심지어 사이코패스가 될 가능성이 높다.

왜 특별히 공포에 대한 공감이 동정적 행동의 유발에 그렇게 중요한가? 일반적으로, 고통을 받고 있는 타인을 정확하게 지각하는 것이 도움 행동을 촉발시킨다(Clark and Word, 1974). 그리고 공포표현은 고통에 대한 생생하고 긴박한 표식이다. 덧붙여, 공포와 연합된 비언어적 단서들의 지각적 속성이 도움 행동을 유발하는 경향이 있다. 예를 들어, 공포 얼굴 표정은 이마가 넓어지고, 눈이 크고 동그랗게 되고, 눈두덩 부분이 평평해지고, 동그래지는 것과 같은 유아기 표정의 특질과 유사한 외모 특성을 가지고 있다. 또한 공포 얼굴 표정과 유아적 얼굴은 의존성, 따뜻함, 어린 등과 같은 비슷한 속성을 유발한다(Marsh, Adams, and Kleck, 2005).

이런 의미에서, 공포 얼굴 표정은 다른 사회적 동물들이 보이는 고통 단서, 가끔은 유아적 단서를 모방하는 것과 유사한 것이다(Lorenz, 1966). 예를 들면, 공격적 만남 상황에 처한 서열이 낮은 늑대는 귀를 뒤로 접고, 등을 구부리고, 낑낑거리며, 다른 늑대의 턱을 핥는 등 자신이 어린 것처럼 보이게 하는 단서를 선택할 것이다. 인간이나 다른 포유동물의 성인이 고통을 받을 때 내는 고음의 고통스럽다는 소리는 유아기부터 유지된 것으로 보인다(deWaal, 2008). 유아의 특성을 모방함으로써 공포 표정은 실제 유아가 성인에게 유발시키는 비공격적, 보호 반응을 일으킬 수 있다. 유아에 대한 인간의 반응을 담당하는 신경 실체에 대해서는 아직 잘 모르지만, 중뇌수도주변 회백질이나 옥시토신−생산 시상하부 등과 같은 양육 행동에 관여하는 피질하 구조들이 포함될 수 있을 것이다(Lonstein and Stern, 1997; Numan, 2006).

타인의 공포를 탐지하는 것이 항상 동정적 반응을 일으키는가? 한편으로는 공포가 깃든 표정들은 상대가 힘이 없고 무력하다는 신호이기 때문에 공격행동을 일으킬 수 있다는 대안적 시나리오를 생각할 수 있다. 이것은 아마 생존을 위해 강한 사회적 결합을 만들 필요가 없는 종들의 경우에 해당될 것이다. 그러나 사회적 육식동물 중에서, 성인이 어리고 힘이 없는 개체를 서로 돌봐주면서 사회적 집단을 형성하거나, "적합한 상호의존적" 집단 구성원이 되도록 하는 것이 성공적인 적응과 관련이 있을 수 있다(Brown and Brown, 2006). 이런 종에서는 성인이 유아적 특질들에 대해 일반적인 반응 세트를 발달시키는 것이 적응적일 수 있다(Zebrowitz, 1997). Simmons(1991)는 공감은 양육자가 고통을 받고 있는 유아의 요구를 재인하도록 촉진시키는 기제로 발달되었으며, 이런 반응이 타인에게 일반화되고, 결과적으로 양육자는 그들을 도와주려는 욕구를 가지게 된다고 제안하였다. 인간 성인은 유아적으로 보기에 모호한 다양한 자극에 대해 반응하도록 발달되었다(Zebrowitz, 1997). 만약 공포 얼굴 표정이 외견상 유아적이라면, 이것이 왜 이들 단서를 처리하는 능력이 도움을 제공하고 공격을 자제하는 경향성과 관련되어 있는지를 설명할 수 있다.

해결되지 않은 물음

이제까지의 증거들로 보아, 타인의 공포에 대한 공감은 동정적 행동에 대한 좋은 예측요인이며, 타인의 공포에 공감할 수 있는 능력은 공포 반응을 일으키는 신경 구조, 특히 편도체가 온전하게 기능하는가에 달려 있다. 그러나 여전히 많은 의문이 남아 있다.

특히 공감과 동정심의 기저가 되는 신경기제를 완전히 이해하기에는 많이 부족하다. 비록 편도체의 활성화가 공감적 우려를 발생시키는 데 필요조건이지만, 충분조건은 아니다. 이전 연구는 타인의 정서를 재인하고 그것에 대해 반응하는 데 관여하는 영역의 역할에 초점을 맞추었다. 우측 체감각 관련 피질이 중요한 역할을 하는데, 이 영역은 정서에 대한 일반적 재인에 관여하며(Adolphs et al., 2000), 이 영역의 활성화가 자기 보고한 이타성과 관련되어 있다(Adolphs et al., 2000; Tankersley, Stowe, and Huettel, 2007). 이 영역은 정서 상태와 연합된 체감각을 생성하는 데 중요한데, 이 능력에 결함이 있으면 얼굴에 표현된 정서를 재인하는 것 또한 결함이 나타난다(Adolphs et al., 2000). 또 다른 결정적인 부위는 하 전두 덮개(operculum)로서, 이 영역은 사회적 인지과정 동안 신체적 정서 상태를 시뮬레이션 하는 것과 연결되어 있다(Jabbi, Bastiaansen, and Keysers, 2008). 이 구조들의 활성화와 구조 간의 기능적 연결의 역할에 대해 더 많이 이해하는 것이 공감적 반응을 완전히 이해하는데 결정적이다(Jabbi, Bastiaansen, and Keysers, 2008).

또한 통증과 슬픔과 같은 다른 고통 관련 정서 상태에 대한 공감의 기제에 대해서도 더 많은 탐색이 필요하다. 이들 정서에 대한 경험을 감소시키는 조건을 확인하면 동정적인 사회적 행동을 기르는 데 있어서 그 역할에 대해 좀 더 알 수 있을 것이다. 외부 자극에 의해 유발된 통증에 둔감한 희귀한 선천성 질환들이 있다. 그러나 이 전집에서 얻은 공감에 대한 자료는 모호하다. 이 질환을 가진 성인은 정서적 단서가 부족할 때 타인의 통증을 과소평가하지만 고통스런 표정은 정확하게 재인할 수 있다(Danziger, Prkachin, and Willer, 2006). 또한 상처가 있는 손과 발의 영상에 대한 반응으로써 그들의 섬피질과 전 대상피질의 활성화는 정상적이었으나, 고통스런 표정에 대한 반응으로써 전 대상피질의 활성화는 통제집단에 비해 유의하게 작았다(Danziger, Faillenot, and Peyron, 2009). 그러나 선천성 통증둔감증이 있는 사람은 자발적 신경 활동 또는 편두통과 같은 내적 원인에 의한 통증을 경험할 수 있다(Danziger, Prkachin, and Willer, 2006). 덧붙여 그들은 심리적 통증을 경험하며, 신체 통증이 있을 때와 비슷한 신경 회로가 활성화된다(Eisenberger, Lieberman, and Williams, 2003). 선천성 통증둔감증이 있는 사람들이 다른 사람에게 통증을 가할 경향성이 비정상적으로 높은가에 대해서는 모른다.

슬픔과 같은 다른 고통 관련 정서를 경험하는 데 결함이 있는 어떤 집단이 존재하는가에 대해서 분명하지 않다. 사이코패스의 경우 증거들이 혼재한다. 끝으로 공포경험과 재인 간의 연합을 발견한 연구에서 놀람과 같은 몇몇 다른 정서 간에 동등한 연합이 발견되지 않았다는 점을 주목해야 한다(Buchanan, Bibas, and Adolphs, 2010). 이런 결과는 시뮬레이션이 일부 정서를 재인하는 데 더 중요한 기제일 수 있다는 것을 시사한다.

관심을 가져야 할 또 다른 물음은 공포 얼굴 표정에 대한 반응으로써 눈을 응시하는 것과 같은 역동적인 사회 행동의 역할이다. 눈 영역은 공포를 재인하는 데 가장 중요한 얼굴 부위이다(Adolphs et al., 2005). 편도체가 공포 얼굴 표정의 눈 영역을 직접 응시하는 것에 관여한다는 수렴적 증거가 있다. 환자 SM의 시선 초점이 정서적 표정의 눈 영역을 향할 때 SM의 공포 재인 결함이 개선되었다(Adolphs et al., 2005). 또한 이런 기법이 정신병리 특질을 지닌 아동의 공포 재인을 향상시킨다(Dadds et al., 2006). 이런 결과는 주의를 고통 단서로 다시 돌리는 것이 정신병리 특질을 지닌 사람의 사회적 처리를 향상시키는 효과적인 수단이라는 다른 연구 결과와 일치한다(van Baardewijk et al., 2009). 아마도 공포 재인에서 편도체의 역할은 눈과 같은 얼굴의 어떤 특징에 대해 반응하고, 그런 특징에 대한 부가적 처리에 주의를 돌리도록 한다(Herberlein and Atkinson, 2009).

결론

수세기 동안 심리학자, 철학자, 경제학자, 그리고 생물학자들은 인간이 가족, 친구, 또는 심지어 낯선 사람의 복지를 위해 진심으로 보살피기 위해 움직일 수 있는가에 대해 논쟁해 왔다. 스타워즈 시리즈의 열성 팬이고 진정한 이타주의에서 볼 수 있는 것처럼 자기 건강의 위험을 무릅쓰고 낯선 사람을 도와준 신장 기증자 Barry Benecke와 같은 사람의 행동을 확실하게 설명하는 것은 매우 어렵다. 그러나 최근 공감의 기저가 되는 신경기제를 밝히기 위한 신경인지 연구가 시작되었다. 정서 경험을 생성하는 시스템은 타인의 정서에 대해 동등하게 반응하며, 이것이 공감의 가장 근본적 형태인 정서 재인이 일어나게 한다. 공포와 같은 특정 정서를 생성하는 신경 회로가 온전하면, 공감적 반응은 연민적 우려를 일으키고, 어떤 경우에는 이타심을 일으킨다. 이 과정의 실패가 사이코패스와 관련이 있다. 이는 정상적인 사람들은 타인의 고통에 대해 공감적으로 반응할 준비가 되어 있다는 것을 시사한다. 어떻게 하면 이런 반응을 발전시키고 향상시킬 수 있는가를 알기 위해 연구가 진행 중이다.

참고문헌

Adolphs, R. 2002. Neural systems for recognizing emotion. *Current Opinion in Neurobiology* 12 (2): 169-177.

Adolphs, R., H. Damasio, D. Tranel, G. Cooper, and A. R. Damasio. 2000. A role for somatosensory cortices in the visual recognition of emotion as revealed by three-dimensional lesion mapping. *Journal of Neuroscience* 20 (7): 2683-2690.

Adolphs, R., F. Gosselin, T. W. Buchanan, D. Tranel, P. Schyns, and A. R. Damasio. 2005. A mechanism for impaired fear recognition after amygdala damage. *Nature* 433 (7021): 68-72.

Adolphs, R., D. Tranel, and A. R. Damasio. 2003. Dissociable neural systems for recognizing emotions. *Brain and Cognition* 52 (1): 61-69.

Adolphs, R., D. Tranel, H. Damasio, and A. Damasio. 1994. Impaired recognition of emotion in facial expressions following bilateral damage to the human amygdala. *Nature* 372 (6507): 669-672.

Adolphs, R., D. Tranel, S. Hamann, A. W. Young, A. J. Calder, E. A. Phelps, et al. 1999. Recognition of facial emotion in nine individuals with bilateral amygdala damage. *Neuropsychologia* 37 (10): 1111-1117.

Barsalou, L. W., P. M. Niedenthal, A. K. Barbey, and J. A. Ruppert. 2003. Social embodiment. *Psychology of Learning and Motivation* 43: 43-92.

Batson, C. D. 1990. How social an animal? The human capacity for caring. *American Psychologist* 45 (3): 336-346.

Bechara, A., D. Tranel, H. Damasio, R. Adolphs, C. Rockland, and A. R. Damasio. 1995. Double dissociation of conditioning and declarative knowledge relative to the amygdala and hippocampus in humans. *Science* 269 (5227): 1115-1118.

Birbaumer, N., R. Veit, M. Lotze, M. Erb, C. Hermann, W. Grodd, et al. 2005. Deficient fear conditioning in psychopathy: A functional magnetic resonance imaging study. *Archives of General Psychiatry* 62 (7): 799-805.

Blair, R. J., L. Jones, F. Clark, and M. Smith. 1997. The psychopathic individual: A lack of responsiveness to distress cues? *Psychophysiology* 34 (2): 192-198.

Brown, R. M., and S. Brown. 2006. Selective investment theory: Recasting the functional significance of close relationships. *Psychological Inquiry* 17 (1): 1-29.

Buchanan, T. W., D. Bibas, and R. Adolphs. 2010. Associations between feeling and judging the emotions of happiness and fear; Findings from a large-scale field experiment. *PLoS ONE* 5 (5): e10640.

Calder, A. J., J. Keane, F. Manes, N. Antoun, and A. W. Young. 2000. Impaired recognition and experience of disgust following brain injury. *Nature Neuroscience* 3 (11): 1077-1078.

Clark, R. D., and L. E. Word. 1974. Where is the apathetic bystander? Situational characteristics of the emergency. *Journal of Personality and Social Psychology* 29: 279-287.

Cleckley, H. 1988. *The Mask of Sanity: An Attempt to Clarify Some Issues about the So-Called Psychopathic Personality,* 5th ed., privately printed.

Coke, J. S., C. D. Batson, and K. McDavis. 1978. Empathic mediation of helping: A two-stage model. *Journal of Personality and Social Psychology* 36: 752-766.

Craig, M. C., Catani, M., Deeley, Q., Latham, R., Daly, E., Kanaan, R., et al. 2009. Altered connections on the road to psychopathy. *Molecular Psychiatry* 14: 946-953.

Dadds, M. R., Y. Perry, D. J. Hawes, S. Merz, A. C. Riddell, D. J. Haines, et al. 2006. Attention to eyes reverses fear recognition deficits in child psychopathy. *British Journal of Psychiatry* 189: 280-281.

Damasio, A. 1999. *The Feeling of What Happens.* New York: Harcourt Brace.

Damasio, A. 2000. A neural basis for sociopathy. *Archives of General Psychiatry* 57: 128-129.

Danziger, N., I. Faillenot, and R. Peyron. 2009. Can we share a pain we never felt? Neural correlates of empathy in patients with congenital insensitivity to pain.

Neuron 61 (2): 203–212.

Danziger, N., K. M. Prkachin, and J. C. Willer. 2006. Is pain the price of empathy? The perception of others' pain in patients with congenital insensitivity to pain. *Brain* 129 (9): 2494–2507.

Decety, J., and M. Meyer. 2008. From emotion resonance to empathic understanding; A social developmental neuroscience account. *Developmental and Psychopathology* 20 (4): 1053–1080.

de Waal, F. B. 2008. Putting the altruism back into altruism: the evolution of empathy. *Annual Review of Psychology* 59: 279–300.

Dolan, M. C., and R. S. Fullam. 2009. Psychopathy and functional magnetic resonance imaging blood oxygenation level-dependent responses to emotional faces in violent patients with schizophrenia. *Biological Psychiatry* 66 (6): 570–577.

Eisenberg, N., and J. Strayer. 1987. Critical issues in the study of empathy. In *Empathy and Its Development*, edited by N. Eisenberg and J. Strayer, 3–16. Cambridge: Cambridge University Press.

Eisenberger, N. I., M. D. Lieberman, and K. D. Williams. 2003. Does rejection hurt? An FMRI study of social exclusion. *Science* 302 (5643): 290–292.

Feinstein, J. S., R. Adolphs, A. Damasio, and D. Tranel. 2011. The human amygdala and the induction and experience of fear. *Current Biology* 21 (1): 1–5.

Feldman Barrett, L., E. Bliss-Moreau, S. L. Duncan, S. L. Rauch, and C. I. Wright. 2007. The amygdala and the experience of affect. *Social Cognitive and Affective Neuroscience* 2 (2): 73–83.

Finger, E. C., A. A. Marsh, D. G. Mitchell, M. E. Reid, C. Sims, S. Budhani, et al. 2008. Abnormal ventromedial prefrontal cortex function in children with psychopathic traits during reversal learning. *Archives of General Psychiatry* 65 (5): 586–594.

Fowles, D. C. 2000. Electrodermal hyporeactivity and antisocial behavior: Does anxiety mediate the relationship? *Journal of Affective Disorders* 61 (3): 177–

189.

Fredrikson, M., and T. Furmark. 2003. Amygdaloid regional cerebral blood flow and subjective fear during symptom provocation in anxiety disorders. *Annals of the New York Academy of Sciences* 985: 341-347.

Goldman, A. I., and C. S. Sripada. 2005. Simulationist models of face-based emotion recognition. *Cognition* 94 (3): 193-213.

Hare, R. D. 1991. *The Hare Psychopathy Checklist-Revised.* Toronto: Multi-Health Systems.

Heberlein, A. S., and A. P. Atkinson. 2009. Neuroscientific evidence for simulation and shared substrates in emotion recognition. *Emotion Review* 1 (2): 162-177.

Hennenlotter, A., U. Schroeder, P. Erhard, B. Haslinger, R. Stahl, A. Weindl, et al. 2004. Neural correlates associated with impaired disgust processing in pre-symptomatic Huntington's disease. *Brain* 127 (Pt 6): 1446-1453.

Hoffman, M. L. 1981. Is altruism part of human nature? *Journal of Personality and Social Psychology* 40 (1): 121-137.

Jabbi, M., J. Bastiaansen, and C. Keysers. 2008. A common anterior insula representation of disgust observation, experience and imagination shows divergent functional connectivity pathways. *PLoS ONE* 3 (8): e2939.

Jackson, P. L., A. N. Meltzoff, and J. Decety. 2005. How do we perceive the pain of others? A window into the neural processes involved in empathy. *NeuroImage* 24 (3): 771-779.

Jackson, P. L., P. Rainville, and J. Decety. 2006. To what extent do we share the pain of others? Insights from the neural bases of pain empathy. *Pain* 125 (1-2): 5-9.

Jones, A. P., K. R. Laurens, C. M. Herba, G. J. Barker, and E. Viding. 2009. Amygdala hypoactivity to fearful faces in boys with conduct problems and callous-unemotional traits. *American Journal of Psychiatry* 166: 95-102.

LeDoux, J. 2003. The emotional brain, fear, and the amygdala. *Cellular and Molecular Neurobiology* 23 (4-5): 727-738.

Levenston, G. K., C. J. Patrick, M. M. Bradley, and P. J. Lang. 2000. The psychopath as observer: Emotion and attention in picture processing. *Journal of Abnormal Psychology* 109 (3): 373-385.

Lonstein, J. S., and J. M. Stern. 1997. Role of the midbrain periaqueductal gray in maternal nurturance and aggression: c-fos and electrolytic lesion studies in lactating rats. *Journal of Neuroscience* 17 (9): 3364-3378.

Lorenz, K. 1966. *On Aggression.* London: Methuen.

Lykken, D. T. 1957. A study of anxiety in the sociopathic personality. *J Abnorm Psychol* 55 (1): 6-10.

Marsh, A. A., R. B. Adams Jr., and R. E. Kleck. 2005. Why do fear and anger look the way they do? Form and social function in facial expressions. *Personality and Social Psychology Bulletin* 31 (1): 73-86.

Marsh, A. A., and N. Ambady. 2007. The influence of the fear facial expression on prosocial responding. *Cognition and Emotion* 21 (2): 225-247.

Marsh, A. A., and R. J. Blair. 2008. Deficits in facial affect recognition among antisocial populations: A meta-analysis. *Neuroscience and Biobehavioral Reviews* 32: 454-465.

Marsh, A. A., E. C. Finger, D. G. Mitchell, M. E. Reid, C. Sims, D. S. Kosson, K. E. Towbin, D. S. Pine, and R. J. Blair. 2008. Reduced amygdala response to fearful expressions in children and adolescents with callous-unemotional traits and disruptive behavior disorders. *American Journal of Psychiatry* 165 (6): 712-720.

Marsh, A. A., E. C. Finger, J. C. Schechter, I. T. N. Jurkowitz, M. E. Reid, and R. J. R. Blair. 2010. Adolescents with psychopathic traits report reductions in physiological responses to fear. *Journal of Child Psychology and Psychiatry* E-pub ahead of print December 14.

Marsh, A. A., M. N. Kozak, and N. Ambady. 2007. Accurate identification of fear facial expressions predicts prosocial behavior. *Emotion (Washington, D.C.)* 7 (1): 239-251.

Murphy, F. C., I. Nimmo-Smith, and A. D. Lawrence. 2003. Functional neuroanatomy of emotions: A meta-analysis. *Cognitive, Affective & Behavioral Neuroscience* 3 (3): 207-233.

Nichols, S. 2001. Mindreading and the cognitive architecture underlying altruistic motivation. *Mind & Language* 16 (4): 425-455.

Numan, M. 2006. Hypothalamic neural circuits regulating maternal responsiveness toward infants. *Behavioral and Cognitive Neuroscience Reviews* 5 (4): 163-190.

Öhman, A. 2002. Automaticity and the amygdala: Nonconscious responses to emotional faces. *Current Directions in Psychological Science* 11 (2): 62-66.

Penfield, W., and M. E. J. Faulk. 1955. The insula; further observations on its function. *Brain* 78 (4): 445-470.

Phillips, M. L., A. W. Young, S. K. Scott, A. J. Calder, C. Andrew, V. Giampietro, et al. 1998. Neural responses to facial and vocal expressions of fear and disgust. *Proceedings of the Royal Society of London. Series B. Biological Sciences* 265 (1408): 1809-1817.

Phillips, M. L., A. W. Young, C. Senior, M. Brammer, C. Andrew, A. J. Calder, et al. 1997. A specific neural substrate for perceiving facial expressions of disgust. *Nature* 389 (6650): 495-498.

Preston, S. D., and F. B. M. de Waal. 2002. Empathy: Its ultimate and proximate bases. *Behavioral and Brain Sciences* 25: 1-72.

Prinz, W. 2006. What re-enactment earns us. *Cortex* 42 (4): 515-517.

Rainville, P. 2002. Brain mechanisms of pain affect and pain modulation. *Current Opinion in Neurobiology* 12 (2): 195-204.

Rizzolatti, G,. and L. Craighero. 2004. The mirror-neuron system. *Annual Review of Neuroscience* 27: 169-192.

Rosenberg, R. S. 2010. The Superheroes: Inside the Mind of Batman and Other Larger-Than-Life Heroes. *Psychology Today Blogs* 〈http://www.psychologytoday.com/blog/the-superheroes/201006/helping-othershelping-ourselves〉.

Rozin, P., J. Haidt, and C. R. McCauley. 2000. Disgust. In *Handbook of Emotions,* 2nd ed, edited by M. Lewis and J. M. Haviland-Jones, 637-653. New York: Guilford Press.

Sigman, M. D., C. Kasari, J. H. Kwon, and N. Yirmiya. 1992. Responses to the negative emotions of others by autistic, mentally retarded, and normal children. *Child Development* 63 (4): 796-807.

Simmons, R. G. 1991. Presidential address on altruism and sociology. *Sociological Quarterly* 32 (1): 1-22.

Singer, T., B. Seymour, J. O'Doherty, H. Kaube, R. J. Dolan, and C. D. Frith. 2004. Empathy for pain involves the affective but not sensory components of pain. *Science* 303 (5661): 1157-1162.

Sprengelmeyer, R., A. W. Young, U. Schroeder, P. G. Grossenbacher, J. Federlein, T. Buttner, et al. 1999. Knowing no fear. *Proceedings of the Royal Society of London. Series B. Biological Sciences* 266 (1437): 2451-2456.

Tankersley, D., C. J. Stowe, and S. A. Huettel. 2007. Altruism is associated with an increase neural response to agency. *Nature Neuroscience* 10 (2): 150-151.

van Baardewijk, Y., H. Stegge, B. J. Bushman, and R. Vermeiren. 2009. Forthcoming. Psychopathic traits, victim distress and aggression in children. *Journal of Child Psychology and Psychiatry, and Allied Disciplines* 50: 718-725.

van Honk, J., and D. J. Schutter. 2006. Unmasking feigned sanity: A neurobiological model of emotion processing in primary psychopathy. *Cognitive Neuropsychiatry* 11 (3): 285-306.

Whalen, P. J., S. L. Rauch, N. L. Etcoff, S. C. McInerney, M. B. Lee, and M. A. Jenike. 1998. Masked presentations of emotional facial expressions modulate amygdala activity without explicit knowledge. *Journal of Neuroscience* 18 (1): 411-418.

Wicker, B., C. Keysers, J. Plailly, J. P. Royet, V. Gallese, and G. Rizzolatti. 2003.

Both of us disgusted in my insula: The common neural basis of seeing and feeling disgust. *Neuron* 40 (3): 655-664.

Yang, Y., A. Raine, K. L. Narr, P. Colletti, and A. W. Toga. 2009. Localization of deformations within the amygdala in individuals with psychopathy. *Archives of General Psychiatry* 66 (9): 986-994.

Zahavi, D. 2008. Simulation, projection and empathy. *Consciousness and Cognition* 17: 514-522.

Zebrowitz, L. A. 1997. *Reading Faces: The Window to the Soul?* Boulder, CO: Westview Press.

제 **12**장
타인의 정서를 공유하고
이해하는 것에 관한 인지신경과학

Jamil Zaki, Kevin Ochsner

대부분의 사람에게 타인의 내적 상태를 이해하고 그것에 반응하는 공감은 어떤 능력 이상의 것이다. 그것은 몰두, 심취(preoccupation)이다. 우리는 다른 사람에 대해 생각하고 이야기하는 데 엄청난 에너지를 사용하며(Dunbar, 2004), 소설이나 영화에 등장하는 허구적인 사람의 삶에 사로잡혀 우리의 자유 시간을 많이 소모한다(Mar and Oatley, 2008). 이와 같은 타인에 대한 몰두는 다음과 같은 것으로 잘 알려져 있다. 타인의 내적 상태—신념, 의도, 정서 등—에 대해 예리하게 파악하지 못하면 우리는 단체 사냥부터 현수교 교량 건설까지 다양한 협력 작업을 하지 못하며, 타인의 내적 상태를 공유하지 못하면 사회생활에 필수적인 유대 관계가 단절될 것이다. 타인의 내적 상태를 공유하고 이해하는 것의 결함을 포함하여 대인 관계의 어려움은 자폐스펙트럼장애나 사이코패스와 같은 질병에 걸리게 한다(Blair, 2005). 이런 장애가 있는 사람들의 경험은 우리가 직면하는 정서적으로 힘들고 인지적으로 도전적인 대부분의 경험이 사회적 세상에서 온다는 점을 일깨워주며, 이런 영역에서의 우리 기술들은 주로 이러한 사회적 환경에서 연마된 것이다(Humphrey, 1976).

공감의 중요성을 고려할 때, 타인의 내적 상태를 공유하고 이해하는 데 관여하는 신경기제를 탐색하고자 하는 인지신경과학자들이 아주 빠르게 증가하고 있다는 것이 놀라운 일이 아니다. 아마 더 놀라운 것은 이 연구들이 대체로 두 가지 서로 다른 방식으로 이루어지고 다른 유형의 논문들을 발표한다는 것이다. 하나는 타인의 상태를 대리적으로 공유하고 취하는 것(경험 공유, experience sharing)과 관련된 신경기제에 초점을 맞추며, 다른 하나는 타인의 내적 상태를 인지적으로 평가하는 것(정신 상태 귀인, mental state attribution)의 신경기제에 초점을 맞춘다.

경험 공유와 정신 상태 귀인은 공감이라는 다차원적 개념의 하위 요소들이다. 그래서 이 요소들이 직접 연결될 것이라고 상상할 수 있다. 사실 여러 이론이 이 과정 간의 관계와 복잡한 사회적 상황에서 공감에 미치는 복합적 영향에 대해 초점을 맞추었다(Decety and Jackson, 2004; Singer, 2006; Keysers and Gazzola, 2007; Uddin et al., 2007; Zaki and Ochsner, 2009). 그러나 경험 공유와 정신 상태 귀인과 같은 공감의 하위 요소들의 특징에 초점을 맞춘 경험적 연구가 계속 이루어져 왔지만, 이 요소들이 실제로 어떻게 작동하는가에 대한 자료는 거의 없다.

이 장에서는 공감에 대한 인지신경과학 연구들이 어떻게 이루어져 왔는지 살펴보겠다. 뒤로 가면서 이 장은 세 부분으로 나누어진다. 첫째, 아주 잘 통제된—또한 아주 단순하면서 비자연적인—사회적 단서를 사용하여 경험 공유와 정신 상태 귀인의 신경 회로를 구분하고자 하였던 최근 10년 이상의 연구들을 간략히 다루겠다. 둘째, 이 요소들을 기능적으로 분리시키기 위해 고안된 자료를 근거로 이 시스템이 분리되었다는 것을 지나치게 강조할 때의 문제점을 기술할 것이다. 셋째, 이 시스템들이 처음 생각처럼 분리된 것이 아니라 함께 활성화되며, 상호작용하며, 함께 사회인지 행동을 지지한다는 최근(주로 4년 이내에 출판된) 연구들을 살펴보겠다. 이 연구 결과는 다중 구성요소 과정으로서 공감을 강조하였는데, 다양한 상황적 제약과 요건이 어떤 요소가 작동될 것인가를 결정한다고 하였다.

이중 체계 이론

비록 '사회적 뇌'라는 용어가 불과 20여년 전에 만들어 졌지만(Brothers, 1990), 사회 인지에 관한 신경과학적 연구가 아주 빠르게 두드러진 연구 주제로 성장하였다. 이 주제는 각기 독특한 경험 연구와 이론화를 시도한 두 가지 접근 방식으로 다루어졌다.

공유된 표상체계

첫 번째 연구 흐름은 타인의 내적 상태를 대신 경험하거나 공유하기 위해 필요한 기제를 다룬다. 이 물음을 다룬 연구들은 개념적으로는 18세기 도덕철학(Smith, 1790; 2002)에서부터 미학 이론(Lipps, 1903), 운동인지에 대한 현대 모형(Printz, 1997; Dijksterhuis and Bargh, 2001)에 이르기까지 다양한 분야에서 차용했다. 이런 접근에 대한 지지자들을 통합하는 공통적인 가닥은 지각자(perceivers: 타인의 내적 상태에 초점을 맞추고 있는 사람)가 내적 상태를 경험하는 표적(targets: 지각자의 초점 대상인 사람)을 관찰할 때, 지각자는 자신이 그 상태를 직접 경험할 때 관여하는 여러 가지 인지적 과정과 신체 과정에 관여한다는 생각이다. 타인에 대한 지각과 자기 자신을 연결하는 것은 지각자는 표적의 신체 자세(Chartrand and Bargh, 1999), 얼굴 표정(Dimberg, Thunberg, and Elmehed, 2000), 자율신경 각성(Voughan and Lanzetta, 1980), 자기 보고 정서 상태(Neumann and Strack, 2000)를 자동적으로 채택한다는 연구 결과에 의해 지지를 받았다. 이런 결과는 다양한 형태의 경험 공유가 '지각—행동 대응' 시스템에 의해 도움을 받는다는 가정을 하게 되었는데, "지각—행동 대응"시스템은 관찰된 신체 상태가 자동적으로 관찰자 자신의 감각, 운동, 정서로 나타나게 한다(Preston and de Waal, 2002). 여러 가지 면에서, 이러한 '공유된 표상(shared representations)' 접근은 (아마도 다른 사람의 신체 상태를 포함하여) 신체 상태와 관련된 개념은 감각표상과 운동표상을 통해 처리된다는 '구현된 인지(embodied cognition)'라는 일반적인 생각에서 나온 것이다(Decety, 1996; Kosslyn, Thompson, and Alpert, 1997; Niedenthal et al., 2005; Barsalou, 2008).

신경과학 연구 결과 지각자가 자신의 내적 상태를 경험할 때와 그런 상태를 경험하고 있는 타인, 즉 표적을 관찰할 때 모두 관여하는 공유된 표상, 즉 신경 공명(neural resonance)을 지지한다고 생각되는 영역을 확인하였다. 신경 공명의 위치는 공유된 내적 상태의 유형에 따라 다르다. 예를 들면, 운동 활동을 실행할 때와 관찰할 때 모두 지각자의 거울 신경 시스템, 즉 전 운동 피질, 하 전두피질, 하 두정피질이 관여한다(Rizzolatti and Craighero, 2004). 통증이 없는 촉각을 경험하고 관찰할 때, 지각자의 체감각 피질 또한 관여하지만(Avenanti et al., 2005), 추가로 전측 섬피질(anterior insular), 전 대상피질(anterior cingulate cortex)을 포함하여 통증의 내부감각 요소와 정서적 요소와 관련된 영역의 활성화도 일어난다(Morrison et al., 2004; Singer et al., 2004; Jackson, Meltzoff, and Decety, 2005; Ochsner et al., 2008). 활동을 모방하는 동안 심지어 해마와 후내측 전두피질에서도 공명 반응이 나타난다는 새로운 자료도 있다(Mukamel et al., 2010). 이후로는 이런 공명 특징을 보이는 모든 뇌 영역을 공유된 표상체계(Shared Representation System), 또는 SRS라 지칭할 것이다. 하지만 이것은 기능적 정의도 느슨하고 세포 구조적 특성이나 신경 연결을 근거로 하지 않는다는 점을 이해할 필요가 있다.

관찰되고 경험된 구체적인 상태와 관계없이, 신경 공명의 일반적 속성은 최소한 두 가지 이유로 상당한 흥분을 일으켰다. 첫째, 앞서 지적한 것처럼 공명은 공유된 표상의 신경기제일 가능성을 제시하였다. 둘째, 가끔 공명은 공감, 사회인지, 심지어 언어의 일차적 기제로 알려지기도 했다(Gallese and Goldman, 1998; Gallese, Keysers, and Rizzolatti, 2004). 이 중에서 첫째 주장은 그럴듯하며, 지지되었으나, 두 번째 주장은 그렇지 않다. 비록 공명이 어떤 상황에서는 사회인지에서 부분적 역할을 담당할 수 있지만, 다른 상황에서 사람 간의 이해를 매개할 가능성은 별로 없다. 왜냐하면 표적의 '고등 수준'의 의도와 신념은 운동 상태 또는 체감각 상태로 번역될 수 없기 때문이다. 예를 들면, 누군가를 밀어뜨리려는 것과 똑같은 운동 프로그램이 싸움을 시작하거나 또는 달려오는 버스로부터 누군가를 구하는 것과 같이 아주 다른 고등 수준의 목적에서도 사용될 수 있다(Jacob and Jeannerod, 2005). 더욱이, 표적의 상태가 지각자의 것과 다른 경우가 많이 있다(예: 표적이 어떤 것을 지각자가 자신의 진짜 신념/느낌의 표현을 숨기고 통제하거나 또는 그렇게 하지 않기 위해 애쓰는 것으로 잘못 믿을 때). 이런 경우, 표적을 이해하기 위해 자신의 내적 상태에 의존하는 것은 사람 간의 이해를 방해할 수 있다. 사실, 타인에 대한 자신의 내적 상태(특히 자신의 지식)의 과대귀인은 공통적인 사회인지 오류이며(Gilovich, Medvec, and Savitsky, 2000; Epley et al., 2004), 이것은 자폐스펙트럼 장애에서 특히 두드러진다(Baron-Cohen, 1994).

정신 상태 귀인 체계

사실 자신의 내적 상태를 다른 사람 탓으로 돌릴 때 발생하는 오류는 아주 다른 사회인지 관점에서 이루어진 초기 연구, '정신화' 또는 '마음 이론' 연구를 자극하였다. 침팬지를 대상으로 한 Premack과 Woodruff(1978)의 선구적 연구 이래, 마음 이론이라는 용어는 독특한 정신 상태를 타인에게 돌리고 사회적 상호작용 동안 그러한 정신 상태 귀인을 이용하려는 인간의 능력(여기서 정신 상태 귀인, 또는 MSA로 지칭한 능력)을 의미하는 것으로 사용되었다. 여러 가지 면에서 MSA는 오래 동안 주요 연구 주제가 되었는데, 특히 이런 능력의 발달 궤적(Flavell, 1999)과 자폐스펙트럼장애의 경우 이 능력이 붕괴되는 것에 주목하였다(Baron-Cohen, Leslie, and Frith, 1985).

지난 15년 동안 이루어진 MSA에 대한 인지신경과학 연구는 발달 분야와 임상 분야에서 빌려 온 여러 가지 패러다임을 이용하였는데, 통상적으로는 참가자들에게 삽화, 그림, 또는 만화를 보여 주고 그것을 근거로 타인의 신념, 지식, 의도, 정서를 추론하도록 하였다. 관련 연구들은 사람들의 지각에 대한 사회심리학적 패러다임을 사용하였는데, 예를 들면, 참가자에게 자신과 표적의(일시적 상태의 반대로서) 안정적인 특질을 판단하게 하였다. 타인에 대해 어떤 형태의 판단을 하든 또는 표적 단서가 어떤 형식으로 제시되든 관계없이, 그런 과제는 내측 전전두피질(MPFC), 측두두정 접합(TPJ), 후측 대상피질(PCC), 그리고 측두극이 포함된 회로망에 놀라울 정도로 일관성 있는 패턴의 활성화를 일으킨다. 이런 범주화는 느슨하고 기능적이라는 점을 감안하고, 우리는 이 회로망을 정신 상태 귀인 체계 또는 MSAS라 한다(MSAS와 그 기능에 대해 더 자세한 것은 Fletcher et al., 1995; Goel et al., 1995; Baron-Cohen et al., 1999; Castelli et al., 2002; Mitchell, Heatherton, and Macrae, 2002; Saxe and Kanwisher, 2003; Ochsner et al., 2004; Olsson and Ochsner, 2008; Peelen, Atkinson, and Vuilleumier, 2010 참조). 물론 이 피질 영역의 특별한 역할이 MSA-관련 계산에만 국한된 것은 아니다. 예를 들면, TPJ는 외생 단서를 근거로 주의를 기울이는 것과 관련이 있고(Corbetta, Patel, and Shulman, 2008; Mitchell, 2008); 감각과 운동 정보 모두가 수렴되는 위치에 있는 PCC는 사회적 단서의 현출성을 평가하는 데 어떤 역할을 하며(Vogt, Vogt, and Laureys, 2006), MPFC는 이 회로의 다른 영역에서 오는 입력을 근거로 내적 상태에 대한 고차적 또는 개념적 평가를 만드는 것과 관련이 있다(Buckner, Andrews-Hanna, and Schacter, 2008; Mitchell, 2009a, b; Spreng, Mar, and Kim, 2009). 종합해 보면, MSAS는 지각자가 표적의 내적 상태에 대한 외현적인 인지적 평가를 만들기 위해 함께 작동될 필요가 있는 자극 일반적인 인지 과정의 집합을 예시하는 것 같다.

분리와 불만

타인의 내적 상태를 공유하는 데 관여하는 SRS와 그런 상태를 평가하고 이해하는 것에 관여하는 MSAS라는 이중 체계 이론 각각의 능력에 대하여 그리고 뇌가 어떻게 그것을 돕는지에 대해 많은 유용한 정보를 제공한다. 그러나 이 이론의 가장 놀라운 특징은 이 두 체계가 서로 얼마나 떨어져 있는가라는 것이다. 사실, 두 체계는 분리되어 있으며, SRS와 MSAS를 담당하는 뇌 영역은 중복되는 곳이 거의 없다. 이러한 분리는 메타 분석적 검토를 견뎌 내고 있다[한 시스템에 관여하는 것이 동시에 다른 시스템에 관여하는 경우가 거의 없다는 연구들(van Overwalle and Baetens, 2009)]. 더욱이, 개별 연구에서조차도, 이 시스템들은 행동을 통제하기 위해 경쟁할 수도 있다. 예를 들면, 표적의 움직임을 모방하지 말라는 지시를 받은 피험자는 거울 신경의 활동을 감소시키지만, MPFC와 TPJ의 활동은 증가시킨다(Brass, Ruby, and Spengler, 2009). 시스템 간 경쟁(cross-system competition)을 보여 주는 또 다른 예는 피험자들에게 두 가지 유형―정서적 사건에 대해 이야기하는 표적을 무음으로 보여 주는 영상(SRS가 관여), 맥락 정보를 전달하는 언어적 단서(표적이 기술하고 있는 사건을 표면적으로 요약하는 문장, MSAS가 관여)―의 사회적 단서를 결합하여 제시하고, 표적의 정서를 평정하게 하는 것이다. 가끔 이 단서들은 표적의 정서에 대해 경쟁적인 모습을 제시한다(예: 비언어적 단서를 근거로 하면 표적이 행복한 것으로 보이고, 표면적으로는 부정적 사건을 이야기한다). 이 경우, 피험자는 이 단서들의 상대적 중요성을 결정해야 하며, 그 결과 피험자의 판단은 어떤

한 가지 유형의 단서에 대한 상대적 '의존'을 반영하는 것이다. 예를 들면, 긍정적인 비언어적 단서와 부정적인 맥락 단서를 근거로 앞서 예의 표적이 행복하다고 결정하는 피험자는 비언어적 단서에 지나치게 의존한다고 말할 수 있다. 연구 결과 피험자가 비언어적 정보를 근거로 판단하는 경우에는 그들은 체감각피질을 포함하여 SRS에 관여하는 것으로 나타났으며, MSAS에서는 활성화가 거의 나타나지 않았다. 피험자가 맥락정보에 의존하는 경우에는 반대 패턴이 나타났다(Zaki et al., 2010).

그래서 언뜻 보기에, 공감은 경험 공유와 정신 상태 귀인이라는 두 가지 이질적인 계산 형태—두 가지 분리된 신경 회로망—으로 분할되는 것 같다. 표면적으로는 아직까지 이 두 가지 과정과 신경 회로망 모두 표적의 내적 상태를 이해하고 공유하는 동일한 목적을 가진다. 만약 이것이 참이라면, 이 시스템 각각의 구체적인 역할은 무엇인가? 지금까지 개별 시스템에 대해 알아보고자 한 연구들은 다른 시스템이 작동하기 위한 어떤 요구나 원인도 없다는 식으로 설계되었기 때문에 현재 연구가 이 물음에 답하기 위한 유일한 것이다. 예를 들면, SRS를 검증하기 위해 고안된 연구는 전형적으로 역동적 자극들에 대한 수동적 지각을 다루며(예: 표적이 실제 사회적 단서를 보여 주는 영상), MSAS에 대한 연구는 정적, 언어적, 추상적 자극들을 근거로 표적의 내적 상태를 평정하게 한다.

과제 간의 이러한 차이는 SRS와 MSAS에 대한 연구 간의 역사적 구분이 공감을 이해하는 데 도움이 되기도 하고 아니기도 하다는 것을 암시한다. 한편으로는 각 시스템이 관여하는 특정 과제와 맥락을 탐색하기 위한 조심스런(피험자내) 접근은 사회적 정보가 각 시스템이 언제, 어떻게 참여하게 하는가를 포함해서 공감의 기능적 구축에 대한 보다 완전한 설명 모형을 제공해 줄 수 있다는 면에서 유용하다. 또 다른 한편으로는 SRS 또는 MSAS를 완전히 따로 다루는 것은 사회 인지와 공감에 대한 이론이 사회적 자극의 아주 작은 부분에 대한 지각만 기술하는 심각한 제약을 만들게 한다는 면에서 도움이 되지 않는다.

결정적으로, 가끔은 실험실 밖에서 만나는 사회적 단서를 지각하는 사람은 현재 연구에 참여한 사람과 본질적으로 다를 수 있다. 구체적으로, '실제 세상'의 사회적 정보는 역동적이고 다감각적인 표적 단서와 이 단서들을 내적 상태에 대한 외현적 추론으로 전환시키려는 욕구 등 MSAS와 SRS가 모두 참여할 가능성이 있는 특질들을 가지고 있다(Keysers and Gazzola, 2007; Zaki and Ochsner, 2009). MSAS와 SRS의 분리를 강조하는 이론은 이런 복잡한 부분을 놓치고, 결과적으로 단일 과정에만 지나치게 의존하는 공감 이론을 만들 위험이 있다. 예를 들면, 두 가지 경쟁적이고 잘 알려진 이론이 대인 간 인지는 주로 SRS 또는 MSAS 중 어느 하나에 국재화되어 있다고 주장한다(Gallese, Keysers, and Rizzolotti, 2004; Saxe, 2005). 각각의 주장은 우리가 일상적 상황에서 보게 되는 복잡한 단서가 아니라 아주 단순화된 사회적 정보 조각을 다룬 연구 결과를 근거로 하기 때문에 이들 이론에 대한 논쟁은 어리석은 것이다.

조각들을 조립하기

최근 연구는 복잡한 사회적 단서들에 대한 신경 반응을 조사하고, 사회적 행동에서 뇌 활동의 역할에 대해 생태학적으로 더 타당한 방식으로 연구하기 위한 방법과 과제를 새롭게 보완함으로써 단편적인 공감 이론을 넘어서려는 방향으로 움직이기 시작하였다. 이런 연구는 고립된 사회적 정보 '조각(예: 신념 또는 정서에 대한 역동적인 생물학적 운동과 언어적 단서)'이 하나의 응집된 전체 형태로 조립되어야 할 때 각 시스템이 어떻게 반응하는가를 연구하기 위해 SRS와 MSAS의 특성들을 활용하였다.

이러한 결과 SRS와 MSAS에 대한 이전의 서술과 극적으로 다른 것으로 나타났다. 대신에, 이 시스템들이 최소한 세 가지 측면에서 밀접한 관련이 있는 것으로 의견이 모아지고 있다. 첫째, 비록 두 가지 시스템의 관여가 과제 요구에 따라 다를 수 있지만, 두 가지 시스템은 자연적이고 복잡한 사회적 정보에 의해 동시에 참여하게 되고, 둘째, MSAS와 SRS 영역은 복잡한 사회적 단서에 대해 반응할 때 다른 시스템에 있는 영역과 기능적으로 연결되고, 셋째, 이들 두 가지 시스템 내부 영역의 관여가 표적의 정서를 정확하게 이해하는 것과 같은 대인 간 관계의 결과를 예측할 수 있다. 이제부터 이러한 새로운 발견들을 살펴보겠다.

공동 활성화

비록 초기 연구 결과가 SRS와 MSAS의 독자적인 관여를 강조했지만, 이 결과들은 아주 단순화된 사회적 단서에 대한 반응을 근거로 한 것이다. 실험실 밖에서, 사회적 표적은 흔히 시간이 지나면서 드러나는 다감각적인 사회적 단서를 우리에게 제시한다(예: 어떤 친구가 불편해 보이면, 그 친구가 막 실직하고, 몸을 앞으로 수그리고, 울기 시작한다는 것을 드러낸다). 그런 단서들은 우리의 모든 사회 지각 능력을 동시에 이용하고, 우리가 표적의 정서 상태에 대한 응집된 표상을 만들기 위해 많은 사회적 신호를 통합하도록 요구한다.

이와 일치하는 것으로, 사회적 표적의 영상 같은 다감각적인 사회적 단서를 사용하여 피험자들에게 그 단서들에 대해 추론을 하도록 요구한(사회적 상호작용에 대한 요구와 거의 유사한) 여러 연구들은 그런 과제 수행에 SRS와 MSAS 모두가 관여한다는 거의 일치하는 결과를 얻었다. 최근의 두 연구(de Lange et al., 2008; Spunt, Satpute, and Lieberman, 2010)는 피험자들에게 움직이는 표적 영상을 보여 주고, 표적에 대하여 비교적 낮은 추론 또는 비교적 높은 추론을 하도록 요구하였다. 예를 들어, 표적이 책을 읽고 있는 것을 보는 동안, 피험자에게 표적이 이것(예: 책장 넘기기)을 '어떻게' 하는가, 또는 표적이 그 과제를 '왜'(인지신경과학에 대해 좀 더 알기 위해) 하는가라는 질문을 했다. 두 가지 경우 모두에서 역동적인 사회적 단서는 조건에 관계없이 SRS 내에 있는 영역(구체적으로는, 거울 뉴런 시스템을 구성하는 영역)이 관여하였다. 그러나 낮은 수준의 '어떻게' 추론 조건과 반대로 높은 수준 '왜' 조건에서 MSAS 내의 영역이 추가로 더 관여하였다.

다른 두 연구는 피험자가 자연적인 사회적 상호작용을 하는 표적을 관찰하는 동안 피험자의 뇌 활동을 검사하였다. 그중 한 연구(Wolf, Dziobek, and Heekeren, 2010)에서는 피험자에게 표적의 내적 상태("다음 대화를 하는 동안 Kenneth는 어떻게 느낄까?") 또는 물리적 속성("Tracy가 왔을 때 문이 열려 있었나 아니면 닫혀 있었나?") 중 어느 한 가지에 주의를 집중하라고 지시하였다. 그 결과 복잡하고 역동적인 자극을 근거로 정신 상태에 주의를 기울이거 판단을 할 때 MSAS와 SRS(또 다시, 구체적으로는 거울 뉴런 체계) 내의 영역이 관여하는 것으로 밝혀졌다. 복잡한 사회적 상호작용을 보는 것이 포함된 또 다른 연구(Iacoboni et al., 2004)에서는 사회적 자극을 단지 수동적으로 보기만 해도 두 시스템 내의 영역이 비슷하게 관여하는 것으로 밝혀졌다. 이러한 결과는—외현적인 비사회적 판단이 없는 경우—관찰자는 사회적 상호작용을 관찰하는 동안 내적 상태에 대한 추론을 불이행할 수 있음을 시사한다(Mitchell, 2009a, b).

이러한 발견은 어떤 의미에서는 놀라운 것이 아니다. 십 년 이상 이루어진 많은 연구 결과 거울 뉴런 체계와 MSAS는 역동적인 표적의 행동을 관찰하는 것, 표적에 대해 외현적으로 추론하는 것과 각기 관련이 있다. 이는 단지 각각의 개별 시스템이 관여하는 자극과 과제 특성을 결합하면 두 시스템 모두 관여하도록 할 수 있다는 의미이다.

그럼에도 불구하고, 이 결과들은 공감과 사회 인지에 대한 이론들이 이전 자료를 어떻게 설명하는가에 대해 중요한 지적을 하고 있다. 즉, 단순화된 자극이나 과제를 사용하면 SRS와 MSAS가 분리될 수 있다고 해서 대부분의 사회적 맥락에서 이 두 시스템이 분리될 수 있다는 것이 필수적이지 않으며, 심지어 그렇다는 것을 암시하는 것도 아니다. 사실 자연적 관찰 방법을 사용한 연구에서는 대부분의 사회적 상황은 이 두 시스템의 동시 관여를 요구한다고 하였다. 이러한 개연성이 MSAS 또는 SRS가 공감에 핵심적인가에 대한 논쟁에서 이 두 시스템 중 하나 또는 모두가 관여할 가능성이 있는 상황을 더 잘 변별하기 위해 '언제'와 '어떻게' 접근으로 연구의 방향을 이동하게 만들었다.

상호작용

많은 사회적 과제에서 MSAS와 SRS가 동시에 활성화되는 것에 덧붙여서, 이 두 시스템은 여러 가지 과제를 하는 동안 그것이 드러나는 사회적 정보처리를 알려 주는 피드백 회로에서 상호작용하는 것 같다. 예를 들면, 사회적 표적의 감각운동 상태를 공유하는 관찰자는 표적에 대한 자신의 추론을 알아내기 위해 공유하고 있는 것을 사용할 수 있다. 비슷하게, 표적의 상태와 그 상황에서 표적의 반응에 대한 몇 수준의 추론은 다양한 형태의 정서 공유를 위해 필요한 것 같다.

이런 생각과 일치한 것으로, 여러 연구에서 사회적 인지 과제를 하는 동안 MSAS와 SRS 영역 간에 기능적 연결성이 증가하는 것으로 밝혀졌다. 예를 들면, 우리(Zaki et al., 2007)는 관찰자 스스로가 통증을 경험하거나 또는 통증을 보이는 표적을 관찰하는 것 같은 통증에 대한 표준적인 공감 과제를 수행하는 동안 연결성을 조사하였다. 이전 연구들과 마찬가지로, 자기 통증과 타인 통증 모두에서 섬피질과 대상피질의 앞 부분이 관여하였다(Ochsner et al., 2008). 그러나 각 유형의 통증은 전측 섬피질(AI)과 전측 대상피질(ACC)에서 기능적 연결성의 패턴이 아주 다르게 나타났다. 한편으로는, 관찰자가 통증을 보이는 표적을 관찰할 때—자신은 통증을 경험하지 않을 때—ACC와 AI는 정신 상태 귀인에 관여하는 영역인 MPFC와 STS와 기능적으로 연결되기 시작했다. 또 다른 한편으로는, 관찰자 자신이 통증을 경험할 때, ACC와 AI

는 체감각과 약한 통증에 관여하는 중뇌와 후측 섬피질 영역과 기능적으로 연결되었다. 그래서 통증에 대한 공감을 하는 동안(즉, 통증을 느끼는 타인을 관찰하는 동안), 공유된 표상에 관여하는 영역은 내적 상태에 대한 고차적 추론을 이끌어 내는 데 관여하는 영역과 독특한 연결을 한다.

어떤 연구는 이런 공식의 다른 측면을 검증하고자 하였다. 외현적인 사회적 추론 과제 동안 MSAS 영역의 연결성을 조사하였다. Lombardo 등(2010)은 실험 참가자들에게 자기 자신이 좋아하는 것과 표적이 좋아하는 것에 대한 추론하도록 하였다. 이 두 조건 모두에서 MPFC, PCC, TPJ를 포함해서 흔히 MSAS를 구성하는 영역이 관여하였다. 흥미롭게도, 두 가지 유형의 추론 동안 MPFC와 TPJ 영역은 전측 섬피질뿐만 아니라 거울 뉴런 시스템의 영역을 포함하여 약한 수준에서 표적의 신체적·정서적 상태를 공유하는 데 관여하는 여러 영역과 기능적으로 연결되었다. 이것은, 타인을 이해하려고 시도할 때, 관찰자는 그런 과제 수행에 관여하는 영역에 의존하여 내적 상태를 공유하는 영역으로부터 정보를 받을 것이라는 생각과 일치하는 것이다.

상호작용은 개인 내에서만 검증할 수 있는 것은 아니다. 최근 연구에서 Schippers 등(2010)은 표적의 뇌에서 관찰자의 뇌로 정보가 어떻게 전달되는가를 연구하였다. fMRI를 사용하여 스캔을 하는 동안 손동작으로 어떤 단순 활동을 팬터마임(제스처 놀이와 유사한 과제)을 하고, 그 후 관찰자가 그 동작이 무엇을 의미하는지 추론하는 동안 fMRI 스캔을 하였다. 연구자들은 실험 참가자들의 거울 뉴런 시스템들 간의 연결에 초점을 맞추면서, 어떤 특정 시점에서 손동작을 처리하는 뇌 활동이 손동작을 관찰한 후 관찰자의 뇌 활동을 어떻게 예측하는가를 조사하였다. 그들이 예측한 대로, 손동작을 처리하는 전운동피질과 하두정피질의 활동이 관찰자 뇌의 같은 영역 이후 활동을 예측하였다. 또한 손동작에 관여하는 뇌 영역의 활동이 외현적인 정신 상태 귀인에 관여하는 것으로 알려진 영역인 관찰자의 MPFC와 PCC의 관여를 예측하였는데, 이는 관찰자가 팬터마임으로 표현된 행동의 의미를 알기 위해서는 이 행동들이 SRS에 표상되고 그런 다음 MSAS를 사용하여 그 행동에 대한 외현적인 추론을 끌어내는 것 모두 다 필요하다는 것이다.

기능적 연결성에 대한 연구는 인간의 공감의 신경기제에 대해 중요한 통찰을 제공해 준다. 비록 통증을 느끼는 표적을 관찰하고 표적의 기호에 대해 추론하는 것이 분리될 수 있는 두 가지 체계, 즉 SRS와 MSAS 각각이 관여하게 하지만 두 가지 경우 모두에서 이 영역은 다른 체계의 영역과 상호작용한다. 그래서 완전히 분리되어 있는 것처럼 보이는 심리적 과정(타인의 내장 상태와 정서 상태를 공유하는 것 대 이들 상태에 대한 '냉철한' 인지적 추론을 하는 것)은 공감에 대한 초기의 신경과학적 자료가 제시하는 것보다 훨씬 더 긴밀하게 연결되어 있는 것 같다.

결과와의 관계

사회적 과제를 수행하는 동안 뇌 영역의 관여는 그 과제 수행에 관여하는 잠정적인 인지 기제를 들여다 볼 수 있는 창문이지만, 또한 표적의 내적 상태를 성공적으로 공유하고 이해하는 것과 관계가 없는 부가적인 처리를 반영할 수도 있다.

이런 문제를 다루기 위한 한 가지 방법은 완전하지는 않지만 부분적으로 회복된 뇌 손상 환자를 대상으로 한 연구에서 얻은 수렴적 결과를 살펴보는 것이다. 예를 들면, MPFC 손상은 표적의 내적 상태를 추론하는 데 어려움을 일으킨다는 연구들(예: Shamay-Tsoory, Aharon-Peretz, and Perry, 2009)은 이 영역이 최소한 공감의 한 하위 과정에서 필수적인 역할을 한다는 강력한 증거가 된다. 그러나 일부 MPFC 손상 환자들은 여전히 타인의 내적 상태를 이해할 수 있다(예: Bird et al., 2004). 더욱이 뇌 손상은 손상된 영역과 기능적 회로를 구성하는 다른 온전한 영역의 기능에 영향을 줄 수 있다.

공감에 있어서 특정 뇌 영역의 기능적 역할에 대한 통찰을 얻기 위한 또 다른 방법은 이들 뇌 영역의 활동과 차후의 사회적 결과 간의 관계를 직접 조사하는 것이다. 예를 들면, 관찰자의 특정 뇌 영역의 관여가 그들이 표적의 정서를 공유하거나 또는 이해하는 정도를 예측할 수 있는가에 대해 연구할 수 있다. 이런 접근은 '차후 기억(subsequent memory)' 패러다임으로 잘 알려진 것과 유사한 것으로, 이 패러다임에서 연구자는 부호화할 때의 뇌 활동을 사용하여 기억 정보의 정확한 인출을 예측하고자 한다(Brewer et al., 1998; Wagner et al., 1998; Paller and Wagner, 2002).

  여러 연구가 사회인지적 결과를 연구하기 위해 이런 접근을 사용하기 시작했다. 이 분야의 초기 연구 중 일부는 기억에서 사회 참조 효과를 탐색하였다. 비사회적 전략("'honest'는 몇 개의 철자로 되어 있는가?")이 아니라 사회적 전략(예: "'정직한'이란 단어가 당신을 기술하는가?" 또는 "'정직한'이란 단어가 Barack Obama를 기술하는가?")을 사용하여 특질 형용사를 부호화하는 것이 인출할 때의 기억 수행이 더 좋은 것으로 나타났다. 3개의 영상연구 결과 이런 효과는 사회적 정보를 부호화하는 독특한 신경 실체를 반영하는 것으로 밝혀졌다. 구체적으로, 사회적 정보를 성공적으로 부호화하는 것은―비사회적 기억 수행과는 달리―MPFC와 PCC를 포함하여 MSAS 내의 여러 영역의 활성화(그리고 피험자 간 상관)와 관련이 있었다(Macrae et al., 2004; Mitchell, Macrae, and Banaji, 2004; Hasson et al., 2008). 이런 결과는 정보를 사회적으로 성공적으로 부호화하기 위해서는 표적의 만성적인 정신 상태와 정서 상태에 대한 MSA와 같은 계산이 필요하다는 사실을 반영하는 것 같다.

  이 문제에 대한 또 다른 접근은 신경 활동이 어떻게 타인의 특질에 대한 구체적인 인상 형성을 예측하는가를 연구하는 것이다. 최근의 영상연구에서 참가자가 표적의 사진을 보고 그 표적에 대한 특질―진단적 정보를 전하는 여러 문장(예: "그는 춤을 추면서 파트너의 발을 밟았다.")을 읽는 동안 참가자의 뇌를 스캔하였다. 중요한 것은, 참가자는 긍정적 문장과 부정적 문장을 모두 읽고 나중에 표적에 대한 전반적인 인상을 평정하였고, 그래서 참가자가 후

속적인 전반적 판단과 관련된다고 여기는 정보와 관련이 없다고 여기는 정보
를 실험자가 변별할 수 있도록 하였다. 연구 결과 참가자가 처음 사회적 단서
를 받았을 때의 PCC활성화가 이 단서가 전반적 판단과 관련이 있다는 나중
의 결정을 예측하는 것으로 밝혀졌다(Schiller et al., 2009).

그래서 어떤 특질을 표적의 것으로 여기고 이런 특질을 기억하는 것은 SRS
가 아니라 MSAS의 어떤 영역에 의존한다. 하지만 이것이 MSAS만이 차후의
사회적 판단과 행동을 이끈다는 의미는 아니다. 대신에 여기서 MSAS의 관여
는 이 연구들에서 사용한 과제에서 사회적 단서가 주로 언어적으로 제시되었
고 추상적이고 일반적인 사회적 판단을 요구했다는 것을 반영할 수 있다. 또
다른 사회적 결과, 특히 정서 상태를 공유하고 판단하는 것과 관련된 것에는
부가적으로 SRS이 영역이 관여할 수 있다. 비록 이 문제에 답하기에는 자료
가 거의 없지만, 일부 연구는 SRS가 감정 관련 사회적 결과를 예측한다는 도
발적인 증거를 제시하고 있다. 예를 들면, ACC 또는 AI의 활성화와 자기 보
고로 측정한 타인의 고통과 정서를 공유하는 것 간의 관계가 검증되지는 않
았지만, 이들 영역의 활성화는 관찰자가 생각하는 표적의 고통 정도(Jackson,
Meltzoff, and Decety, 2005; Saarela et al., 2007)와 고통을 받고 있는 표적을 보
는 동안 관찰자가 느끼는 불편함(Constantini et al., 2008; Singer et al., 2008)을
예측하였다.

우리는 공감의 뇌-행동 관계를 측정하기 위해 또 다른 접근을 하였다. 우
리는 예전에 행동 연구와 생리심리 연구에서 사용하였던 '공감 정확성' 패러
다임을 사용하여 표적의 정서에 대한 지각자의 정확성을 예측하는 뇌 활동
을 탐색하였다(Levenson and Ruef, 1992; Ickes, 1997; Zaki, Bolger, and Ochsner,
2008; Zaki and Ochsner, in press). 지각자가 표적이 정서적인 자전적 사건을
기술하는 영상을 보면서, 표적이 얼마나 긍정적 또는 부정적 느낌을 가진다
고 생각하는지 연속적으로 평정하였다. 중요한 것은, 표적도 지각자가 했던
것과 똑같은 척도를 사용하여 각 순간 자신의 정서를 평정하였다. 이렇게 함

으로써 표적의 정서에 대한 지각자의 평정과 자신의 정서에 대한 표적의 자기 평정 간의 상관으로 정서에 대한 정확성을 조작적으로 측정할 수 있었고, 구획 단위로 지각자의 정확성을 추적하는 뇌 활동을 탐색할 수 있었다. 이러한 분석 결과 MPFC와 측두극을 포함하여 정신 상태에 대한 외현적 귀인과 관련이 있는 영역, 그리고 전 운동 영역과 하 두정 영역을 포함하여 감각운동 상태를 공유하는 것과 관련이 있는 영역의 활성화가 정확성을 예측하는 것으로 나타났다(Zaki et al., 2009).

비록 공감에 관한 뇌−행동 관계에 대한 연구가 아주 드물지만, 그 연구 결과는 조짐이 좋다. 우선 이런 연구 결과는 사회적 지각과 관련이 있는 뇌 영역에 관여하는 과제와 자극들을 이해하는 것뿐만 아니라 이러한 뇌 활동이 사회적 지각자의 실제 목표들, 실제 사회적 상호작용과 유사한 상황에서 표적의 정서를 공유하고 이해하는 것을 어떻게 나타내는지를 이해할 수 있게 해 준다. 이런 접근을 사용한 예비 연구는 어떤 유형의 사회적 정보(특히 특질에 관한 정보)에 대한 정확성과 파지는 MSAS의 영역이 담당하며, 일시적인 정서 상태에 대한 정확성과 파지는 SRS 영역의 활성화와 부가적인 관련이 있을 것으로 보았다.

결론과 앞으로의 방향

정서 지각, 공유, 그리고 이해에 관한 연구는 사회인지 및 정서신경과학에서 가장 빠르게 성장하고 있는 영역이다. 이는 우리의 일상적 삶에서 사회적 지각의 중요성과 이런 복잡한 인간 능력에 깔려 있는 인지 과정과 신경 과정을 특징을 모사하기 위해 신경영상 기법을 사용할 수 있음을 반영하는 것이다.

이 연구 분야의 짧은 역사를 고려할 때, 지금까지의 발전은 특히 인상적이다. 이런 발전은 크게 두 가지 '흐름'으로 범주화할 수 있다. 첫 번째 흐름에

서 연구자들은 각기 다른 공감의 하위 과정에 관여하는 두 가지 별개의 신경
체계를 규명하였는데, 표적의 감각운동 상태와 내장 상태를 공유하는 데 관
여하는 SRS와 지각자가 표적의 내적 상태에 대한 외현적 추론을 끌어내는 데
관여하는 MSAS가 그것이다. 이런 연구는 기본적 공감 과정에 대한 신경적
기초를 매우 일관성이 높게 그려내기 때문에 기초적이다. 하지만 또 한편으
로는 지나치게 단순화되고 자연적이지 않은 자극을 사용하고 뇌 활동과 행동
을 연결시키는 자료가 부족하다는 한계가 있다. 가끔 이러한 한계는 공감 과
정들이 다중 신경체계를 동시에 이용할 것이라는 보다 그럴듯한 가능성 대신
에 어떤 하나의 신경체계 또는 다른 신경체계가 공감과 같은 지극히 복잡한
현상을 담당할 것이라는 이론을 낳는다.

공감에 대한 신경과학적 연구의 두 번째 흐름은 다음과 같은 것을 보여 주
기 위해 MSAS와 SRS의 특성을 활용하여 첫 번째 흐름을 보완하는 것이다. 첫
째, 이 시스템들이 '자연적' 다감각적인 사회적 단서에 의해 동시 활성화되며,
둘째, 그런 자극을 처리할 때 이 시스템들이 상호작용하며, 셋째, 이 시스템들
의 관여가 표적의 내적 상태를 기억하고 이해하는 것과 같은 추후의 사회행
동적 결과를 예측할 수 있다. 이런 연구가 타인의 정서를 공유하고 이해하는
것의 뇌 기반에 대한 통합적 관점을 제공해 준다. 즉, 타인의 정서를 공유하고
이해하는 능력을 복잡한 사회적 단서들을 사용하여 타인의 내적 상태를 추론
하기 위해 기능적으로 연결된 뇌 영역을 유연하게 활용하는 것으로 본다.

공감에 관한 신경과학적 연구의 두 번째 흐름에서 얻은 통찰을 앞으로의
연구에 어떻게 적용할 수 있을까? 우선, 가장 일반적인 의견은 (자기/타인 중
복 또는 마음 이론 같은) 단일 과정을 근거로 공감의 인지적 · 신경적 기초를 이
해하려는 이론들은 낡은 것이며, 보다 생산적인 접근은 사회적 정보를 처리
하는 데 이 체계들이 언제, 어떻게 관여하는가라는 본질적 물음을 강조하는
것이다. 예를 들면, 통증을 보여 주는 단서의 구조(시각 또는 청각, 역동적 또는
정적), 사용된 과제(단순히 표적을 보는가 또는 표적이 어떻게 느끼고 있는가를 추

론하게 하는 것), 또는 그 상황의 또 다른 특징들에 따라 고통을 받고 있는 타인을 보는 것은 SRS, MSAS, 또는 두 시스템 모두 관여할 것이다. 이와 관련하여, 최근의 다른 연구는 표적에 대한 귀인(Singer et al., 2006; Lamm, Batson, and Decety, 2007), 지각자의 경험(Cheng et al., 2007), 표적과 지각자 간의 차이와 유사성(Mitchell, Macrae, and Banaji, 2006; Mobbs et al., 2009; Xu et al., 2009)과 같은 맥락 요인들에 의해 SRS와 MSAS 활동이 어떻게 조절되는가를 연구하였다. 이 주제에 대한 개관에 관심 있는 독자는 Hein과 Singer(2008) 그리고 Mitchell(2009a, 2009b)을 보라.

또한 공감에 관한 두 번째 흐름의 연구는 자폐스펙트럼장애(Autism Spectrum Disorder: ASD)와 같은 질환의 결함에 대한 연구를 확장하고 개선하는 데 적용할 수 있을 것이다. ASD는 양방적인 사회적 상호작용의 비정상성이 중심 특징인데, 이는 사회적 단서에 대한 처리와 반응의 어려움과 연결되어 있다. ASD의 사회인지적 비정상성은 크게 두 가지 유형으로 범주화 할 수 있다. 첫째, 운동을 모방하는 데 실패하는 것으로, 이는 공유된 운동표상을 형성하는 데 어려움을 나타내는 것(Rogers et al., 2003)이다. 둘째, 복잡한 정신 상태를 정확하게 타인에게 속하는 것으로 돌리는데 실패한 것(Baron-Cohen, 1994)이다. ASD에 대한 초기 영상 연구는 이 결함을 각각 SRS와 MSAS의 비정상적 처리(통상 기능저하)와 관련지었다(Baron-Cohen et al., 1999; Hadjikhani et al., 2004; Dapretto et al., 2006; Wan, 2006). 이 자료는 ASD의 사회인지적 결함을 묘사하는 데 아주 생산적이었지만, ASD의 신경 기능저하에 대한 연구는 각각의 신경체계가 따로 관여하도록 고안된 단순 과제를 사용하였다. 여기서 다룬 자료로 보아 ASD는 MSAS 또는 SRS와 같은 단일 신경체계를 따로 따로 연구해서는 알 수 없는 사회적 정보처리 과정의 부가적인 비정상성을 가지고 있다. 예를 들면, ASD가 있는 사람은 복잡하고 다감각적인 사회적 단서에 직면했을 때 많은 사회적 정보 조각을 통합하는 데 심한 어려움이 있다. 이런 결함은 단일 신경체계 내(within) 기능저하뿐만 아니라 이 시스템들

간(between) 연결성 저하를 반영하는 것이다. 이런 가능성은 ASD가 발달하는 동안 시냅스 생성에 문제가 있어 나중에 대뇌 영역 간에 비정상적 연결 패턴이 만들어지게 된다는 최근의 자료에 의해 지지되었다(예: Courchesne and Pierce, 2005). ASD를 연구할 때 두 번째 흐름의 기법과 패러다임을 사용하면 이 질환을 가진 사람이 다중 신경체계의 동시 활성화를 통해 사회적 정보를 통합하는 데 어려움을 갖는다는 것을 보다 잘 이해할 수 있을 것이다.

결론

공감에 관한 연구는 신경과학 연구에서 가장 흥미로운 분야 중 하나를 만들었다. 이 분야에서 계획된 연구는 공감을 다중 계산적 '조각들', 즉 각각의 계산적 목표를 달성하기 위해 각각의 뇌 시스템에 의존하는 계산적 조각들로 분해할 수 있게 해 주었다. 하지만 최근 연구는 타인의 내적 상태에 대한 전체적 인상을 형성하기 위해 이 조각들을 통합하는 방식을 강조하고 있다. 앞으로의 연구는 우리가 어떻게 이질적 유형의 사회적 단서를 사용하여 타인의 정서를 공유하고, 타인이 경험하는 것에 대한 통찰적, 고차적 평가를 하는지, 그리고 이 능력들을 조화롭게 사용하는지에 관해 더욱 명료하게 하는데 도움을 줄 것이다.

참고문헌

Avenanti, A., D. Bueti, G. Galati, and S. M. Aglioti. 2005. Transcranial Magnetic Stimulation Highlights the sensorimotor side of empathy for pain. *Nature Neuroscience* 8 (7): 955-960.

Baron-Cohen, S. 1994. *Mindblindness*. Cambridge, MA: MIT Press.

Baron-Cohen, S., A. M. Leslie, and U. Frith. 1985. Does the autistic child have a "theory of mind"? *Cognition* 21 (1): 37–46.

Baron-Cohen, S., H. A. Ring, S. Wheelwright, E. T. Bullmore, M. J. Brammer, A. Simmons, et al. 1999. Social intelligence in the normal and Autistic Brain: An fMRI study. *European Journal of Neuroscience* 11 (6): 1891–1898.

Barsalou, L. W. 2008. Grounded cognition. *Annual Review of Psychology* 59: 617–645.

Bird, C. M., F. Castelli, O. Malik, U. Frith, and M. Husain. 2004. The impact of extensive medial frontal lobe damage on "theory of mind" and cognition. *Brain* 127 (Pt 4): 914–928.

Blair, R. J. 2005. Responding to the emotions of others: Dissociating forms of empathy through the study of typical and psychiatric populations. *Consciousness and Cognition* 14 (4): 698–718.

Brass, M., P. Ruby, and S. Spengler. 2009. Inhibition of imitative behaviour and social cognition. *Philosophical Transactions of the Royal Society of London. Series B, Biological Sciences* 364 (1528): 2359–2367.

Brewer, J. B., Z. Zhao, J. E. Desmond, G. H. Glover, and J. D. Gabrieli. 1998. Making memories: Brain Activity that predicts how well visual experience will be remembered. *Science* 281 (5380): 1185–1187.

Brothers, L. 1990. The social brain: A project for integrating primate behavior and neurophysiology in a new domain. *Concepts in Neuroscience* 1: 27–51.

Buckner, R. L., J. R. Andrews-Hanna, and D. L. Schacter. 2008. The brain's default network: Anatomy, function, and relevance to disease. *Annals of the New York Academy of Sciences* 1124: 1–38.

Castelli, F., C. Frith, F. Happe, and U. Frith. 2002. Autism, Asperger syndrome and brain mechanisms for the attribution of mental states to animated shapes. *Brain* 125 (Pt 8): 1839–1849.

Chartrand, T. L., and J. A. Bargh. 1999. The chameleon effect: The perception-behavior link and social interaction. *Journal of Personality and Social*

Psychology 76 (6): 893-910.

Cheng, Y., C. P. Lin, H. L. Liu, Y. Y. Hsu, K. E. Lim, D. Hung, et al. 2007. Expertise modulates the perception of pain in others. *Current Biology* 17 (19): 1708-1713.

Constantini, M., G. Gaspare, G. L. Romani, and S. Aglioti. 2008. Empathic neural reactivity to noxious stimuli delivered to body parts and non-corporeal objects. *European Journal of Neuroscience* 28: 1222-1230.

Corbetta, M., G. Patel, and G. L. Shulman. 2008. The reorienting system of the human brain: From environment to theory of mind. *Neuron* 58 (3): 306-324.

Courchesne, E., and K. Pierce. 2005. Why the frontal cortex in autism might be talking only to itself: Local over-connectivity but long-distance disconnection. *Current Opinion in Neurobiology* 15 (2): 225-230.

Dapretto, M., M. S. Davies, J. H. Pfeifer, A. A. Scott, M. Sigman, S. Y. Bookheier, et al. 2006. Understanding emotions in others: Mirror neuron dysfunction in children with autism spectrum disorders. *Nature Neuroscience* 9 (1): 28-30.

Decety, J. 196. Do imagined and executed actions share the same neural substrate? *Brain Research. Cognitive Brain Research* 3 (2): 87-93.

Decety, J., and P. L. Jackson. 2004. The functional architecture of human empathy. *Behavioral and Cognitive Neuroscience Reviews* 3 (2): 71-100.

de lange, F. P., M. Spronk, R. M. Willems, I. Toni, and H. Bekkering. 2008. Complementary systems for understanding action intentions. *Current Biology* 18 (6): 454-57.

Dijksterhuis, A., and J. Bargh. 2001. the perception-behavior expressway: automatic effects of social perception on social behavior. *Advances in Experimental Social Psychology* 33: 1-40.

Dimberg, U., M. Thunberg, and K. Elmehed. 2000. Unconscious facial reactions to emotional facial expressions. *Psychological Science* 11 (1): 86-89.

Dunbar, R. 2004. Gossip in evolutionary perspective. *Review of General Psychology* 8: 80-100.

Epley, N., B. Keysar, L. Van Boven, and T. Gilovich. 2004. Perspective taking as egocentric anchoring and adjustment. *Journal of Personality and Social Psychology* 87 (3): 327–339.

Flavell, J. 1999. Cognitive development: Children's knowledge about other minds. *Annual Review of Psychology* 50: 21–45.

Fietcher, P. C., F. Happe, U. Frith, S. C. Baker, R. J. Dolan, R. S. Frackowiak, et al. 1995. Other minds in the Brain: A functional imaging study of "theory of mind" in story comprehension. *Cognition* 57 (2): 109–128.

Gallese, V., and A. Goldman. 1998. Mirror neurons and the simulation theory of mind-reading. *Trends in Cognitive Sciences* 2 (12): 493–501.

Gallese, V., C. Keysers, and G. Rizzolatti. 2004. A Unifying View of the basis of social cognition. *Trends in Cognitive Sciences* 8 (9): 396–403.

Gilovich, T., V. H. Medvec, and K. Savitsky. 2000. The spotlight effect in Social Judgment: An egocentric bias in estimates of the salience of one's own actions and appearance. *Journal of Personality and Social Psychology* 78: 211–222.

Goel, V., J. Grafman, N. Sadato, and M. Hallett. 1995. Modeling other minds. *Neuroreport* 6 (13): 1741–1746.

Hadjikhani, N., R. M. Joseph, J. Snyder, C. F. Chabris, J. Clark, S. Steele, et al. 2004. Activation of the fusiform gyrus when individuals with autism spectrum disorder view faces. *NeuroImage* 22 (3): 1141–1150.

Hasson, U., O. Furman, D. Clark, Y. Dudai, and L. Davachi. 2008. Enhanced intersubject correlations during movie viewing correlate with successful episodic encoding. *Neuron* 57 (3): 452–462.

Hein, G., and T. Singer. 2008. I feel how you feel but not always: The empathic brain and its modulation. *Current Opinion in Neurobiology* 18 (2): 153–158.

Humphrey, N. 1976. The social function of intellect. In *Growing Points in Ethology*, edited by P. Bateson and R. Hinde. Cambridge: Cambridge University Press.

Iacoboni, M., M. D. Lieberman, B. J. Knowlton, I. Molnar-Szakacs, M. Moritz, C. J. Throop, et al. 2004. Watching social interactions produces dorsomedial prefrontal and medial parietal bold fMRI signal increases compared to a resting baseline. *NeuroImage* 21 (3): 1167-1173.

Ickes, W. 1997. *Empathic Accuracy*. New York: Guilford Press.

Jackson, P. L., A. N. Meltzoff, and J. Decety. 2005. How do we Perceive the pain of others? A window into the neural processes involved in empathy. *NeuroImage* 24 (3): 771-779.

Jacob, P., and M. Jeannerod. 2005. The motor theory of social cognition: A critique. *Trends in Cognitive Sciences* 9 (1): 21-25.

Keysers, C., and V. Gazzola. 2007. Integrating simulation and theory of mind: From self to social cognition. *Trends in Cognitive Sciences* 11 (5): 194-196.

Keysers, C., J. H. Kaas, and V. Gazzola. 2010. Somatosensation in social perception. *Nature Reviews. Neuroscience* 11 (6): 417-428.

Keysers, C., B. Wicker, V. Gazzola, J. L. Anton, L. Fogassi, and V. Gallese. 2004. A touching sight: SII/PV activation during the observation and experience of touch. *Neuron* 42 (2): 335-346.

Kosslyn, S. M., W. L. Thompson, and N. M. Alpert. 1997. "Neural Systems Shared by Visual Imagery and Visual Perception: A Positron Emission Tomography Study." *NeuroImage* 6 (4): 320-334.

Lamm, C., C. D. Batson, and J. Decety. 2007. "The Neural Substrate of Human Empathy: Effects of Perspective-Taking and Cognitive Appraisal." *Journal of Cognitive Neuroscience* 19 (1): 42-58.

Levenson, R. W., and A. M. Ruef. 1992. "Empathy: A Physiological Substrate." *Journal of Personality and Social Psychology* 63 (2): 234-246.

Lipps, T. 1903. Einfühlung, innere Nachahmung und Organempfindung. *Archiv für die Gesamte Psychologie* 1: 465-519.

Lombardo, M. V., B. Chakrabarti, E. T. Bullmore, S. J. Wheelwright, S. A. Sadek, J. Suckling, MRC AIMS Consortium, and S. Baron-Cohen. 2010. Shared neural circuits for mentalizing about the self and others. *Journal of Cognitive Neuroscience* 22: 1623-1635.

Macrae, C. N., J. M. Moran, T. F. Heatherton, J. E. Banfield, and W. M. Kelley. 2004. Medial prefrontal activity predicts memory for self. *Cerebral Cortex* 14 (6): 647-654.

Mar, R. A., and K. Oatley. 2008. The function of fiction is the abstraction and simulation of social experience. *Perspectives on Psychological Science* 3: 173-192.

Mitchell, J. P. 2008. Activity in right temporo-parietal junctions is not selective for theory-of-mind. *Cerebral Cortex* 18 (2): 262-271.

Mitchell, J. P. 2009a. Inferences about mental states. *Philosophical Transactions of the Royal Society of London. Series B, Biological Sciences* 364 (1521): 1309-1316.

Mitchell, J. P. 2009b. Social psychology as a natural kind. *Trends in Cognitive Sciences* 13 (6): 246-251.

Mitchell, J. P., T. F. Heatherton, and C. N. Macrae. 2002. Distinct neural systems subserve person and object knowledge. *Proceedings of the National Academy of Sciences of the United States of America* 99 (23): 15238-15243.

Mitchell, J. P., C. N. Macrae, and M. R. Banaji. 2004. Encoding-specific effects of social cognition on the neural correlates of subsequent memory. *Journal of Neuroscience* 24 (21): 4912-4917.

Mitchell, J. P., C. N. Macrae, and M. R. Banaji. 2006. Dissociable medial prefrontal contributions to judgments of similar and dissimilar others. *Neuron* 50: 1-9.

Mobbs, D., R. Yu, M. Meyer, L. Passamonti, B. Seymour, A. J. Calder, et al. 2009. A key role of similarity in vicarious reward. *Science* 324 (5929): 900.

Morrison, I., D. Lloyd, G. di Pellegrino, and N. Roberts. 2004. Vicarious responses to pain in anterior cingulate cortex: Is empathy a multisensory issue? *Cognitive, Affective & Behavioral Neuroscience* 4 (2): 270-278.

Mukamel, R., A. D. Ekstrom, J. Kaplan, M. Iacoboni, and I. Fried. 2010. Single-neuron responses in humans during execution and observation of actions. *Current Biology* 20 (8): 750-756.

Neumann, R., and F. Strack. 2000. "Mood contagion": The automatic transfer of mood between persons. *Journal of Personality and Social Psychology* 79 (2): 211–223.

Niedenthal, P., L. W. Barsalou, F. Ric, and S. Krauth-Gruber. 2005. Emobdiment in the acquisition and use of emotion knowledge. In *Emotion and Consciousness,* edited by L. Feldmen Barrett, P. Niedenthal, and P. Winkielman, 186–210. New York: Guilford Press.

Ochsner, K. N., K. Knierim, D. H. Ludlow, J. Hanelin, T. Ramachandran, G. Glover, et al. 2004. Reflecting upon feelings: an fMRI study of neural systems supporting the attribution of emotion to self and other. *Journal of Cognitive Neuroscience* 16 (10): 1746–1772.

Ochsner, K. N., J. Zaki, J. Hanelin, D. H. Ludlow, K. Knierim, T. Ramachandran, et al. 2008. Your pain or mine? Common and distinct neural systems suprpoting the perception of pain in self and others. *Social Cognitive and Affective Neuroscience* 3 (2): 144–160.

Olsson, A., and K. N. Ochsner. 2008. The role of social cognition in emotion. *Trends in Cognitive Sciences* 12 (2): 65–71.

Paller, K. A., and A. D. Wagner. 2002. Observing the transformation of experience into memory. *Trends in Cognitive Sciences* 6 (2): 93–102.

Peelen, M. V., A. P. Atkinson, and P. Vuilleumier. 2010. Supramodal representations of perceived emotions in the human brain. *Journal of Neuroscience* 30 (30): 10127–10134.

Premack, D., and G. Woodruff. 1978. Does the chimpanzee have a theory of mind? *Behavioral and Brain Sciences* 1: 515–526.

Preston, S. D., and F. B. de Waal. 2002. Empathy: Its ultimate and proximate bases. *Behavioral and Brain Sciences* 25 (1): 1–20, discussion 20–71.

Prinz, W. 1997. Perception and action planning. *European Journal of Cognitive Psychology* 9 (2): 129–154.

Rizzolatti, G., and L. Craighero. 2004. The mirror-neuron system. *Annual Review of Neuroscience* 27: 169-192.

Rogers, S. J., S. L. Hepburn, T. Stackhouse, and E. Wehner. 2003. Imitation performance in toddlers with autism and those with other developmental disorders. *Journal of Child Psychology and Psychiatry, and Allied Disciplines* 44 (5): 763-781.

Saarela, M. V., Y. Hlushchuk, A. C. Williams, M. Schurmann, E. Kalso, and R. Hari. 2007. The compassionate brain: Humans detect intensity of pain from another's face. *Cerebral Cortex* 17: 230-237.

Saxe, R. 2005. Against simulation: The argument from error. *Trends in Cognitive Sciences* 9 (4): 174-179.

Saxe, R., and N. Kanwisher. 2003. People thinking about thinking people: The role of the temporo-parietal junction in "theory of mind." *NeuroImage* 19 (4): 1835-1842.

Schiller, D., J. B. Freeman, J. P. Mitchell, J. S. Uleman, and E. A. Phelps. 2009. A neural mechanism of first impressions. *Nature Neuroscience* 12 (4): 508-514.

Schippers, M. B., A. Roebroeck, R. Renken, L. Nanetti, and C. Keysers. 2010. Mapping the information flow from one brain to another during gestural communication. *Proceedings of the National Academy of Sciences of the Untied States of America* 107 (20): 9388-9393.

Shamay-Tsoory, S. G., J. Aharon-Peretz, and D. Perry. 2009. Two systems for empathy: A double dissociation between emotional and cognitive empathy in inferior frontal gyrus versus ventromedial prefrontal lesions. *Brain* 132 (Pt 3): 617-627.

Singer, T. 2006. The neuronal basis and ontogeny of empathy and mind reading: Review of literature and implications for future research. *Neuroscience and Biobehavioral Reviews* 30 (6): 855-863.

Singer, T., B. Seymour, J. O'doherty, H. Kaube, R. J. Dolan, and C. D. Frith. 2004. Empathy for pain involves the affective but not sensory components of pain. *Science* 303 (5661): 1157-1162.

Singer, T., B. Seymour, J. P. O'Doherty, K. E. Stephan, R. J. Dolan, and C. D. Frith. 2006. Empathic neural responses are modulated by the perceived fairness of others. *Nature* 439 (7075): 466–469.

Singer, T., R. Snozzi, G. Bird, P. Petrovic, G. Silani, M. Heinrichs, et al. 2008. Effects of oxytocin and prosocial behavior on brain responses to direct and Vicariously Experienced Pain. *Emotional (Washington, DC)* 8 (6): 781–791.

Smith, A. [1790] 2002. *The Theory of Moral Sentiments.* Cambridge: Cambridge University Press.

Spreng, R. N., R. A. Mar, and A. S. Kim. 2009. The common neural basis of autobiographical memory, prospection, navigation, theory of mind, and the default mode: A quantitative meta-analysis. *Journal of Cognitive Neuroscience* 21 (3): 489–510.

Spunt, R. P., A. B. Satpute, and M. D. Lieberman. 2010. Identifying the what, why, and how of an observed action: An fMRI study of mentalizing and mechanizing during action observation. *Journal of Cognitive Neuroscience* 23: 63–74.

Uddin, L. Q., M. Iacoboni, C. Lange, and J. P. Keenan. 2007. The self and social cognition: The role of cortical midline Structures and mirror neurons. *Trends in Cognitive Sciences* 11 (4): 153–157.

van Overwalle, F., and K. Baetens. 2009. Understanding others' actions and goals by mirror and mentalizing systems: A meta-analysis. *NeuroImage* 48 (3): 564–584.

Vaughan, K. B., and J. T. Lanzetta. 1980. Vicarious instigation and conditioning of facial expressive and autonomic responses to a Model's Expressive Display of pain. *Journal of Personality and Social Psychology* 38 (6): 909–923.

Vogt, B. A., L. Vogt, and S. Laureys. 2006. Cytology and functionally correlated circuits of human posterior cingulate areas. *NeuroImage* 29 (2): 452–466.

Wagner, A. D., D. L. Schacter, M. Rotte, W. Koutstaal, A. Maril, A. M. Dale, et al. 1998. Building memories: Remembering and forgetting of verbal experiences as predicted by brain activity. *Science* 281 (5380): 1188–1191.

Wang, A. T., S. S. Lee, M. Sigman, and M. Dapretto. 2006. Neural basis of irony comprehension in children with Autism: The Role of prosody and context. *Brain* 129 (Pt 4): 932-943.

Wolf, I., I. Dziobek, and H. R. Heekeren. 2010. Neural correlates of social cognition in naturalistic settings: A model-free analysis approach. *NeuroImage* 49 (1): 894-904.

Xu, X., X. Zuo, X. Wang, and S. Han. 2009. Do you feel my pain? Racial group membership modulates empathic neural responses. *Journal of Neuroscience* 29 (26): 8525-8529.

Zaki, J., N. Bolger, and K. Ochsner. 2008. It takes two: The interpersonal nature of empathic accuracy. *Psychological Science* 19 (4): 399-404.

Zaki, J., K. hennigan, J. Weber, and K. N. Ochsner. 2010. Social cognitive conflict resolution: Contributions of domain-general and domain-specific neural systems. *Journal of Neuroscience* 30 (25): 8481-8488.

Zaki, J., and K. Ochsner. 2009. The need for a cognitive neuroscience of naturalistic social cognition. *Annals of the New York Academy of Sciences* 1167: 16-30.

Zaki, J., and K. N. Ochsner. In press. Re-integrating the study of accuracy into social cognition research. *Psychological Inquiry.*

Zaki, J., K. N. Ochsner, J. Hanelin, T. Wager, and S. C. Mackey. 2007. Different circuits for different pain: Patterns of functional connectivity reveal distinct networks for processing pain in self and others. *Social Neuroscience* 2 (3-4): 276-291.

Zaki, J., J. Weber, N. Bolger, and K. Ochsner. 2009. The neural bases of empathic accuracy. *Proceedings of the National Academy of Sciences of the United States of America* 106 (27): 11382-11387.

제 **6** 부

실제 임상에서의 공감

제 **13** 장
의료 현장에서의 임상적 공감

Jodi Halpern

의료행위 시에 공감은 특히 중요하다. 그러나 한편으로는 매우 까다로운 상황이라고 할 수 있다. 환자들은 자신의 문제에 대해 상의하기를 망설일 수도 있고 문제 자체를 인식하지 못하는 경우도 있기 때문에 환자들에게 필요한 것이 무엇인지 파악하기 위해서는 공감이 필수적이며 이와 함께 뛰어난 경청 능력이 필요하다. 효과적인 진료에 가장 큰 장애물은 치료 순응도가 떨어지는 환자이며, 순응도를 결정하는 가장 큰 요인은 의사에 대한 신뢰이므로 공감이 매우 중요하다고 할 수 있겠다. 공감은 신뢰를 형성하는 데에 결정적인 역할을 한다.

그러나 공감은 쉽지 않은 일이다. 왜냐하면 의사들이 마주하는 상황은 질병, 죽음, 그 외에도 여러 형태의 고통스러운 감정이 수반된 상황이기 때문이다. 이러한 상황에서는 평소에 매우 공감적이던 사람도 불안해지는데, 너무 불안할 경우 자신의 역할을 잘하지 못할 수도 있다. Decety 등이 보여 준

것처럼 초기의 공감이 과도한 자기 관련 불안과 관련될 경우 개인은 결국 다양한 심리학적 과정을 이용하여 관점 전환과 공감의 일부 측면을 방해한다 (Jackson, Melzoff, and Decety, 2005; Decety and Ickes, 2009).

또한 의사들은 모두에게 동등한 의료 서비스를 제공하려 하는데, 사람들은 대개 어떤 특정한 사람들에게 더 공감하는 경향이 있기 때문에 공감은 간단하지가 않다. 게다가 의사들은 고통받는 사람들과 상황을 반복하여 접하면서 점점 무뎌지고 무감각해져 그들에 대한 동정심이 약화되는 동정피로증 (compassion fatigue)의 위험도가 높다. 이런 경우 그 누구에게도 깊은 공감을 하기가 어려워진다.

이러한 여러 이유로 '의사는 어떤 종류의 공감으로 환자들을 대해야 할까?' 라는 우리의 질문은 어려운 것이다.

'초연한 관심'으로서의 임상적 공감

아주 최근까지도 의사들은 이 문제를 해결했다고 생각했다. 의사들은 다음과 같이 어려운 상황에서도 알맞게 사용할 수 있는 형태의 공감을 원했다.

- 58세 사업가인 Smith 씨는 길랑-바레 증후군으로 목 아래쪽의 신체부위가 갑자기 마비되었는데 회복 가능성이 있음에도 치료를 거부하고 있었다. 그는 "치료는 모두 쓸모없다. 낭비이다."라며 의사나 간호사와 내화를 아예 거부하였다. 치료팀 전원이 Smith 씨라면 진저리를 내게 되었고 그의 아내는 어찌할 줄을 몰랐다.
- 19세 유명한 대학 운동선수인 Ron은 수술을 하지 않을 경우 생명이 위태로움에도 불구하고 대장 수술을 거부하고 있었다. 그는 장루(colostomy)를 하고서는 운동을 할 수 없다고 생각했기 때문이었다. 그의 치료팀은

장루를 하고도 많은 경기에 나갈 수 있다고 그를 설득하였으나 모두 허사였다. 치료팀은 매우 낙담하였고 그를 '비이성적'이라고 하였으며 정신과에 협진을 요청하였다.

이러한 사례에서 의사가 느끼는 좌절감, 무력감, 그리고 분노와 같은 감정은 그들의 임상적 유효성을 감소시켰다. 의사들은 이와 같은 사례들을 '전문가적 입장에서의 재난(professional disasters)'과 같이 본다. 그러므로 의사들이 '초연한 관심'의 한 종류라고 할 수 있는, 그들만의 감정이 배제된 전문적 공감을 만들어 낸 것은 그리 놀랄 만한 일이 아니다. 이 개념은 통상적인 인지적 공감이나 Zen의 마음 챙김과 달리 꽤 급진적이라는 점에 주목할 필요가 있다. 의사는 수술을 하고 죽음을 맞닥뜨리는 일을 하기 위해서 공포와 혐오감과 같은 인간의 기본적 반응을 극복해야 하는데 이것이 이상적인 '초연한 관심'이다. 이런 완전한 중화는 환자의 고통에 대해 특수한 객관적 통찰력을 가질 수 있게 해 준다. 따라서 '초연한 관심'이라는 용어는 어느 정도 거리를 둠으로써 공감을 가능하게 한다는 뜻이라 할 수 있겠다.

오늘날까지도 의학도들은 레지던트 수련의 아버지로 불리는 William Osler 경을 존경하고, 또 이제 막 의사가 된 이들에게 영감을 주기 위해 1904년 그의 수필 『Aequanimitas(침착함)』를 인용하기도 한다. William Osler 경은 이 글에서 "의사는 끔찍한 상황을 목격하더라도 심박수가 차분히 유지되고 혈관이 수축되지 않아야 한다."라고 할 정도로 감정적으로 매우 중립적이어야 한다고 하였다. 타인의 고통을 보면서 중립을 지키는 것은 환자의 내적 삶(inner life)을 잠시나마 엿볼 수 있는 능력을 준다(Osler, 1963). 그 세대를 지나 1963년까지 Rene Fox와 Howard Lief는 「초연한 관심을 위한 훈련」이라는 에세이를 썼다. 이들은 의대생들이 카데바를 해부할 때 필요한 초연함과 감정적으로 동요되지 않으면서 공감적으로 경청하는 것을 어떻게 동일시하는지 기술하였다(Fox and Lief, 1963). 모든 인간의 감정으로부터 초연해지는 것이 공감에 특별한 기술이라는 점은 겉보기엔 일관성이 없어 보이지만 무의식적으로는 희망사항에 가까운 이상적인 '초연한 관심'에 동기를 부여한다는 것을 암시한다. 지난 40년 동안 의사들은 점점 더 섬세하고 문제점이 적은 초연한 관심을 발달시켜 왔다. 그들은 환자를 이해하려는 것을 목표로 하는 공감(empathy)과 동정(sympathy)을 잘 구분하며 동정으로 환자의 감정을 같이 공유하려고 시도하는 것이 어떻게 투사와 과도한 동일시의 오류를 일으키는지 보여 준다(Aring, 1958; Blumgart, 1964; Coulehan, 1995; Halpern, 2001). 이러한 염려는 일부 임상가로 하여금 임상적 공감을 엄격하게 인지적 공감으로만 정의하는 데 동기를 부여하였다. 한 가지 예로 미국 내과학회에서는 "공감은 타인의 감정 상태를 정확히 알면서 스스로는 그것을 느끼지 않는 것이다(Markakis et al., 1999)."라고 하였다.

감정적 공감을 피하려는 모든 정당한 이유를 조사해 보면 세 가지 강력한 논쟁이 드러난다. 첫 번째는 의사는 온전히 객관적인 마음 상태로 환자의 병력을 청취하고 정확한 진단을 내릴 필요가 있는데, 환자의 상태에 대해 인지하는 일련의 과정을 감정이 방해할 수 있다는 것이다. 두 번째는 감정은 어려운 상황에서 효과적인 돌봄을 제공하는 능력을 약화시킨다. 세 번째로는 번아웃(burnout)의 위험을 높인다(Coulehan, 1995; Roter et al., 1997b). 이 장에서는 이러한 각각의 논쟁에 대해 이의를 제기하면서 인지적 공감뿐만 아니라 감정적 공감을 포함하는 풍부한 임상적 공감이 진료에 더 효과적이라는 점에 대해 이야기하려고 한다.

임상적 공감의 새로운 규준을 찾아서

최근 몇 년간 임상적 공감에 관한 연구가 급증하였지만 이 연구들에는 여러 문제점이 있었다. 첫째, 대부분의 연구가 '공감(empathy)'의 정의를 제대로 포함하지 않아 이 용어가 동정(sympathy)에서부터 자기 관련 걱정과 같은 다양한 다른 의미도 나타내는 데 사용되었다. 둘째, 가장 흔한 정량적 방식은 자기 보고식이었는데 이는 공감의 정의가 불분명한 경우 특히나 문제가 될 수 있다. 셋째, 대부분의 연구가 질문지를 포함하였는데 대부분이 명확한 상황이 아닌 일반적인 경향성에 대한 질문들이었다. 넷째, 비록 최근 소수의 연구에서 모의실험을 하거나 표준화된 환자들로 하여금 의사를 평가하도록 하긴 하였지만 진짜 환자들은 의사의 공감을 평가할 일이 거의 없다. 지난 10년간 이루어진 206개의 연구를 전부 살펴본 결과 그 어느 것도 "환자 또는 의사가 무엇을 제대로 이해하고 무엇을 잘못 이해했는지에 대한 명확한 세부사항"을 조사하지 않았다(Pedersen, 2009).

명확한 정의 없이 단순히 연구를 더 하고 공감을 운용할 수 있게 하는 것은 도움이 되지 않는다. 그보다는 임상적 공감의 명확한 정의를 먼저 내려야 한다. 그래야 그것에 대해 실험을 하고 개선할 수 있다. 이 장의 목표는 이러한 개념을 세우기 위한 기초 작업을 하는 것이다. 그러기 위해서 먼저 거리를 두는 것을 합리화하는 데 사용되는 논거들의 뿌리부터 살펴보고 진료 목표에 가장 부합하는 공감적 입장이 어떤 것인지 알아보고자 한다.

임상적 공감의 목표가 환자의 감정을 잘 이해함으로써 건강상의 문제에 대해 치료적으로 고심하는 것이라고 해 보자. 환자의 걱정을 이해하고 고심하는 것은 이미 매우 복잡한 목표이다. 공감의 이러한 이중 목적 개념은 다른 세팅에서도 기술된 바 있다. Daniel Batson이 언급한 것처럼 대인 관계에서 공감은, 상대방이 어떻게 느끼고 있는지 이해하는 것과 그에 적합한 배려 있는 반응을 하는, 두 가지 서로 다른 과제를 가지고 있다(Batson, 2009). 의사들의 경우 두 번째 목표는 단순히 배려 있는 반응을 하는 것이 아니라 치료적인 반응을 하는 것이다. 이에 대해서는 다음에서 더 이야기하도록 하겠다.

임상적 공감의 개념에 대한 질문을 네 가지로 나누었다.

1. 임상에서 공감의 인지적 역할은 무엇인가?

2. 공감이 임상에 기여하는 다른 기전이 무엇인가?

3. 어떻게 의사들은 투사나 과도한 동일시와 같은 공감의 오류를 피할 수 있을까?

4. 어떻게 의사들은 '믿을 만한' 공감을 제공하는가? 어떻게 의사들은 부정적 감정을 유발하는 상황에 대처하는가? 공감은 번아웃 증후군과 어떤 관련이 있는가?

이 질문들은 단순 서술형이 아니라 규범적인 것들임을 주목해서 보자. 진료 시에는 어떤 형태의 관계가 좋은지 질문할 수도 있다. 규범적인 것은 '지금' 어떤 것에 대해 기술하는 것을 넘어서서 어떻게 '될지'에 대해 이야기한다. 물론 이런 규범적 개념도 현실적이어야 한다. 경험적 발견은 이러한 입장을 뒷받침한다. 그러나 단순한 기술적 과제와 달리 경험적 발견은 여기서 우리가 생각하기에 공감이 해 내야 하는 목표와 관련된 질문들에 답하는 데 쓰인다.

임상에서 공감의 인지적 역할은 무엇인가?

여러 연구와 의학 교육자들은 임상적 공감의 인지적 목표가 의사로 하여금 환자의 감정을 정확히 분류하는 데 도움을 주는 것—예를 들어, 환자가 화가 났다거나 걱정을 하고 있다는 것을 인식하는 것—이라고 생각한다. 그러나 나는 이 과정은 시작에 불과하다고 생각한다. 환자가 화가 나거나 슬픈 감정을 보일 때 의사가 이해해야 하는 것은 그들이 무엇 때문에 화가 나고 슬픈가 하는 것이기 때문이다.

감정은 특징적으로 어떤 것에 대해 어떻게 생각하는가와 관련이 있다. 때

때로 감정은 완전한 믿음을 포함하기도 하고, 또 때로는 그 사람의 믿음을 구성하는 견해와는 크게 관련이 없을 때도 있다. 따라서 만약에 내가 당신에게 화가 났다면 나는 당신이 내게 무언가 잘못을 했기 때문이라고 생각한다. 만약 내가 기쁘다면 나는 그에 대해 어떤 믿음이 없을 수 있지만, 그럼에도 내가 주변을 보는 시각은 만족스럽고 좋을 것이며 이는 나의 다른 생각들을 형성하는 데 영향을 줄 수 있다(Schwarz, 1983).

중요한 것은 감정적 믿음과 견해가 초연한 믿음과는 다른 성질을 가진다는 것이다. 감정적 믿음은 근거가 적어도 생길 수 있는데 위험을 감지하는 것 등과 같이 지름길 역할을 하는 필수 요소가 되기도 한다. 예를 들어, 내가 어떤 사람에게 알 수 없는 이유로 의심스러운 기분이 든다면 이것은 자기보호적인 것일 수도 있다. 그러나 감정적인 견해는 근거가 부족할 수 있기 때문에 문제점도 생길 수 있다. 논리만을 통해서 감정적인 견해를 바꾸게 하는 것은 쉽지 않다. 예를 들어, 환자가 중요한 시술을 앞두고 매우 드문 합병증이 생길까 두려워한다고 해 보자. 이 환자에게 이 시술의 객관적인 위험도가 매우 낮은 것에 대해 이해할 만한 데이터로 설명(출근길에 교통사고가 날 확률보다 낮다)한다고 해도 환자의 두려움은 지속될 수 있다. 환자에게는 유사한 치료를 받은 친구의 시술 결과가 좋지 않았던 것이 근심에 더 중요하게 작용할 수 있다.

뿐만 아니라 이 장의 서두에서 예를 들었던 것과 비슷하게 의사들이 환자들과 갈등을 빚을 때, 환자들의 감정에 단순히 이름을 붙이는 것은 갈등을 더 악화시킬 수 있으며 그들이 왜 그런 감정을 보이는지 이해해야 상황을 해결하는 데 도움이 될 수 있다(Halpern, 2007). 예를 들어, Smith 씨의 경우 그의 상황에 대해 심각하게 우울감을 느끼고 있을 것이 분명한데, 의사들이 Smith 씨가 절망적인 기분이라는 것을 안다고 이야기하는 것은 그 상황을 더 악화시킬 뿐이었다.

나는 그의 치료를 위해 불려갔다. 내가 그의 병실에 처음 들어갔을 때 그가 나를 보는 눈빛에서 약간의 관심을 보았다. 그는 내게 무언가를 말하려 했지만 그럴 때마다 기관절개튜브를 통해 아주 미약한 목소리만 새어 나왔다. 나는 갑자기 이 환자에게 너무나 미안한 마음이 들었고 동시에 너무 힘든 것을 강요한 것 같아 부끄러워져 그에게 매우 부드럽게 이야기했다. 그러자 거의 직후에 이것이 그로 하여금 흥미를 잃게 하였다. 나는 그가 내게서 관심을 끊는 것이 느껴졌다. 침대 옆에 앉아 있던 그의 부인은 매우 불편한 표정을 보였고 나는 그의 병실에서 나왔다.

깊이 생각해 보면, 처음에 그가 관심을 보였다가 내가 연민을 보였을 때 그가 철회한 것을 알아차린 순간, 나는 내가 그에 대해 미안함을 느끼는 것은 최악의 행위라는 점을 깨닫게 해 주었다. 그리고 나는 그가 나의 중환자실 환자들 대부분에 비해 훨씬 더 나은, 최소한 50%의 완치 확률이 있고, 상당한 회복에 대해서도 20~30퍼센트의 확률이 있는데 왜 내가 그에 대해 그러한 압도적인 절망 상태를 느꼈는지에 대해 의문을 갖기 시작하였다. 하지만 그가 완벽하게 회복하는 것은 그가 물리치료에 참여하는 것에 달려 있었고, 그는 다른 모든 치료와 마찬가지로 이를 거부하고 있었다.

이러한 깨달음은 나로 하여금 다른 어조로 그의 병실을 다시 찾게 만들었다. 나는 그에게 직접적이며, 단호하게 그가 치료가 "쓸모없고, 낭비"라고 말한 것을 통해 그가 의미한 것이 무엇인지를 물어보았다. 나의 어조는 사업상의 어조와 비슷했다. 이는 그의 요점을 찾기 위한 것으로, 이를 통해 우리가 협상을 할 수 있게 하기 위함이었다. 그는 내 눈을 똑바로 바라보며, 곧바로 응답하였다. 그는 아내 앞에서 침대에 누워 완전하게 다리를 빌렸으며, 간호사와 의사, 치료사들이 병실에 허가나 통지도 없이 언제나 드나든 것에 대해 얼마나 무례하다는 것을 느꼈는지, 그리고 이러한 모든 것이 다 무엇 때문인지에 대해 길고도 신경질적인 (속삭였지만 들을 수 있는 정도의) 장황한 비난을 하였다. 이를 듣고 있으면서, 나는 내 자신이 내 가정의 힘이 넘치는 가장이나 산업계의 거장과 같은 존재에서 나의 아내조차 지켜 줄 수 없는 너무

나도 무력한 존재라는 것을 상상하고 있는 자신을 발견하였다. 이러한 점은 너무나도 격분하게 되는 일이었고, 나는 그가 우리 모두와 우리의 치료에 대해 전반적으로 거부한 것을 이해할 수 있었다. 이를 통해 효과적인 치료 동맹(therapeutic alliance)을 시작하게 되었다.

　Smith 씨 사례에서, 인지적인 과제는 그의 감정을 제3자 관점에서 명명하는 것에서 그가 내부자 관점에서의 감정을 어떻게 경험하는지를 상상하는 것으로 바꿔 나가는 것이었다. 이러한 방식으로 바꿔 나가는 것에 대한 핵심적인 정신적 절차는 호기심(curiosity), 즉 그의 반응과 내 자신의 반응 모두에 대해 의문을 갖는 것이었다. 호기심은 나로 하여금 내가 그에 대해 액면가 그대로 그에 대한 즉각적인 연민적 반응을 취하는 오류를 피하게 해 주었다. 나는 그를 어린이용 장갑으로 치료를 받아야 하는 절망에 빠진 남자로 바라보기보다는, 그러한 치료가 실제로 그에게 어떻게 느껴졌는지에 대해 살펴보기 시작했다. 그가 의학적 치료로 불행을 느낀다는 사실은 명백했지만, 내가 배울 필요가 있었던 점은 그는 특히 의료팀 모두가 그에게 부드럽고, 다정하게 말하는 방식을 싫어했다는 점이었다. 그는 우리의 명백한 연민을 싫어했다. 이는 그가 느끼는 수치심을 더욱 악화시켰다. 우리는 그를 효과적으로 치료하기 위해 이러한 점을 이해할 필요가 있었다. 이 사례는 임상적 공감에서 중요한 인지적 목표는 환자가 특별히 무엇을 염려하고 있는지를 이해하는 것이라는 점을 보여 주는 것이다.

　물론 의학적 치료의 인지적 목표는 환자가 어떠한 감정을 갖는지를 이해하는 것보다 훨씬 광범위하다. 대단히 중요한 인지적 목표는 정확한 진단과 환자를 돕기 위해 다루어질 수 있는 중요한 요구사항을 놓치지 않는 것을 포함한다. 이러한 목표를 만족하기 위한 방법은 병력 청취(history taking)를 '잘'하는 것이다—병력(history)은 중요한 요구사항을 추적하고, 정확한 진단에 이를 수 있게 한다. 비언어적(nonverbally)으로 환자의 마음과 조율하여(attune) 경청하는 것은 임상적 공감의 또 다른 측면으로, 병력 청취를 잘하는 데 핵심 역할을 한다.

직접 관찰 조사에서 환자들은 의사가 비언어적, 감정적으로 자신과 마음과 조율되었다는 느낌을 받은 후에야 자신의 가장 염려스러운 증상을 털어놓는 다는 점을 보여 주었다. 영상으로 세밀하게 녹화된 연구에서는 전문 의사가 올바른 질문을 하지만 이러한 동조가 부족할 경우에, 환자들은 자신이 불안을 느끼는 증상을 말하는 것을 자제한다는 것을 보여 주었다. 이와 대조적으로, 의사들이 양호한 질문을 하면서 그들의 몸짓 언어(body language)와 몸짓(gesture)이 감정적으로 조율된 모습을 보여 주는 경우 환자들은 더욱 많은 병력을 이야기한다(Suchman et al., 1997; Finset, 2010).

미묘한 정서적 관여(emotional engagement)가 환자의 병력을 이해하는 데 도움을 주는 경우는 매우 많지만 아직까지 적절한 연구가 이루어지지는 않았다. 환자의 특정 언어와 진술은 공감적 청취자(empathic listener)에게 이미지와 연상을 촉발시킨다. 예를 들어, Smith 씨가 치료가 "쓸모없고, 낭비이다." 라고 말한 것은 나로 하여금 그가 지금 자기 자신의 신체를 얼마나 쓸모없고, 낭비인 것으로 바라보는지를 상상할 수 있게 해 주었다. 또한, 환자의 관점에서 그의 기분에 조율하는 것은 무대 위에 조명을 비추는 것과 유사하게 환자의 세계에서 그러한 것이 어떤 느낌인지 상상할 수 있게 해 준다. 기분에 조율하는 것은 다른 사람의 주관적인 경험에 대한 서술적인 흐름을 따라가는 것을 도와주기 위해 다른 이의 이미지와 연관성을 갖는 능력과 함께 시너지 효과를 발휘한다. 나의 환자 중 한 명은 자신의 불면증에 대해 이야기하였는데, 이는 그녀가 밤에 너무 늦게까지 깨어 있게 되면서 시작된 것이었다. 그녀는 최근 남편과 사별하고 딸 집으로 이사를 했고, 다락에 있는 침실에서 잠을 잤다. 그녀가 그녀의 생활에 대해서 나에게 이야기할 때, 나는 그녀가 단지 사람 목소리를 듣고 싶어서, 혼자 다락으로 외롭게 걸어 올라가기 싫어서 거실에서 늦게까지 깨어 있으면서 텔레비전을 보는 것을 머릿속에 그려 보는 내 자신을 발견했다. 이러한 이해는 원활한 대화가 이루어지게 해 주었고, 그녀가 위층에서 음악을 듣도록 하면서 제 시간에, 수면을 잘 취할 수 있게 하는 결과를 가져왔다.

다른 이의 경험을 서술적으로 따라가 보는 것은 정확한 진단을 내리는 데 도움을 줄 수 있다. 이는 통상적으로 필요한 것이 단순한 증상의 나열이 아니라 시간적으로 전개되어 가는 것이기 때문이다. 슬프고, 의기소침해 보이는 새로 온 환자가 자신이 침대 밖으로 나갈 수 없을 것 같은 느낌을 이야기하는 단순한 병력을 듣고, 우울하다고 표식(label)을 붙이는 것은 너무 이르다. 그녀의 느낌이 실제 시간에서 어떻게 펼쳐지는 것인지를 상상해 보는 것이 필요하다. 하루가 시작되었을 때 일어나게 될 일들에 대해서 그녀가 처음에 절망감을 느끼거나 고도로 불안해하는 것인가? 또는 그녀가 처음에 힘이 없다고 느끼는 것인지, 아니면 팔다리가 움직이기에 너무 무거운 느낌이 들고 그런 다음에 좌절감이 드는 것인가? 이러한 구별은 우울증과 빈혈, 갑상선 기능 저하증, 또는 신경근육계통 문제로 인한 증상을 감별하는 데 핵심적인 것이다.

그렇기 때문에 일반적인 의학적 치료를 제공하는데 있어 다양한 인지적 목적을 이루기 위한 다양한 공감적 과정이 존재한다. 이러한 과정에는 특히 환자가 무엇에 대해 염려하고 있는지에 대한 호기심과 관련된 인지적 공감, 기분에 조율해 주는 것을 포함하는 비언어적 조율(attunement), 다른 사람의 경험을 상상하기 위해 다른 이의 연상을 연상하는 것이 포함된다. 이러한 과정은 다양한 측면의 의료에 기여한다. 환자들은 조율하는 청취자(attuned listener)에 대해 더욱 완전한 의료적 병력을 제공하며, 조율은 호기심과 시너지 효과를 발휘하고, 상상하는 것은 의료 병력에 대한 설명적 이해에 도움을 주며, 이러한 모든 과정이 합쳐져서 환자의 염려 사항에 대해 더욱 개별화된 이해를 가능하게 해 준다.

공감은 치료 효과를 향상시킨다

　의학적 치료의 인지적 측면을 통해 도움을 주는 것 이상으로, 공감적 관계성은 치료 효과를 직접적으로 향상시킨다. "관련된 근거들은 더 나은 면역 기능, 수술 후 병원 재원 기간의 단축, 천식 발작의 감소, 더 강한 위약(placebo) 반응, 감기 유병 기간의 단축을 포함하여 공감적 관계의 생리학적인 이점을 뒷받침하고 있다(Reiss, 2010)." 공감이 의료 결과를 향상시켜 준다는 것에 대해 아마도 가장 잘 알려진 경로는 의사의 우려를 환자가 인지하고 믿음을 가지는 것일 것이다.

　치료 순응도(treatment adherence)를 예측하는 모든 변수에 대한 대규모 메타 분석에서, 큰 영향을 미치는 요소는 의사에 대한 신뢰였다. 그리고 신뢰에 대한 가장 큰 예측 인자는 환자가 심각한 사안에 대해 논의할 때 의사가 진정으로 자신에 대해 걱정한다고 느끼는 것이었다(Roter et al., 1997a). 동일한 메타 분석에서 친절(friendliness)은 신뢰의 예측 인자가 아니었다. 치료 실패에 가장 큰 원인은 치료에 순응하지 않는 것이라는 점을 고려했을 때(처방된 약의 약 50퍼센트는 처방대로 복용되지 않았다), 공감적 우려는 효과적인 의학적 치료에 매우 중요한 것이다(Sabate, 2003).

　추가로, 종양학 연구에서는 의사의 정서적 관여가 환자가 암 진단을 받았을 때 환자의 불안을 감소시켜 주며, 환자가 치료에 들어가기 위한 조기 단계를 수행할 수 있는지에 대해 영향을 준다는 것을 보여 주었다. 감정적으로 동떨어진 형태로 슬픈 소식을 전달하는 의사는 환자의 이후의 혼란스럽고 압도된 감정에 대한 자기 보고뿐만 아니라 치료 방안을 모색하고, 지지 모임에 참여하는 것에 영향을 미치며, 그렇지 않으면 환자는 자신의 암에 관하여 대리인이 되어 버린다(Ptacek and Ptacek, 2001).

　공감적 우려(empathic concern)는 앞서 언급한 다른 두 가지 공감 절차―환

자에게 특히 어려운 점이 무엇인지를 이해하기 위한 경청(engaged listening)
과 비언어적 조율(nonverbal attunement)—과는 꽤 다르다. 우리는 왜 환자들
이 실제로 의사들이 자신을 위해 감정적 우려를 느끼는 것이 필요한지에 대
해 비판적으로 물을 수도 있을 것이다. 의사들이 감정적인 투자는 하지 않지
만 환자들을 돕는 것에 헌신하는 것으로는 왜 충분하지 않은 것인가? Daniel
Batson은 공감에 있어서 우려의 보호받는 느낌(protective feeling)에 대한 핵
심적인 역할을 강조했다(Batson et al., 2007). 또한, 그러한 염려가 친밀한 관
계에서 공감에 대한 기반으로 여겨지는 것에 대한 명백한 이유가 존재한다.
그러한 염려는 어린 개체들의 생존에 필수적인 것이며, 시간이 지남에 따라
배우자 간의 굳건한 헌신에 도움을 줄 수 있는 것이다. 하지만 환자−의료제
공자 상호작용은 그러한 기반을 요구할 만큼 그렇게 오래 지속되지는 않는
다. (검증이 요구되는) 내 가설은 환자들이 이를 이해하고 있으며, 의사가 자신
에 대해 깊은 개인적 감정을 느끼게 하는 것에 대해서는 관심을 덜 갖고 있으
며, 집중적인 치료를 받는 것에 대해 더 많은 관심을 갖고 있다는 것이다. 그
렇기 때문에, 내 추측으로는, 환자들은 의사가 실제적인 염려를 보여 주기를
원하며, 이러한 점은 의사가 환자의 고통이 실제적인 것이고, 그들의 요구사
항이 중요하다고 믿기 위한 감정적 사유를 갖고 있다는 것을 보여 주기 때문
이다. 의학 외적으로, 우리는 전쟁 및 다른 재해로 인한 심리적인 트라우마에
서 회복하는 사람들이 감정적으로 중립적인 청취자가 그들을 얼마나 무의미
하고, 심지어는 비현실적으로 느끼게 하는지를 설명한다는 점을 잘 알고 있
다(Halpern, 2001).

　어떠한 사례이든 감정은 다양한 방식으로 임상적 공감에 기여한다. 호기
심과 비언어적 조율 두 가지 모두 인지적 목표에 도움을 주며 염려하는 느낌
은 환자의 신뢰에 영향을 준다. 그러므로 임상적 공감은 하나의 단순한 심리
적 과정이 아니라 복잡한 과정으로, 다양한 임상적 요구사항을 만족시키기
위한 다양한 형태의 정서적 관여가 포함될 수 있다.

공감 정확성의 모색

의사들이 환자를 이해하는 데 있어서 어떻게 더욱 정확해질 수 있을 것이며, 특히 투사(projection)의 오류와 과도한 동일시(over-identification)를 어떻게 방지할 수 있을까? 내가 보기에는 감정적 조율과 다른 이의 연상에 연관되는 것이 공감적 이해(empathic understanding)에 중요하게 기여하긴 하지만 이러한 정신적 과정은 충분하게 관심을 받지 못하였으며, 환자에 대한 정확한 이해를 위해 충분한 자가 교정(self-correcting)을 하지 못하고 있다. 오히려 환자가 무엇을 경험하는지에 대해 더 많이 알아내고자 진정으로 호기심을 가지는 것이 더 필요하다. 호기심은 임상적 공감을 위해 핵심적인 초인지(metacognitive) 조직을 이루는 테마이다(Halpern, 2001).

내 관점에서 호기심은 공감 정확성을 증대시키는 데 핵심이다. 최소한 의사는 우리가 미처 환자의 염려 사항을 이해하지 못하고 있을 때, 환자가 무엇에 대해 화가 난 것인지를 이미 이해하고 있다고 생각하고 있는 것은 아닌지 유심히 찾아야 할 필요가 있다…… 자신에게 여전히 신체적으로 활동적일 수 있다고 말하는 의사에 대해 안심하지 못하는 대학 운동선수 Ron의 사례를 고려해 보라. 한 의사가 마침내 그의 말을 더욱 세심하게 들었고 Ron이 가장 염려하는 것은 성적인 활동성이라는 점을 공감적으로 인지하게 되었다(Ron은 이러한 염려 사항을 직접적으로 거론하는 것을 매우 당혹스러워했다). 이를 깨닫고 의사는 신속히 장루 수술을 받고 잘 생활하고 있는 간호사를 소개시켜 주었다. 그녀와 Ron이 그의 향후 성적 생활에 대해 사적인 대화를 나눈 후, 그는 수술을 받기로 하였다.

우리는 어떤 의학적 문제나 개인적 상실을 경험하는 환자에 대해 정서적 공감을 느낄 때, 우리 자신이 그와 유사한 상황을 겪었을 때와 같이 동등하게 주의를 기울여야 한다. 이러한 상황에 있어서, 의사 자신이 환자의 입장에서 상상할 수 있게 되며, 의사 자신이 어떠한 감정을 느낄지를 느끼면서 환자가 어떤 감정을 느낄 것인지를 알 수 있다. 모든 사람이 각자의 다양한 개인력 (personal history)과 성격을 가지고 있기 때문에 유사한 질환을 앓고 있더라도 매우 다른 감정을 가지고 있을 수 있는데, 이러한 점이 종종 임상에서 실수가 된다. 완전히 다른 삶을 살아온 개인이 그 또는 그녀의 질병을 어떻게 느끼고 있는지에 대해 호기심을 가지는 것은 과도한 동일시에 핵심적인 개선책이 된다. 나는 항상 의사들에게 환자에게 "나는 당신이 어떤 감정을 느끼는지 알고 있습니다."라고 말하는 것을 피하라고 권고한다. 대신에 "내가 무엇을 놓치고 있는지 알려 주세요."라고 말하는 것을 배워야 한다고 권고한다(Coulehan and Williams, 2003).

또한, 호기심은 우리가 단순하게 연민적인 태도를 갖거나 표면상으로 이루어지는 최초의 반향을 취하는 것을 막아 주며, 우리 자신의 우려사항을 환자에게 투사하는 것을 방지해 준다. Smith 씨의 치료팀은 그의 곤경을 목격하면서 너무나도 무력하다는 느낌을 받았으며, 그의 상황이 압도되고, 그가 상당히 회복할 수 있다는 아주 현실적인 기회를 보지 못하고 있는 것으로 여겼다. 이러한 대신에 우리는 미래에 대한 그의 느낌이 현재 어떻게 무너져 내리게 되었는지에 대해 호기심을 갖고, 이러한 것이 중요한 문제라는 것을 그가 인지할 수 있도록 도와주었을 수도 있었을 것이다(Halpern, 2010).

마지막으로, 환자는 의사가 자신을 완전히 이해하기 다소 어려워하더라도 자신에 대한 의사의 호기심을 고맙게 여기는 것으로 보인다. 심리치료를 받는 내 환자들은 내가 자신을 오해하고 있는 경우를 언급하지만 나는 관심을 유지하면서 그들이 내 오해를 수정해 주고, 이끌어 주는데, 이는 특히, 치료적인 측면에서 이루어진다. 박식한 의사에 대한 오랜 권위주의 개념에도 불구하고, 또는 이제 환자들은 이러한 자세를 신뢰하는 것이 어렵다는 것을 알게 되었기 때문에, 환자로 하여금 당신이 무엇을 놓치고 있는지 또는 무엇을 잘못 알고 있는지에 대해 알려 주도록 하는 자세는 신뢰를 구축하고, 치료적인 유대를 형성하는 데 대단히 중요하다(Halpern, 2007).

이 시점에서 우리는 다른 무엇보다도 더 임상적 공감을 관여된 호기심 (engaged curiosity)이라고 개념화했다는 것으로 요약하고, 이를 제시한다. 여기에는 표면적인 감정과 간단한 동정적 동일시를 넘어서는 실질적인 관심이 포함되어 있으며, 이는 환자가 가지는 모든 범위의 감정을 불러들이고, 이를 이해하고자 하는 것이다.

'신뢰할 수 있는' 공감 및 정서적 관여

의사가 환자와 갈등을 겪고 있을 때에도 어떻게 '신뢰할 수 있게' 공감을 할 수 있는가? 정서적 관여(emotional engagement)가 번아웃과 동정 피로 (compassion fatigue)에 영향을 미치게 되는가?

이러한 사안은 아마도 임상적으로 가장 어려운 문제일 것이다. 결국, 우리의 감정은 우리의 직접적인 통제하에 놓여 있는 것이 아니다. 너무 많은 시간적 압박에서부터 치료 방안들의 복잡성에 이르는 다양한 사회학적인 사유로 인해서, 의사들은 점차 환자들과 갈등을 맞이하고 있으며, 이는 때로는 양쪽 모두에게 좌절과 분노를 불러오기도 한다(Halpern, 2007). 나는 임상적 공감을 위한 새로운 개념에는 환자에 대한 진정한 염려가 포함되어야 한다고 말해 왔다. 하지만 기본적인 심리학 연구에서는 우리가 다른 사람에 대해 염려를 느끼더라도 서로 갈등이 발생하였을 때에는 공감하기가 특히 어렵나는 점을 제시하고 있다(Steins, 2000). 특히, 여기에서 연관된 것은 Decety의 최근 연구로, 타인의 고통에 대한 경솔한 감정적 반향은 자아와 관련된 불안을 야기할 수 있다고 제시하였다(Jackson, Meltzoff, and Decety, 2005; Decety and Ickes, 2009; Watson and Greenberg, 2009). 의사가 치료를 거부하는 환자에 대해 책임감을 느낄 때, 의사는 자아와 관련된 불안, 죄책감, 수치심 등과 같은 감정을 느낄 수 있다. 이러한 감정들은 환자의 관점을 살펴보는 의사의 능력을 감소시킬 수 있다.

하지만 오랫동안 지속되어 왔음에도 의사들 자신의 부정적인 감정을 피하고자 하는 의사들의 의료적 문화는 일부가 생각하는 것과 같이 변화하기에 어려운 것이 아닐 수도 있다. 의사도 사람이다. 기초 심리학 연구에서는 부정적인 감정(분노 제외)은 사람으로 하여금 자기 자신의 감정적 관점에 대한 근원에 대해 더욱 탐구적으로 만들어 준다는 점을 제시하고 있다(Schwarz, 1983, 2000). 의사들이 자기 반성(self-reflection)에 대해 사회화되어 있음에도 불구하고, 초기 연구에서는 의사도 자신의 부정적인 감정을 염두에 둘 수 있으며, 이렇게 함에 있어서 자신의 임상적 치료와 직업적 만족을 증대시킬 수 있다고 제시하고 있다(Novack et al., 1997; Shapiro, Schwartz, and Bonner, 1998; Epstein, 1999; Meier, Back, and Morrison, 2001; Gockel, 2010).

그럼에도 자기 반성은 저절로 다른 사람의 관점에 대한 호기심을 이끌어 내지 않으며, 특히 해당 사람이 좌절을 야기할 때는 더욱 그러하다. 정신치료자(psychotherapist)들은 자신이 환자의 어떤 감정에 대해서 불편한 감정이 일어나는지에 대한 호기심을 가지는 것을 통해 이 두 가지를 연결한다. 정신과학 교육자들은 레지던트들에게 자신의 "부정적인 역전이(negative countertransference)"(환자를 대함에 있어서 불안 또는 다른 곤란한 감정들)에 대해 생각하기 위한 특정 방식을 교육한다. 임상 정신과 의사들을 교육하는 것은 미묘한 부정적인 감정을 쉽게 인지하게 하며, 이러한 것들이 환자가 환자의 삶에서 중요한 다른 사람들에게 어떠한 영향을 미칠 수 있는 것인지에 대해 중요한 단서로 활용하게 한다(Rossberg et al., 2010). 그들 자신의 고통스러운 감정이 환자에 대한 어떤 것을 보여 주는 것인지에 대해 진정으로 호기심을 가짐으로써, 정신과 의사들은 환자의 감정에 집중하기 위해 자아와 관계된 불안으로부터 멀어지게 되는 것을 배운다. 이러한 점은 아마도 고도로 숙련된 공감 능력을 가진 치료지가 어떻게 트라우마 센터나 다른 고도의 유해한 환경에서 근무할 수 있으며, 낮은 비율의 번아웃을 경험하는지를 보여 주는 것일 것이다(Harrison and Westwood, 2009).

다음과 같은 상황에서 호기심의 역할에 대해 고려해 보라. Sam은 19세로 죽어가는 엄마가 있는 병실의 문을 막아서고, 엄마에게 진정제를 투약하면 종양내과 간호사를 쏘겠다고 위협하고 있었다. 의료팀은 모두 겁에 질렸고, Sam이 '타인에게 위험이 된다는 점'을 비자발적으로 인정하게 하기 위해서 정신과 의사를 불렀다. 상황은 어떻게 해결되었을까? 먼저, 우리는 병원 보안요원들에게 Sam이 현재 총을 가지고 있지 않으며, 당장 총을 구할 수도 없고, 폭력을 행사한 이력도 없다는 점을 확인해 줄 것을 요청했다(확인 결과 모두 사실이었다). 의료팀은 그가 물리적으로 위협이 되지 않는다는 점을 확인한 이후에야, 그의 상황이 얼마나 슬픈 것인지를 인지하게 되었다. 그는 엄마를 영원히 잃게 되는 것을 받아들일 수 없었다. 우리는 한 팀으로 만났으며, 각각의 구성원은 사랑하는 사람을 잃는 것에 대해서 이러한 상황이 각자에게 어떠한 점을 불러일으키는지에 대해 이야기해 보았다. 이러한 생각을 한 이후, 즉각적으로 모든 것이 변화하였다. 그 누구도 그 젊은이에 대해서 더 이상 화를 내지 않았다. 대부분은 그에 대해 슬픔을 느꼈으며, 일부는 그의 반응이 왜 그렇게 격렬하였는지에 대해 궁금증을 갖기 시작하였고, 이로 인해서 그들의 이러한 염려와 결부되어 진정한 임상적 호기심을 발전시키게 되었다. 마음에 대한 이러한 체계 속에서, 팀 구성원의 대표는 그 젊은이를 만났고, 그의 슬픔에 대해서 진정한 염려를 보여 주고, 조율된 방식으로 그의 말을 들어주었다. Sam은 처음으로 그녀를 신뢰하여 반응을 했으며, 자신의 엄마가 이미 유방암 판정을 받았던 작년에 대학 진학을 위해 다른 곳으로 가야 했던 것에 대해서 매우 속상했던 것을 말해 주었다. 이러한 고백은 그로 하여금 자신이 얼마나 걱정을 하고 있었는지에 대해 인지하게 해 주었고, 위협을 가하는 것을 멈추게 되었다. 그런 다음, 그는 슬픔을 느끼고 있었음에도 불구하고, 자신의 아들을 다루지 못해서 집에 머물고 있었던 아빠에게 전화를 했다. 엄마가 사망했을 때 (투약으로 편안한 상태에서), 아빠는 그의 아들을 품에 안고, 함께 슬퍼하였다.

명백하게, 이는 자신의 감정을 논의할 수 있는 준비가 되어 있는, 수용적인 치료팀이었다. 의학계의 다양한 하부 문화에 있어서, 이러한 종류의 자아 인식(self-awareness)을 형성하는 데에는 훨씬 더 많은 시간이 소요될 것이다. 예를 들어, 나는 중환자실 팀에서 다음과 같은 문제를 해결하는 데 있어서 자신들을 도와줄 것을 요청받았다. 이식수술을 집도하는 의사들은 치료 결과가 나쁘거나 중환자실에서 삶을 마치게 되는 환자들을 선택적으로 무시하고 있었다. 이들은 의사들이 이식 전과 이식 수술 후 입원 기간 중 매일 만났던 환자들이지만, 지금은 자신의 장기에 대한 거부 반응으로 심각한 상태이며, 죽어가고 있는 환자들이었다. 환자나 그 가족들은 이러한 무시를 인지하고 있었으며, 이러한 점에 대해서 상당히 화가 나 있었다. 이들 모두와 의료진이 매주 같이 진행하는 회진이 이루어지는 단계를 수개월 진행하고 나서야 이식 수술팀의 문화가 변화하기 시작하였다. 그들이 다른 의료진 구성원들을 신뢰하게 되면서, 그들이 자신의 환자들을 '죽였다'는 것처럼 느꼈다는 것을 때로는 유머를 통해서 표현하기 시작했다. 점차 그들은 중환자실에서 죽어가는 환자들을 덜 피하게 되었다.

이러한 경험은 임상적 공감에 대한 자아 인식의 중요성 뿐만 아니라, 번아웃을 어떻게 막을 수 있을 것인가에 대한 의문에 대한 점을 이야기해 준다. 우리는 그러한 고통스러운 감정을 지니고, 이를 전혀 표현하지 않는 것은 번아웃의 원인이 될 수 있다는 가설을 세워 볼 수 있다. 우리가 알고 있는 것은 오랫동안 심리적 요구사항에 대한 수용을 강조해 온 형태의 의사들이 덜 소진되고, 자신의 직업을 더욱 잘 즐긴다는 것이다. 지난 30여 년간, 환자−의사 의사소통에 대한 연구 분야는 발전해 오고 있으며, 실제로 의사들은 자신이 감정적으로 분리되었을 때 중요한 정보를 놓치며, 덜 효과적이라는 점에 대한 경험적 근거를 제시한다. 또한, 정서적 관여는 의사들 자체에 있어서 의료적 시행이 더욱 잘 이루어지도록 해 준다는 주장이 제기되고 있으며, 실제로 번아웃에서 보호해 준다(Jackson et al., 2008; Morse, Mitcham, and van Der Steen, 1998; Shanafelt et al., 2005). 특별히 숙련된 수준의 공감 능력을 가지고 있는 사람들은 번아웃을 덜 겪는 것으로 나타났다(Kearny et al., 2009; Maguire and Pitceathly, 2003; Wear and Bickel, 2000). 이러한 관찰은 숙련된 공감 능력을 가진 이들이 자아와 관련된 불안을 덜 가지고 있는 것인가에 대한 의문을 품게 한다. 자아와 관련된 불안을 덜 가지고 있는 사람들이 조망 수용(perspective-taking)/인지적 공감(cognitive empathy)에 있어서 더 나은 능력을 보인다는 결과도 있다(Morse, Mitcham, and van Der Steen, 1998; Shanafelt et al., 2005; Jackson et al., 2008). 그러므로 임상 의료에서 숙련된 공감 능력의 통합을 통해 선순환이 뒷받침될 수 있을 것이다.

최근, 새로운 용어인 '동정 피로(Compassion Fatigue)'가 생겨났으며, 임상적 공감을 유지하는 데 있어서의 장애물에 관한 중요한 점을 조명하고 있다. 번아웃이 한 사람의 직업에 있어서 더욱 전반적인 흥미의 소실을 의미하고 있는 반면, '동정 피로'는 특히 공감을 느낄 것으로 예상될 때 공감이 결여되는 것이다. 우리는 어떠한 사항이 동정 피로를 유발하는지에 대한 연구를 수행할 필요가 있다. 특히, 우리는 호스피스 의사, 통증 관리팀과 같이 동정 피로가 예상되는 몇 가지 환경에서 놀랍게도 동정 피로가 생기지 않는 것을 볼 수 있다(Kearny et al., 2009). 이러한 환경에서 의사들은 일반적인 의료 문화와는 다르게 치료를 제공하는 것이 슬퍼하는 이들에 대한 의식적인 관심과 자기 관리(self-care) 및 상호 지지를 필요로 한다는 점을 강조하는 환경에 있다. 이러한 점은 자기 관리와 유대감(connectedness), 지지가 동정 피로를 방지하는 데 긍정적인 역할을 한다는 점을 제시한다(Coster and Schwebel, 1997; Salston and Figley, 2003; Perry, 2008; Harrison and Westwood, 2009).

임상적 공감의 새로운 모델

결론적으로, 의료 환경에서 공감에 대한 실증적 연구는 아직 초기 단계에 있지만, 우리는 기본적으로 서로 유지하는 네 가지 목적에 대한 관점에서 임상적 공감에 대한 합리적 모델을 제안할 수 있다.

- 첫 번째 목표는 의사들이 인간의 감정적 삶의 복잡성에 대해 진정한 호기심을 키워 나가고, 너무 단순한 관점을 지양하는 것이다. 이러한 호기심은 주의를 기울이며 경청하는 자세를 길러 주고, 의사들로 하여금 더욱 복잡한 감정을 공유하기 위해 환자들이 다가올 수 있게 해 줄 것이다.

- 두 번째 목표는 비언어적 조율을 목적으로 하는 '비언어적으로 주의를 기울이는 것'(nonverbal attentiveness)이다. 이러한 목표는 자아 인식과 마음챙김(mindfulness)이 내재되도록 하는 연습을 통해 이루어지는 것이며, 이를 통해서 의사들은 자신의 환자에 조율하는 데 충분할 정도로 침착성을 유지할 수 있게 된다. 이렇게 주의를 기울이는 것은 정확하고 완전한 진단을 위해 병력을 청취하는 작업을 도와줄 것이며, 더 나은 임상 결과를 가져올 수 있는 치료에 대한 환자들의 순응도 향상시켜 줄 것이다. 또한, 이는 환자에게 자신이 고통스러운 문제에 직면해야 할 때 동반자가 있다는 감정을 느끼게 해 주는 데 핵심 역할을 할 수 있다 (Halpern, 2001).

- 세 번째 목표는 환자에 대해 '진정으로 균형 있는 염려'(genuine, proportional concern)를 유지하는 것이며, 이를 통해 무엇인가 심각한 일이 일어났을 때, 과도하게 불안해 하지 않고, 진정한 걱정을 전달할 수 있게 된다. 이러한 역량은 신뢰와 치료 효과를 증진시키며, 환자들이 종종 비인간적인 의료 체계에서 그들이 진정으로 중요하게 여겨진다는 감정을

다시 느낄 수 있도록 도와줄 것이다.
- 네 번째 목표는 세 번째 목표를 달성하기 위해 필수적인 것으로, 임상의에게 사회적 지원과 자기 관리의 문화를 정착시키는 것이다. 지원을 제공하여 의사와 간호사들이 시간이 지남에 따라 자신의 직업을 지속적으로 즐기는 가운데 환자와 공감할 수 있도록 도와줄 수 있다.

나의 희망사항은 다른 이들이 이러한 운영이 가능한 목표 전부를 달성하고, 이에 대해서 실증적인 연구를 진행하는 것이다. 몇 가지 중요한 사안에 대한 검토가 이루어져야 한다. 이러한 사안에는 첫째, 어떤 과정이 병력 청취, 진단, 그리고 효과적인 치료 동맹의 형성을 향상시킬 수 있는 경로인지, 둘째, 다양한 환경과 상황에서 이러한 과정에 참여하는 것이 실제로 얼마나 가능할 것인지, 셋째, 환자−의사라는 한 쌍의 관계와 집단 역학(group dynamics)이 공감의 발생에 어떻게 기여할 수 있는지, 넷째, 이러한 과정 전체 또는 일부가 어떻게 의학적 결과에 영향을 미치는지가 포함된다.

나의 개인적인 경험으로 볼 때, 내가 받게 될 첫 번째 질문은 앞에서 언급한 질문이 아니라, 공감적 경청이 너무 많은 시간이 걸리지 않는가에 대한 것일 것이다. 공감이 신뢰와 치료 순응도를 향상시키고, 치료 과정에서의 불화, 환자의 이동, 소송 및 번아웃을 방지하는 데 도움을 준다는 점을 고려했을 때, 이러한 점은 궁극적인 효율성뿐만 아니라 의료에 있어서의 효과 향상을 가져다 줄 것으로 보인다. 나는 의대생들에게 공감을 추가로 해야 하는 일로 구분하기보다는 어떻게 병력 청취를 하고, 검사를 수행하고, 치료 방안을 논의하며, 갈등을 해소하는 것 등을 수행할 것인지를 설명하는 부사(adverb)로 생각하라고 조언한다. 그들은 호기심을 가지고 경청할 수 있으며, 섬세함과 조율을 통해 환자를 다룰 수 있고, 존중과 염려하는 마음을 가지고 치료 방안에 대해 논의할 수 있다.

이러한 역량을 배우는 것은 의학 교육에 있어 시간을 필요로 하겠지만, 이러한 역량을 활용하는 것이 환자와의 면담에서 추가적인 시간이 소요될 것인가? 이러한 질문에 대해 답할 수 있는 유일한 방법은 실증적인 연구일 것이다. 명백하게, 의사들은 오랫동안 면담 초기에 환자들이 방해를 받지 않고 말할 수 있도록 하면 진료에 훨씬 더 많은 시간이 걸릴 것이라고 가정해 왔다. 이러한 가정을 최종적으로 실험해 보았을 때, 환자가 발언을 했던 시간의 중간 값은 단지 9초에 불과했다(Langewitz et al., 2002). 하지만 이러한 개방적인 듣기는 장점이 많다. 환자들은 임상적으로 중요한 정보를 드러내고, 의사와 훨씬 더 편안한 상태를 유지하며, 이러한 두 가지 사실은 치료가 더욱 효과적으로 이루어지게 해 줄 것이다.

　이 글을 맺으며, 나는 관여된 호기심(engaged curiosity), 비언어적 주의를 기울이는 것(nonverbal attentiveness), 환자에 대한 진정으로 균형 있는 염려(genuine proportional concern), 자아 인식(self-awareness)을 포함하는 임상적 공감에 대한 규범 모델에 대한 제안사항을 제시하였다. 이러한 임상적 공감에 대한 전체적 또는 염원하는 개념은 임상 진료에서 실제로 일어나고 있는 다양한 형태의 공감을 평가절하 하려는 것은 결코 아니다. 비록 최고의 의사라도 이러한 모든 것을 항상 잘해 내지는 못할 수 있다. 인지적 공감을 발휘하거나 비언어적으로 조율하거나 적절한 염려를 느끼는 것과 같은 다른 사항들이 결여된 상태라 하더라도 이러한 역량의 일부를 활용하는 것은 여전히 도움이 될 수 있다(Larson and Yao, 2005). 한편, 이러한 역량은 시너지 효과를 발휘할 수도 있다. 다른 사람의 관점에 대한 호기심은 종종 그 사람으로 하여금 자신의 삶에 대한 세부적인 사항을 말할 수 있게 해 주며, 이러한 점은 자연스럽게 비언어적 조율이 일어나고, 적절한 염려를 느낄 수 있게 해 준다. 의사들이 공감에 대해 숙련도가 높아지면, 그들은 이러한 과정을 상호 유지하는 것만이 아닌 중심적이며, 의미 있는 것이라는 것을 알게 된다(Halpern, 2001; Kearny et al., 2009). 실증적인 연구가 요구되는 최종 과제는 의사들이 완전한 임상적 공감에 관여할 수 있는 역량을 갖게 하는 데 있어 어떻게 더

많은 의사들을 교육시키고, 이를 통해 의사들의 환자 치료에 대한 효과성과
자기 자신의 직업적인 성취도를 향상시킬 수 있을 것인가에 대한 것이다.

참고문헌

Aring, C. D. 1958. Sympathy and empathy. *Journal of the American Medical Association* 167: 448–452.

Batson, D. 2009. These things called empathy: Eight related but distinct phenomena. In *The Social Neuroscience of Empathy*, ed. J. Decety and W. Ickes, 3–5. Cambridge, MA: Massachusetts Institute of Technology.

Batson, C. D., J. H. Eklund, V. L. Chermok, J. L. Hoyt, and B. G. Ortiz. 2007. An additional antecedent of empathic concern: Valuing the welfare of the person in need. *Journal of Personality and Social Psychology* 93 (1): 65–74.

Blumgart, H. L. 1964. Caring for the patient. *New England Journal of Medicine* 270: 449–456.

Coster, J. S., and M. Schwebel. 1997. Well-functioning in professional psychologists. *Professional Psychology, Research and Practice* 28 (1): 5–13.

Coulehan, J. L. 1995. Tenderness and steadiness: Emotions in medical practice. *Literature and Medicine* 14 (2): 222–236.

Coulehan, J., and P. C. Williams. 2003. Conflicting professional values in medical education. *Cambridge Quarterly of Healthcare Ethics* 12: 7–20.

Decety, J., and W. Ickes. 2009. *The Social Neuroscience of Empathy*. Cambridge, MA: MIT Press.

Epstein, R. 1999. Mindful practice. *Journal of the American Medical Association* 282 (9): 833–839.

Finset, A. 2010. Emotions, narratives and empathy in clinical communication. *International Journal of Integrated Care*. 10 (Suppl. e020).

Fox, R., and H. Lief. 1963. Training for "detached concern." In *The Psychological*

Basis of Medical Practice, ed. H. Lief, 12–35. New York: Harper & Row.

Gockel, A. 2010. The promise of mindfulness for clinical practice education. *Smith College Studies in Social Work* 80 (2): 248–268.

Halpern, J. 2001. *From Detached Concern to Empathy: Humanizing Medical Practice.* New York: Oxford University Press.

Halpern, J. 2007. Empathy and patient–physician conflicts. *Journal of General Internal Medicine* 22 (5): 696–700.

Halpern, J. 2010. When concretized emotion–belief complexes derail decision-making capacity. *Bioethics* E-pub ahead of print.

Harrison, R. L., and M. J. Westwood. 2009. Preventing vicarious traumatization of mental health therapists: Identifying protective practices. *Psychotherapy, Theory, Research. Training (New York, N.Y.)* 46 (2): 203–219.

Jackson, P. L., A. N. Meltzoff, and J. Decety. 2005. How do we perceive the pain of others? A window into the neural processes involved in empathy. *NeuroImage* 24 (3): 771–779.

Jackson, V. A., J. Mack, R. Matsuyama, M. D. Lakoma, A. M. Sullivan, R. M. Arnold, J. C. Weeks, and S. D. Block. 2008. A qualitative study of oncologists' approaches to end-of-life care. *Journal of Palliative Medicine* 11 (6): 893–906.

Kearny, M. K., M. L. S. Vachon, R. L. Harrison, and B. M. Mount. 2009. Self-care of physicians caring for patients at the end of life. *Journal of the American Medical Association* 301 (11): 1155–1164. R. B. Weininger

Langewitz, W., M. Denz, A. Keller, A. Kiss, S. Rüttimann, and B. Wössmer. 2002. Spontaneous talking time at start of consultation in outpatient clinic: Cohort study. [Clinical Research Edition] *BMJ (Clinical Research Ed.)* 325: 682–683.

Larson, E. B., and X. Yao. 2005. Clinical empathy as emotional labor in the patient-physician relationship. *Journal of the American Medical Association* 293: 1100–1106.

Maguire, P., and C. Pitceathly. 2003. Managing the difficult consultation. *Clinical Medicine (London)* 3 (6): 532–537.

Markakis, K., R. Frankel, H. Beckman, and A. Suchman. 1999. Teaching Empathy: It Can Be Done. Working paper presented at the Annual Meeting of the Society of General Internal Medicine, San Francisco, CA, April 29–May 1, 1999.

Meier, D. E., A. L. Back, and R. S. Morrison. 2001. The inner life of physicians and care of the seriously ill. *Journal of the American Medical Association* 286: 3007–3014.

Morse, J. M., C. Mitcham, and W. J. van Der Steen. 1998. Compathy or physical empathy: Implications for the caregiver relationship. *Journal of Medical Humanities* 19 (1): 51–65.

Novack, D. H., A. L. Suchman, W. Clark, R. M. Epstein, E. Najberg, and C. Kaplan. 1997. Calibrating the physician: Personal awareness and effective patient care. *Journal of the American Medical Association* 278: 502–509.

Osler, W. 1963. *Aequanimitas.* New York: Norton.

Pedersen, R. 2009. Empirical research on empathy in medicine-A critical review. *Patient Education and Counseling* 76 (3): 307–322.

Perry, B. 2008. Why exemplary oncology nurses seem to avoid compassion fatigue. *Canadian Oncology Nursing Journal* 18 (2): 87–99.

Ptacek, J. T., and J. J. Ptacek. 2001. Patients' perceptions of receiving bad news about cancer. *Journal of Clinical Oncology* 19: 4160–4164.

Reiss, H. 2010. Empathy in medicine-A neurobiological perspective. *Journal of the American Medical Association* 304 (14): 1604–1605.

Rossberg, J. I., S. Karterud, G. Pedersen, and S. Friis. 2010. Psychiatric symptoms and counter-transference feelings: An empirical investigation. *Psychiatry Research* 178 (1): 191–195.

Roter, D., J. A. Hall, R. Merisca, B. Nordstrom, D. Cretin, and B. Svarstad. 1997a. Effectiveness of interventions to improve patient compliance: A meta-analysis. *Medical Care* 36 (8): 1131–1161.

Roter, D., S. Stewart, N. Putnam, and M. Lipkin. 1997b. Communication patterns of primary care physicians. *Journal of the American Medical Association* 277:

350-356.

Sabate, E. 2003. *Adherence to Longterm Therapies-evidence for Action.* Geneva: WHO.

Salston, M., and C. R. Figley. 2003. Secondary traumatic stress effects of working with survivors of criminal victimization. *Journal of Traumatic Stress* 16 (2): 167-174.

Schwarz, N. 1983. Mood, misattribution, and judgments of well-being: Informative and directive functions of affective States. *Journal of Personality and Social PSy* 45 (3): 513-523.

Schwarz, N. 2000. Emotion, cognition and decision-making. *Cognition and Emotiona* 14 (4): 433-440.

Shanafelt, T. D., C. West, X. Zhao, P. Novotny, J. Kolars, T. Habermann, and J. Sloan. 2005. Relationship between increased personal well-being and enhanced empathy among internal medicine residents. *Journal of General Internal Medicine* 20 (7): 559-564.

Shapiro, S., G. Schwartz, and G. Bonner. 1998. Effects of mindfulness-based stress reducation on medical and premedical students. *Journal of Behavioral Medicine* 21 (6): 581-599.

Steins, G. 2000. Motivation in person perception: The role of the other's perspective. *Journal of Social Psychology* 140 (6): 692-709.

Suchman, A. L., K. Markakis, H. B. Beckman, and R. Frankel. 1997. A model of empathic communication in the medical interview. *Journal of the American Medical Association* 277: 678-682.

Watson, J. C., and L. S. Greenberg. 2009. Empathic resonance: A neuroscience perspective. In *The Social Neuroscience of Empathy,* ed. J. Decety and W. Ickes, 125-137. Cambridge, MA: MIT Press.

Wear, D., and J. Bickel, eds. 2000. *Educating for Professionalism: Creating a Culture of Humanism in Medical Education.* Iowa City, IA: University of Iowa Press.

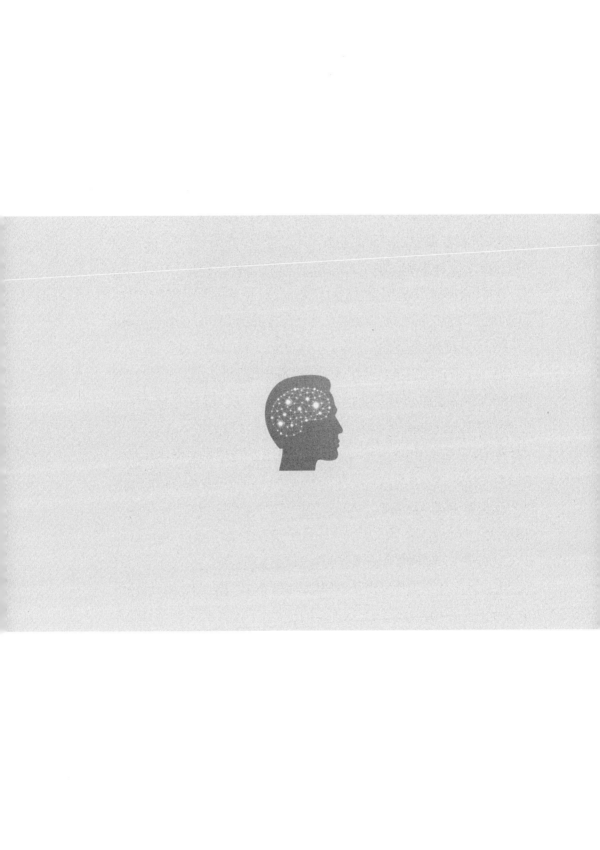

제 **14** 장
의료 종사자들 사이에서 공감의 가치

Ezequiel Gleichgerrcht, Jean Decety

❀다른 사람이 통증이나 괴로움을 경험하고 있다는 것을 지각할 때, 그것을 관찰하는 사람의 반응은 여러 대인 관계적 요인(예: 기분, 목적, 성향) 및 상황적 요인들에 따른 경각심, 두려움, 회피의 감정들을 비롯한 개인의 안전에 대한 우려에서부터 자비, 동정심 혹은 완전한 무관심을 비롯한 다른 사람에 대한 관심까지 매우 범위가 다양할 수 있다(Goubert, Crait, and Buysse 2009; Decety, 2011a). 보살핌을 제공하는 환경의 맥락에서, 의사, 간호사, 응급대원, 치료사들과 같은 의료 실무자들은 일상 활동의 일환으로서 고통을 겪고 있는, 혹은 외상을 입은 사람들과 교류할 수밖에 없다. 이러한 실무자들에게 치료를 제공하고 다른 사람들을 돕는 것은 업무의 기본적 측면이다. 이러한 힘든 현실은 이들 실무자에게 무리를 줄 수 있으며, 동정 피로, 소진, 전문적 고통을 초래할 수 있고, 낮은 성취감과 심한 정서적 소진을 가져올 수 있다. 대인 관계 민감성의 기저를 이루는 신경인지 기제들에

대한 더 나은 이해는 이러한 심각한 건강 유해요소와 위험을 예방하는 데 기여할 수 있다. 또한 공감과 임상적 거리 사이에서 적절한 균형을 달성하기 위한 의료 전문가의 지속적인 고군분투를 이해하는 데 도움이 될 수 있다. 이러한 객관성(detachment)은 종종 소진이나 통제력을 잃는 것에 대한 두려움을 회피하기 위한 것뿐 아니라, 더 중요하게는 객관적 의료를 제공하기 위해 의사들에게 필요한 것으로 여겨진다. 그러나 Halpern(2001)이 주장했듯이, 의사 자신의 정서는 이들이 환자의 정서 상태에 맞추고, 공감하며 이해하고, 치료 효과를 끼치는 데 도움이 될 수 있다. 심리신경면역학에서는 진정으로 환자들에게 주의를 기울이고, 이들의 온전함(integrity)을 존중함으로써 치유 과정을 지원하는 의료 종사자들이 자신의 기술적 능력을 저해하기보다 강화할 수 있다는 것을 보여 주는 증거가 증가하고 있다(Milligan and More, 1994).

의료와 환자−의사 관계의 중심에는 복잡한 구조의 공감이 존재하며, 이는 보통 다른 사람이 어떻게 느끼는지 이해하거나, 인식하는 능력으로 정의된다. 불행히도, 이 용어는 다른 사람들을 도우려는 동기를 발생시키는 타인들에 대한 관심의 감정에서부터 다른 개인의 정서들에 일치하는 정서를 경험하고, 다른 사람이 무엇을 생각하거나, 느끼는지 알게 되고, 자신과 타인 사이에 경계가 모호해지는 것에 이르기까지, 광범위한 스펙트럼을 포함하는 다양한 현상에 적용된다(Batson, 2009). 이러한 개념적 다양성은 공감을 측정하는 데 있어 어려움을 설명해 준다. 실제로 자기보고, 동료 평가, 혹은 환자 평가로 이를 수량화하려는 어떤 시도도 공감의 정서적, 인지적, 행동적 요소들의 전체 범위를 포착할 수 없었다. 이러한 구성의 복잡성, 그리고 심리적 구성체와 두뇌 과정 사이에 일대일의 관계는 존재하지 않는 사실을 고려할 때, 공감이 신경 영역 및 체계들과 상호작용하며 반복적으로 연결되고, 배분되는 네트워크에 의해 시행된다는 것은 전혀 놀라운 일이 아니다(Decety, 2011a, 2011b). 동물 행동에서 수렴되는 증거, 정상인에 대한 기능적 뇌영상 연구들, 신경질환 환자들에 대한 병변 연구들은 공감이 피질로 국한되는 것이 아니라, 피질하핵, 자율신경계, 시상하부–뇌하수체–부신축(HPA)과 신체 상태, 정서, 반응성을 조절하는 내분비계로 확장되는 광범위한 다수의 두뇌 구조 및 체계를 기초로 한다는 것을 보여 준다(Carter, Harris, and Porges, 2009).

이 장에서 우리는 이러한 복합적인 구성체를 임상 실무와 관련된 일부 기본 요소들로 간략히 세분화함으로써, 의료 및 임상 실무의 맥락에서 공감을 수립하는 것으로 시작할 것이다. 그리고 우리는 과도한 수준의 공감적 각성과 정서 조절 장애가 전문적 고통과 동정 피로를 초래할 수 있는 방식에 대해 분석하고, 이러한 부정적, 파괴적 결과들을 피하기 위해 공감을 조절하는 여러 방식에 대해 제시할 것이다. 우리는 환자들과의 성공적 상호작용을 위해 의료 종사자들의 균형 잡힌 공감 반응을 보이는 것이 중요함을 강조하는 것으로 끝맺을 것이다.

공감의 요소

의료 실무에서 공감의 역할을 이해하려고 시도한다면, 먼저 공감이 무엇인지, 그리고 임상 실무에서 어떻게 작용하는지를 확인하는 것이 중요하다. 이렇게 함으로써, 의사들이 환자들의 고통 및 괴로움을 지각함으로써 그들의 정서에 동조하게 하는 정서적 각성(또한 공감적 각성으로 불리는), 관점 취하기(perspective-taking) 및 정신 상태에 대한 이해와 연관되는 공감의 더 복합적인 인지 형태들, 그리고 해당 경험에 대한 인지적 구성을 허용하기에 충분한 자아감을 유지하면서 타인에 대해 주관적 관점을 갖는 능력을 가능하게 하는 자기 조절 사이를 구별하는 데 도움이 된다(Decety, 2011b). 감정 신경과학(affective neuroscience)에 대한 연구에서는 정서적 각성이 상향 과정이며, 이 과정에서 편도체, 시상하부, 안와전두피질(OFC)이 정서 신호의 신속한 우선순위 처리의 기저를 이룬다는 것을 보여 준다. 반면 관점 취하기는 내측 전전두피질(medial prefrontal cortex-mPFC), 복내측 전전두피질(ventromedial prefrontal cortex-vmPFC), 후부상측두구(posterior superior temporal sulcus)와 관계된다. 정서 조절은 OFC, mPFC, dlPFC의 내인성 피질 간(intrinsic cortico-cortical) 연결과 정서적 정보의 처리에 관여하는 편도체, 시상하부 같은 피질하 변연계(subcortical limbic structures)와의 연결로 예시되는 집행 기능에 달려 있다(Decety and Jackson, 2004; Decety and Meyer, 2008; Decety, 2010a, b). 이러한 네트워크들은 정서를 조절하고, 이에 따라 유연하고, 적합한 반응을 강화하는 데 있어 중요한 하향식(top-down)으로 작동한다. 마지막으로, 공감적 관심은 돕고 싶다는 동기를 불러일으키는, 도움이 필요한 누군가에 대해 느끼는 타인 지향적 정서를 포함한다. 타인에 대한 보살핌은 사회적 애착과 보상에 대한 일반 포유류의 신경계를 기초로 하며(Watt, 2000; Moll et al., 2007), 뇌줄기, 시상하부와 연결된 중간뇌, 복측피개 영역의 도파민 체계를 비롯하여, 다른 비인간 포유류에서 부모 행동을 조절하는 것으로 알려진 것들과 유사한 피질하 신경계에 기반을 두고 있다(Panksepp, 1998). 중요한 점이자 일반적으로 생각되던 것과 대조적인 점은, 공감적 관심이 꼭 타인과 자신의 유사성을 인식함으로써 생기는 산물이 아니며, 또한 정서적 공유 및 각성에 의해 유발되는 것도 아니라는 점이다(Batson, 2011). 우리는 타인의 행복을 소중하게 여기는 한, 나와는 전혀 비슷하지 않은 타인들까지도 포함하여, 도움을 필요로 하는 광범위한 타인들에게 공감적 관심을 느낄 수 있다. 따라서 타인의 정서 상태를 공유하고, 이들의 정서적, 정신적 상태를 이해하며, 이들을 보살피는 것은 상호작용을 하지만 특이성을 가진 신경계들에 의해 뒷받침되는, 부분적으로 별개의 과정이다.

의료에서의 공감

의료에서의 공감은 일종의 도구나 기술, 커뮤니케이션, 경청하는 입장, 또는 자기성찰의 한 형태나 역량, 성향, 활동 혹은 감정과 같이 다양한 측면으로 설명되어 왔다(Basch, 1983). 대부분의 사람, 특히 환자와 내담자들은 공감하는 것이 의사가 가지는 성격 특성 중 매우 귀중한 것이라는 데 동의한다. 누적되는 연구 결과에서는 환자-의사 관계에서 공감적 커뮤니케이션이 치유에 긍정적으로 영향을 끼친다는 것을 보여 준다(Halpern, 2001). 따라서 공감은 의료 종사자들의 주요 기술로 이해해야 한다. 그러나 너무 많은 민감성은 공감의 일부 측면이 잘 조절되지 않는 경우, 환자-의사 관계, 그리고 의사의 행복에 해를 끼칠 수 있다. 예를 들어, 개방 골절을 가진 누군가를 바라보는 것에서 초래되는 부정적 각성의 정서적 강도는 훼손된 사지에 대해 자기 자신이 느끼는 불편함이나 혐오의 감정과 상관없이 상처 입은 사람을 돕도록 동기를 부여하는 데 기여할 수 있다. 공감적 각성이 공감적 관심과 중재로 옮겨감에 따라, 의료 종사자들은 상황에 따른 잠재적인 개인적 괴로움을 조절할 수 있어야 한다. 공감적 과잉 각성은 개인적 괴로움이 우세하도록 촉진할 수 있고(Eisenberg and Fabes, 1992; Eisenberg and Eggum, 2009), 따라서 실무자가 무의식적으로 초래되는 괴로움의 감정을 줄이려는 이기적 동기에 따라 환자로부터 멀어지려는 경향을 가질 수 있으며, 이에 따라 친사회적 행동의 가능성이 줄어들게 된다(Decety and Lamm, 2009). 자제력을 잃는 것, 환자에게 무방비 상태로 개방하는 것의 파괴 효과에 대한 두려움은 공감에 대한 문헌에서 지속적으로 다루어지는 주제이다(Milligan and More, 1994).

또한 공감은 의사 스스로에게 중요한 인지적 도구로도 볼 수도 있는데, 의사가 환자와 상호작용을 할 때에 감정, 추론, 이해심을 필요로 하기 때문이다. 이는 의료적 판단에 영향을 끼치는 지식을 얻는 기회를 주며, 그럼으로써 그들의 전문적 책임을 완수하는 데 기여한다. 또한 이는 자연스럽게 위안, 자기 인정, 보상과 같은 감정들로 이어질 수 있고, 결국 타인을 도우려는 추가 동기를 제공하게 된다. 우리가 이 장의 후반부에서 주장하는 것처럼 정서를 조절하는 능력은 공감이 궁극적으로 환자와 의료 종사자 양쪽 모두에게 좋은 결과를 가져오게 하는 데 매우 중요하다.

　환자는 자신의 주관성을 이해하는 의료 종사자들에게 자신의 병력, 증상 및 고통을 공유하는 데 더 개방적일 수 있기 때문에, 공감적 관심은 더 생산적인 의사소통 과정을 조성할 수 있다. 이는 의료 종사자가 환자의 상황을 인식하고, 환자의 고통을 인정하고, 이해심을 표현하는 경우에만 가능하다. 정서적으로 몰입하면서 경청하는 것은 환자와 의사 간 만남의 질을 개선시킬 뿐만 아니라, 진단의 질도 개선시킨다. 확실한 것은 공감이 환자-의사 관계를 공고히 하는 데에도 중추적 역할을 한다는 것이다. 예를 들어, 의사가 자신을 배려한다고 인식하는 환자는 의사와 더 강한 유대관계가 생기며, 의사에 대해 더 큰 확신을 갖게 될 가능성이 크다. 환자의 신뢰를 얻는 의사의 경우, 무엇보다 치료 순응도 향상과 환자 만족의 증가를 가져올 수 있으며(Duberstein et al., 2007; Epstein et al., 2007), 이에 따라 긍정적인 치료 결과에 기여할 수 있다(Bennett, 2010; Hillen, de Haes, and Smets, 2010; Saunders et al., 2010 예시 참조).

과도한 공감의 대가

　공감적 의사가 되어야 하는 것에 대해서는 많은 좋은 이유가 존재하지만 좋은 것에도 지나침이라는 것이 있을 수 있으며, 이는 과도하게 공감적인 것에 대한 대가로 나타난다.

　고통스러운 삶의 경험, 부정적 정서에 적응적으로 대처하는 능력은 핵심적인 자기 조절 도전이다. 이러한 시련에 잘 대처하지 못하게 될 경우, 침투적이고 감정이 북받친 생각이 동반되는데 이들은 다양한 임상 질환의 발생에 기여하기 때문에 큰 대가를 치르게 될 수도 있다. 많은 의료 종사자와 간호제공자들에게 일상적인 임상 업무의 현실, 특히 매우 짧은 시간 안에 많은 환자를 봐야 하는 현실은 통증과 고통 속에 있는 환자들에게 지속적으로 노출된다는 것을 뜻한다. 정서적 상태는 일시적으로 고위 인지 기능을 강화하거나 손상시킬 수 있다. 특히 부정적 정서를 처리하는 자원은 제한적이다. 철수(withdrawal)의 정서상태와 실험적으로 유도시키는 접근법을 이용하는 다수의 연구는 인지적 조절의 선택적 효과들을 보여 주었다(예: Gray, 2001). 부정적 정서는 정보처리 부하를 증가시킬 수 있으며, 업무 성과에 달리 전념할 수 있는 주의집중 자원을 소모시킬 수 있다(Ellis and Ashbrook, 1988). 예를 들어, 부정적 정서 유도 이후(수족의 절단과 같이 International Affective Picture System: IAPS, IAPS에서 불쾌한 사진들에 노출), 참여자들은 억제성 조절이 필요한 과제에서 더 많은 실수를 했다(Sommer et al., 2008). 이 외에도, 부정적 정서들은 우측하전방이랑(right inferior frontal gyrus), 상전두이랑(superior frontal gyrus), 전대상피질(anterior cingulate cortex)을 비롯한 억제성 조절과 관계된 영역의 활성도를 감소시켰다.

환자의 고통에 대한 높은 민감성은 일반적으로 느끼는 불편함, 불안 및 회피의 감정을 넘어설 수 있으며 간호 제공자들은 지속적인 중압감으로 인해 동정 피로를 초래할 수 있다(Figley, 2002; Joinson, 1992). 동정 피로를 겪는 의료 종사자들은 정서적 소진, 무심함, 낮은 성취감을 보이며(Maslach, Jackson, and Leiter, 1996), 이는 타인을 돕는 이들의 능력을 저해할 수 있다(Decety and Lamm, 2009). 최근 동정 피로에 관한 연구에서는 이것이 자체적으로 복합적 구성체이며, 각 증상이 여러 개인에게서 다양한 정도로 발현될 수 있다는 것을 보여 주었다(Dyrbye, West, and Shanafelt, 2008). 실제로, 동정 피로는 조절되지 않는 정서와 공감 반응의 최종 결과물로 구성된다. 부정적 각성은 기저치에 비해 높은 비율로 생리적 자원을 소모시키기 때문에(HPA 축, 증가되는 교감신경, 심혈관계 반응), 이러한 반응은 스트레스 정서를 수반하는 고조된 신체 반응에 의해 생리적으로 발현될 수 있다(Ehlert and Straub, 1998).

만성 질환자, 극심한 통증을 가진 환자들, 재난이나(예: 테러리스트 공격) 외상(예: 자동차 사고) 피해자들을 다루는 의료 종사자들을 포함하여, 특정 분야에서 일하는 의료 종사자들은 정서적 공감이 필요한 업무 특성으로 인해 동정 피로의 발생에 더 취약하다(Palm, Polusny, and Follette, 2004). 예를 들어, 심각한 외상 경험(예: 전쟁, 성적 학대)으로 고통을 겪는 환자들을 치료하는 치료자들은 환자들과 공감하는 능력을 조절하지 못하는 경우, 동정 피로가 생길 수 있다. 일부는 치료자들의 동정 피로가 역전이, 즉 환자에 대한 정서적 반응에서 초래될 수 있다고 주장하겠지만, 후자는 공감적 애착보다는 치료자의 개인적 배경과 더 많이 연관된다고 주장한다(Fegley, 2002; Pearlman and Saakvitne, 1995). 생명이 위태로운(예: 암), 혹은 만성 질환(예: AIDS)으로 고통을 겪는 환자들을 다루는 간호사들 또한 특히 이러한 환자들을 보살피는 것과 관계된 높은 요구를 고려할 때, 동정 피로 증상이 발현될 위험에 놓인다(Omdahl and O'Donnell, 1999; Sabo, 2006). 응급실, 외상 치료, 통증 클리닉, 암 병동과 같은 분야에 근무하는 의사 중에서도 과도한 정서적 공감 감정을 억제하지 못하는 사람들은 소진 혹은 동정 피로가 생길 수 있다. 이 두 개념은 일부 공유되는 특성들을 가지고 있지만, 동정 피로와 달리 단순한 소진은 필연적으로 통증과 고통 속에 있는 환자들에 대한 과도한 공감 반응을 수반하지 않는 정서적으로 힘든 환경에서 장기간의 노출로 빌생하는 신체적, 정서적, 정신적 소진이다(Pines and Aronson, 1988). 그러나 예상되듯이 소진은 동정 피로의 발생에 기여할 수 있는데, 특히 특정 환자 또는 환자 집단에 대해 과도하게 민감한 경험의 결과로 더 극심하게 나타날 수 있다. 그리고 이는 무력감의 감정 및 전문적/사회적 고립에 대한 경향과 더 강하게 연관된다(Figley, 2002).

공감 조절하기

　우리는 고통과 괴로움을 겪는 환자들의 부정적 정서에 대한 과도한 공감 반응 및 민감성에 대한 대가가 존재하며, 이는 결국 동정 피로로 발현되고, 따라서 의료 종사자들의 행복에 영향을 끼친다고 주장했다. 이는 결국 의료 종사자들이 제공해야 하는 것으로 기대되는 의료 서비스의 효능을 저해할 것이다. 이러한 이유로 의료제공자들이 과도한 관심의 해로운 효과를 피하기 위한 시도로 공감을 조절하는 것은 필수적이다. 이렇게 함으로써, 또한 의료제공자가 환자들을 향한 공감 부족의 효과로 괴로움을 겪지 않도록, 공감의 조절과 관심 사이에 최적의 균형에 도달하는 것이 중요하다. 지나친 조절은 개인적인 고통을 증가시키고 불안감을 초래하며 혈압 상승, 의사소통 문제, 치료 관계 저해를 포함하는 생리적, 사회심리학적 결과를 초래하는 것으로 나타났다(Butler et al., 2003). 이 외에, 환자들에 대한 일부 정서적 몰입 형태 대신 완전하게 거리를 두는 것은 종종 소진으로부터 보호하는 것으로 여겨지지만, 실제로는 환자들의 정서를 이해하고, 긍정적으로 영향을 끼치는 것이 치유에 긍정적인 영향을 준다(Halpern, 2001).

　건강한 개인이 얼굴 표정을 통해 통증을 표현하는 사람이나 통증을 초래하는 신체 부위들을 담은 영상을 볼 때, 통각수용 정보를 처리하는 신경망에서 신경 반응이 감지된다. 이러한 신경망은 전대상피질(anterior cingulate cortex), 보조운동영역(supplementary motor area), 전측뇌섬엽(anterior insula), 시상(thalamus), 체성감각피질(somatosensory cortex), 수도관 주위 회백질(periaqueductal gray)을 포함한다(Jackson, Rainville, and Decety, 2006; Lamm, Decety, and Singer, 2011). 인지 처리와 관점 취하기(Jackson et al., 2006; Lamm, Batson, and Decety, 2007), 주의 요구(Fan and Han, 2008; Gu and Han, 2007)에서부터 타인들을 향한 선험적 태도(Decety, Echols, and Correll, 2010)를 비롯

한 사회심리학적 특성, 그리고 개인이 인식한 공정성의 정도와 개인들 간에 사회적 관계(Singer et al., 2006)에 이르기까지 여러 성향적, 상황적 요인들은 타인들의 고통에 대한 지각을 조절하는 것으로 나타났다. 이 외에, 공감과 스트레스 반응성에 대한 잠재적 신경생물학적 소인에 관한 일부 증거가 존재한다. 예를 들어, 옥시토신 수용체의 특정 다형성은 '공감(더 구체적으로, 마음의 정서 이론)'의 저하 및 더 높은 생리적(심박수), 성향적(정서 반응도) 스트레스와 연관되어 왔다(Rodrigues et al., 2009). 유사하게, 다양한 수준의 감정표현불능증(alexithymia)(감정을 알아차리고 설명하며 정서적 각성으로 인한 신체 감각과 감정을 구분하는 능력의 결함)은 전측뇌섬엽이 타인의 고통에 반응하여 활성화되는 강도와 연관되어 있다(Bird et al., 2010).

그러나 의료 종사자들 사이에서는 공감 반응을 조절하는 데 있어 다른 추가적인 조절 기제들이 중심 역할을 할 수 있다. 2개의 연구에서 의사들이 타인의 고통을 지각한 후에 어떻게 반응하는지를 조사했다. 기능적 MRI 연구에서는 손과 발이 바늘로 찔리는 것(고통스러운 상황), 혹은 면봉으로 건드리는 것(고통스럽지 않은 상황)을 묘사하는 짧은 동영상을 보는 동안 의사들의 그룹과 일치되는 대조군 환자들의 그룹에서 신경혈류역학(neurohemodynamic) 반응을 비교했다(Cheng et al., 2007). 결과는 대조군은 고통스럽지 않은 상황에 비해 고통스러운 상황에 주의를 기울일 때, 소위 통증 영역과 중첩되는 망이 활성화된다는 것을 보여 주었으며, 이러한 망은 전측뇌섬엽, 전대상피질, 보조운동영역, 체성감각피질, 수도관 주위 회백질을 포함했다. 이러한 두뇌 망은 일반적으로 개인이 고통을 직접 경험할 때 활성화되며, 위험과 위협에 노출되는 경우에 발생하는 회피와 후퇴 같은 일반 생존 기제들과 연관될 수 있다(Yamada and Decety, 2009; Decety, 2010b). 놀랍게도, 의사들이 고통스러운 상황을 지켜보았을 때에는 다른 패턴의 신호 증가가 감지되었다. 연결성을 분석한 결과 집행 기능과 자기 조절(배외측과 내측 전전두피질), 그리고 집행적 주의(전중심엽, 상두정엽, 측두정엽 접합)를 뒷받침하는 피질 영역이 활성화되는 것을 밝혀냈으며, 대조군과 달리, 통증 영역에서는 어떤 신호 증가도 감지되지 않았다.

두 번째 연구(Decety, Yang, and Cheng, 2010)는 의사들과 일치되는 대조군에게 동일한 시각적 자극(바늘 대 면봉)이 제시되었을 때, 이들에게서 사건 관련 전위(Event-Related Potentials: ERP)를 기록했다. 결과는 대조군의 경우 고통과 고통스럽지 않은 상황 사이에서 부정적 각성을 반영하는 초기 N110 차이가 전두피질에서 나타났고 중심두정부 영역에 걸쳐 후기 P3가 관찰되었다. 대조적으로 의사들에게서는 어떤 초기 ERP 반응도 감지되지 않았으며, 이는 정서 조절이 고통스러운 자극의 지각으로 발생하는 부정적 각성에 대한 상향 처리를 억제하는 매우 조기의 효과를 갖는다는 것을 보여 준다. 종합적으로 고려할 때, 의사들에게서 이러한 발견은 타인의 고통에 대한 지각을 조절하는 데 있어 전문지식의 중요성과 고통에 대한 공감 반응을 하향 조절하는 데 있어 이들의 중심 역할을 강조한다. 이러한 연구의 결과는 의사들이 타인의 고통에 대한 지각에 반응하여 통증 영역을 활성화시키지 않기 때문에 더 적은 공감을 갖는다는 것을 보여 주는 것인가? 아마도 그렇지 않을 것이다. 대신 이 연구가 제시하는 것은 고통 반응에 대한 의사들의 하향 조절이 타인의 고통에 반응하는 부정적 각성을 약화시키며, 따라서 도움을 제공하고, 공감적 관심을 표현하는 데 필요한 인지 자원을 사용하는 데 있어 유익한 결과를 가질 수 있다는 것이다. 정서적 소진, 무심함, 낮은 성취감을 초래할 수 있는 직업적 어려움에 가장 취약한 의료 종사자들은 자신의 부정적 각성을 조절하는 데 어려움을 갖는 사람들일 수 있다. 그러나 의사들이 환자의 정서에 맞추고, 공감적으로 이러한 정서를 이해하는 데 약간의 부정적 각성이 필요하다는 것에 주목하는 것이 중요하다(Halpern, 2001).

질문은 여전히 남는다. 공감이 조절될 수 있다면, 의료 환경에서 환자와 의사 양쪽을 위해 실제로 어느 정도까지 조절되어야 하는 것인가? 우리가 의료 종사자들 사이에 정서적 공감의 비용이 타인들의 고통 및 괴로움을 인식할 때 나타나는 높은 수준의 정서적 각성과 관련된다고 고려하는 경우, 공감적 관심의 조절은 관심을 줄이는 쪽으로 달성되어야 한다. 개인의 노력 정도에 따라 달라지며, 더 중요하게는 자체적으로 심각한 결과를 가져올 수 있는 정서적 공감을 조절하기 위해 여러 전략이 사용될 수 있다(Benbassat and Baumal, 2004; Hodges and Biswas-Diener, 2007). 아마도 최소한의 노력이 들어가는 기제는 단순히 노출 조절일 것이다. 우리가 스스로를 공감의 표적(예: 극도의 고통을 겪는 환자)에 노출시키지 않는 경우, 우리는 단지 정서적 반응을 유도하는 자극을 조절하기 때문에 자동으로 정서적 공감을 줄이게 될 것이다. 그러나 의료에서, 노출 조절은 의료를 제공할 수 없다는 것을 의미하며, 이에 따라 분야에서 종사자들에게 기대되는 책임을 저해한다. 그럼에도 불구하고, 이러한 단순한 기제는 더 균형 잡힌 노출을 가능하게 하는 임상적 변화의 개발과 설계를 유도할 수 있다. 예를 들어, 종양 수술 분야의 레지던트는 수술 병동에서 더 극심한 환자들과 상호작용하며 보내는 매 4시간 이후에는 외래 환자를 진료하도록 2시간을 부여받을 수 있다.

정서적 공감을 조절하는 것을 목표로 하는 또 다른 전략은 정서 억제로, 이는 단순히 공감을 유발하는 자극에 대해 생각하지 않는 것을 의미한다(예: "이 환자는 어떤 고통도 겪고 있지 않다"). 그러나 높은 정서적 각성의 상황에서(예: 극심한 외상 환자를 치료하는 상황) 정서 억제는 인지적 관점에서 특히 노력을 요할 수 있으며, 실제로 의료를 제공하는 개인의 능력을 저해할 수 있다고 생각할 수 있다. 아마도 덜 극단적인 접근은 프레이밍(framing)으로, 이는 여러 방식으로 달성될 수 있다. 예를 들어, 전체 상황을 재해석하고자 시도할 수 있다(예: "나는 이 환자가 극심한 고통을 겪는다는 것을 이해하지만 나는 또한 환자의 반응이 심리적 외상으로 악화될 수 있으며, 고통은 심각하지 않을 수 있다고 믿는다. 나는 또한 환자가 나아지기 위해 나의 중재가 필요하다는 것을 알고 있다"). 또 다른 접근은 예를 들어 환자를 객관화시킴으로써, 자신과 고통 및 괴로움을 겪는 환자 사이에 구분을 증가시키는 것이 될 수 있다. 공감을 유발하는 대상을 비인간적인 것으로 인식함으로써, 자신 대 타인의 구분이 증가하고, 뒤이어 정서적 반응이 줄어들게 된다. 명백히, 이러한 리프레이밍(재구성) 전략은 높은 수준의 인지적 요구를 의미하지만 시간이 흐름에 따라 더 쉬워지고 더 자동적이 될 수 있다(Hodges and Biswas-Diener, 2007).

이러한 조절 전략의 일부, 혹은 전체가 의사들에게서 관찰되는 공감 반응의 하향 조절에서 역할을 행사하는지 여부는 아직 밝혀지지 않았다. 일부 조사 연구들은 의료인의 수련 전체에 걸쳐 공감이 진화하는 방식을 밝히고자 시도했다. 인턴 기간의 시작과 끝에 대인 관계 반응 척도(Interpersonal Reactivity Inventory: IRI)(Davis, 1983)를 사용하여 내과 레지던트들 그룹에서 공감 수준을 기록하였다. 그리고 인턴 수련의 시작 시점에 비해 수료 시점에서 공감적 관심은 더 낮았으며 개인적 고통 수준은 더 높게 관찰되었다(Bellini, Baime, and Shea, 2002). 레지던트들의 이러한 변화에는 대가가 있었는데, 이들에게서 우울감, 분노감, 피로감이 증가한 결과를 보였다. 그러나 의대를 졸업하고, 실제 임상에 입문하게 된다고 해서 반드시 공감의 하향 조절이 일어나는 것은 아닐 수 있다. 의과 대학을 다니는 동안 환자들에 대한 노출을 포함하는 실습 프로그램에서, 교육 기간 동안 공감의 저하가 관찰될 수 있다. 예를 들어, 의과대학 학생들의 표본에서, 의과대학 4년에 걸쳐 Jefferson 의사공감척도(Jefferson scale of physician empathy: JSPE) (Hojat, 2007)를 사용하여 공감을 측정하였다(Hojat et al., 2009). 3학년부터 상당한 공감 수준의 저하가 발견되었으며, 이는 4학년까지 지속되었다. 놀랍게도, 이러한 현상은 성별이나 임상 과목과 관계 없이 나타났다. 미국과 다른 여러 국가에서 의대 3학년은 학생들이 환자 치료 활동에 참여하기 시작하는 때이다. 이 단계에서 공감 반응의 저하가 노출의 증가에 직면하여 나타나는 예기 조절 기제인지, 환자들과의 초기 상호작용의 미성숙한 결과인지, 혹은 둘 다인지 여부는 추가적으로 연구해 볼 가치가 있다. 또 다른 흥미로운 주제는 의과대학생에게서 나타나는 공감의 저하가 의과대학의 높은 학업 요구, 혹은 소진-동정 피로 증상에 따라 유발되는 이인증 등의 증상과 같이 우울증과 관련되는지 여부이다. 의과대학 학생들의 대규모 코호트에서(Thomas et al., 2007) 전자보다는 후자가 공감의 저하와 더 강하게 연관되는 것으로 나타났다. 그러나 자기 보고식 질문지를 사용하였기 때문에 이인증과 우울증과 같이 복합적인 것을 구분하는 것에 한계점이 있을 수 있으므로 의과대학의 훈련 기간에 걸쳐 공감 저하에 어떤 요인이 기여하는지 판단하기 위해서는 추가적인 연구 결과가 필요하다.

의료에서 공감 훈련

우리는 지금까지 의료 환경과 같은 전문분야에서 공감의 하향 조절이 존재한다는 것에 대해 알아보았다. 경험적 연구가 제시하는 것은 의료제공자들의 정서적 반응에 대한 하향 조절이 타인의 고통 및 괴로움에 대한 반응으로 나타나는 이들의 부정적 각성을 약화시키며, 따라서 타인을 지원하고, 공감적 관심을 표현하는 데 필요한 인지적 자원을 사용하는 데 있어 유익한 결과를 가질 수 있다는 것이다. 그러나 역시 완전한 정서적 무심함은 환자-의사 관계에 해가 된다. 무심함이 의료를 더 이성적으로 만드는 것은 아니다. 오히려 이것은 미래에 대한 확실성의 문제와 그 외에 다른 비이성적인 추정을 제기하게 한다(Halpern, 2001, 29). 또한 우리는 과도하게, 혹은 너무 강하게 행해지는 경우 대가가 클 수는 있지만, 정서적 공감을 저하시킬 수 있는 잠재적 조절 기제들을 확인했다. 그러나 일반적으로, 임상 환경에서 공감을 조절하는 법에 대해 배울 수 있는 훈련은 의료 종사자들에게 거의 제공되지 않는다. 예를 들어, 폐암 환자들과 흉부외과의사, 혹은 종양전문의사 사이에 상담 내용을 녹음하여 분석한 결과, 공감 기회(예: 증상, 병적 상태, 혹은 치료 선택들에 대해 묻는 환자들) 중 단 10퍼센트만 공감적으로 반응하였다(Morse,

Edwardsen, and Gordon, 2008). 공감을 훈련하는 데 있어 주요 목표는 과도하게 자극적인 부정적 정서 각성으로 수반되는 대가로 괴로움을 겪지 않으면서 공감적이 되는 것 사이에 최적의 균형을 달성하는 것이 되어야 한다. 우리는 앞에서 주장한 것처럼, 공감적 반응은 환자를 도우려는 동기를 생성시키고, 치료에 대한 충실성과 환자 만족이 증가될 가능성이 크기 때문에, 의료 종사자들이 고통이나 괴로움을 겪는 환자들에게 공감적으로 반응할 수 있게 되기를 원한다. 실제로 공감 반응을 더 자주 보이는 의사에게서 상대적으로 더 높은 치료 효율성과 전문적 만족감의 증가가 관찰되었다(Larson and Yao, 2005).

　타인을 보살피는 것은 공감의 핵심 요소이기 때문에, 환자의 요구와 우려를 알아차리는 것은 공감적 반응에서 기본 단계이다. 이러한 목적을 위해 실제로 조절될 수 있는 공감 과정의 특징들에 초점을 맞춤으로써 의료제공자들을 훈련시키는 여러 전략이 제안되어 왔다(Benbassat and Baumal, 2004). 이는 다음을 제한 없이 포함한다. 면담을 수행할 때 환자에게 가능한 많은 프라이버시를 보장하는 것, 환자의 이야기를 주의 깊게 경청하고, 눈을 맞추는 것, 최소한 몇 분 동안 방해하지 않는 것, 가능한 오랫동안 환자 차트 기록을 미루는 것, 추가적으로 환자의 우려에 대해 문의하는 것, 이러한 우려를 환자 차트에 문서 기록으로 남기는 것이다. 고통을 겪는 환자에 대한 공감 반응은 필연적으로 우리가 완전히 제어할 수 없는 자동적 측면들을 수반한다 (Campbell-Yeo, Latimer, and Johnston, 2008). 이러한 점에서 공감 훈련의 또 다른 특징은 정서적 각성에서 발생하는 자동적 변화(예: 심박 수 증가)와 앞서 논의된 것처럼 높은 강도의 반응을 약화시키기 위해 조절 기제들이 시행될 수 있는 방식을 확인하는 학습을 포함할 수 있다.

　어떤 것이 환자들로 하여금 의사에게 더 편안함을 느끼도록 하는지에 관해서는 사람들 사이에서 전해지는 지혜에 꽤 쉽게 의존하게 될 수 있기 때문에, 경험적 증거를 기반으로 한 공감 훈련 프로그램의 개발이 필수적이다. 예를 들어, 자신의 신체적·정신적 건강에 관한 정보, 혹은 자신의 신념이나 과거 경험들에 관한 견해를 자발적으로(환자의 우려에 대한 반응이 아닌) 공유하는 의사들은 환자와 더 나은 관계를 쌓을 수 있다는 일반적인 믿음이 존재한다. 실제로 1차 의료의 경우에서 약 30퍼센트의 의사들이 상담 중 자기 자신에 관한 이야기를 하고 있다(Beach, Roter, Larson et al., 2004; Beach, Roter, Rubin et al., 2004; McDaniel et al., 2007). 그러나 이러한 공개는 환자에게 이해를 전달하고, 자기 관리를 개선하도록 돕거나, 혹은 환자-의사 관계를 증가시키는 데 효과가 없는 것으로 나타났다(Morse et al., 2008). 반대로, 우리가 환자 진료 실무에 대해 앞에 서술한 경험적 연구들을 기반으로 생리심리학적 접근을 도입하는 것은 더 적은 약물을 처방하고, 더 적은 실험실 검사들을 의뢰하는 것을 포함하여, 환자 치료에 다수의 긍정적 결과를 가져오는 것으로 입증되었으며, 이는 결국 더 높은 환자 만족도를 가져왔다(Margalit et al., 2004).

결론

경험에 대한 인지 구성을 허용하기에 충분한 자아감을 유지하면서, 타인의 정서적 삶을 받아들이고, 공감하는 능력인 의료에서의 공감은 환자의 감정적, 정서적 상태의 공유와 인식을 수반한다. 이는 더 나은 의사소통을 육성하고, 치료 관계를 증가시키기 때문에, 환자-의사 상호작용에서 중심 역할을 한다(이 책의 Halpern 편 참조). 이는 결국 치료에 대한 더 높은 순응도, 환자의 만족도 증가, 더 맞춤화된 의료 중재를 가져올 수 있다(Margalit et al., 2004; Epstein et al., 2007). 그러나 너무 공감적이 되는 것은 비싼 대가를 치를 수 있다. 높은 수준의 부정적 정서 각성에 노출될 때, 의료 종사자들은 탈개인화, 낮은 성취감, 근본적으로 심각한 정서적 소진을 보이며(Maslach, Jackson, and Leiter, 1996; Figley, 2002), 동정 피로가 생길 수 있다(Hodges and Biswas-Diener, 2007; Decety, Yang, and Cheng, 2010). 최근에 의과대학생들 사이에 높은 정서적 고통과 낮은 이타주의적 태도가 많은 것에 대해 보고한 한 연구에 의해 극적인 사례가 제시되었다(Dyrbye et al., 2010). 중요한 것은, 개인적 괴로움을 겪는 학생들이 부정직한 임상 행동에 관여하는 것에 더 취약하다는 것이었다.

환자와 상호작용하며, 효율적인 치료를 제공하는 것은 매우 어려울 수 있다. 이러한 점에서, 고통스러워하는 환자들에 대한 공감 반응은 거의 역설적인 시나리오를 초래한다. 관심은 타인을 도우려는 동기부여에 중요하지만 관심은 또한 타인을 돕는 개인의 능력을 저해할 수 있는 높은 수준의 개인적 괴로움을 초래할 수 있다. 다른 한편으로, 관심을 가지지 않는 것 또한 비싼 비용을 치를 수 있으며, 이는 치료 전달을 저해하는 물리적, 심리적 징후를 통해 발현될 수 있다(Butler et al., 2003). 이러한 이유로 의료 종사자들이 과도한 관심에서 나오는 부수적 피해를 피하기에 충분한 정도로, 그러나 환자들이 표현하는 정서적 신호에 무심하거나 무감각해지는 정도가 되지 않도록, 고통 받는 환자들에 대한 정서 반응을 약화시키기 위한 조절 기제를 발전시키는 것이 중요하다.

경험적 증거는 의사들이 고통에 대한 공감 반응을 크게 하향 조절할 수 있다는 것을 보여 준다(Cheng et al., 2007; Decety, Yang, and Cheng, 2010). 앞서 언급된 공감 조절은 일반적으로 인지 조절 및 집행적 주의력과 관련된 두뇌 영역의 활성화와 그리고 고통에 대한 감쇠된 초기와 후기 ERP 반응과 연관된 것으로 나타난다. 이러한 기제들이 의식적 혹은 무의식적 인지 조절의 결과인지 여부는 아직 설명되지 않고 있다. 주목할 점은 공감이 또한 의과대학 기간(Thomas et al., 2007; Hojat et al., 2009)과 인턴, 레지던트 기간(Bellini, Baime, and Shea, 2002) 동안 약화를 겪는 것으로 나타난다는 점이다. 이는 의과대학생과 의료 종사자는 점차 환자들에 노출되기 때문이다. 공감 반응의 저하를 일으키는 다른 요인들로는 클리닉의 빡빡한 현실, 과도하게 요구하는 환자, 거의 감사를 내비치지 않는 환자, 의료 과오의 문제, 병원 지침에 따른 제한적 의사결정, 개인적 괴로움의 증가에서 초래되는 경향이 있다(Thomas et al., 2007; Hajat et al., 2009).

앞에 언급했듯이, 어떤 극심한 수준의 공감(즉, 너무 적은 혹은 너무 지나친 공감)은 의료제공자들에게 유익하지 않으며, 결과적으로는 환자에게도 유익하지 않다. 이러한 이유로 인해, 경험적 증거를 기반으로 공감을 훈련시키기 위한 훈련 프로그램이 설계되는 것이 매우 중요하다. 일상 실무에서 시행될 수 있는 몇 가지 조절 전략이 존재하며, 이러한 전략은 일상 의료 환경에서 유용하게 사용되기 전에 훈련을 필요로 한다. 이러한 전략은 환자의 우려에 세심하게 주의를 기울이는 환자 중심 면담과 같은 환자 지향 접근, 그리고 자동적 반응에 걸쳐 노출 조절, 정서 억제, 리프레이밍, 인지 조절 같은 공감 조절 전략을 포함하는 의료제공자 지향 접근을 포함한다.

전체적으로, 의료 분야는 의료제공자에게 환자에 대한 관심과 환자의 고통 및 괴로움에 대한 정서적 반응을 조절하는 것 사이에 최적의 균형을 달성하는 데 필요한 수단을 제공하는 것을 목표로 하는 훈련 및 임상 프로그램을 설계하고, 맞춤화해야 하는 근본적 도전에 직면해 있다. 이는 의료 종사자들의 신체적, 정신적 건강에 직접적으로 영향을 끼칠 뿐 아니라, 또한 치료의 질과 효능, 그리고 궁극적으로는 환자의 결과에 영향을 끼칠 것이다.

참고문헌

Basch, M. 1983. Empathic understanding: A review of the concept and some theoretical considerations. *Journal of the American Psychoanalytic Association* 31: 101–125.

Batson, C. D. 2009. These things called empathy: Eight related but distinct phenomena. In *The Social Neuroscience of Empathy,* edited by J. Decety and W. J. Ickes, 3–15. Cambridge, MA: MIT Press.

Batson, C. D. 2011. *Altruism in Humans.* New York: Oxford University Press.

Beach, M. C., D. Roter, S. Larson, W. Levinson, D. E. Ford, and R. Frankel. 2004. What do physicians tell patients about themselves? A qualitative analysis of physician self-disclosure. *Journal of General Internal Medicine* 19 (9): 911–916.

Beach, M. C., D. Roter, H. Rubin, R. Frankel, W. Levinson, and D. E. Ford. 2004. Is physician self-disclosure related to patient evaluation of office visits? *Journal of General Internal Medicine* 19 (9): 905–910.

Bellini, L. M., M. Baime, and J. A. Shea. 2002. Variation of mood and empathy during internship. *Journal of the American Medical Association* 287 (23): 3143–3146.

Benbassat, J., and R. Baumal. 2004. What is empathy, and how can it be promoted during clinical clerkships? *Academic Medicine* 79 (9): 832–839.

Bennett, J. K., J. N. Fuertes, M. Keitel, and R. Phillips. 2010. The role of patient attachment and working alliance on patient adherence, satisfaction, and Health-Related Quality of life in lupus treatment. *Patient Education and Counseling* E-pub ahead of print.

Bird, G., G. Silani, R. Brindley, S. White, U. Frith, and T. Singer. 2010. Empathic brain responses in insula are modulated by levels of alexithymia but not autism. *Brain* 133: 1515–1525.

Butler, E. A., B. Egloff, F. H. Wilhelm, N. C. Smith, E. A. Erickson, and J. J. Gross. 2003. The social consequences of expressive suppression. *Emotion (Washington, DC)* 3 (1): 48–617.

Campbell-Yeo, M., M. Latimer, and C. Johnston. 2008. The empathetic response in nurses who treat pain: concept analysis. *Journal of Advanced Nursing* 61 (6): 711–719.

Carter, S. S., J. Harris, and S. W. Porges. 2009. Neural and evolutionary perspectives on empathy. In *The Social Neuroscience of Empathy*, edited by J. Decety and W. J. Ickes, 169–182. Cambridge, MA: MIT Press.

Cheng, Y., C. P. Lin, H. L. Liu, Y. Y. Hsu, K. E. Lim, D. Hung, et al. 2007. Expertise moduates the perception of pain in others. *Current Biology* 17 (19): 1708-1713.

Davis, M. H. 1983. Measuring individual differences in empathy: Evidence for a multidimensional approach. *Journal of Personality and Social Psychology* 44 (1): 113-126.

Decety, J. 2010a. The neurodevelopment of empathy in humans. *Developmental Neuroscience* 32 (4): 257-267.

Decety, J. 2010b. To What extent is the experience of empathy mediated by shared neural circuits? *Emotion Review* 2: 204-207.

Decety, J. 2011a. Dissecting the nerual mechanisms mediating empathy. *Emotion Review* 3: 92-108.

Decety, J. 2011b. The neuroevolution of empathy. *Annals of the New York Academy of Sciences.* Epub ahead of print

Decety, J., S. Echols, and J. Correll. 2010. The blame game: The effect of responsibility and social stigma on empathy for pain. *Journal of Cognitive Neuroscience* 22 (5): 985-997.

Decety, J., and P. L. Jackson. 2004. The functional architecture of human empathy. *Behavioral and Cognitive Neuroscience Reviews* 3: 71-100.

Decety, J., and C. Lamm. 2009. Empathy versus personal distress–Recent evidence from social neuroscience. In *The Social Neuroscience of Empathy*, edited by J. Decety and W. J. Ickes, 199-213. Cambridge, MA: MIT Press.

Decety, J., and M. Meyer. 2008. From emotion resonance to empathic understanding: A social developmental neuroscience account. *Development and Psychopathology* 20 (4): 1053-1080.

Decety, J., C. Y. Yang, and Y. Cheng. 2010. Physicians down-regulate their pain empathy response: An event-related brain potential study. *NeuroImage* 50 (4): 1676-1682.

Duberstein, P., S. Meldrum, K. Fiscella, C. G. Shields, and R. M. Epstein. 2007.

Influences on patients' ratings of physicians: Physicians demographics and personality. *Patient Education and Counseling* 65 (2): 270-274.

Dyrbye, L. N., F. S. Massie, A. Eacker, W. Harper, D. Power, S. J. Durning, M. R. Thomas, C. Moutier, D. Satele, J. Sloan, T. D. Shanafelt. 2010. Relationship between burnout and professional conduct and attitudes among US medical students. *Journal of the American Medical Association* 304: 1173-80.

Dyrbye, L. N., C. P. West, and T. D. Shanafelt. 2008. Defining burnout as a dichotomous variable. *Journal of General Internal Medicine* 24 (3): 440.

Dyrbye, L. N., F. S. Massie, A. Eacker, W. Harper, D. Power, S. J. Durning, M. R. Thomas, et al. 2010. Relationship between burnout and professional conduct and attitudes among US Medical students. *Journal of the American Medical Association* 304: 1173-1180.

Ehlert, U., and R. Straub. 1998. Physiological and emotional response to psychological stressors in psychiatric and psychosomatic disorders. *Annals of the New York Academy of Sciences* 851: 477-486.

Eisenberg, N., and N. D. Eggum. 2009. Empathic responding: sympathy and personal distress. In *The Social Neuroscience of Empathy*, edited by J. Decety and W. J. Ickes, 71-83. Cambridge, MA: MIT Press.

Eisenberg, N., and R. A. Fabes. 1992. Emotion regulation and the development of social competence. In *Review of Personality and Social Psychology: Vol. 14. Emotion and Social Behavior*, edited by M. S. Clark, 119-50. Newbury Park, CA: Sage.

Ellis, H. C., and P. W. Ashbrook. 1988. Resource allocation model of the effects of depresses mood states on memory. In *Affect, Cognitive and Social Behavior*, edited by K. Fiedler and J. Forgas, 25-43. Toronto: Hogrefe.

Epstein, R. M., T. Hadee, J. Carroll, S. C. Meldrum, J. Lardner, and C. G. Shields. 2007. "Could this be something serious?" Reassurance, uncertainty, and empathy in response to patients' expressions of worry. *Journal of General Internal Medicine* 22 (12): 1731-1739.

Fan, Y., and S. Han. 2008. Temporal dynamic of neural mechanisms involved in empathy for pain: An event-related brain potential study. *Neuropsychologia* 46 (1): 160-173.

Figley, C. R. 2002. Compassion fatigue: Psychotherapists' chronic lack of self care. *Journal of Clinical Psychology* 58 (11): 1433-1441.

Goubert, L., K. D. Craig, and A. Buysse. 2009. Perceiving others in pain: experimental and Clinical Evidence on the role of empathy. In *The Social Neuroscience of Empathy*, edited by J. Decety and W. Ickes, 153-65. Cambridge, MA: MIT Press.

Gray, J. R. 2001. Emotional modulation of cognitive control: Approach-withdrawal states double-dissociated spatial from verbal two-back task performance. *Journal of Experimental Psychology. General* 130: 436-452.

Gu, X., and S. Han. 2007. Attention and reality constraints on the neural processes of empathy for pain. *NeuroImage* 36 (1): 256-267.

Halpern, J. 2001. *From Detached Concern to Empathy*. New York: Oxford University Press.

Hillen, M. A., de Haes, H. C., and Smets, E. M. 2010. Cancer patients trust in their physician: A review. *Psychooncology* 20: 227-241.

Hodges, S. D., and R. Biswas-Diener. 2007. Balancing the empathy expense account: Strategies for regulating empathic response. In *Empathy in Mental Illness*, edited by T. F. D. Farrow and P. W. R. Woodruff, 389-405. Cambridge: Cambridge University Press.

Hojat, M. 2007. *Empathy in Patient Care: Antecedents, Development, Measurement, and Outcomes*. New York: Springer.

Hojat, M., M. J. Vergare, K. Maxwell, G. Brainard, S. K. Herrine, G. A. Isenberg, et al. 2009. The devil is in the third year: A longitudinal study of erosion of empathy in medical school. *Academic Medicine* 84 (9): 1182-1191.

Jackson, P. L., E. Brunet, A. N. Meltzoff, and J. Decety. 2006. Empathy examined through the neural mechanisms involved in imagining how i feel versus how you feel pain: An event-related fMRI study. *Neuropsychologia* 44: 752–761.

Jackson, P. L., P. Rainville, and J. Decety. 2006. To what extent do we Share the pain of others? Insight from the neural bases of pain empathy. *Pain* 125: 5–9.

Joinson, C. 1992. Coping with compassion fatigue. *Nursing* 22 (4): 116, 118–119, 120.

Lamm, C., C. D. Batson, and J. Decety. 2007. The neural substrate of Human Empathy: Effects of perspective-taking and cognitive appraisal. *Journal of Cognitive Neuroscience* 19 (1): 42–58.

Lamm, C., J. Decety, and T. Singer. 2011. Meta-analytic evidence for common and distinct neural networks associated with directly experienced pain and empathy for pain. *NeuroImage* 54 (3): 2492–2502.

Larson, E. B., and X. Yao. 2005. clinical empathy as emotional labor in the patient-physician relationship. *Journal of the American Medical Association* 293 (9): 1100–1106.

Margalit, A. P., S. M. Glick, J. Benbassat, and A. Cohen. 2004. Effect of a biopsychosocial approach on patient satisfaction and patterns of care. *Journal of General Internal Medicine* 19 (5 Pt 2): 485–491.

Maslach, C., S. E. Jackson, and M. P. Leiter. 1996. *Maslach Burnout Inventory Manual,* 3rd ed. Palo Alto, CA: Consulting Psychologists Press.

McDaniel, S. H., H. B. Beckman, D. S. Morse, J. Silberman, D. B. Seaburn, and R. M. Epstein. 2007. Physician self-disclosure in primary care visits: Enough about you, what about me? *Archives of Internal Medicine* 167 (12): 1321–1326.

Milligan, M. A., and E. S. More. 1994. Introduction. In *The Empathic Practitioner,* edited by E. S. Moore and M. A. Milligan, 1–15. New Brunswick, NJ: Rutgers University Press.

Moll, J., R. de Oliveira-Souza, G. J. Garrido, I. E. Bramati, E. M. Caparelli-Daquer, M. L. Paiva, et al. 2007. The self as a moral agent: Linking the neural bases of social agency and moral sensitivity. *Social Neuroscience* 2 (3–4): 336–352.

Morse, D. S., E. A. Edwardsen, and H. S. Gordon. 2008. Missed opportunities for interval empathy in lung cancer communication. *Archives of Internal Medicine* 168 (17): 1853-1858.

Morse, D. S., S. H. McDaniel, L. M. Candib, and M. C. Beach. 2008. "Enough about me, let's get back to you": Physician self-disclosure during primary care encounters. *Annals of Internal Medicine* 149 (11): 835-837.

Omdahl, B. L., and C. O'Donnell. 1999. Emotional contagion, empathic concern and communicative responsiveness as variables affecting nurses' stress and occupational commitment. *Journal of Advanced Nursing* 29 (6): 1351-1359.

Palm, K. M., M. A. Polusny, and V. M. Follette. 2004. Vicarious traumatization: Potential hazards and interventions for disaster and Trauma Workers. *Prehospital and Disaster Medicine* 19 (1): 73-78.

Panksepp, J. 1998. *Affective Neuroscience.* New York: Oxford University Press.

Pearlman, L. A., and K. W. Saakvitne. 1995. *Trauma and the Therapist: Countertransference and Vicarious Traumatization in Psychotherapy with Incest Survivors.* New York: Norton.

Pines, A., and E. Aronson. 1988. *Career Burnout: Causes and Cures.* New York: Free Press.

Rodrigues, S. M., L. R. Saslow, N. Garcia, O. P. John, and D. Keltner. 2009. Oxytocin receptor genetic variation relates to empathy and stress reactivity in humans. *Proceedings of the National Academy of Sciences of the United States of America* 106 (50): 21437-21441.

Sabo, B. M. 2006. Compassion fatigue and Nursing Work: Can we accurately capture the consequences of caring work? *International Journal of Nursing Practice* 12 (3): 136-142.

Saunders, C., C. Caon, J. Smrtka, and J. Shoemaker. 2010. Factors that influence adherence and strategies to maintain adherence to injected therapies for patients with multiple sclerosis. *Journal of Neuroscience Nursing* 42 (5 Suppl): S10-S18.

Singer, T., B. Seymour, J. P. O'Doherty, K. E. Stephan, R. J. Dolan, and C. D. Frith.

2006. Empathic neural responses are modulated by the perceived fairness of others. *Nature* 439 (7075): 466–469.

Sommer, M., G. Hajak, K. Dohnel, J. Meihardt, and J. L. Muller. 2008. Emotion-dependent modulation of interference processes: An fMRI study. *Acta Neurobiologiae Experimentalis* 68: 193–203.

Thomas, M. R., L. N. Dyrbye, J. L. Huntington, K. L. Lawson, P. J. Novotny, J. A. Sloan, T. D. Shanafelt. 2007. How do distress and well-being relate to medical student empathy? A multicenter study. *Journal of General Internal Medicine* 22 (2): 177–183.

Watt, D. F. 2000. The centrencephalon and thalamocortical integration: Neglected contributions of periaqueductal gray. *Emotion and Consciousness* 1: 93–116.

Yamada, M., and J. Decety. 2009. Unconscious affective processing and empathy: An investigation of subliminal priming on the detection of painful facial expressions. *Pain* 143: 71–75.

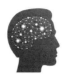

제 **15** 장
임상 실제에서의 공감적 반응:
선행조건과 결과

Charles R. Figley

너는 감정이 있어야 해.

네가 진정으로 필요한 것은 감정이야.

—뮤지컬 〈Damn Yankees〉에서

      공감적 반응이 없는 의사는 치유를 촉진시키지 못한다. 이는 오래전부터 심리학자, 의사, 간호사, 성직자, 그리고 기타 '화살을 제거하는 사람들(arrow removers)'에 의해 거듭 제시되었던 사실이다.[1]

본인은 이전 대학에서 '혼인과 가족'에 대한 박사학위 프로그램을 총괄하였으며, '금요 트라우마 클리닉'을 총괄하였다. 수업에서 수행이 아주 좋은 학생들은 클리닉에서도 동일한 결과를 보이곤 했다. 하지만 그렇지 않은 경우에도 교육적인 측면이 있었다. 병원에서 수행이 저조한 최고 수준의 학생들은 환자에게 공감을 하지 못하고, 환자의 입장을 취하지 못하는 학생들이었으며, 간접적인 트라우마가 공감을 필요로 하기 때문에 이러한 간접적인 트라우마를 전혀 경험해 보지 못하였다(Figley, 1995).

목적

이 장은 정서과학의 핵심 요소인 정서의 정신신경 면역학에 관심이 있는 학생들을 염두에 두고 서술하였다. 또한, 이런 특별한 책의 광범위한 범위에 포함되는 다른 분야의 동료들을 위해서도 이 장을 서술하였다. 그러므로 나의 목적은 정서의 중요성에 대한 나의 관점을 공유하는 것이며, 특히 임상 장면에서 공감적인 반응에 대한 내 견해를 공유하는 것이다.

이를 위해 네 가지 목표를 가지고 이 장의 대부분을 구성하였다. 첫째, 정신건강 전문가들을 위해 공감적 반응을 정의하고, 그 중요성을 논의하며, 이를 다른 치유자들과 연결시킨다. 둘째, '치유자의 부담'으로서 간접적 트라우마(원인)와 동정 피로(결과)에 대해 논의한다. 트라우마를 겪고 있거나 다른 정서적 질환을 앓고 있는 환자를 돌보고 있는 의사들은 징후와 증상을 인지하게 될 것이다.

다음 절에서는 임상 실제를 위해 치유자를 준비시키고, 그다음으로 환자들이 지속 가능한 탄력성의 중요성을 인식하도록 도와주고, 다른 사람들―다른 의사나 심지어 다른 환자들―이 치유자 또는 의사의 탄력성을 위한 도구를 개발하는 것을 도와주기 위해 공감과 자아탄력성(resilience)에 대해 논의한다. 마지막 절에서는 치유자의 공감적 반응을 발전시키고, 이를 유지하기 위한 몇 가지 도구와 이러한 반응의 성공을 관찰하기 위한 방안에 대해 논의한다.

공감적 반응은 왜 중요한 것인가?

공감적 반응은 방어적 반응 또는 반응적 반응의 반대되는 개념이다. 예를 들면, (사람이나 조각상의) 팔이 밖으로 뻗는 것을 보면 우리는 자신의 팔 근육이 밖으로 뻗는 것과 연관되는 긴장을 느낄 수 있는데, 이런 반응이 공감적인 것이다. 반면에, 우리가 밖으로 뻗는 팔에 대해 이를 막는 것으로 반응한다면, 이러한 반응은 방어적 또는 반응적인 것이라 할 수 있다.

사회 및 건강과학에서 광범위하게 정의된 것과 같이 공감은 아동 보호 사회복지사(Forrester et al., 2007), 사회복지사(Figley, 1993), 심리학자(Rogers, 1961), 재활 전문가(Stebnicki, 2000), 간호사(White, 1997), 가족치료사(Figley and Nelson, 1989), 동물 관리 근로자(Figley and Roop, 2006) 및 기타 관련 전문가와 같이 인간에 대한 서비스를 제공하는 사람들의 대인 관계 레퍼토리에서 중요한 요소인 것으로 보인다. Decety와 Lamm(2006)과 같이 우리는 공감을 자신과 타인 간의 혼동없이 타인이 느끼는 것을 경험하고 이해할 수 있는 능력으로 정의한다. 우리는 타인의 감정, 생각 또는 태도를 지적으로 확인하거나 또는 그것을 간접적으로 경험하는 것을 나타내는 명사로 공감을 정의한다.

일부(Langfield, 1953)는 공감 개념의 기원을 Lepps로 거슬러 올라가기도 한다. 1887년 그는 어떤 사람이 자기 인식을 상실하고, 지적 정서적으로 대상과 융합되는 경험을 'Einfrehlung'이라 하였다. 30여 년 후 Tichener(1924), Allport(1937) 그리고 다른 학자들은 타인을 이해하고 도와주는 것의 중요한 표식으로서뿐만 아니라 인간성의 지표로서 공감(그리고 이와 관련된 처리 과정)의 역할이 아주 중요하다고 제안하였다. Rogers(1980, 146)는 "…… 무엇보다 먼저 이상적인 의사는 공감적이어야 한다."라고 언급하였다. Rogers의 공감 모델(1961)은 공감과 상담을 받고자 하는 사람들에 대한 공감의 영향을 측정하기 위한 연구 프로그램을 이끌었다. Truax와 Carkhuff(1967)은 'Truax Accurate Empathy Scale(Truax, 정밀 공감 척도)'라는 최초의 공감 척도를 개발하였으며, 이후 Carkhuff(1969)에 의해 수정되었다.

Tallmann과 Bohart(1999)는 임상 문헌들을 개괄한 논문에서 환자가 실제 심리치료의 결과를 예측하는 가장 중요한 요인이라는 점을 언급하였다. 이러한 환자 요인에는 신념, 낙관주의, 사회적 자원이 포함된다. 특별히 관심이 가는 것은 환자의 정서적 특성과 의사의 정서적 특성 간의 상호작용이다.

치료에서의 공통 요인들에 대한 경험적 사례에 관한 장에서 Asay와 Lambert(1999)는 공감과 치료 결과 간에 r=0.82 정도의 높은 상관이 존재하며, 이는 대부분 의사와 환자 모두가 경험한 치료 동맹, 편안함과 적합한 느낌에 관한 것이라고 하였다. 그들은 집합적으로 정신건강 서비스를 제공하는 의사의 성공을 설명하는 네 가지 주요 요인이 있다고 하였는데, 이는 내담자 요인, 치료 동맹 요인, 심리적 기대 요인, 그리고 치료 접근 요인이다.

이 요인들 각각은 환자와 의사 사이에서 반드시 수립되어야 하는 치료 동맹에서 어떤 역할을 할 수 있다.

> 내담자 요인: Asay와 Lambert(1999)는 이전에 다른 학자들이 언급한 바와 마찬가지로(예: Bergin and Garfield, 1994; Duncan, Miller, and Sparks, 2004), 성공적인 치료를 설명하는 데 있어 변산의 40퍼센트를 차지할 정도로 내담자 요인이 가장 중요하다고 제안하였다.
>
> 치료 동맹: 이 요인은 내담자의 목표를 달성하는 데 있어서 팀워크의 중요성을 나타내는 관계-매개 변인으로서 동반자 관계이다(Bordin 1979; Orlinsky, Grawe, and Parks, 1994). Asay와 Lambert(1999)는 이 요인이 임상 결과에서 변산의 30퍼센트를 설명한다고 주장하였다.
>
> 심리적 기대: 이것은 의사의 노력의 신뢰성에 대한 환자의 평가와 관련된 변인들로서 플라시보 효과나 치료 과정에서 희망감이나 자신감 등이

포함된다. Asay와 Lambert(1999)는 이 요인이 임상 결과에서 변산의 15퍼센트를 설명한다고 주장하였다.

치료 접근: 아이러니하게도 치료 접근법 중에서 증거 기반 실습을 위한 추진은 그 접근법의 실제 영향의 관점에서 가장 덜 중요한 요인들 중 하나인 것으로 밝혀졌다. Asay와 Lambert(1999)는 이 요인이 임상 결과에 있어서 변산의 15퍼센트를 설명한다고 주장하였다. 이것은 몇몇 초기 이론가와 일치하는 것으로서, 어떤 치료법도 전투 또는 죽음에 따르는 미국의 원주민의 의식과 다름없는 단순한 '치유 의식'으로 볼 수 있다. Miller 등(1995)은 "…… 30년간의 연구 증거는 모델 간의 차이점보다는 유사성이 내담자의 변화 대부분을 설명한다는 것을 더욱 명확하게 해 주었다."라고 주장하였다. 그는 의사들이 환자의 변화에 대해 더 열린 마음을 가져야 한다고 조언했다.

그러므로 효과적인 도움을 주기 위한 핵심 요인 또는 활성화 요소는 인간 서비스를 효과적으로 제공하기 위해 요구되는 공감적 반응을 전달해 주는 것이다. 하지만 보살핌의 비용에 있어서, 환자의 경험과 고통을 '함께 융합해 나가는' 의사에게 불리한 점은 무엇인가?

의사에 대한 공감적 반응의 영향

의사로서 고품질의 공감적 반응을 매일 환자에게 주는 것의 단점은 통상적으로 공감과 연관되는 특별한 형태의 부담이나 스트레스 반응이 나타난다는 것이다. 이것이 돌보는 것에 대한 비용이다. 돌보는 것은 계속하여 의사의 마음을 차지하고, 결국에는 동정 피로(compassion fatigue)로 특징지을 수 있는 우울, 낙담, 절망 상태에 이르게 할 수 있다(Figley, 1995).

우리의 정서를 자각하고 이러한 정서가 행동에 어떻게 영향을 주는가를 인식하는 것은 환자와 서비스 제공자 간의 관계와 같은 인간관계를 성공적으로 이루어 내기 위한 핵심 요소이다. 의사들은 William James와 현대 심리학의 초기 연구자들처럼 개인적 내성을 통해 부정적, 외상적 경험과 자신의 치료 결과를 인정하기 시작하였다(Richardson, 2006).

미국 정신의학협회의 진단 장애 매뉴얼 DSM-IV는 외상 후 스트레스 장애(PTSD)는 누군가가 직접적 또는 간접적으로 트라우마를 경험한 경우에만 발생 가능한 것이라고 언급하고 있다(American Psychiatric Association, 1994). 두 유형의 피해자는 상이한 사회적 경로를 통해 트라우마를 경험할 수 있다. 후자의 경로는 동정 피로 또는 이차적인 외상적 스트레스 반응이라 한다. 이러한 형태의 스트레스 반응이 발생하고, 만연하는 것에 대한 연구 보고는 거의 없다. 하지만 2차 데이터와 이론 분석을 기반으로, 탈진, 역전이, 작업자 불만, 그리고 기타 관련된 개념은 이러한 공통적인 문제를 가리고 있을 수 있다. 예를 들어, 간접적인 외상은 치료사(또는 기타 외상 작업자)의 '의뢰인의 외상 자료와 공감적 참여를 한 결과 나타나는 내적 경험…… [또한] 간접적인 외상 경험의 정서적, 정신적인 효과에 대한 취약성'으로 변형된 것을 지칭한다(Pearlmand and Saakvitne, 1995, 151). 달리 말하면, 간접적 트라우마는 어떤 사람에게서 처음 확인되고, 다음으로 이를 이해하고, 도와주려는 노력을 하는 다른 사람에게서 나타나는 2차적인 외상적 스트레스원으로 볼 수 있다(Figley, 2002).

동정 피로에 대한 평가와 치료에 초점을 맞춘 『동정 피로(Compassion Fatigue)』(Figley, 1995)라는 책과 후편(Figley, 2002)이 발간되면서, 의사들은 이러한 작업이 자신과 자신의 사기에 대해 미치는 영향을 인식하기 시작하였다. 동정 피로라는 개념은 Joinson이 이러한 용어를 간호사 잡지에서 사용한 1992년 정도부터 사용되었다. 이는 병원에서의 일상적인 긴급 상황에 의해 지쳐가고 있는 간호사에 대한 설명에 맞는 내용이다. 같은 해, Kottler(1992)

는 그의 저서 『동정적 치료(Compassionate Therapy)』에서 극도로 어렵고 저항
적인 환자들을 돌보는 데 동정심의 중요성을 강조하였다.

　동정심의 사전적 의미는 "고통을 완화하거나 이에 대한 원인을 제거하기
위한 강한 열망을 가지고 고통이나 불행에 시달리는 다른 사람을 위한 깊은
연민과 슬픔의 느낌(Webster's 1989, 229)"이다. 일부 사람은 의사가 환자의 고
통에 대해서 깊은 연민과 슬픔의 감정을 가지는 것은 잘못된 것이라고 주장
한다. 그리고 의사는 환자가 겪는 고통을 완화시키는 것을 도와주는 데 있어
서 자신의 한계를 분명히 이해해야 한다.

　하지만 치료 효과에 대한 대부분의 체계적 연구는 환자를 이해하고 도와
주기 위해 강조되는 능력인 환자와 의사 간의 치료 동맹을 강조하고 있다
(Figley and Nelson, 1989). 만일 이러한 치료 동맹이 없으면, 치료적 변화가
일어날 가능성은 매우 희박하다. 치료 동맹을 형성하는 데 가장 중요한 요소
는 환자와 치료자 간의 연결과 치료자에 대한 신뢰이다. 그리고 이러한 감정
은 치료자가 어느 정도로 공감과 동정심을 활용하고 표현하는가와 직접 관
련되어 있다.

동정 피로와 관련 개념 간의 대조

　동정 피로는 이차적인 외상적 스트레스라는 분야에서 알려진 최신의 진화
하는 개념이다. 대체로 이러한 현상은 정서적 고통을 받고 있는 타인을 위한
"돌봄에 따른 비용"과 연관되어 있다(Figley, 1982). 이러한 현상을 기술하는
다양한 용어가 존재한다. 이는 이차적 희생(Figley, 1982), 이차적 외상적 스트
레스(Figley, 1982, 1985, 1989; Stamm, 1996, 1997), 간접적 외상화(McCann and
Pearlman, 1989; Pearlman and Saakvitne, 1995), 이차 생존자(Remer and Elliott,
1988, 1988b) 등으로 기술되어 왔다. 유사한 개념인 정서적 전염(emotional
contagion)은 "타인을 관찰하는 어떤 사람이 그 사람의 실제 정서 또는 예상되

는 정서와 평행한 정서적 반응을 경험하는(Miller, Stiff, and Ellis, 1988, 254)"정
서적 과정으로 정의되었다. 또한 강간 관련 가족 위기(Erickson, 1989)와 전쟁
참전용사의 여성 배우자에 대한 근접성 효과(proximity effect)(Verbosky and
Ryan, 1989)도 관련 개념이다. 트라우마의 세대 간의 효과(McCubbin et al.,
1977; Danieli, 1985)와 전쟁 관련 외상적 스트레스로부터 가족 '해독 작용'에
대한 필요성(Rosenheck and Thomson, 1986)도 언급되었다.

  마지막으로, 일부에서는 환자의 문제를 단순한 역전이의 문제라 하기 어렵
다고 보고, 이러한 점은 PTSD 치료의 맥락에서 논의되어 왔다(Danieli, 1988;
Maroda, 1991; Herman, 1992; Wilson and Lindy, 1994). 하지만 이러한 개념은
측정하기 어려운 정교한 이론적인 맥락 안에 매립되어 있으며, 환자-치료자
거래에서의 다른 모든 것으로부터 나온 외상적 사안들에 매립되어 있다.

치유자의 부담에 맞서기

  간접적 트라우마는 동정 피로를 야기하기 때문에, 동정 피로는 '치유자의
부담'으로 여겨진다. 트라우마를 겪거나 정서적 상처를 입은 환자를 돌보고
있는 의사들은 그 징후와 증상을 인식할 것이다.

  [그림 15-1]은 환자를 돌볼 때 자신의 공감 능력과 관심 수준에 의존하는
의사가 적절한 공감적 반응을 이끌어 내는 과정을 기술하고 있다. 이러한 반
응은 자신의 모든 기술에 의존하는데, 다음 절에서 논의하였다. 관점 취하기
과정에서 의사는 잔여 동정심 스트레스(residual compassion stress)로 표현된
부정적인 결과에 더욱 취약해진다.

  이것이 치료 기간 중 공감적이고 동정심을 가지게 하는 요구의 과정이다.
스트레스원은 자신이 어떻게 수행하였는가에 대한 의사의 생각과 느낌 그리
고 환자와 환자의 상황을 확인하는 것과 연관되어 있다. 이러한 생각과 느낌

은 치료 기간 중 흔히 도움이 되지만, 이러한 것들은 일부 의사에게 상당한 실망의 근원이 되고 있다. 특히 신참 전문의나 또는 특별하게 도발적인 환자를 치료하는 의사가 그러하다.

결정적으로 중요한 공감 반응의 선행 요인은 의사의 공감적 능력뿐만 아니라 고통에 대한 직접적인 노출과 충분한 수준의 관심 등이다.

잔존 동정심 스트레스, 공감적 반응 효과의 기여에 덧붙여, [그림 15-1]은 두 가지 다른 요인, 동정심 만족(compassion satisfaction)과 자기 조절(self-regulation)이 중요하면서도 그런 스트레스를 상쇄시키거나 예방하기 위한 완충 역할을 하는 것으로 제시하고 있다. 동점심 만족은 일반적으로 그리고 특히 특별하고 도전적인 사례에서 의사로서의 기쁨, 만족, 또는 자존감을 의미한다. 삶과 일에 대한 만족감과 같이 의사는 자신의 공감적 반응에 대해 환자가 도움을 받고 있다는 사실을 알게 되는 만족감으로 보상을 받는다.

자기 조절, 자기 조절 이론(Bandura, 1986)과 같이, 자기 조절은 의사가 자신의 임무를 최대한 효과적으로 수행하기 위해 안전하고, 안정된 느낌을 가지도록 하기 위해 자신의 행동, 생각, 정서에 대한 완전한 통제를 발달시키고 유지할 수 있는 능력이다. 자기 조절의 위력은 방사선 치료를 받는 환자들이

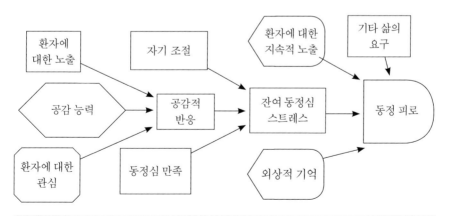

[그림 15-1] 동정심 스트레스/피로 모형

있는 병원 환경에서 입증된 바가 있다(Johnson et al., 1997). 이 연구에서 간호사 연구팀은 자기 조절 이론에 근거한 간호 중재를 받은 환자들이 방사선 치료 기간 동안과 치료 이후에도 자신의 일상생활 활동에 방해를 덜 받는다는 것을 발견했다. 심지어 비관적인 경향을 가진 환자 중에서 자기 조절 이론에 기반을 둔 중재를 받은 환자는 그런 중재를 받지 않은 환자에 비해 더욱 긍정적인 기분을 유지하였다.

공감과 특히 동정심 스트레스와 동정심 감퇴의 방지에 적용된 자기 조절 이론은 정서적으로 자신을 건드리는 환자로부터 높은 잔여 동정심 스트레스를 받는 의사가 자기 조절 행동으로부터 가장 많은 도움을 받을 것이라 가정한다. 이는 환자에게 안정을 제공하려는 실제 노력에 대한 정서적 영향을 관리해야 할 요구가 증가했기 때문이다.

[그림 15-1]에 제시된 바와 같이, 동정심 만족과 자기 조절에도 불구하고, 잔여 동정심 스트레스가 증가하거나, 다음의 두 요인, 즉, 고통에 대한 지속적인 노출과 외상적 기억이 존재하면 동정 피로가 발생할 가능성이 높다. 하루의 경험을 완화시키거나 처리할 충분한 시간과 기회가 부족하여 고통에 지속적으로 노출되는 것과 어떤 환자를 다룰 때 되살아날 수 있는 외상적 기억의 활성화 또는 그런 외상적 기억을 촉발시키기 좋은 조건이다. 끝으로 다른 원인 요인이 존재할 때 다양한 삶의 요구가 동정심 감퇴를 촉진시킬 수도 있다.

의사의 탄력성 발달시키기

의사가 환자를 치료하는 것으로 인해 고통을 받게 되는 과정을 인식한다면, 그런 정서적으로 어려운 일로부터 의사들을 보호하기 위해 무엇을 할 수 있을까? 인터넷과 도서관에는 업무에 짓눌려 있는 의사들을 이해하고 돕기 위한 자료로 가득 차 있다(Figley, 2002). 이러한 업무 관련 대처 전략은 크게 두 가지 주제 또는 집합으로 나눌 수 있다.

첫째, 주의 분산, 업무 환경의 변화, 고통스런 정보의 부호화를 제한하기 위한 기술 등을 통해 간접적 트라우마에 대한 노출을 제한하기 위한 노력이다. 이런 기술 중 환자를 치료하는 어려움에 대해 슈퍼바이저나 동료들에게 이야기하는 것이다. 두 번째 대처기술은 자기 조절과 관련된 것이다. 이것은 주의 분산, 동료와의 대화, 주기적 슈퍼비전 및 조언, 사회 활동, 효과적인 자기순화 및 스트레스 관리기법의 활용 등의 다양한 전략을 통해 고통에 대한 공감적 반응으로부터 일어나는 동정심 스트레스를 효과적으로 관리하는 것이다. 대처와 회복력 촉진의 또 다른 중요한 범주는 일에 대한 생각을 이겨낼 수 있는 더욱 강건한 개인적인 삶을 발전시켜 나가는 것이다.

분명히 동정적이며 공감적 반응을 하고자 하는 요구와 결과는 고통을 받는 환자들을 치료하고 효과적인 공감 반응을 수시로 적용하는 의사와 치료사에게 영향을 준다. 도움을 주는 전문가인 의사들은 돌봄 비용에 대해 취약하며, 탄력성을 갖추도록 준비해야 한다.

후주

1. 치유자의 어원은 '화살을 제거하는 사람'이라는 그리스어이다.

참고문헌

Allport, G. W. 1937. *Personality: A Psychological Interpretation*. New York: Holt.

American Psychiatric Association. 1994. *Diagnostic and Statistical Manual of Mental Disorders*, 4th ed. Washington, DC: American Psychiatric Association.

[REMOVED IF=FIELD]Asay, T. P., and M. J. Lambert. 1999. The empirical case for the common factors in therapy: Quantitative findings. In *The Heart and Soul of Change: What Works in Therapy*, edited by M. A. Hubble, B. L. Duncan, and S. D. Miller, 23-55. Washington, DC: American Psychological Association.

Bandura, A. 1986. *Social Foundations of Thought and Action: A Social Cognitive Theory*. Englewood Cliffs, NJ: Prentice-Hall.

Bergin, A. E., and S. L. Garfield, eds. 1994. *Handbook of Psychotherapy and Behavior Change*, 4th ed. New York: Wiley.

Bordin, E. S. 1979. The generalizability of the psychoanalytic concept of the working alliance. *Psychotherapy: Theory, Research & Practice* 16 (3): 252-260.

Carkhuff, R. R. 1969. *Practice and Research*, Vol. II. *Helping and Human Relations*. New York: Holt, Rinehart & Winston.

Danieli, Y. 1985. The treatment ad prevention of long-term effects and intergenerational transmission of victimization: A lesson from Holocaust survivors and their children. In *Trauma and its Wake*, edited by C. R. Figley, 295-313. New York: Brunner/Mazel.

Danieli, Y. 1988. Treating survivor and children of survivors of the Nazi Holocaust. In *Posttraumatic Therapy and Victims of Violence*, edited by F. Ochberg, 278-294. New York: Brunner/Mazel.

Decety, J., and C. Lamm. 2006. Human empathy through the lens of social neuroscience. *The Scientific World Journal* 6: 1146-1163.

Duncan, B. L., S. D. Miller, and J. A. Sparks, eds. 2004. *The Heroic Client: A Revolutionary Way to Improve Effectiveness through Client-Directed, Outcome-Informed Therapy*. San Francisco, CA: Jossey-Bass.

Erickson, C. A. 1989. Rape and the family. In *Treating Stress in Families*, edited by C. R. Figley, 257-290. New York: Brunner/Mazel.

Figley, C. R. 1982. Traumatization and Comfort: Close Relationships May Be Hazardous to Your Health. Keynote Presentation, Families and Close Relationships: Individuals in Social Interaction. Conference held at the Texas

Tech University, Lubbock, March.

Figley, C. R., ed. 1985. *Trauma and its Wake: The Study and Treatment of Post-Traumatic Stress Disorders.* In the Psychosocial Stress Book Series. New York: Brunner/Mazel.

Figley, C. R. 1989. *Helping Traumatized Families.* San Francisco: Jossey-Bass.

Figley, C., ed. 1995. *Compassion Fatigue: Coping with Secondary Traumatic Stress Disorder in Those Who Treat the Traumatized.* New York: Brunner/Mazel.

Figley, C. R., ed. 2002. *Treating Compassion Fatigue.* New York: Brunner-Routledge.

Figley, C. R., and T. Nelson. 1989. Basic family therapy skills, I: Conceptualization and initial findings. *Journal of Marriage and Family Therapy* 15 (4): 349-365.

Figley, C. R., and R. Roop. 2006. *Compassion Fatigue in the Animal Care Community.* Washington, DC: The Humane Society Press.

Forrester, D., S. Kershaw, H. Moss, and L. Hughes. 2007. Communication skills in child protection: How do social workers talk to parents? *Child and Family Social Work* 13: 41-51.

Frank, J. D. 1973. *Persuasion and Healing.* Baltimore, MD: Johns Hopkins University Press.

Gerdes, K. E., and E. A. Segal. 2009. A social work model of empathy. *Administration in Social Work* 10 (2): 114-127.

Herman, J. L. 1992. *Trauma and Recovery.* New York: Basic Books.

Hojat, M., J. S. Gonnella, T. J. Nasca, S. Mangione, M. Vergare, and M. Magee. 2002. Physician empathy: Definition, components, measurement, and relationship to gender and specialty. *American Journal of Psychiatry* 159 (9): 1563-1569.

Johnson, J. E., V. K. Fieler, G. S. Wlasowicz, M. L. Mitchell, and L. S. Jones. 1997. The effects of nursing care guided by self-regulation theory on coping with radiation therapy. *Oncology Nursing Forum* 24 (6): 1041-1050.

Joinson, C. 1992. Coping with compassion fatigue. *Nursing* 22 (4): 116-122.

Juslin, P. N., and J. Sloboda. 2010. *Handbook of Music and Emotion.* New York: Oxford University Press.

Kottler, J. A. 1992. *Compassionate Therapy: Working with Difficult Clients.* San Francisco: Jossey-Bass.

Langfield, H. S. 1953. Empahty. In *The Problems of Aesthetics,* edited by E. Vivas and M. Krieger. New York, Toronto: Rinehart and Company.

Maroda, K. 1991. Saint or sadist: Who is the self-righteous patient? *The Psychotherapy Patient* 7: 125-135.

McCann, L., and L. Pearlman. 1989. Vicarious traumatization: A framework for understanding the psychological effects of working with victims. *Journal of Traumatic Stress* 3 (1): 131-149.

McCubbin, H. I., B. B. Dahl, G. Lester, and B. Ross. 1977. The returned prisoner of war and his children: Evidence for the origin of second generational effects of captivity. *International Journal of Sociology of the Family* 7: 25-36.

Miller, K. I., J. B. Stiff, and B. H. Ellis. 1988. Communication and empathy as precursors to burnout among human service workers. *Communication Monographs* 55: 250-265.

Miller, S., M. Hubble, and B. Duncan. 1995. No more bells and whistles. *The Family Networker* 19 (2): 53-63.

Myers, S. 2000. Empathic listening: Reports on the experience of being heard. *Journal of Humanistic Psychology* 40: 148-173.

Orlinsky, D. E., K. Grawe, and B. K. Parks. 1994. Process and outcome in psychotherapy. In *Handbook of Psychotherapy and Behavior Change,* 4th ed., edited by S. L. Garfield and A. E. Bergin, 270-376. New York: John Wiley & Sons.

Pearlman, L. A., and K. W. Saakvitne. 1995. Treating therapists with vicarious traumatization and secondary traumatic stress disorder. In *Compassion Fatigue: Coping with Secondary Traumatic Stress Disorder in Those Who Treat the Traumatized,* edited by C. R. Figley. New York: Brunner/Mazel.

Radey, M., and C. R. Figley. 2007. Social psychology of compassion. *Clinical Social Work Journal* 35: 207-214.

Remer, R. and J. E. Elliot. 1988a. Characteristics of secondary victims of sexual assault. *International Journal of Family Psychiatry* 9 (4): 373-387.

Remer, R. and J. E. Elliot. 1988b. Management of secondary victims of sexual assault. *International Journal of Family Psychiatry* 9 (4): 389-401.

Richardson, R. D. 2006. *William James: In the Maelstrom of American Modernism.* New York: Houghton Mifflin Harcourt.

Rogers, C. R. 1957. The necessary and sufficient conditions of therapeutic personality change. *Journal of Counseling Psychology* 21: 95-103.

Rogers, C. R. 1961. *On Becoming a Person.* Boston, MA: Houghton Mifflin.

Rogers, C. R. 1980. *A Way of Being.* Boston, MA: Houghton Mifflin.

Rosenheck, R., and J. Thomson. 1986. "Detoxification" of Vietnam war trauma: A combined family-individual approach. *Family Process* 25 (4): 559-570.

Rosenzweig, S. 1936. Some implicit common factors in diverse methods of psychotherapy. *American Journal of Orthopsychiatry* 6: 412-415.

Salston, M., and C. R. Figley. 2003. Secondary traumatic stress effects of working with survivors of criminal victimization. *Journal of Traumatic Stress* 16: 167-174.

Shulman, C. 2001. *The Complete Book of Figure Skating.* Champaign, IL: Human Kinetics.

Stamm, B. H. 1996. Contextualizing death and trauma: A preliminary endeavor. In *Death and Trauma*, edited by C. R. Figley, 3-21. New York: Brunner/Mazel.

Stamm, B. H. 1997. Work-related Secondary Traumatic Stress. PTSD Research Quarterly, (8) 2, Spring. Available on-line http://www.dartmouth.edu/dms/ptsd/RQ_Spring_1997.html.

Stamm, B. H. 2002. Measuring compassion satisfaction as well as fatigue: Developmental history of the Compassion Satisfaction and Fatigue Test. In *Treating Compassion Fatigue*, edited by C. R. Figley, 107-119. New York:

Brunner-Routledge.

Stebnicki, M. A. 2000. Stress and grief reactions among rehabilitation professionals: Dealing effectively with empathy fatigue. *Journal of Rehabilitation* 6: 23-29.

Tallman, K., and A. C. Bohart. 1999. The client as a common factor: Clients as self-healers. In *The Heart and Soul of Change: What Works in Therapy,* edited by M. A. Hubble, B. L. Duncan, and S. D. Miller, 91-132. Washington, DC: American Psychological Association.

Tichener, E. 1924. *A Textbook of Psychology.* New York: Macmillan.

Truax, C. 1961. *A Scale for Management of Accurate Empathy.* Discussion Paper 20, Wisconsin Psychiatric Institute, Madison.

Truax, C. B., and R. R. Carkhuff. 1967. *Toward Effective Counseling and Psychotherapy: Training and Practice.* Chicago: Aldine.

Verbosky, S., and D. Ryan. 1988. Female partners of Vietnam veterans: Stress by proximity. *Issues in Mental Health Nursing* 9: 95-104.

Webster's Encyclopedic Unabridged Dictionary of the English Language. New York: Gramercy Books.

White, S. J. 1997. Empathy: A literature review and concept analysis. *Journal of Clinical Nursing* 6 (4): 253-257.

Wilson, J. P. and J. D. Lindy. 1994. *Countertransference in the Treatment of PTSD.* New York: Guilford.

제 **16** 장
의학 교육에서 공감 교육에 관한 역설

Johanna Shapiro

> 의사에게 있어 환자를 외면하는 것에 대한 감정적인 부담은 상상하는 것 이상으로 더 어려운 일일 수 있다. ……의사라는 일은 만일 자신이 단순히 자신을 환자에게 빠져들게 한다면, 그리고 이처럼 빠져드는 것에 대한 두려움을 떨쳐버릴 수 있다면, 훨씬 더 흥미롭고 만족스러운 것이 될 수 있다.
>
> ─Anatole Broyard, 나의 아픔에 취하여(Intoxicated by My Illness), 1992

의학 교육에서 공감을 가르치는 것에 관한 역설

의학 교육 영역에서 공감은 전문성에 대해 필수적인 태도와 기량 중 하나로 여겨지고 있다. 의학 교육 대학원 인증협회(Joyce, 2006)와 미국 의과대학 협회(Anderson et al., 1998)와 같은 의학에 관한 다양한 교육 및 전문기관에서는 공감을 전문성에 관한 핵심 구성요소로 식별하고 있으며, 의학 교육에는 학습자의 공감을 계발하는 것을 목표로 하는 교육과정을 포함하고 있어야 한다는 점을 명시하고 있다(Larson and Yao, 2005). 공감–이타주의 가설(Batson et al., 1991)은 공감적 관심은 직업 종사자의 또 다른 필수적인 기반인 환자의 이익을 자신의 이익보다 우선해야 하는 것을 규정하는 이타적인 행위의 필수 요소라고 주장하고 있다.

공감은 특히 의학에 있어 중요한 것으로 여겨지고 있는데, 이는 환자의 이야기를 의료 차트를 통해 '보여 주는 것'에 있어 의사의 중대한 역할 때문이라고 할 수 있다(Hyden, 2008). 최소한 어느 정도의 범위에 있어서, 특히 자신의 의견을 내는 환자의 목소리가 약해지거나, 미미해지는 경우, 환자는 결국 의료 행위의 중심에서 멀어지며, 의사의 간접적 대리 의견이 환자에 대한 권위 있는 설명이 되는 것이다. 이러한 상황에서 환자의 관점을 정확하고, 솔직하게 반영할 수 있는 능력이 필수적이다. 또한, 환자가 인지하는 의사의 공감과 만족과 준수가 증진되는 것 사이의 직접적인 관계를 문서화한 연구를 통해 공감은 치료법에 대한 환자의 준수에 관련되는 것으로 여겨지고 있다(Kim, Kaplowitz, and Johnston, 2004). 또 다른 연구에서는 공감과 효과적인 환자–의사 관계에 필요한 활성화된 연대를 구축하는 것 사이의 강한 관계를 밝혀 내었다(Fuertes, Boylan, and Fontanella, 2009).

이러한 연결을 인지하는 것은 전국 의학교육 기간에서 공감을 정기적으로 교육하는 것을 포함하고 있는 의사소통 기법에 관하여 필요한 교육과정을 제공하는 것을 달성하였다. 하지만 연구 결과, 의과대학 학생 교육에 있어 공감의 중요성을 인식하고 있으며, 커리큘럼에 대한 지침을 통해 공감의 중요성을 인지하고 있음에도 불구하고, 학생의 공감은 의과대학 3년 차 기간 중 실질적으로 상당히 감소하며, 교육 4년 차에서도 지속적으로 낮은 수준을 유지한다(Newton et al., 2008; Hojat et al., 2009). 어떻게 이러한 것이 가능한 것일까? 의학 교육에 관한 중요 논문 중 하나에서 이러한 문제는 다음과 같이 언급되어 있다. "북미의 의학 교육은 공감, 연민, 이타심의 전통적인 가치에 대한 분명한 전념을 선호하며, 분리, 사리, 객관성의 윤리에 대해서는 암묵적인 전념을 선호한다(Coulehan and Williams, 2001)." 이러한 교육적 결핍은 반드시 스스로 수정되는 것이 아니다. 컬럼비아 의과대학 내과 교수 Rita Charon은 오히려 "의사들은 때로는 자신의 환자들의 어려움을 인식하고, 아파하는 이들에 대해 공감을 해나가며, 환자의 질환에 대해 환자와 솔직하고, 대담하게 결합해 나가기 위한 능력을 상실한다."라는 점을 경험하기도 했다고 서술하였다(Charon 2001, 1897). 그러므로 의학 교육 및 실습에 있어서 공감을 지지하는 수많은 언급이 있음에도 불구하고, 이러한 점은 지속 가능하며 효과적인 태도와 행위로 완전히 해석되지 못하고 있다. 이 글에서는 이러한 역설에 대해 분석하고, 이러한 점이 존재하는 가능한 사유를 식별하며, 잠재적인 교육학적 대안을 제시한다.

임상적 공감이란?

정의의 복잡성

놀랍게도 의학 교육 문헌상 공감이 만연하여 존재하고 있다는 점을 인식하고 있지만, 공감의 정의에 대해서는 상당한 의견 불일치가 존재한다. 의료교육에서 활용된 전통적인 정의에는 감정적, 도덕적, 인지적, 행동적 차원을 포함하고 있다(Stepien and Baernstein, 2006). 의료 윤리학의 선구자인 Jodi Halpern은 그녀의 저서 『초연한 관심에서 임상적 공감까지(From Detached Concern to Clinical Empathy)』와 다른 논문(Halpern, 2001, 2003)에서 공감은 단순한 인지적 이해가 아닌 감정적 공명을 반드시 포함하고 있어야 한다고 강조하였다. 다른 학자들은 공감을 환자의 우려, 감정, 괴로움에 대해 통찰력을 갖는 것, 환자의 관점에 감정적으로 연결되는 것, 환자의 괴로움에 대해 연민을 느끼는 것, 그리고 마지막으로 괴로움의 원인을 제거하거나 완화하기 위한 열망에 의해 동기가 부여된 행위로 시작되는 복잡한 과정이라고 설명한 바 있다(Benbassat and Baumal, 2004). 이와 같은 복잡하고 다면적인 정의를 활용하였을 때, 자신이 지나가길 원하지 않는 영역으로 건너가는 것과 삶이 완전히 불안전한 영역으로 진입하게 되는 것을 수반할 수 있기 때문에 진정한 공감을 달성하기가 어렵다는 것이 명백하다(Frank, 2008).

의학에서는 왜 공감의 구축을 성공적으로 이루어내는 데 어려움을 갖는가?

의사는 논리−과학적 전통 내에서 점차 직접적으로 위치하고 있는 직업에 속한다. 기술적 진보, 계층, 확실성, 효율성에 대해 우선순위를 부여하는 의학의 실증주의자 세계관은 환자를 하나의 대상으로 개념화하는 것을 권장하고 있으며, 의사의 감정이 환자에 대해 공감하기보다는 소원해질 수 있다 (Davis-Floyd and St. John, 1998). 학자들은 의사의 역할 모델에 의해서 환자는 완료해야 하는 일이나 배울 점을 얻어낼 대상으로 개념화되면서 통상적으로 경멸적으로 간주되고 있다는 점을 제시한 바 있다(Dyrbye, Thomas, and Shanafelt, 2005). 의학적 전문성에 대해 가장 폭 넓게 수용되고 있는 관점은 의사는 반드시 환자의 괴로움에 대해 객관성과 거리를 둔 상태에서 이에 대해 반응해야 한다는 것이다(Coulehan, 2009a, b). 또한, 의사들이 자신을 영웅적인 무적의 존재로 여기고, 환자는 아프고, 고통 받고, 불행한 이들로 여기는 것을 통해 "자신을 환자의 삶에 위치시키는 것"으로 보이기도 하였다 (Irvine, 2009). 일반적으로 의료 문화에서는 의사가 개인적인 감정을 경험하고, 처리해야 할 필요성을 인정하지 않고 있다(Jennings, 2009).

이와 유사하게 의학 교육의 문화적 규범도 장차 의사가 되려는 이는 감정을 보여서는 안 되는 것으로 기대하고 있으며, 특히 학생 의사와 환자를 연결시키는 데 도움을 주는 감정을 보여서는 안 되는 것으로 기대한다. 임상적인 실습 자체와 유사하게, 의학 교육 과정은 감정적 분리, 정서적 거리, 임상적 중립성을 고취시키고 있다(Evans, Stanley, and Burrows, 1993; Hojat, 2009). 의학 교육학에서는 "주관성, 감정, 관계 및 연대를 가치 절하하는 초연한 관심"을 권장하고 있다(Coulehan, 2005). 의과대학 학생들은 특히 통상적으로 스트레스가 많고, 감정적으로 부담이 큰 임상의학 환경에서 자신의 감정 상태를 어떻게 조절해 나갈 것인지를 여전히 배워 나가고 있기 때문에 감정적 분리에 취약하다(Jennings, 2009). 학생들이 매일 경험하게 되는 극심한 감정을 어떻게 대처해 나갈 것인지를 모르고 있기 때문에 이들은 이러한 감정을 부정하거나 무시하게 된다.

죽음, 장애, 의료 과실, 그리고 누군가는 언젠가 죽어야 한다는 점을 겪게 되었을 때 나타나는 강렬한 감정을 억압하는 것은 고단한 일이며, 이는 극도의 피로와 동정심의 감퇴를 야기할 수 있다. 역기능적으로, 이러한 감정적 고갈은 이를 대처해 나가기 위해 환자로부터 자신을 감정적으로 거리를 유지하도록 촉진하는 노력을 야기한다(Kearnery et al., 2009). 최근 한 연구에서는 학습자를 반영한 임상적 이야기에 대한 무작위 표본에서 19퍼센트만이 어떠한 감정적인 내용을 포함하고 있었다. 이 저자들은 숨겨진 커리큘럼(Hafferty and Franks, 1994)이 지속적으로 학생들이 자신의 감정을 억제하도록 사회화해 나가고 있으며, 감정을 보여 주거나 이를 느끼고 인정하는 것에 대해서도 반대하는 규범을 강화해 나가고 있다고 결론지었다(Karnieli-Miller et al., 2010). 의과대학 학생들은 자신의 감정적 전반에 대해 익숙하지 않거나 이를 두려워하기 때문에, 이들은 환자의 감정(자신에게 감정을 촉발시키는)에 대해 당황하고 불편함을 느끼게 된다(Benbassat and Baumal, 2010). 자신의 심리적인 상태를 평가하고, 이를 받아들이지 못하는 학생들은 다른 이들과 감정 이입을 하는 데 있어 연결되는 데 어려움을 느낀다(Medved and Brockmeier, 2008).

거짓 해결방안: 다루기 힘든 구성을 길들이기

이러한 배경을 이해하는 것은 감정을 포함하고 있는 공감의 정의가 의료교육자들에게 예측 불가하고, 통제 불가한 것으로 여겨지는 것을 이해하기 용이하게 해 준다. 의사들이 공감이 "필요하다"라는 점에 있어 일반적인 합의가 존재하기 때문에, 교육학적인 결과는 명확하게 규범적인 가정과 의료계에서 이미 존재하고 있는 사례를 준수하기 위해 통상적으로 공감을 '길들이는 것'에 대한 방법을 기반으로 하고 있다. 이러한 점은 크게 공감을 다루기 힘들고 예측이 불가능한 감정으로부터 분리하는 것이었다. 인지는 사고 과정과 임상적 조사에 연관되는 것으로, 모든 종류의 학문[1]에 대해 더욱 편안하고, 친숙한 것이며, 특히 의사들에게 그러하다. 그렇기 때문에 인지적 과정에 대해서만 의지하고 있는 공감을 이해하는 것은 결과적 관점에 있어 더욱 통제 가능하며, 관리 가능하고, 교육 가능하며, 측정 가능한 것으로 보인다. 그 결과로 공감은 환자와 감정적으로 연관되는 "위험"을 회피하면서 환자의 걱정에 대해서 일종의 인지적인 경청과 우려를 하는 것으로 여겨지게 되었다.

인지-행동적 공감

의학 교육 연구에 있어서, 공감은 점점 더 순전히 인지적인 행위로 정의되고 있다. 이러한 점은 특히 정확성과 의미 제한이 과학적인 방안의 핵심 요소이면서 연구는 연구하고 있는 구성에 대한 '진실'의 법통을 부여하고 있기 때문에 특히 중요하다. 그러므로 임상적으로 무엇을 가르치고, 어떻게 가르치는지에 대한 근본적인 영향을 행사한다. Hojat(2009)와 Hojat 등(2009)에 의해 수립된 정의는 공감을 환자와 의사 모두에게 '언제나' 좋은, 객관적이며, 합리적이고, 정확하며, 지적인 절차인 것으로 이야기하고 있으며, 동정의 비용으로는 부담감과 감정적이며, 방종하며, 상호 의존적이며, 동정심의 감퇴를 야기하는 연극적인 실천이라고도 비난받는다. 공감의 활성화된 요소들을 분리하고자 하는 이와 유사한 노력(Crandall and Marion, 2009)은 구성을 인지하고, 식별하는 것을 더욱 용이하게 해 주는 효과를 가지고 있기는 하지만 임상에서 반드시 이를 더욱 더 '공감적으로' 만들어야 할 필요는 없는 것이다. 그럼에도 불구하고, 공감은 현재 통상적으로 인지적, 행동적 기법의 집합체인 것으로 교육되고 있다(Winefield and Chur-Hansen, 2000). 이러한 인지적 강조는 특정한 언어적 및 비언어적 표현 또는 몸짓이 공감에 대한 대리가 되는 인지-행동적 접근으로 해석되고 있다. "나는 당신의 우려를 이해한다." "당신의 언어는 슬픔을 표현하고 있다." "나는 당신이 죽기를 원하지 않는다는 것을 파악했다." 이와 유사하게, 어깨나 무릎을 만지는 것은 축소적 의미로 공감과 같은 것이다.

공감 교육을 위한 긍정적 의사 역할 모델

현대 의학 교육에 있어, 공감에 대한 교육은 임상 전 시기에서 우선적으로는 통상 강의 및/또는 역할극 실습의 형태로 정식으로 커리큘럼에 포함되어 있다. 공감이 학생의 임상 기간 중 학습 경험의 일부로 고려될 때, 이는 거의 전체적으로 역할 모델의 과정을 통해 다루어진다. 이것은 두 가지 단계의 과정을 가정한다. 첫째, 의사는 병동과 병원에서 공감적인 태도를 "모델화"한다. 그다음 주의를 기울이는 학생들은 이러한 공감의 본보기를 관찰하고, 완전히 이해하게 된다. 역할 모델이 학생들의 공감 능력에 대해 상당한 영향을 미침에도(Winseman et al., 2009), 이러한 접근법에는 문제가 존재한다. 불행하게도, 우리는 의사의 역할 모델화가 긍정적인 것만큼이나 부정적일 수 있다는 것을 배웠다. 숨겨진 커리큘럼에 대한 연구(Hafferty, 1988)에서는 학생들이 무례함, 오만함, 공감의 결여와 같은 문제적인 특성을 내재하고 있는 의사의 역할 모델을 자주 접하게 된다는 점을 밝혀냈다. 또한, 긍정적인 역할 모델이라고 할지라도 그들이 무엇을 하는지를 어떻게 가르쳐야 하는지에 대해서 언제나 알고 있는 것은 아니며(Shapiro, 2002), 이는 '와우(Wow)' 효과를 야기한다. 학생들은 뛰어난 역할 모델에 의해 감명을 받지만, 이러한 역할 모델에서 자신이 모방하거나 형성할 수 있는 것이 무엇인지를 정확하게 깨닫지 못하는 것이다. 그러므로 우리는 의과대학 학생들에게 공감의 태도, 가치, 기법을 전달하기 위해 단순히 긍정적인 역할 모델의 존재에 의지할 수는 없다.

의도치 않게 문제점이 많아진 결과들

거짓 공감

임상 전 기간 중 널리 퍼져 있는 공감 교육에 대한 인지-행동적 기법은 의과대학 학생들에 대해 단순히 지적인 실천을 하게 된다는 위험을 안고 있다. 오로지 기법 기반의 방식은 의과대학 학생들에게 공감이 그 자체로서 도덕적으로 가치 있는 결과라고 하기보다는, 더욱 가치 있는 결과에 대한 수단으로 이해되고 있다는 점을 의미할 수 있다. 이러한 점에서, 학생들에게 공감은 도움을 주는 것으로 끝나게 되는 수단(수행의 긍정적인 평가)이나, 때로는 환자의 긍정적인 결과(치료 순응도 및 지속성 증가)를 촉진하는 것이 될 수 있다. 물론 이러한 것들이 원치 않는 결과는 아니다. 하지만 이러한 사항은 '얻음'과 '획득' 같은 것으로 윤리적인 입장에 정면으로 대치한다. 이러한 설명에서는 공감은 한 개인이 다른 이를 위해 베푸는 특성이라기보다는 목표를 얻기 위한 도구(비록 적절한 것이라고 할지라도)가 되는 것이다(Levinas, 2005). Pence가 연민에 관하여 그의 저명한 연구에서 서술한 바와 같이(Pence, 1983), 단순히 동정하는 행위를 모방하는 것은 연민이 아니다. 공감에 있어서도 이러한 점은 마찬가지라고 할 수 있다.

특히, 학생들과 레지던트들의 공감과 다른 "의사소통 기법"을 평가하기 위해 점차 활용되고 있는 객관적 구조화 임상 시험(Objective Structured Clinical Examination: OSCE)의 핵심을 구성하는 표준화된 환자 대면은, 피상적인 언어와 몸짓을 보여 주는 것을 습득하게 하여 학습자들이 단지 시험에서 합격할 수 있게 해 주긴 하지만 기저에 있는 정서적 연결과는 동떨어져 있다. 학생들은 이러한 평가 때문에 환자와 상호작용을 할 수 있는 데에는 아주 좁은 범위의 특정한 방식이 있다고 유추하게 되고 그로 인해 상투적이며, 인간미 없는 상호작용이 일어나 아이러니하게도 공감이 부족한 모습이 나타나게 한다(Case and Brauner, 2010). 이러한 인위적인 평가 환경은 학생과 표준화된 환자 간의 관계 상황을 만들어 주긴 하지만 진정한 연결성은 형성하지 못한다(Hanna and Fins, 2006). 학자들은 고통의 독특함을 적절히 이해하는 데 관습적인 언어는 너무 익숙하고 일상적이기 때문에(Brockmeier, 2008), 공감하며 의사소통하기 위해서는 대화와 사고의 일상화된 방식을 '깨트리는 것'에 의해서만 이루어질 수 있다고 제시하였다. 하지만 OSCE의 표준화된 형식은 언어상의 자발성과 독창성에 대해서만 직접적으로 작용한다. 또한, 학자들은 표준화된 환자와의 상호작용에서 수행된 행위들이 실제 환자들과의 사례로 이어지는지 또는 이후 추가적인 평가 없이도 시간이 흐름에 따라 유지되는 것인지에 대해 염려하며, 이 엄격하고 무의미한 평가 기법을 우려하였다(Meitar, Karnieli-Miller, and Eidelman, 2009).

오명을 받은 이들(stigmatized people)에 대한 공감적 실패

순전히 인지적인 공감은 다른 이에 대한 감정적 교감과 의미 있는 이해가 결여될 수 있는 위험요소를 지니고 있다. Pence는 진정한 연민은 반드시 깊은 내적 태도와 행동에서 나와야 하며, 진정으로 다른 이의 고통이 문제라는 점을 반드시 인정해야 한다고 지적했으며, 이러한 통찰은 공감에 대해서도 적용되는 사항이다. 공감이 세상에 존재하는 방식에 있어 깊숙이 자리 잡은 전념이라고 하기보다는 단지 보여 주는 것이라고 여겨지는 경우, 이는 쉽게 "선택적" 공감이 될 수 있다. 이를 다시 말하자면, 모든 환자에 대해서, 특히, 오명을 받았거나 하찮거나 기타 요구사항이 없는 환자를 대상으로 일어나야 할 필요가 있는 어떠한 감정이 아니라, 어떠한 평가적인 상황에 대한 반응으로 이루어지는 행위 또는 "마음이 가는" 환자 또는 학생과 비슷한 환자에 대해 자연적으로 일어나는 어떠한 마음이다. 인지-행동적 공감은 학생이 예상한 것과 다르거나 낯설거나 분리되거나 일관성이 결여된 내용은 거부하는 결과를 낳는다. 요약하자면, 의과대학 학생들에게 '다른' 것으로 보이는 환자들에 대한 이야기를 말하고자 하는 것이다(Bulow, 2008). 상황적 단서에 무관하게 공감적 반응을 얻는 것을 촉발하는 핵심적인 윤리적 가치가 존재하지 않는 경우, 학생들은 그러한 내용을 강조해야 할 필요성을 느끼지 않을 것이다. 실제로 신경과학 연구에서는 오명의 인지가 환자에 대한 공감 표현에 상당한 영향을 미치는 것을 보여 주었다(Decety, Echols, and Correll, 2009). 임상적인 것을 기반으로 하는 연구에서는 죽어가는 환자와 같이 의사를 감정적으로 불편하게 만드는 환자는 의사로부터 공감을 이끌어 내지 못하는 경향이 있는 것으로 밝혀졌다. 예를 들어, 종양학자와 중증 환자 간의 의학적 대면에 대한 한 연구에서는 환자에 의해 제공된 공감 기회에 대한 의사의 반응이 드물었다(Pollack et al., 2007). 갑작스러운 나쁜 소식에 관한 또 다른 연구에서는 환자와의 관계에서 거리를 유지하거나/초연하거나 또는 방어적이고 회피적인 학생은 환자의 감정을 인정하거나 그들의 어려움에 대해 공감을 표현하는 것을 회피하고자 하였다(Meitar, Karnieli-Miller, and Eidelman, 2009). 자신의 감정과 환자의 감정에 대해 잘 인지하지 못하는 학생은 상호작용을 통제하기 위해 엄격한 경계를 설정하였으며, 공감의 표현을 피하려는 경향이 있었다.

공감에 대한 평가 절하

이러한 조건 아래에서 공감은 최선의 경우 학습자(및 진료 중인 의사들)가 때때로 받아들이기도 하지만 대중적으로 인증하거나 옹호하지는 않는 것이라고 할 수 있다(Mattingly, 2008). 의학계 문화가 공감에 대한 태도와 실천을 일관성 있게 인정하고, 지지하며, 승인하고 있지 않기 때문에, 환자에 대한 공감을 식별하고, 이를 표현하기 위한 필요성은 임상적 환경에서 공식적인 위상을 얻지 못하고 있는 경향이다. 공감을 표현하는 것이 법적 기소로 이어질 만한 절차가 아니며, 학생들이 공감을 어떻게 경험하며, 이를 전달할 것인지를 반영한 긍정적인 역할 모델을 거의 살펴보고 있지 않기 때문에, 학생들에게 있어서 공감은 "멋진 것"으로 여겨지지만, 실천은 중요하지 않다는 측면을 살펴보기가 쉽다. 이러한 점이 대두된다고 하더라도, 공감적 반응은 잠재적으로 취약하며, 순간적이다. 학생들은 공감적 반응을 환자들과 상호작용하는 방법 중 하나로 가치 있기는 하지만 신뢰하거나 중요하게 고려하기 어려운 것으로 '실제' 의학과 무관하거나 상관이 없는 것이라고 보게 된다.

공감 교육의 초라한 결과

드물지 않게 의과대학 학생들은 공감을 설교적으로 가르치기 위한 노력에 대해 분개한다(Henry-Tillman et al., 2002; Shapiro et al., 2009). 이들은 때로는 공감과 관련된 태도를 "가르치려고" 하는 커리큘럼에 의해 가르치려 들려고 한다는 느낌으로 표현하기도 하며, 자신이 좋은 사람들이 아니라는 것을 듣는다는 결론에 도달한다. 한 연구에서 학생들은 자신의 공감과 연민 능력이 의과대학에서 이루어진 공식화된 교육이나 역할 모델에서 이루어진 것보다는 개인적인 요소(부모, 수명, 신념)에 의해 형성되었다고 응답하였다(Wear and Zarconi, 2007). 이는 어떻게 공감적이 될 것인지를 배우는 데 어떠한 도움도 필요하지 않다는 것을 의미한다. 또한, 동일한 연구에서의 학생들은 자신의 교수들이 실제 감정보다는 이타심을 나타내는 데 더 많은 관심이 있는 것으로 보인다고 응답하였다. 그러므로 공감 교육에 관한 수행적 강조는 학생들 자신이 이미 완벽한 것으로 여기고 있는 기존의 가치를 새롭게 형성하기 위한 노력을 거부하면서 일부 역효과를 낳았다.

의과대학 학생들의 공감을 장려하기 위한 겸손한 제안

문화적 변화에 대한 필요성

최종적으로 공감을 교육하기 위해서는 어떠한 한 가지 역할 모델 개인의 노력도 중요하지만 이보다는 의료적 실천에 대한 전반적인 맥락이 더욱 중요하다. 이는 의과대학 학생들에게 공감의 중요성을 효과적으로 전달하기 위해 반드시 의학의 문화를 변화시켜야 한다는 것이다(Pence, 1983; Coulehan, 2005). 이는 물론 아주 커다란 과제이며, 변화는 경제적, 정치적, 철학적, 사회적 등과 같은 다양한 계층에서 유효하게 일어날 수 있다. 공감을 활성화시키는 데 요구되는 가장 중요한 변화는 의사-환자 관계에서 감정을 능숙하게 인지하고, 이를 다루는 것에 대한 중요성을 인정하는 태도 변화일 것이다. 이러한 방법을 통해서만 공감의 다차원적이고 복잡한 구성이 의학 교육에 효과적으로 흡수될 것이다.

감정을 알아차리고, 능숙하게 다루기 위한 학습

십수 년 전, 선도적인 의사 연구자들은 의사의 감정과 그들의 감정적인 중대함, 기대, 신뢰, 태도, 가정, 요구사항이 환자와 어떻게 상호작용을 해 나가는지에 대해 중요하지만 통상적으로 인정되지 않는 영향을 가지고 있는 것으로 인지하였으며(Suchman et al., 1997), 여기에는 이들이 공감을 어떻게 표현하거나 회피하는지에 대한 사항도 포함되어 있었다. 하지만 이러한 중요한 통찰은 기존 의학에 대한 문화적 규범에 의해 뒷받침될 수 없었기 때문에 전반적인 교육과정의 변화로 이어지지 못하였다. 갑작스런 나쁜 소식에 대한 더 최근의 연구에서, 학자들은 환자와 더 '친밀하고', 감정적으로 연결되어 있던 학생들이 알고리즘적이고 암기식의 상호작용을 피할 수 있었다고 한다. 이런 학생들은 환자의 감정적 반응을 두려워하지 않았으며, "환자에게 서비스를 제공하는 데 자신의 감정을 활용하기 위한 준비가 잘 되어 있었던 것"으로 보였으며(Meitar, Karnieli-Miller, and Eidelman 2009, 1589), 실습에서 다른 학생들보다 환자에 대한 공감을 더 잘 표현했던 것으로 나타났다.

의료교육자들은 통상적으로 감정을 변화시키는 것보다 인지적으로 일하는 것이 더 쉽다고 생각한다(Hojat, 2009). 하지만 학생들이 자신의 감정뿐만 아니라 환자들의 감정에 대해 더욱 익숙해지는 것을 도와주는 것을 목표로 하는 다수의 흥미로운 교육과정 계획이 존재한다. 마음챙김 훈련하기(Krasner et al., 2009), 이야기 치료(Charon, 2006), 인문 의학(Shapiro et al., 2006; Foster and Freeman, 2008), 성찰적 글쓰기(Reis et al., 2010)와 같은 기법은 모두 학생들이 임상적 실천에 있어 감정의 역할을 더욱 잘 인지하고, 이러한 사항에 대해 임상적으로 정보를 습득하여 결과적으로 다면적인 공감을 표현할 수 있도록 해 주는데 이론적 및 실증적 역할을 제시하고 있다.

감정의 조절

이러한 측면에 있어서, 감정 조절의 개념이 연관되어 있다. 다른 이의 감정 상태 또는 상황에 반응하여 공감에 대한 과도 각성이 발생하는 경우, 이는 혐오적이거나 자기중심적인 감정적 반응을 야기한다. 자신의 감정 상태를 조절할 수 있는 개인은 자신의 감정에 휩싸이는 것을 막을 수 있으며, 이로 인해 다른 이들의 요구사항에 집중할 수 있게 된다(Eisenberg et al., 1994; Decety and Meyer, 2008). 신경과학 연구에서는 공감이 세 가지 구성요소로 이루어져 있다고 수립하였다. 감정 공유, 관점 취하기(상대방의 관점에서 보기), 감정 조절이다(Decety and Lamm, 2006). 이는 공감에는 다른 이의 고통에 대해 감정적으로 반응하는 능력뿐만 아니라 이러한 경험을 조절하고 바꾸는 능력 모두와 연관되어 있다는 것이다. 감정을 무시하거나 억제하는 것이 필요한 것이 아니라, 이에 대한 조정이 필요한 것이며, 이를 통해 감정이 존재하지만 조절된 상태가 되는 것을 의미하는 것이다.

공감을 환자-의사 공식에 다시 대입하기

우리는 공감에 대한 감정적 구성요소가 위험하고 의사-환자 대면에서 이를 배제해야 한다는 점을 수용해서는 안 된다. 반대로, 감정의 '적절한 양'이 없는, 단지 '인지적'인 공감(Balint, 2000)은 과도하게 조작되거나, 부호화되거나 또는 무의미하거나 무익한 방식으로 측정되게 되는 위험요소를 지니게 된다. 교육학적인 관점에 있어서, 공감을 커리큘럼에 구성하는 것은 주입식 교육보다는 '복원 프로젝트'가 더 맞을 것이다(Shapiro, 1992). 달리 말하자면, 우리는 학생의 기존의 공감적인 강점, 그들이 다른 이들을 식별하는 데 대해서의 자연적인 인간적 충동과 같은 기존의 의료 문화에서 모두 흔히 억압되거나 억눌려 있는 충동을 재구축해 나가야 한다.

공감을 교육하기 위한 커리큘럼적 접근법은 생명윤리주의자 Jodi Halpern이 약 10년 전 '임상적 공감'이라고 불렀던 것을 목표로 해야 할 것이다(Halpern, 2001). 임상적 공감은 환자가 어떤 것을 느끼는지에 대한 세부적인 경험뿐만 아니라 인지적 이해로부터 나온 것이다. 이는 초연함이나 몰입이 아니라, 오히려 환자에 대한 임상적 상황의 의미에 대한 감정적 반영과 연민적 호기심이 동시에 진행 중인 이중적인 움직임이라고 할 수 있다(Shapiro, 2007). 이러한 형태의 공감에는 이러한 상상에 의한 투영이 실제로는 자신의 경험이 아니라 다른 이의 경험이라는 사실에 대한 관점을 잊지 않는 가운데, 환자의 경험에 깊이 참여하기 위한 능력이 연관되어 있다. 유사한 서술에서 보았을 때, 의사들은 환자의 고통으로 인해 마음이 동하는 동시에, 환자의 어려움에 의해 감정적으로 압도되지 않기 위해 소극적 수용 능력을 갖추고 있어야 한다(Coulehan, 1995). 신경과학 연구는 자신과 다른 이의 경험 간의 구분에 대한 인지는 공감에 대한 중요한 부분을 구성한다는 점을 확인해 주고 있다. 공감이 더욱 효과적이기 위해서 개인은 다른 이와 공유되고 있는 감성에서 자신의 감정을 구분할 수 있는 능력을 반드시 갖추어야 하며, 이를 통해 타인에 대한 인식뿐만 아니라 자아 인식을 갖추고 있어야 한다(Decety and Lamm, 2006). 자아 인식이 없으면, 의사는 관점을 소실하게 되고, 그들은 공감을 하나의 부담으로 경험하게 되는 반면, 자아를 인식하는 의사는 공감을 환자와의 상호 간의 치유의 연결로 경험하게 된다(Kearney et al., 2009).

공감의 문화

우리는 감정과 감정 기반의 차원을 인정하는 공감의 실천을 위한 공간을 마련함으로써 의료 문화의 다른 부분도 변화시킬 수 있을 것이다. 예를 들어, 임상적 상호작용에서 통상적으로 권장되는 감정적 분리를 대신하여, 우리는 의사와 학생들이 환자의 괴로움에 대해서 Coulehan이 존재, 듣기, 단언, 목격으로 설명한 태도인 '연민적 결속'을 구축해 나가고자 하는 것을 살펴볼 수 있다. 의사는 환자의 괴로움을 옹호하기보다는, 공감의 위치로부터 고통에 대한 자기 자신의 취약성을 인지하는 방법을 배울 수 있으며, 이를 통해 가장 근본적으로는 자신의 환자를 포함하여 다른 이와 이어지고자 하는 자세를 갖게 된다.

의사와 환자들은 불확실성, 고통, 아픔, 죽음을 같이 공유하고 있다(Fantus, 2008). 하지만 Charon은 환자와 의사 모두 고통을 겪지만, 이들의 고통은 평행적이며, 연결되어 있지 않은 것이라고 보았다(Charon, 2006).

감정적으로 자신을 보호하고, 자신을 격리시키고자 하는 의미 없는 시도로 환자의 고통으로부터 벗어나려는 의사에 비해, 공감의 자세를 받아들이는 의사는 환자의 고통의 관점에서 자신을 바라보게 되기 때문에 환자와 자신의 유사성을 인정할 수 있다. 이러한 의사들은 거리를 두는 것과 객관성을 대신하여, 환자와의 친화와 연대의 자세를 받아들일 수 있다(Charon, 2008). 그들은 환자들이 겪고 있는 어려움의 일부를 공유하기 위해 준비가 되어 있을 것이며, 열정적이고, 두려워하지 않을 것이다. 또한, 그들은 환자들이 고충을 호소하는 것을 주저하지 않고 들어줄 것이다(Bub, 2004).

이러한 공감적인 의료 문화에서 의사들은 자기 자신의 사고와 감정, 역전이, 감정적 부담에 대한 자기 인식의 가치를 인식하고, 이를 키워 나가야 한다(Larson and Yao, 2005). 그들은 "어떻게 누군가의 삶을 경험하고, 감정적인 구성이 다른 이와의 상호작용에 영향을 미치는지에 대한 통찰"을 발전시켜 나가는 데 관심이 있을 것이며, 환자에 대한 자기 자신의 감정적 반응의 정도를 알게 될 것이다(Novack et al., 1997). 이러한 문화는 자아인식을 가지고, 반영적인 의사에 대한 역할 모델을 촉진시켜 줄 것이며, 뛰어난 의사들은 인지와 중요한 검토를 자기 자신의 행동으로 가져올 것이다. 그럼으로 인해 예를 들어, 학생에게 주어진 어떠한 임상 대면에 있어 어느 정도의 공감이 형성되었으며, 이를 표현하였는지를 되돌아보고, 이를 분명히 할 수 있게 될 것이다(Kenny, Mann, and MacLeod, 2003). 학생들은 이러한 역할 모델을 통해 환자와 이어지고자 하는 자신의 충동이 어리석고 순진한 것이라기보다는 유효하고 적절한 것이라는 것을 배우게 될 것이다(Reisman, 2006).

결론

의학은 공감에 관한 한두 가지 방식을 갖고자 노력해 왔다. 공감은 환자-
의사 관계에 있어 필수적인 초석으로 인정하고 있지만, 감정적인 기반에 있
어서 공감을 없애고자 노력하였고, 이를 순전히 인지적-행동적 기법으로 정
의하였다. 이는 환자의 감정과 자신의 감정이 혼란을 가져오며, 압도되고, 예
측 불가능한 것으로 보이기 때문이며, 그렇기 때문에 과학의 환원주의적 실
증주의를 통해 교육을 받은 의사들에게는 어려운 것이 된다. 의료 문화가 가
져온 결과는 아마도 부지불식간에 의사와 학생 모두에 대해 공감보다는 초연
함과 어느 정도 거리를 유지하는 태도를 고취해 왔다. 이에 대한 대안으로 의
료 문화와 의학 교육은 감정적 반응이 임상적인 실천의 일부로써, 통합적이
며, 또한 실제로 잠재적으로 가치가 있는 것이라는 점을 인정해야 할 것이다.
환자의 감정과 자기 자신의 감정은 넓게 보았을 때 생물물리학적 질환의 의
미와 영향이 진행되며, 결정되고, 치료 계획이 어떻게 이루어지며, 이를 준수
하는 것이 일상생활에 어떠한 역할을 하는지를 정의한다. 감정과 이러한 감
정을 어떻게 식별하고, 어떠한 감정적 반응이 환자에게 가장 도움이 될 것인
지를 어떻게 결정을 내릴 것인지에 대해 관심을 기울이는 것을 통해, 학생과
의사와 같은 이들은 공감을 표현하는 데 익숙해지고, 이를 편하게 느끼게 될
것이다. 실제로 이들이 공감을 느끼고 이를 전하고자 하는 의지는 환자에 대
한 연민적 연대, 친화, 화합의 태도를 지향하는 의료 문화를 바꾸는 데 영향
을 미칠 수도 있다.

후주

1. 인문 의학 학자들이 공감적 상상을 순전히 "상대방의 경험과 반응을 상상하는 데 있어 도움을 주는 인지적 기법"으로 묘사하려는 경향이 있음에도 불구하고(Case and Brauner, 2010), 저자들은 공감적 기법을 실행하는 데 있어서 "표면적인 행위" 또는 수행에 대한 경고 또한 하고 있다.

참고문헌

Anderson, M. B., J. J. Cohen, J. E. Hallock, D. G. Kassebaum, J. Turnbull, and M. E. Whitcomb. 1998. The Medical Student Objectives Project. Washington, D.C.: Association of American Medical Colleges.

Balint, M. 2000 [1957]. *The Doctor, His Patient and the Illness*, 2nd ed. London: Churchill Livingstone.

Batson, C. D., J. G. Batson, J. K. Singlsby, K. L. Harrell, H. M. Peekna, and R. M. Todd. 1991. Empathic joy and the empathy-altruism hypothesis. *Journal of Personality and Social Psychology* 61: 413-426.

Benbassat, J., and R. Baumal. 2001. Teaching doctor patient interviewing skills using an integrated learner and teacher-centered approach. *American Journal of the Medical Sciences* 322: 349-357.

Benbassat, J., and R. Baumal. 2004. What is empathy, and how can it be promoted during clinical clerkships? *Academic Medicine* 79: 832-839.

Brockmeier, J. 2008. Language, experience, and the "traumatic gap": how to talk about 9/11. In *Health, Illness, Culture: Broken Narratives*, edited by L.-C. Hyden and J. Brockmeier, 16-35. New York: Routledge.

Bub, B. 2004. The patient's lament: Hidden key to effective communication: How to recognize and transform. *Journal of Medical Ethics* 30: 63-69.

Bulow, P. 2008. "You have to ask a little": troublesome storytelling about contested illness. In *Health, Illness, Culture: Broken Narratives*, edited by L.-C. Hyden and J. Brockmeier, 131–153. New York: Routledge.

Case, G. A., and D. J. Brauner. 2010. The doctor as performer: a proposal for change based on a performance studies paradigm. *Academic Medicine* 85: 159–163.

Charon, R. 2001. Narrative medicine: a model for empathy, reflection, profession, and trust. *JAMA* 286: 1897–1902.

Charon, R. 2006. *Narrative Medicine: Honoring the Stories of Illness*. New York: Oxford University Press.

Charon, R. 2008. What to do with stories. In *Appendix: A Journal of the Medical Humanities. The Medical School for International Health* 2: 42–49.

Coulehan, J. 1995. Tenderness and steadiness: emotions in medical practice. *Literature and Medicine* 14: 222–236.

Coulehan, J. 2005. Viewpoint: Today's professionalism: Engaging the mind but not the heart. *Academic Medicine* 80: 892–898.

Coulehan, J. 2009a. Compassionate solidarity: Suffering, poetry, and medicine. *Perspectives in Biology and Medicine* 52: 585–603.

Coulehan, J. 2009b. Rescuing empathy. *Literature, Arts, and medicine Blog*, Nov. 30 〈http://medhum.med.nyu.edu/blog〉.

Coulehan, J. and P. C. Williams. 2001. Vanquishing virtue: The impact of medical education. *Academic Medicine* 76: 598–605.

Crandall, S. J., and G. S. Marion. 2009. Commentary: Identifying attitudes towards empathy: An essential feature of professionalism. *Academic Medicine* 84: 1174–1176.

Davis-Floyd, R., and G. St. John. 1998. *From Doctor to Healer: The Transformative Journey*. Piscataway, NJ: Rutgers University Press.

Decety, J., S. Echols, and J. Correll. 2009. The blame game: The effect of responsibility and social stigma on empathy for pain. *Journal of Cognitive Neuroscience* 22: 985–97.

Decety, J., and C. Lamm. 2006. Human empathy through the lens of social neuroscience. *The Scientific World Journal* 6: 1146-1163.

Decety, J., and M. Meyer. 2008. From emotion resonance to Empathic Understanding: A Social Developmental Neuroscience Account. *Development and Psychopathology* 20: 1053-1080.

Dyrbye, L. N., M. R. Thomas, and T. D. Shanafelt. 2005. Medical student distress: Causes, consequences and proposed solutions. *Mayo Clinic Proceedings* 80: 1613-1622.

Eisenberg, N., R. A. Fabes, B. Murphy, M. Karbon, P. Maszk, M. Smith, C. O'Boyle, and K. Suh. 1994. The relations of emotionality and regulation to dispositional and situational Empathy-Related Responding. *Journal of Personality and Social Psychology* 66: 776-797.

Evans, B. J., R. O. Stanley, and G. D. Burrows. 1993. Measuring medical students' empathy skills. *British Journal of Medical Psychology* 66: 121-133.

Fantus, C. 2008. Looking into the eyes of others: Towards a poiesis of narrative medicine. *Appendix: A Journal of the Medical Humanities. The Medical School for International Health* 2: 35-41.

Foster, W., and E. Freeman. 2008. Poetry in general practice education: Perceptions of learners. *Family Practice* 25: 294-303.

Frank, A. W. 2008. Caring for the dead: Broken narratives of interment. In *Health, Illness, Culture: Broken Narratives*, edited by L.-C. Hyden and J. Brockmeier, 122-130. New York: Routledge.

Fuertes, J. N., L. S. Boylan, and J. A. Fontanella. 2009. Behavioral indices in medical care outcome: The working alliance, adherence and related factors. *Journal of General Internal Medicine* 24: 80-85.

Hafferty, F. W. 1988. Cadaver stories and the emotional socialization of medical student. *Journal of Health and Social Behavior* 29: 344-356.

Hafferty, F. W., and R. Franks. 1994. The hidden curriculum, ethics teaching, and the structure of medical education. *Academic Medicine* 69: 861-871.

Halpern, J. 2001. *From Detached Concern to Clinical Empathy: Humanizing Medical Practice.* New York: Oxford University Press.

Halpern, J. 2003. What is clinical empathy? *Journal of General Internal Medicine* 18: 670-674.

Hanna, M., and J. J. Fins. 2005. Power and Communication: Why simulation training ought to be complemented by experiential and humanist learning. *Academic Medicine* 81: 265-270.

Henry-Tillman, R., L. A. Deloney, M. Savidge, C. J. Graham, and V. S. Klimberg. 2002. The medical student as patient navigator as an approach to teaching empathy. *American Journal of Surgery* 183: 659-662.

Hojat, M. 2009. Ten approaches for enhancing empathy in health and human services cultures. *Journal of Health and Human Services Administration* 31: 412-450.

Hojat, M., M. J. Vergare, K. Maxwell, G. Brainard, S. K. Herrine, G. A. Isenberg, J. Veloski, and J. S. Gonnella. 2009. The devil is in the third year: A longitudinal study of erosion of empathy in medical school. *Academic Medicine* 84: 1182-1191.

Hyden, L.-C. 2008. Broken and vicarious voices in narratives. In *Health, Illness, Culture: Broken Narratives*, edited by L.-C. Hyden and J. Brockmeier, 36-53. New York: Routledge.

Irvine, C. 2009. The ethics of self-care. In *Faculty Health and Academic Medicine: Physicians, Scientists, and the Pressure of Success*, edited by T. Cole, T. Goodrich, and T. Gritz, 127-146. New York: Humana.

Jennings, M. L. 2009. Medical student burnout: Interdisciplinary exploration and analysis. *Journal of Medical Humanities* 30: 253-269.

Joyce, B. Introduction to Competency-Based Residency Education. ACGME Outcome Project: Educating Physicians for the 21st Century, 2006. Available at http://www.acgme.org/outcome/e-learn/Physician_21M1.ppt (accessed March 27, 2011).

Karnieli-Miller, O., R. Vu, M. C. Holtman, S. G. Clyman, and T. S. Inui. 2010. Medical students' professionalism narratives: A window on the informal and hidden curriculum. *Academic Medicine* 85: 124-133.

Kearney, M. K., R. B. Weininger, M. L. Vachon, R. L. Harrison, and B. M. Mount. 2009. Self-care of physicians caring for patients at the end of life: "Being connected... a key to my survival." *Journal of the American Medical Ass*301: 1155-1164, E1.

Kenny, N. P., K. V. Mann, and H. MacLeod. 2003. Role modeling in physicians' professional formation: reconsidering an essential but untapped educational strategy. *Academic Medicine* 78: 1203-1210.

Kim, S. S., S. Kaplowitz, and M. V. Johnston. 2004. The effects of physician empathy on patient satisfaction and compliance. *Evaluation & the Health Professions* 27: 237-251.

Krasner, M. S., R. M. Epstein, H. Beckman, A. L. Suchman, B. Chapman, C. J. Mooney, and T. E. Quill. 2009. Association of an educational program in mindful communication with burnout, empathy, and attitudes among Primary Care Physicians. *Journal of the American Medical Association* 302 (12): 1284-1293.

Larson, E. B., and X. Yao. 2005. Clinical empathy as emotional labor in the patient-physician relationship. *Journal of the American Medical Association* 293 (9): 1100-1106.

Levinas, E. 2005. *Humanism of the Other.* translated by N. Poller. Champaign: University of Illinois Press.

Mattingly, C. 2008. Stories that are ready to break. In *Health, Illness, Culture: Broken Narratives,* edited by L.-C. Hyden and J. Brockmeier, 73-98. New York: Routledge.

Medved, M. I., and J. Brockmeier. 2008. Talking about the unthinkable: neurotrauma and the "catastrophe reaction." In *Health, Illness, Culture: Broken Narratives,* edited by L.-C. Hyden and J. Brockmeier, 54-72. New York:

Routledge.

Meitar, D., O. Karnieli-Miller, and S. Eidelman. 2009. The impact of senior medical students' personal difficulties on their communication patterns in breaking bad news. *Academic Medicine* 84: 1582-1594.

Newton, B. W., L. Barber, J. Clardy, E. Cleveland, and P. O'Sullivan. 2008. Is There Hardening of the heart during medical school? *Academic Medicine* 83: 244-249.

Novack, D. H., A. L. Suchman, W. Clark, R. M. Epstein, E. Najberg, and C. Kaplan. 1997. Calibrating the physician: Personal awareness and effective patient care. Working Group on Promoting Physician Personal Awareness, American Academy on Physician and Patient. *Journal of the American Medical Association* 278: 502-509.

Pence, G. E. 1983. Can compassion be taught? *Journal of Medical Ethics* 9: 189-191.

Pollack, K. I., R. M. Arnold, A. S. Jeffreys, S. C. Alexander, M. K. Olsen, A. P. Abernethy, C. Sugg Skinner, K. L. Rodriguez, and J. A. Tulsky. 2007. Oncologist communication about emotion during visits with patients with advanced cancer. *Journal of Clinical Oncology* 25: 5748-5752.

Reis, S. P., H. S. Wald, A. D. Monroe, and J. M. Borkan. 2010. Begin the BEGAN (The Brown Educational Guide to the Analysis of Narrative) - A framework for enhancing educational impact of faculty feedback to students' reflective writing. *Patient Education and Counseling* 80: 253-259.

Reisman, A. B. 2006. Outing the hidden curriculum. Hastings Center Report. 36: 9.

Shapiro, J. 2002. How do physicians teach empathy in the primary care setting? *Academic Medicine* 77: 323-328.

Shapiro, J. 2007. Using literature and the arts to develop empathy in medical students. In *Empathy in Mental Illness*, edited by T. F. D. Farrow and P. W. R. Woodruff, 473-94. Cambridge: Cambridge University Press.

Shapiro, J., J. Coulehan, D. Wear, and M. Montello. 2009. Medical humanities and their discontents: Definitions, critiques, and implications. *Academic Medicine* 84: 192–198.

Shapiro, J., L. Rucker, J. Boker, and D. Lie. 2006. Point-of-view writing: A method for increasing medical students' empathy, identification and expression of emotion, and insight. *Educ Health (Abingdon)* 19: 96–105.

Spiro, H. 1992. What is empathy and can it be taught? In *Empathy and the Practice of Medicine: Beyond Pills and the Scalpel,* edited by H. Spiro, E. Peschel, M. G. McCrea Curnen, and D. St. James, 7–14. New Haven, CT: Yale University Press.

Stepien, K. A., and A. Baernstein. 2006. Education for empathy: A review. *Journal of General Internal Medicine* 21: 524–530.

Suchman, A. L., K. Markakis, H. B. Beckman, and R. M. Frankel. 1997. A model of empathic communication in the medical interview. *Journal of the American Medical Association* 277: 678–682.

Wear, D., and J. Zarconi. 2007. Can compassion bo taught? Let's ask our students. *Journal of General Internal Medicine* 23: 946–953.

Winefield, H. R., and A. Chur-Hansen. 2000. Evaluating the outcome of communication skill teaching for entry-level medical students: Does knowledge of empathy increase? *Medical Education* 34: 90–94.

Winseman, J., A. Malik, J. Morison, and V. Balkoski. 2009. Students' views on factors affecting empathy in medical education. *Academic Psychiatry* 33: 484–491.

제**17**장

공감과 신경과학: 정신 분석적 관점

David M. Terman

🎐공감은 지난 10년간 신경과학자들이 많은 관심을 가지고 연구한 주제였다. 많은 연구자들은 이러한 과정의 본질에 대해 중요한 발견을 하였는데, 앞에서 본 것처럼 이 과정이 인간관계 그리고 인간 존재의 중요한 구성요소라는 점이다. 이러한 맥락에서, 지난 50년간 정신분석학적 이론과 실제의 중요한 부분이 되고 있는 공감에 대한 연구를 파악하는 것은 신경과학과 심리학의 모든 영역에서 중요한 일이다.

Freud(1920)는 공감 또는 'einfuhlung'은 "타인의 정신적 삶에 대해 어떤 태도를 취할 수 있게 해 주는 메커니즘"이라고 각주에서 언급했다. 그는 이런 생각을 포괄적으로 상세화하지는 않았다. 그의 연구에 대한 영문 번역서에 추가적인 세부 설명이 없었던 것은 부분적으로는 Freud의 저서를 영어로 번역한 번역가 James Strachey가 그 용어를 싫어했기 때문이다. 미국의 분석가들은 방어기제와 자아심리학에 대한 세부 설명에 대해 더 많은 관심을 기울였다. 그들은 치료 상황에서 '저항'으로서 방어기제에 대해 초점을 맞추었다. 다음으로, Heinz Kohut의 1959년 논문인 「내성, 공감 그리고 정신분석(Introspection, Empathy and Psychoanalysis)」에서 공감은 정신분석적 관심의 중심으로 들어왔다. 그 이후부터 공감의 정의, 과학적 위상, 본질, 기법에 대한 효과 등에 대한 물음을 던진 수많은 논문이 정신분석 문헌[1]에서 쏟아져 나왔다.

　Kohut이 어떠한 내용을 작성하였기에 이러한 관심과 집중을 불러일으킨 것일까? Kohut은 공감의 필수 과정과 본질을 대리적 내성으로 정의했다. 타인의 내적 경험을 정확하게 이해하기 위해, 개인은 자기 자신의 내적 경험의 여러 측면을 참고해야만 한다. 이러한 정의와 설명은 두 대상자의 내적인 주관적이고, 심리적인 경험 간의 유사성을 강조한다. 이러한 관점을 취하면서, 나아가 Kohut은 정신적인 삶을 이해하는 데 있어 '주관성'의 중요성을 강조하였으며, 그는 주관성에 대한 Freud의 항변을 과학적 조사 대상으로 확장하였다. 더 나아가, Kohut은 한 개인이 공감으로 관찰할 수 있는 것이 정신분석의 범위와 한계를 정의하는 것이라는 견해를 유지했다. 그래서 Kohut은 관찰되는 대상을 이해하는 데 관찰자의 내적 경험의 중요성을 강조했다. 그는 자유 연상과 꿈에 대한 보다 '객관적인' 데이터를 이해하는데 있어서도 주관적 공명이 중심이라는 것을 강조했다.

　Basch(1983)는 이러한 과정을 더욱 명확하게 하였다. 그는 정서이론의 보다 정확한 발견을 추가하면서, 공감 과정의 한 가지 요소는 자신의 정서상태가 타인의 정서상태와 닮은 것이라는 사실을 근거로 타인의 정서상태를 이해하는 것이라고 하였다. 그러나 비록 공감이 이러한 중요한 속성을 갖고 있지만, Basch는 여기에는 "우리가 타인의 내적 경험에 대한 어떤 가설, 후속 연구를 통해 그것이 참인지 또는 거짓인지를 판단할 수 있는 가설을 설정하는 복잡한 인지적 과정"이 포함되어 있다고 덧붙였다. 또한, Basch는 공감적 지각은 다른 사람의 마음속에 어떤 일이 일어나고 있는지를 직접 보려는 것이

절대 아니며, 오히려 우리가 느끼는 것과 분석적 상황의 경우, 분석 대상자가 의식적 또는 비의식적으로 경험하는 것 사이에 상응하는 것이 있는지를 판단하는 것으로 보아야 한다고 지적하였다. 달리 말하면, 이는 복잡한 인지적 과제를 내포하고 있으며 가끔은 소위 장기적인 공감적 몰두라고 하는 타인의 내적 경험에 대한 정확한 이해를 형성하기 위한 장기적인 대화를 내포하고 있다. Goldberg(2010)는 최근에 정신분석적 상황에서 독특한 것으로 보았던 장기적인 공감적 몰두의 본질에 대해 세부적으로 설명하였다. 그는 장기적인 몰두에 대한 데이터와 경험을 타인의 내적 상태에 대한 일시적 이해와 대비시켰다. 전자는 전반적인 성격의 여러 측면으로 구성되어 있으며, 그래서 격리되어 있고 방어적으로 놓여 있는 요소들, 모순된 감정과 태도, 그리고 가장 중요하게는 이러한 요소들의 역사를 포함하고 있다.

 Kohut은 공감을 정신분석 과정의 정의적 현상으로 보았고 이는 발달과 치료를 모두 이해하기 위한 일련의 아이디어의 발달로 이어졌다. 이러한 것들은 자기심리학으로 알려졌으며, 그는 처음에는 이러한 것들이 지금까지 정신분석학적 이론에서 무시되어 왔던 영역을 채워 줄 것이라고 믿었다. 하지만 이론이 발달하면서, 이들은 발달과 정신분석적 치료 두 가지 모두를 이해하기 위한 추가적인 패러다임을 제공하기 시작하였다.[2] 자기심리학의 핵심 개념 중 한 가지는 자기대상(self object)이다. 자기대상은 한 사람이 다른 이의 심리적 조직 내에서 하나의 기능으로 역할을 하는 현상을 일컫는 것이다. 기능이 수행되는 사람의 경험에서, 역할을 하는 사람은 자아의 한 부분이 되는 것으로 느껴지며, 그렇기 때문에 '자기대상'이란 용어로 불리는 것이다. 예를 들어, 부모가 달래 주고 있는 아이는 아이 자신의 심리적 기능의 일부인 어떤 것으로서 진정 효과를 경험하게 될 것이다. 더욱 세부적으로, Kohut은 아이 자신의 것이 된 반응을 승인하고, 힘과 효과성을 나타내는 기능은 그 아이가 화합하는 자아를 형성할 수 있게 해 주는 중심적인 경험이라고 보았다. 반응은 아동 자신의 경험의 필수적인 부분이며, 이는 그러한 자아를 생성하고, 발달시키는 데 필수적인 것이다. 그는 이러한 일련의 반응을 각각 미러링 (mirroring)과 이상화(idealizing)라는 명칭을 붙였다. 이후에 이러한 발달적 경 험은 분석적인 상황에서 거울 전이, 이상화 전이로 불리게 되었다.

이러한 이론들은 정신분석 이론에 익숙하지 않은 독자들에게 불가사의하 고, 불분명한 것으로 보일 수 있다. 하지만 이러한 현상은 공감의 현상과 이 해와 아주 깊숙하게 뒤엉켜 있는 현상이기 때문에 여기에서 이를 다루고자 한다. 발달 및 치료 모두에 있어 대단히 중심적인 역할을 하고 있는 자기대상 기능과 경험은 부분적 또는 전체적으로 공감에 의존하고 있다. 돌보는 사람 이 아이가 요구하는 방식으로 반응할 수 있는 능력은 돌보는 사람의 아동의 내적 상태에 대한 이해에 달려 있다. 또한, 반응과 연결에 대한 아이의 경험 은 이들이 성장하는데 있어서 필수적인 것이다.

일부 분석가들은 공감의 본질에 대해 이의를 제기하였고, 일부는 분석작 업에서 이러한 개념을 중심에 두는 것에 대해 비판적이었다. 몇몇 학자들 은 합병의 경험이 존재하는 초기의 모–자 상호작용에서의 공감의 기원에 대해 집중하였다(Buie, 1981).[3] 이런 이유로 공감은 환상에 기반을 둔 것으 로 보였다. Shapiro(1981)는 공감은 "새로운 장기(new organ)"이지만, 과학적 이지 않은 것이라고 생각하였다. 또한, 공감을 순간적인 것으로 생각했다. Goldberg(1983)는 공감은 자기성찰에 의존하고 있는 것으로, 직접적이고 공 개적인 관찰(extraception)로부터 얻은 데이터만큼이나 과학적인 것이라는 주 장으로 대응하였다. 실제로 자기성찰의 데이터는 오류에 영향을 받으며, 이 는 직접적이고 공개적인 관찰, 즉, extraception의 데이터와 마찬가지이다. 두 가지 모두 확보된 데이터를 이해하기 위한 이론을 필요로 하며, 두 가지 모두 추론을 사용한다.

Kohut(1959)은 공감의 관찰적 또는 치료상의 기능에 관련하여, 공감의 본 질에 대한 자신의 입장이 흔들린 바 있다. 그는 처음에는 공감은 단지 관찰 을 하기 위한 방법이며, 강조하는 사람의 동기에 따라서 좋거나 나쁜 용도로 사용될 수 있다는 입장을 유지하기 위해 노력하였다. 그는 나치가 사람들에게 가했던 테러의 사례를 활용하였으며, 그들이 테러를 했던 이들에 대해서 그들은 공감을 이해하고 있었기 때문에 효과적이었다고 하였다. 그들은 어떤 것들이 그들이 두려워하고, 무기력하게 할 수 있을 것인지를 알고 있었다. Basch는 정확하게 다른 이의 내적 경험을 평가할 수 있는 능력은 중립적이거나 어느 정도 비도덕적인 목적으로 사용될 수도 있다는 점을 강조하여 지적하였다. 예를 들어, 사기꾼은 이해하고 있었던 이는 경험에 대해 더 잘 느낄 수도 있다는 점을 아는 것을 통해서 피해자들을 속일 수 있는 능력을 추가할 것이며, 그는 이러한 것을 자기 자신의 장점으로 사용할 수 있다. Basch(1983)에게 있어, 공감은 관찰상의 도구에 불과한 것이었다. 반면, Kohut(1984)은 후반기 연구에서 공감은 그 자체로 치료 효과가 있다는 점을 마지못해 인정하였다. 대부분의 다른 자기심리학자들은 공감은 이해에 꼭 필요한 방법이며, 치료 과정에 중요한 측면이라는 두 가지 입장을 유지하고 있다. 다른 많은 학자 중에서도 Howard Bacal(1985), Morton과 Estelle Shane(1996), Tolpin(2002), Terman(1988)은 모두 자아의 회복과 성장을 이루어 내는 데 있어 공감적 유대 그 자체의 중요성에 대해 저술하였다. 발달적으로 볼 때, 공감적으로 이해해 주는 것에 대한 경험은 자아의 발달에 필수적인 요구사항이다. 의도, 정동, 요구의 정확한 인식은 결국에는 긍정적인 미러링 경험을 만든다. 또한, 공감을 경험하는 치료 과정에서 자기구성과 자기응집의 필수 요소가 일어나고 살아나게 하는 역할을 한다.

누군가가 공감의 치료 효과를 고려할 때(만일 당신이 그렇게 한다면), 공감적 이해의 대상을 살펴볼 것이다. 그렇다면 우리는 이해를 받는 경험의 영역 내에 위치하는 것이다. 이전에 언급한 바와 같이, 자기심리학은 발달과 치료에서 그 중심성을 세부적으로 밝혀내고 있으며, 이는 자기대상의 경험을 형성하기 위한 중요한 수단이 되는 것이다. 자기대상 요구에 대한 적절한 반응성은 통상적으로 이러한 요구사항에 대한 공감적 이해에 의해 가능해진다. 이해를 받는 경험은 공감을 하는 사람의 이해에 대한 소통이 이루어진 이후에 일어난다. 또한, Basch가 지적한 바와 같이, 더욱 정확한 이해의 과정은 부분적으로 공감을 하는 사람과 공감을 받는 사람 간의 대화에 달려 있다. 또한, 이해를 받는 것의 긍정적인 효과는 많은 일상적인 상황에서 일어나며, 사람들 사이의 유대에 중요한 요소이다. 이는 화합과 자아의 가치에 있어 긍정적인 효과를 지니고 있는 비슷함, 유사성과 같은 느낌을 불러일으킨다. 임상적 상황에서 이해하는 것의 긍정적인 효과는 더 크다고 할 수 있으며, 이러한 상황에서 이해의 초점은 긍정적인 유대를 길러 내는 것과 환자의 성장과 행복을 키워 내는 것 두 가지 모두이다.

　공감의 현상에 대한 요소들을 다양한 구성요소로 나누어 세부적으로 살펴보는 것을 흥미로운 일이다. 하지만 우리는 이러한 접근법에는 득과 실이 함께 존재한다는 점을 반드시 인식해야 한다. 경험을 선형적인 인과관계의 사슬에 대입하는 것이나 자폐증이 있는 사람이 정서를 인지하도록 가르치는 것과 마찬가지로, 경험 또는 개념을 세분화하는 것은 해당 특성의 필수적인 부분을 잃어버리게 할 수 있다. 또한, 공감의 중요성과 중심성에 대한 발견은 임상적인 환경에서 이루어진 것이라는 것을 기억해야 한다. 이것은 우연이 아니다. 복잡한 인지적 존재들의 심리 현상에 대한 우려는 몇 가지 장점을 지니고 있다. 그것들 중 하나는 나무들로부터 숲을 확실하게 구분할 수 있다는 것이다. 전체적인 것을 볼 수 있으며, 전체의 추가적인 발현성(emergent property)은 이러한 발현적인 전체를 운영하고 통합하는, 유사하게 갖추어진 인지적 존재가 이해할 수 있다. 그렇기 때문에 혹자는 공감이 이러한 전체를 다루는 사람에 의해서 "밝혀질 수 있었다고" 말할 수도 있는 것이며, 이는 바로 의사에 의해 이루어진 것이고, 공감의 존재와 중요성은 신경과학 자체로 식별되거나 이해될 수 없었다는 것이다.

　신경과학자의 입장에서 몇 가지 아주 흥미로운 사실은 우리가 서로 무관심한 상태에 있지 않고 서로 소통하고 배우며 서로에 대한 이해를 통해 도움을 받을 수 있도록 하는 것이 마땅하다는 것이다. 우리는 평행한 세계에서 살아야 할 필요는 없다. 각각의 내부 신경 네트워크가 활성화되는 방식으로 활성화된 신경 회로에 대한 많은 연구가 쏟아져 나오고 있다. 신경 단위의 현상과 우리가 공감이라고 부르는 여러 가지 심리적 단계 사이에는 분명한 관련성이 있는 것으로 보인다. 공감에 대한 많은 신경과학자의 정의와 우리의 정의 사이에는 수렴하는 부분이 존재한다. 특히, Decety(Decety and Jackson, 2004; Decety, 2007; Decety and Meyer, 2008; Decety, 2011)는 인간에게 있어서 공감의 경험을 만들어 내기 위해 역동적으로 상호작용하는 세 가지 기능적 요소를 제안하였다.

1. 자신과 타인 사이의 정서적 공유; 공유된 표현을 이끌어 내는 인지−행동 결합에 기반
2. 자아−타아 인식. 일부 일시적인 식별이 존재한다고 하더라도, 자아와 타아 간 혼돈이 발생하지 않는다.
3. 다른 이에 대한 객관적 관점을 적용하기 위한 정신적 융통성과 조절 과정

달리 말하자면, Decety에게 공감은 단순히 비슷한 감정 또는 어떤 상태를 공유하는 것이 아니다. 이는 반드시 자신과 타인의 차이를 인지하고 다른 이의 관점을 적용할 수 있는 능력과 관련된 복잡한 인지적 작용이 있어야 하는 것이다.

공감에 대한 Decety의 설명의 첫 번째 부분을 살펴보면, 일부 자기심리학자들과 정신분석 학자들 사이에서 공통적으로 대단히 주목받고 있는 분야인 거울 신경(mirror neuron)의 작동으로 시작한다(Wolf et al., 2000; Gallese, 2006 참조). 처음에는 원숭이 뇌에서 관찰되었으며, 이후 인간에 관해서도 폭 넓게 저술되고 있는 거울 신경 시스템은 행동을 수행하는 사람의 뇌의 내적 활성에 관련되는 부위가 관찰자의 뇌 영역에서도 똑같이 활성화되는 특성을 갖

고 있다. 관찰자와 수행자는 공통적으로 동일한 크기와 형태의 뇌 영역이 활성화된다. 또한, 이러한 관련성은 처음에는 운동 능력과 관련하여 언급되었지만, 점차 감정과 고통에 대한 반응에서도 집중적으로 관찰되었다. 신경과학에서의 흥미로운 사항 중 하나는 인지는 행동를 위한 수단이라는 것이며, 행동은 인지를 위한 수단이라는 것이고, 이러한 사전에 형성된 인간의 능력은 명백히 출생 시부터 존재한다는 것이다. 이는 행동을 관찰하는 것은 행동에 대한 내적 경험을 활성화시키고, 이러한 것은 다시 행동으로 이어질 수 있다는 것이다. 더욱 중요한 것은 심리적 삶 또는 관찰 가능한 신경학적 활성의 가장 기본적인 시작에서부터 내적 경험의 연결이 존재한다는 것이다.

감정 공유에 대해서는 상당히 많은 신경생리학적 증거가 존재한다. 고통을 받는 이와 그것을 관찰하는 이에서 동일하게 활성화되는 뇌 영역은 많은 감정 경험에서 관찰된다. 이러한 것들 중에서 행복, 슬픔, 분노, 경멸, 놀람이 있다. 유아가 자신을 돌보아 주는 사람들로부터 감정을 인지할 수 있다는 것을 보여 준 발달적 연구에 추가하여, 감정을 인지하는 부위의 병변은 감정의 생성을 담당하는 부위의 신경 메커니즘을 활성화시킨다는 연구 결과도 있다 (Decety and Jackson, 2004; Decety and Meyer, 2008). 예를 들어, 누군가 미소 짓는 것을 보는 동안, 관찰자는 역치 이하 수준에서 미소를 짓는 데 관련된 동일한 얼굴 근육을 활성화시키며, 이는 관찰자에게서 이와 관련된 행복의 감정을 생성하게 될 것이다. Decety는 그의 공감에 관한 연구 리뷰에서, 행동을 이해하고, 고통 처리하며 감정을 인식하기 위한 피질 수준의 자아와 다른 이 간의 공유된 표현이 있다는 것을 언급하며 요약하였다. 이러한 메커니즘은 운동 표현 또는 감정의 자동적인 활성화를 통한 사회 인지(social cognition) 작용에 대한 신경 생리학적 기반을 제공한다. 공유된 표현에 대한 특정한 피질 부위는 존재하지 않는다. 이들의 신경적 토대는 넓게 분포되어 있으며, 활성화의 패턴은 처리 영역, 특정 감정, 저장된 정보에 따라 다양하게 나타난다. 이러한 사항들은 정신분석 이론가들이 공감의 요소는 실제로 감정의 동일한 경험이라는 점을 입증하는 데 도움이 되고 있으며, 공유된 감정을 비현실적이거나 환상에 불과한 것이라고 무시했던 사람들에게 반론하는 데 무게를 실어 주고 있다.

Decety의 공감의 두 번째 기능적인 요소로 넘어가 보면, 타인의 의도를 추론하고, 타인의 마음 상태를 추론하는 능력인 '마음 이론(Theory of mind)'을 발달시키는 데 뇌의 특정 영역이 필요하다는 신경학적 증거가 존재한다. 해당 부위는 후측두고랑(posterior temporal sulcus)과 접해 있는 내측 전전두 피질(medial prefrontal cortex)의 곁띠고랑(paracingulate sulcus) 주변이다(Decety, 2010). 이는 몇 가지 상황에서 실험적으로 활성화되었다. 누군가의 눈빛을 보고 감정을 판단할 때, 만화 캐릭터의 의도를 생각할 때, 사회적 범죄를 식별할 때, 유머를 이해할 때이다. 이러한 것들은 다른 이의 마음을 인지하는 어떠한 능력으로부터 비롯된 것이다. 또한, 자신의 감정과 다른 이의 감정을 구분할 때 활성화되는 것으로 보이는 몇 가지 신경 경로가 존재하며, 이러한 차별화는 자가 자신의 감정을 억제하는 것에 일부 영향을 받는다. 이는 우측 전두극 피질(right frontopolar cortex)에 의해 이루어진다(Ruby and Decety, 2004). 이러한 억제가 존재하지 않는다면, 단지 감정의 전염(contagion)만이 일어나게 될 것이다. 이런 이유로, 자신과 다른 이 간의 구별은 자기조절에 부분적으로 의존하고 있다.

심리학자들 사이에서는 감정을 제어하기 위한 능력의 발달에 상당한 관심이 있어 왔다. 예를 들어, Eisenberg, Valiente와 Champion(2004)은 아동과 성인을 대상으로 정서적 자기조절, 사회적 기능과 공감 수준을 측정한 일련의 연구를 수행한 결과, 조절 능력이 높을수록 공감적 능력과 정적 상관관계를 보였다. 임상 의사로서 임상적 경험에서 볼 때, 자기조절은 일반적으로 공감 능력을 키우는 발달 과정 중 일부라고 생각하지만 흥미롭게도 우리는 자기조절이 이러한 능력에 결정적인 요소로 지목하지는 않는다. 신경과학과 실험적 심리학의 이러한 발견은 우리가 이러한 사안을 더욱 임상적으로 살펴보아야 한다는 점을 제시하고 있다.

Decety는 이러한 일련의 사항과 본인이 여기에서 설명하지 못한 다른 많은 사항을 다음과 같이 요약하고 있다.

> 공감⋯⋯은 의도적인 능력이다. 많은 사례에 있어서, 시뮬레이션 작용의 결과는 공감적 감정이 아니다. 또한, 자기인식과 감정조절의 과정 없이는 진정한 공감이란 존재하지 않는다. 실제로, 공유된 표상(shared representation)의 활성화는 불안과 불편함을 가져올 수도 있다⋯⋯.그렇기 때문에 의도적인 매개체로 타인의 감정에 대한 분명한 표상을 형성하는 것은 공유된 표상 수준을 넘어서는 추가적인 메커니즘을 필요로 한다⋯⋯. 공감은 자신과 다른 이 간의 단순한 감정의 반응이 아니다. 이는 다른 이의 주관성을 분명하게 표현하는 것과 관련되어 있다.

또한, 신경학적 형태에서 공감의 복잡성을 강조하기 위해서, Decety는 "⋯⋯우리는 뇌 속에 일원화된 공감 체계(또는 모듈)가 존재한다고 가정하지 않는다. 오히려 우리는 공감의 경험에 관련되는 다수의 분리 가능한 체계가 있다고 가정한다."라고 주장한다. 여기에서도 임상적인 관찰과 이론, 그리고 신경과학 간의 수렴점이 존재한다. 공감적 이해는 한 개인이 명확하게 다른 이의 주관성을 고려하는 경우에만 일어날 수 있다. 간접적 자기성찰(introspection)은 다른 이에 대한 우려에서 이루어지는 것이다. 신경생리학적 수준에서, 이러한 것은 거울 신경보다 훨씬 많은 것이 연관된 하나의 시스템—또는 여러 시스템이다.

지금까지 이야기한 연구는 모두 공감을 하는 사람에 대한 것을 다루는 것들이었다. 공감받는 사람은 어떠한가? 공감의 한 구성요소인 자동적인 모방의 신경과학적 연구 결과에서 단서를 얻어 van Baaren 등은 다양한 기발한 실험을 구성하였으며, 이를 통해 사회적 상호작용에서 모방의 효과에 대

해 연구했다(van Baaren et al., 2009). 참가자라고 불리는 대상이 몇몇 행동을
수행하는 동안 공모자라고 불리는 실험수행자는 그 행위를 모방하도록 하
였다. 모방은 몇 초간의 지연이 이루어진 이후 일어났으며, 얼굴 비비기, 머
리 만지기, 팔다리 움직이기와 같은 일반적인 불수의적 움직임으로 구성되었
다. 실험은 다수의 그룹을 대상으로 시행하였다. 참가자 중 한 집단은 모방을
하였고, 다른 한 집단은 하지 않았으며, 또 다른 집단은 반대의 움직임을 보
였다. 결과는 흥미로웠다. 참가자들은 자신을 모방했던 공모자에 대해 모방
하지 않았던 공모자들에 비해 더 좋은 감정을 느꼈다. 또 다른 실험에서는 참
가자들이 자신을 모방했던 공모자들이 모방하지 않았던 공모자들에 비해 일
반적으로 자신의 관점을 더 많이 공유한 것으로 생각하였다. 달리 말하자면,
그들은 서로 더 비슷하다고 느꼈다.

또 다른 실험에서, van Baaren과 그의 그룹(van Baaren and his group, 2009)
은 네덜란드의 식당 종업원들이 고객들을 모방하도록(또 다른 일부는 모방하
지 않도록) 교육시켰다. 모방을 했던 이들은 팁을 50퍼센트 이상 더 받았다.
또 다른 상황에서, 실험 수행자는 어떤 행동 후에 펜을 떨어트렸다. 모방을
했던 이들은 실험 수행자를 더 많이 도와주려는 경향을 보였다. 연구자들은
수행자들이 그들의 행동이 미러링되는 느낌을 받고 비슷하다는 느낌을 형성
하면 상대방에게 긍정적인 감정이 증가한다는 결과를 보고했다. 이러한 긍
정적인 동료 감정이 실험 수행자 이상으로 지속되는지 여부를 추가로 시험
하기 위해서 몇 가지 추가적인 변형사항을 포함하는 다른 사람들을 도와줄
수 있는 상황을 실험한 결과, 그들은 모방을 했었던 집단에서 상당한 차이를
확인하였다. 그들은 더욱 도움을 주려고 행동하였다. 마지막으로, 기능적 자
기공명영상(fMRI)을 활용한 연구의 예비 영역에서 동일한 얼굴 또는 동일하
지 않은 얼굴을 보여 준 결과, 동일하지 않은 얼굴을 보는 경우 '기대 위반 또
는 갈등과 자아—타아 구분'에 관련된 뇌의 영역 내에 활성을 일으켰다. van
Baaren과 동료들(2009)은 누군가가 자신을 모방하는 경험은 인간 상호작용

의 기본적인 예상일 것이라고 조심스럽게 추측하였다. 모방하지 않는 것은 예상되지 않은 것이며, 부정적인 것으로 인식된다! Kohut(1959)이 언급한 바와 같이, 공감은 발달과 치료 과정에서 우리가 필요한 산소와 같은 것이며, 우리가 심리적으로 우울해질 때 우리는 갈등과 분노를 야기하는 필수적인 무언가를 빼앗긴 것이다.

마지막으로 이야기할 실험은 '공감적 정확도'에 관한 것이다. Ickes(2009)는 다수의 녹화된 상호작용에서 다른 이의 감정 인지에 대한 정확도를 측정하는 방법을 고안했다. 다양한 상호작용 도중 한 시점에서 참가자들에게 무엇을 느끼고 있는지에 대해 물었다. 녹화본을 보는 시청자들은 해당 정보 없이 내적ㆍ감정적 경험을 추측한 후, 그 정확도를 평가하였다. 다른 이의 내적 세계를 이해하는 데 있어 대화의 중요성에 대한 일부 결과에서, 연구는 평가자들이 대상자들이 자신의 감정에 대해 무엇을 이야기했는지에 대한 피드백을 받은 경우 평가자의 정확도가 증가된 것을 확인하였다. 이는 이들의 정확도가 후속적인 판단에서 증가된 것이다. 이러한 것은 의사가 진정으로 따분해 할 수 있는 결과이다. 하지만 실험 수행자들이 비디오테이프에서 다양한 요소를 빼내고, 공감적 정확도에 대한 효과를 관찰했을 때, 좀 더 흥미로운 점이 있었다. 말과 같은 언어 정보 자체가 없는 경우 공감적 정확도를 극도로 악화시켰다. 어조, 표정, 동작 등과 같은 준언어적(paralinguistic) 정보가 소실된 것은 더 완만한 효과를 보였다. 시각 정보가 소실된 것은 놀랍게도 무시해도 될 정도의 효과를 보였다. 이러한 데이터는 카우치를 이용하거나 스카이프를 사용하는 정신분석이 실제로 분석가들이 분석 과정에 가장 연관성을 가지는 데이터를 확보할 수 있게 해 줄 수 있다는 점을 제시하는 것이다.

공감적 정확도를 측정하기 위해 이러한 방법을 사용하여, 일부 연구자들은 몇 가지 다른 흥미로운 사항을 발견했다. 9~11세 아동과 그 엄마들을 대상으로 여행을 계획하거나 물건을 구매하는 것과 같이 다양한 현실적인 결정과 관련된 대화를 촬영하였다. 그런 다음 아동들에게 해당 상황에서 자신의 실제 느낌을 물어보았고, 이후 각각의 엄마들에게 자기의 아이의 생각을 유추해 볼 것을 요청하였다. 자기 아이의 감정에 대한 유추가 정확한 엄마일수록 더 긍정적인 자아 개념(self-concept)을 지니고 있었다. 또 다른 연구에서, 폭력적인 남편들은 부인에 대해 아주 낮은 공감적 정확도를 갖고 있으며, 비디오테이프에 나오는 다양한 여성에 대해 더욱 비판적이고 거부적으로 인식하였다. 나에게 있어 이러한 사항은 내가 편집적 게슈탈트(paranoid gestalt)라고 불렀던 본성에 대한 연구와 관련하여 아주 흥미로운 것이다. 이러한 것의 근원은 개인 또는 집단의 자기애적 손상 경험에 있으며, 한 가지 중요한 결과는 공감이 있을 수 없는 악마화(demonization)가 이루어지는 것이다. 나는 이러한 태도를 일종의 부정-공감(neg-empathy)이라고 불러 왔다(Terman, 2010).

공감에 대한 연구의 규모는 꽤나 방대하며, 나는 그중 일부만을 선택했다. 그렇다면 분석가들은 자신의 임상 연구와 관련하여 그러한 접근법의 가치에 대해 어떤 질문을 더해 볼 수 있을 것인가? 나는 무엇보다도 우리의 연구에 대단히 많은 접점이 존재하는 것이 흥미롭고, 발전성 있는 것이라고 생각한다. 우리가 임상적으로 관찰해 온 것은 신경생리학과 실험심리학의 데이터로부터 나온 것이다. Jean Decety의 공감의 요소에 대한 정의는 우리의 정의와 꽤나 유사하다. 이는 감정적 반향, 자아와 타아 간의 구별, 한 개인이 자신을 구별함과 동시에 자신을 다른 이의 상황에 있게 하는 데 있어서의 복잡한 인지적 과정이다(Decety, 2010). 이러한 각각의 과정을 담당하는 뇌의 서로 다른 영역을 찾는 것은 우리가 설명해 왔던 요소를 강조하는 것이다. 인간 심리학에서 유사성의 중요성에 대한 공감적 지지가 존재한다. 이러한 기본적인 유사성의 경험은 다른 이를 이해하는 데 중심이 되는 것이라는 것은 Kohut의 주장이었다. 또한, 유사성의 경험은 주변 동료에 대해 행복감 및 좋은 감정을 길러 준다. 이해를 받는 것을 경험하는 것—또는 최소한 비슷해지는 것—은 상대방에 대해서 더 나은 태도를 가지게 해 주는 것으로 보인다. 또한, 자신의 아이에게 더욱 공감적인 엄마는 아이 스스로가 자신에 대해 더 나은 감정을 느낄 수 있게 해 준다.

이제 공감의 본질 및 효과에 대한 우리의 중심 개념은 어느 정도 확인하였다. 또는 최소한 이러한 것들이 여러 접근법으로부터 얻은 데이터와 어느 정도 일관성을 보이고 있다는 것을 알았다. 그렇다면 분석가들은 무언가 새로운 것을 배웠는가? 몸짓과 같은 행동이 공감적인 태도를 보이는 것과 이해를 받는 것 모두에 중요할 수 있다는 점은 우리가 밝혀내야 할 영역이다. 이러한 점들이 일부 환자들은 우리가 직접 볼 필요가 있으며 카우치를 사용하는 것은 그들로부터 필수적인 무엇인가를 빼앗는 것이라는 임상적 의견에 더 무게를 실어 주는 것일까? 만일 우리가 그들과 우리 움직임 모두에 대해 의식적으로 더 많은 관심을 기울인다면 더 많은 것을 배울 수 있을까? 반면에 정확도 연구에 대한 데이터는 예를 들면, 시각적 신호보다는 언어적 의사소통이 치료자의 이해에 가장 중요한 것으로 보인다. 하지만 만약 환자가 우리의 자발적이며, 무의식적인 물리적 반향을 인지할 수 있다면 더욱 이해받고 있다고 느낄까? 공감 능력과 관련하여, 우리는 감정을 자기조절하는 것이 공감을 발달시키는 데 중요한 인자로 보인다고 언급한 바 있다. 우리는 다른 이의 감정에 대해 반향이 이루어지도록 하면서, 또한 우리 자신의 감정을 억제해야 한다. 그리고 이러한 능력은 독립적인 발달 현상이다. 경계성 인격장애 환자에 관한 최근 연구에서 이러한 측면의 기능을 연구한 바 있다.

심리학적인 전체를 신경학적 또는 실험 심리학적 부분들로 나누어 보면 우리의 의견을—현재로서는—뒷받침하는 것으로 보인다. 그리고 우리가 아직까지 인지하지 못한 경험 측면에 대한 점에 있어서도 우리의 의견을 확인해 줄 것으로 보인다. 또한, 이것이 우리의 공감에 대한 이해에 추가되는 것이라고 생각한다. 하지만 동시에 우리는 우리가 이러한 현상에 대한 중요성과 중심성을 먼저 살펴보았다는 점을 인지해야 한다. 처음에 언급한 바와 같이 임상들의 연구가 없었다면 연구자들은 이러한 실체가 존재한다는 것을 알지 못했을 것이다. 이는 단지 분석가들이 더 똑똑해서가 아니라, 의문을 갖고 있는 현상의 본질이 또 다른 수준의 체계이기 때문이다. 이는 현상학 대 인과관계가 아니다. 오히려 이는 신생 체계 내부에서의 인과관계인 것이다.

이러한 상이한 접근법에서 배운 모든 것에 대해, 우리는 여전히 앞서 있다. 이러한 상이한 연구는—대부분의 경우에서—마음의 요소들을 따로 살펴보 고 있다. 신경과학자들은 공감자(empathizer)에 대해 별도로 많은 부분을 설 명해 왔다. 하지만 그들은 피공감자(empathizee)의 경험이나 자기대상을 포 함하는 두 가지 모두를 포함하고 있는 체계—자아심리학 분석가들이 자아라 고 부르는 것—에 대해 많은 부분을 아직 알지 못한다. 이러한 자기-자기대 상의 체계의 중요성에 대한 우리의 이해는 신경학과 실험 심리학 분야의 동 료들이 그들의 도구를 활용하여 이러한 체계를 살펴보는 연구를 수행하는 데 도움을 줄 수 있을 것이다. 예를 들면, 동시적이며 상호적인 작용을 fMRI를 통해서 어떤 것을 밝혀낼 것인지는 흥미로운 일이 될 것이다. 하지만 우리가 무엇을 배우게 되든지, 가장 미묘하고 정교한 방법으로 또 다른 인간을 이해 하고 이러한 대상과 치료적 관계를 맺는 것을 포함하는 것에 전체적인 이해 를 통합시켜야 할 것이다.

Arnold Goldberg(1983)는 다른 사람에 대한 장기적인 공감적 몰두—정 신분석적 대면 경험—는 또 다른 수준의 심리적 조직이 되고, 상이한 순서 를 가지고 있는 데이터를 생산한다고 주장한다. 아마도 신경과학과 실험 심 리학이 설명하고 있는 체계는 정신분석적 또는 임상 심리학의 언어 및 이론 에서 포착된 추가적인 속성을 지니고 있는, 신생의 구조를 생성하는 반복적 인 과정에서의 기본적인 구성 요소일 것이다. 비유하자면 무기화학(inorganic chemistry)과 생리학의 관계—복잡한 분자와 조직의 속성 간의 관계가 될 수 있다. 복잡한 생리학적인 시스템은 무기화학의 도구와 개념으로는 이해할 수 없으며 세포막과 효소의 속성에 대해서 반드시 알고 있어야 한다. 하지만 효소와 세포막의 기본 요소는 원자라는 사실에서 동떨어진 생리학은 존재할 수 없다.

　분석가들이 장기적인 공감적 몰두와 자기대상 경험과의 계층화된 연관성에 대한 복잡한 이해가 아니라 다양한 단절된 행동, 단순화하고 기계적인 모방으로 자신의 이해를 줄여 나가고자 한다면 두 가지 접근법은 모두 실패할 것이다. 하지만 만약 우리가 상호 간의 존중과 진실성을 유지한다면, 서로를 통해 배우고, 서로에게 알려 줄 수 있을 것이다.

후주

1. PEP 웹에는 제목에 '공감'이 포함되어 있는 162개의 논문, 챕터, 책자가 등재되어 있다. 9편을 제외한 모든 논문은 Kohut이 자신의 주요 저서를 집필한 이후 발간되었다.
2. Kohut의 아이디어는 그가 저술한 세 권의 책에서 찾아볼 수 있다. 자아의 분석(뉴욕: 국제대학출판부, 1971); 자아의 회복(뉴욕: 국제대학출판부, 1977); 분석은 어떻게 치료하는가(시카고: 시카고대학출판부, 1984)
3. Daniel Buie, 「공감: 본질과 한계」, 미국 정신분석협회 논문, 29 (1981): 281-307에서는 공감은 아이와 부모가 '합병'하는 것에서 발전하는 것인데 이러한 합병은 환상이라고 주장하였다. 이런 이유로 공감에서 얻은 데이터는 과학적인 것으로 고려될 수 없다고 하였다. Steven Levy, 「공감과 정신분석 기법」, 미국 정신분석협회 논문, 33 (1985): 353-78은 공감을—"분석가들의 환자의 내적 상태에 대한 인지이자 이에 대한 반응"—Kohut의 정의와 같이 초기 엄마-아이 상호작용과 동등하게 중요한 것으로 보았다.

참고문헌

Bacal, H. 1985. Optimal responsiveness in the therapeutic process. *Progress in Self Psychology* 1: 202-227.

Basch, M. F. 1983. Empathic understanding: A review of the concept and some theoretical considerations. *Journal of the American Psychoanalytic Association* 31: 101–126.

Buie, D. 1981. Empathy: Its nature and limitations. *Journal of the American Psychoanalytic Association* 29: 281–307.

Decety, J. 2007. A social cognitive neuroscience model of human empathy. In *Social Neuroscience: Integrating Biological and Psychological Explanations of Social Behavior,* edited by E. Harmon-Jones and P. Winkielman, 246–70. New York: Guilford Press.

Decety, J. 2010. The neurodevelopment of empathy in humans. *Developmental Neuroscience* 32: 257–267.

Decety, J. 2011. The neuroevolution of empathy. *Annals of the New York Academy of Sciences.* Epub ahead of print

Decety, J., and P. L. Jackson. 2004. The functional architecture of human empathy. *Behavioral and Cognitive Neuroscience Reviews* 3: 71–100.

Decety, J., and M. Meyer. 2008. From emotion resonance to empathic understanding: A social developmental neuroscience account. *Development and Psychopathology* 20: 1053–1080.

Eisenberg, N., C. Valiente, and C. Champion. 2004. Empathy-related responding: moral, social, and socialization correlates. In *The Social Psychology of Good and Evil: Understanding Our Capacity for Kindness and Cruelty,* edited by A. G. Miller, 386–415. New York: Guilford Press.

Freud, S. 1920 [1955]. *Group Psychology and Analysis of the Ego, XVII,* 2nd ed. New York: Hogarth Press.

Gallese, V. 2006. Mirror neurons and intentional attunement. *Journal of the American Psychoanalytic Association* 54: 47–57.

Goldberg, A. 1983. On the scientific status of empathy. *Annual of Psychoanalysis* 11: 155–69.

Goldberg, A. 2010. A Note on Sustained Empathy. Paper given at a meeting of the

Self Psychology Study Group, Chicago, July 2010.

Ickes, W. 2009. Empathic accuracy. In *The Social Neuroscience of Empathy*, edited by J. Decety and W. Ickes, 57–70. Cambridge, MA: MIT Press.

Kohut, H. 1959. Introspection, empathy, and psychoanalysis–An examination of the relationship of the mode of observation and theory. *Journal of the American Psychoanalytic Association* 7: 459–483.

Kohut, H. 1971. *The Analysis of the Self*. New York: International Universities Press.

Kohut, H. 1977. *The Restoration of the Self*. New York: International Universities Press.

Kohut, H. 1984. *How Does Analysis Cure?* Chicago: University of Chicago Press.

Levy, S. 1985. Empathy and psychoanalytic technique. *Journal of the American Psychoanalytic Association* 33: 353–78.

Ruby, P., and J. Decety. 2004. How would you feel versus how do you think she would feel? A neuroimaging study of perspective taking with social emotions. *Journal of Cognitive Neuroscience* 16: 988–999.

Shane, M., and E. Shane. 1996. Self psychology in search of the optimal: A consideration of optimal responsiveness, optimal provision, optimal gratification, and optimal restraint in the clinical situation. In *Progress in Self Psychology*, vol. 12, edited by A. Goldberg, 37–54. Hillsdale, NJ: The Analytic Press.

Shapiro, T. 1981. Empathy: A critical reevaluation. *Psychoanalytic Inquiry* 1: 423–448.

Terman, D. M. 1988. Optimal frustration: Structuralization and the therapeutic process. *Progress in Self Psychology* 4: 113–125.

Terman, D. M. 2010. Fundamentalism and the paranoid Gestalt. In *The Fundamentalist Mindset*, edited by C. B. Storzier, D. M. Terman, and W. Jones, 47–61. New York: Oxford University Press.

Tolpin, M. 2002. The role of empathy and interpretation in the therapeutic process.

Progress in Self Psychology 18: 113–125.

van Baaren, R. B., J. Decety, A. Dijksterhuis, A. van der Leij, and M. L. van Leeuwen. 2009. Being imitated: Consequences of nonconsciously showing empathy. In *The Social Neuroscience of Empathy*, edited by J. Decety and W. Ickes, 31–42. Cambridge, MA: MIT Press.

Wolf, N. S., M. Gales, E. Shane, and M. Shane. 2002. Mirror neurons, procedural learning, and the positive new experience: a developmental systems self psychology approach. *Journal of the American Academy of Psychoanalysis* 28 (3): 409–430.

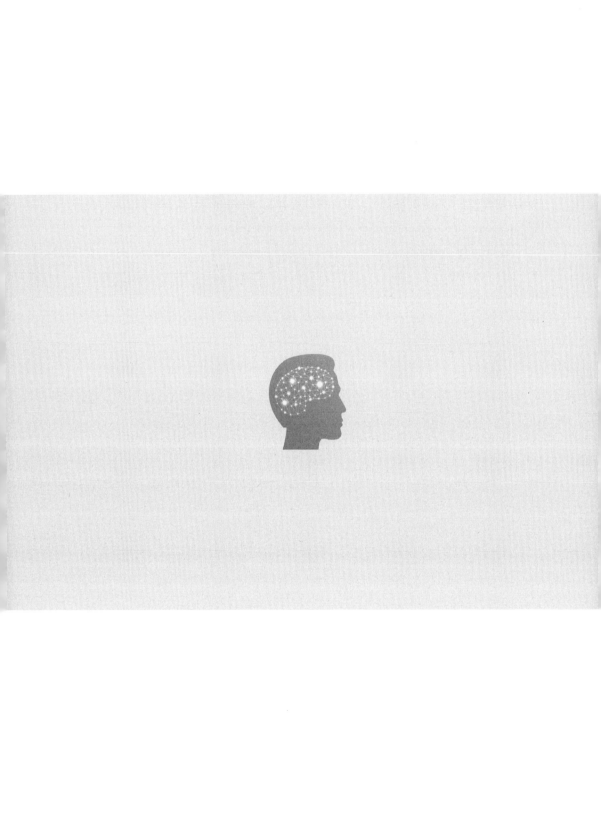

찾아보기

편저자 소개

Jean Decety

프랑스 클로드 버나드 대학교에서 신경생물학으로 박사학위를 받았다. 이후 스웨덴 스톡홀름의 룬드 대학병원과 카롤린스카 병원의 임상 신경생리학, 신경방사선학 분야에서 2년간 펠로우를 하였다. 현재는 시카고 대학교 Irving B. Harris 교수로 사회인지 신경과학 실험실을 지휘하고 있다. 그의 주요 연구 업적으로는 The emerging social neuroscience of justice motivation. Trends in Cognitive Sciences, 21(1), 6-14. 외에 수십 편의 논문이 있으며, 최근까지도 Social Cognition: Development Across the Life Span 등 활발한 저술 활동을 하고 있다.

역자 소개

현지원(Hyun Jiewon)

계명대학교 의과대학을 졸업하고 동 대학원에서 정신과학 석사 학위를 받았다. 계명대학교 동산의료원에서 인턴 및 정신건강의학과 레지던트 과정을 수료하고 정신건강의학과 전문의 자격을 취득하였으며 이후 마야병원 정신건강의학과 진료과장을 역임하였다.

김양태(Kim Yangtae)

경북대학교 의과대학을 졸업하고 동 대학원에서 정신과학 박사 학위를 받았다. 경북대학교 병원에서 인턴 및 정신건강의학과 레지던트 과정을 수료하고 정신건강의학과 전문의 자격을 취득하였으며 이후 경북대학교 정신건강의학과 전임의, 국립부곡병원 정신건강과장을 역임하였다. 현재는 계명대학교 동산의료원 정신건강의학과 교수로 재직 중이며 대한생물치료정신의학회 평이사, 대한중독정신의학회 연구이사로 활발한 학회 활동을 하고 있다. 연구 업적으로는 Disturbances of motivational balance in chronic schizophrenia during decision-making tasks. Psychiatry Clin Neurosci. 2012 Dec;66(7):573-81 외에 수십 편의 논문이 있다.

공감
−기초에서 임상까지−
Empathy-From Bench to Bedside

2018년 1월 10일 1판 1쇄 발행
2018년 10월 25일 1판 2쇄 발행

편저자 • Jean Decety
옮긴이 • 현지원 · 김양태
펴낸이 • 김 진 환
펴낸곳 • ㈜ **학지사**
　　　　04031 서울특별시 마포구 양화로 15길 20 마인드월드빌딩 5층
대표전화 • 02) 330-5114　　팩스 • 02) 324-2345
등록번호 • 제313-2006-000265호
홈페이지 • http://www.hakjisa.co.kr
페이스북 • https://www.facebook.com/hakjisabook

ISBN 978-89-997-1427-6 93510

정가 18,000원

이 도서의 국립중앙도서관 출판시도서목록(CIP)은 서지정보유통지원시스템
홈페이지(http://seoji.nl.go.kr)와 국가자료공동목록시스템(http://www.nl.go.kr/kolisnet)
에서 이용하실 수 있습니다.
(CIP제어번호: CIP2017031113)

교육문화출판미디어그룹 **학지사**

학술논문서비스 **뉴논문** www.newnonmun.com
심리검사연구소 **인싸이트** www.inpsyt.co.kr
원격교육연수원 **카운피아** www.counpia.com
간호보건의학출판 **학지사메디컬** www.hakjisamd.co.kr